Rudolf Driever

Schriftliche Abschlussprüfung

Rudolf Driever

Schriftliche Abschlussprüfung

in der Gesundheits- und Krankenpflege

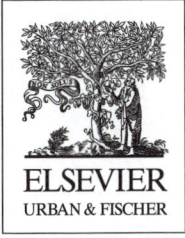

URBAN & FISCHER
München · Jena

Zuschriften und Kritik an:
Elsevier GmbH, Urban & Fischer Verlag, Lektorat Pflege, Karlstraße 45, 80333 München,
pflege@elsevier.de

Wichtiger Hinweis für den Benutzer
Die Erkenntnisse in der Medizin unterliegen laufendem Wandel durch Forschung und klinische Erfahrungen. Die Autoren dieses Werkes haben große Sorgfalt darauf verwendet, dass die in diesem Werk gemachten therapeutischen Angaben (insbesondere hinsichtlich Indikation, Dosierung und unerwünschten Wirkungen) dem derzeitigen Wissensstand entsprechen. Das entbindet den Nutzer dieses Werkes aber nicht von der Verpflichtung, anhand der Beipackzettel zu verschreibender Präparate zu überprüfen, ob die dort gemachten Angaben von denen in diesem Buch abweichen und seine Verordnung in eigener Verantwortung zu treffen.

Wie allgemein üblich wurden Warenzeichen bzw. Namen (z.B. bei Pharmapräparaten) nicht besonders gekennzeichnet.

Bibliografische Information der Deutschen Nationalbibliothek
Die Deutsche Nationalbibliothek verzeichnet diese Publikation in der Deutschen Nationalbibliografie; detaillierte bibliografische Daten sind im Internet unter http://dnb.d-nb.de abrufbar.

Um den Textfluss nicht zu stören, wurde bei Patienten und Berufsbezeichnungen die grammatikalisch maskuline Form gewählt. Selbstverständlich sind in diesen Fällen immer Frauen und Männer gemeint.

Planung und Lektorat: Stephan Grunst, München
Redaktion: Margit Kasparek, Mainz; Claudia Rauw, München; Maria-Anna Schoppmeyer, Leipzig;
Ute Villwock, Heidelberg; Stephanie Voß, Münster
Herstellung: Kerstin Wilk, München
Satz: Kösel, Krugzell
Druck und Bindung: Lego Print S. p. A., Lavis
Abbildungen: Gerda Raichle, Ulm; Susanne Adler, Lübeck
Umschlaggestaltung: SpieszDesign, Büro für Gestaltung, Neu-Ulm
Titelfotografie: © Getty Images/Photodisc
Gedruckt auf 80 g Tauro offset

Printed in Italy
ISBN-13: 978-3-437-26152-7
ISBN-10: 3-437-26152-5

Aktuelle Informationen finden Sie im Internet unter **www.elsevier.de** und **www.elsevier.com**

Vorwort

Seit dem 1. Januar 2004 gilt das neue Krankenpflegegesetz vom 16. Juli 2003 (BGBl.1 S. 1442) mit der zugehörigen Ausbildungs- und Prüfungsverordnung vom 10. November 2003 (BGBl.1 S. 2263) und löst damit das Krankenpflegegesetz vom 4. Juni 1985 und die Ausbildungs- und Prüfungsverordnung vom 16. Oktober 1985 ab.

Im schriftlichen Teil der Prüfung werden die Themenbereiche 1 „Pflegesituationen bei Menschen aller Altersgruppen erkennen, erfassen und bewerten", 2 „Pflegemaßnahmen auswählen, durchführen und auswerten", 6 „Pflegehandeln an pflegewissenschaftlichen Erkenntnissen ausrichten" und 7 „Pflegehandeln an Qualitätskriterien, rechtlichen Rahmenbestimmungen sowie wirtschaftlichen und ökologischen Prinzipien ausrichten" der Anlage 1 zu § 1 Abs. 1 KrPflAPrV erfasst.

Die vier genannten Themenbereiche sind zu drei Prüfungsgebieten zusammengefasst, die jeweils in einer Aufsichtsarbeit mit einer festgelegten Dauer von 120 Minuten zu bearbeiten sind. Die schriftliche Prüfung erstreckt sich über drei Tage, womit nahe gelegt wird, jedes der drei Teilgebiete an einem Prüfungstag zu prüfen. Die Prüfungsteile sind in Umfang und Anspruchsniveau gleich zu gewichten. Der Verordnungsgeber hat die Themenbereiche zu Nr. 1 und 2 bewusst unterschiedlichen Prüfungsgebieten zugeordnet, auch wenn beide dem Regelkreis des „Pflegeprozesses" zuzurechnen sind. Diese zunächst willkürlich erscheinende Differenzierung in einen Prüfungsteil, der eher der Pflegeanamnese und Problemerfassung (Pflegediagnose) dient und einen weiteren, der sich der Zielsetzung und Durchführung von Pflegemaßnahmen widmet, erfährt seinen Sinn in der verschiedentlich in der pflegewissenschaftlichen Literatur geforderten Abgrenzung der einzelnen Schritte des Pflegeprozesses.

Die Ausbildungs- und Prüfungsverordnung geht von einer schulbezogenen Prüfung aus, womit gewährleistet werden kann, dass nur solche Ausbildungsinhalte Gegenstand des schriftlichen Prüfungsverfahrens werden, die auch tatsächlich Gegenstand des Unterrichts gewesen sind. Das schließt regional oder landesweit einheitlich organisierte schriftliche Prüfungen nicht prinzipiell aus, setzt aber das Einverständnis der Schulen und Prüfungsvorsitzenden voraus. Das Vorschlagsrecht der Schulen ist unabdingbar und nicht alleine dadurch gewährleistet, dass Prüfungsthemen aller Schulen in einem Pool gesammelt werden und dann nach dem Zufallsprinzip oder anderen Kriterien ausgewählt werden. Ausgeschlossen ist ein zentrales Prüfungsverfahren, in dem unabhängig von den Vorschlägen der Schulen Prüfungsaufgaben entwickelt werden.

Die neunte Auflage dieses Werkes ist der neuen Ausbildungs- und Prüfungsverordnung angepasst.

In der Begründung der Ausbildungs- und Prüfungsordnung für Berufe in der Krankenpflege wird zu § 13 kommentiert: „Aufgrund des übergreifenden Charakters der Themenbereiche sind nicht wie bisher Einzelfragen zu beantworten, sondern komplexe Aufgaben zu bearbeiten."

Neben den schon bekannten Wahlantwortfragen werden mittels Listenfragen, schematischer Zeichnungen und offener Fragestellungen konkrete Sachverhalte abgefragt. Darüber hinaus sind komplexere Aufgaben anhand von Fallbeispielen zu bearbeiten.

Die Grundkonzeption des Buches wurde beibehalten: Der vorliegende Band enthält Originalfragen aus staatlichen schriftlichen Prüfungen für Krankenschwestern und Krankenpfleger aus dem gesamten Bundesgebiet. Die Fragen sind entsprechend den Prüfungsbestimmungen der neuen KrPflAPrV geordnet. Die ausführliche Kommentierung von Prüfungsfragen frischt das Hintergrundwissen auf. Dies ersetzt stures Auswendiglernen von Frage und Antwort. Zu wichtigen Themen finden Sie als zusätzliche Hilfe Lerntexte, so dass Sie den fachlichen Zusammenhang des Fragenkomplexes wiederholen können. Die übersichtliche Darstellung der Lösungen ermöglicht eine effiziente Prüfungsvorbereitung, Lösungen zu Kombinationsfragen am unteren Rand der Seite ersparen zeitraubendes Hin- und Herblättern.

Auszubildenden und dem in der Krankenpflegeschule tätigen Lehrpersonal gibt die Fragensammlung eine Übersicht über die inhaltliche Gestaltung der vom Gesetzgeber nur in Mindestnormen geregelten Lernziele.

Bedanken möchte ich mich bei Frau Annette Schmidt und Frau Elsmarie Metternich von der Ev. Ausbildungsstätte des Münsterlandes für pflegerische Berufe e.V., Münster für die Unterstützung bei der Neukonzeption des Buches.

Besonders bedanken möchte ich mich bei Frau Hilke Nüssler und Herrn Stephan Grunst vom Lektorat Pflege der Elsevier GmbH, Urban & Fischer Verlag, München. Sie haben die Neuauflage ermöglicht und die Realisierung des Konzeptes engagiert unterstützt.

Mein Dank gilt auch den Anregungen und Verbesserungsvorschlägen zahlreicher Krankenpflegeschulen; sie konnten weitgehend berücksichtigt werden. Für kritische Kommentare zur weiteren Verbesserung bin ich dankbar.

Priv. Doz. Dr. med. R. Driever
Köln, im Mai 2006

Tipps und Tricks, um in der schriftlichen Abschlussprüfung erfolgreich zu sein

Liebe Prüfungskandidatin, lieber Prüfungskandidat,

um Ihnen die Vorbereitung auf die schriftliche Abschlussprüfung zu erleichtern, möchten wir Ihnen ein paar Tipps zur Bearbeitung der Aufgabentypen geben und Ihnen helfen, „Stolpersteinen" auszuweichen und Flüchtigkeitsfehler zu vermeiden:

- Lesen Sie jede Frage aufmerksam und achten Sie darauf, ob nach dem *richtigen* oder *falschen* Sachverhalt gefragt ist.
- Man kann nicht alles wissen! Können Sie eine Frage gar nicht beantworten, halten Sie sich mit dieser nicht zu lange auf, sondern bearbeiten die nächste. Sie sollten dann zum Schluss versuchen, die ungelösten zu lösen
- Falls Sie zum Ende der Prüfung noch Zeit haben, lesen Sie alle Aufgaben noch einmal durch und überprüfen Sie Ihre Antworten.

Das Buch haben wir so gestaltet, dass Sie besonders effektiv lernen können:

- Lösungen der Kombinationsfragen stehen zum Abdecken auf dem unteren Seitenrand.
- Ausführliche Kommentare und Lerntexte folgen direkt im Anschluss an den Fragenteil.
- Das seitliche Griffregister erleichtert das Auffinden sowohl der einzelnen Fachgebiete als auch die Unterscheidung von Fragen- und Kommentarteil.

Einen kühlen Kopf und viel Erfolg bei allen Prüfungen wünscht Ihnen das Lektorat Pflege des Urban & Fischer Verlages.

Inhaltsverzeichnis

Fragenteil

Kommentarteil

Fragenteil

I Pflegesituationen bei Menschen aller Altersgruppen erkennen, erfassen und bewerten

Gesetzliche Vorgabe (Anlage 1 zu § 1 Abs.1 KrPflAPrV):
Die Schülerinnen und Schüler sind zu befähigen,

- Auf der Grundlage pflegewissenschaftlicher Erkenntnisse und pflegerelevanter Kenntnisse der Bezugswissenschaften wie Naturwissenschaften, Anatomie, Physiologie, Gerontologie, allgemeine und spezielle Krankheitslehre, Arzneimittellehre, Hygiene und medizinische Mikrobiologie, Ernährungslehre, Sozialmedizin sowie der Geistes- und Sozialwissenschaften, Pflegesituationen wahrzunehmen und zu reflektieren sowie Veränderungen der Pflegesituationen zu erkennen und adäquat zu reagieren
- Unter Berücksichtigung der Entstehungsursachen aus Krankheit, Unfall, Behinderung oder im Zusammenhang mit Lebens- und Entwicklungsphasen den daraus resultierenden Pflegebedarf, den Bedarf an Gesundheitsvorsorge und Beratung festzustellen
- Den Pflegebedarf unter Berücksichtigung sachlicher, personenbezogener und situativer Erfordernisse zu ermitteln und zu begründen
- Ihr Pflegehandeln nach dem Pflegeprozess zu gestalten.

1 Pflegerische Kenntnisse der Bezugswissenschaften

1.1 Anatomie

1.1.1 Zelle und Gewebe

1.1.1.1   Welche ist die Hauptaufgabe des Zellkerns?

(A) Energielieferant
(B) Kontrolle der Zusammensetzung des Zytoplasmas
(C) Ständige Neubildung der Zellwand
(D) Kontrolle des Salzhaushaltes
(E) Träger der Erbanlagen

1.1.1.2   Ordnen Sie die aufgeführten Begriffe folgender Listen einander zu und kreuzen Sie die richtige Kombination an!

Liste 1
(A) Ribosom
(B) Mitochondrien
(C) Vesikel

Liste 2
1.   biologische Oxidation
2.   Proteinsynthese
3.   intrazelluläre Sekretion
(A) A1, B2, C3
(B) B1, C2, A3
(C) C1, A2, B3
(D) B1, A2, C3

1.1.1.3   Mikrovilli dienen

(A) der Oberflächenvergrößerung
(B) dem Transport von Substanzen auf der Oberfläche der Epithelien
(C) der Fortbewegung der Zellen
(D) der Aufnahme von Sinnesreizen

1.1.1.4   Nennen Sie bitte die 4 Grundgewebearten!

1.1.1.5   Welche Aussagen sind richtig?

1.   Die kleinste selbstständige Funktionseinheit eines Organismus ist die Zelle

2.   Der Verband der kontraktilen Elemente wird als Muskelgewebe bezeichnet
3.   Bindegewebe findet sich überall im menschlichen Körper
4.   Einschichtiges Plattenepithel kleidet als Endothel die Herzinnenräume aus
5.   Das mehrschichtige unverhornende Plattenepithel hat die höchste Sekretionsleistung
(A) 1 + 3 + 4
(B) 1 + 4 + 5
(C) 2 + 4 + 5
(D) 1 + 3 + 5
(E) 1 + 2 + 3 + 4

1.1.1.6   Ordnen Sie zu!

Liste 1
(A) Myoglobin
(B) Spongiosa
(C) Schwann-Zelle

Liste 2
1.   Knochen
2.   Muskel
3.   Nervengewebe
(A) B1, A2, C3
(B) B1, A3, C2
(C) A1, B2, C3
(D) C1, A2, B3

1.1.1.7   Einschichtiges Plattenepithel

(A) begünstigt auf Grund der geringen Dicke den Durchtritt von Gasen und Flüssigkeiten, z. B. in den Alveolen
(B) findet sich besonders an Stellen, die gegen mechanische, chemische oder thermische Einflüsse geschützt werden müssen, z. B. in der Haut
(C) dient vor allem der Resorption von Stoffen, z. B. in den Nierentubuli
(D) ist stark mit sensiblen Nervenbahnen versorgt und dient somit den Sinnesempfindungen

1.1.1.8   Übergangsepithel befindet sich

(A) in der Mundhöhle
(B) in der Magenschleimhaut
(C) im Kehlkopf
(D) im Harnleiter
(E) im Uterus

1.1.1.9 Welches Epithel finden wir in der Trachea?

(A) mehrschichtiges unverhorntes Plattenepithel
(B) Übergangsepithel
(C) Zylinderepithel mit Bürstensaum
(D) Flimmerepithel
(E) einschichtiges Plattenepithel

1.1.1.10 Kollagener Knorpel bildet

(A) das Vorskelett
(B) den knorpeligen Gelenkflächenüberzug
(C) die Ohrmuschel
(D) die Bandscheibe
(E) die Rippenknorpel

1.1.1.11 Der Knochen ist ein Produkt verschiedener Bestandteile. Welcher der unten aufgeführten Bestandteile ist für die Härte des Knochens verantwortlich?

(A) Osteocyten
(B) anorganische Salze
(C) kollagene Fibrillen
(D) Blutgefäße

1.1.1.12 Was sind Osteoblasten?

(A) glatte Muskelzellen
(B) Knochenbildungszellen
(C) Anteile des Periosts
(D) Zellen des Knochenbaues
(E) Knorpelbildungszellen

1.1.1.13 Welche der genannten Zellen im menschlichen Körper ist die größte Zelle?

(A) Muskelzelle
(B) Eizelle
(C) Epithelzelle
(D) Samenzelle
(E) Fettzelle

1.1.1.14 Welche ist die Hauptaufgabe des Zellkerns?

(A) Energielieferant
(B) Kontrolle der Zusammensetzung des Cytoplasmas
(C) ständige Neubildung der Zellwand
(D) Kontrolle des Salzhaushaltes
(E) Träger der Erbanlagen

1.1.1.15 Einen Verband gleichartig gebauter Zellen nennt man

(A) Organ
(B) Organsystem
(C) Gewebe
(D) Organismus
(E) Basalmembran

1.1.1.16 Wie kommt es zur Ermüdung des Muskels?

1. Erschöpfung der Glykogenreserven
2. Anhäufung von Milchsäure
3. Anhäufung von Acetessigsäure
4. Anhäufung von Kohlensäure
(A) 1 + 2 + 3
(B) 1 + 2 + 4
(C) 2 + 3 + 4
(D) 1 + 3 + 4
(E) 1 + 4

1.1.2 Fortpflanzung, Wachstum, Reifung

1.1.2.1 Wo sind die Gene lokalisiert?

(A) im Zytoplasma
(B) im endoplasmatischen Retikulum
(C) in den Chromosomen
(D) in den Mitochondrien

1.1.2.2 Wie viel Chromosomen hat der haploide Satz des Menschen?

(A) 22
(B) 23
(C) 44
(D) 46
(E) 48

1.1.2.3 Nennen Sie bitte die 4 Unterphasen der Mitose!

1.1.2.4 Welche Merkmale haben die Chromosomen in der Metaphase der Mitose?

1. Sie sind stark verdichtet (spiralisiert)
2. Sie enthalten bereits verdoppelte DNS
3. Man kann an ihnen 2 Chromatiden erkennen, die an einer Stelle zusammenhängen
4. Sie sind von einer Kernmembran umschlossen
5. Sie können paarweise klassifiziert werden

(A) 1 + 3
(B) 1 + 2 + 3
(C) 2 + 5
(D) 3 + 5
(E) 1 + 2 + 3 + 5

1.1.2.5 Aufgabe der Meiose ist es,

1. sicherzustellen, dass die Chromosomenzahl in den Keimzellen, verglichen mit den Körperzellen, auf die Hälfte reduziert wird
2. eine Verdoppelung der Chromosomenzahl in den Keimzellen zu gewährleisten
3. eine Halbierung des Chromosomensatzes in den normalen Körperzellen zu bewirken
4. zu bewirken, dass jede Keimzelle eines von beiden homologen Chromosomen bekommt
5. zu bewirken, dass jede Keimzelle einen vollständigen haploiden Chromosomensatz erhält

(A) 1 + 4 + 5
(B) 1
(C) 1 + 3 + 5
(D) 1 + 5
(E) 1 + 2 + 3 + 4 + 5

1.1.2.6 Was versteht man unter dem Begriff „Spermiogenese"?

(A) Genmasse im Spermium
(B) Entwicklung der Keimzelle zum reifen Spermium
(C) Reifung der Leydigschen Zwischenzellen
(D) Wanderung des Spermiums in den weiblichen Geschlechtstrakt
(E) Reifung des Hodengewebes in der Pubertät

1.1.2.7 Der haploide Chromosomensatz findet sich in:

1. Spermien
2. Uterusephithelzellen
3. reifen Eizellen
4. Granulozyten
5. Herzmuskelzellen

(A) 1 + 2
(B) 2 + 3
(C) 4 + 5
(D) 1 + 3
(E) 2 + 4

1.1.3 Bewegungsapparat

1.1.3.1 Eine Halsrippe

(A) ist eine vom Zungenbein ausgehende zusätzliche Rippe
(B) kann zu Störungen der Arminnervation führen
(C) wächst nach erfolgter Resektion oft wieder nach
(D) kann zur Verlegung des Ösophagus führen

1.1.3.2 Der Dritte in der distalen Reihe der Handwurzelknochen gelegene Knochen heißt

(A) Mondbein
(B) Hakenbein
(C) kleines Vieleckbein
(D) großes Vieleckbein
(E) Kopfbein
(F) Würfelbein
(G) Kahnbein
(H) Dreiecksbein
(I) Erbsenbein

1.1.3.3 Zu welcher Gelenkart zählt das Ellen-Speichengelenk?

(A) Radgelenk
(B) Sattelgelenk
(C) Kugelgelenk
(D) Scharniergelenk

1.1.3.4 An der Bildung des knöchernen Thorax sind beteiligt:

1. Halswirbel
2. Brustwirbel
3. Schulterblätter
4. Schlüsselbein
5. Sternum

(A) 1 + 4 + 5
(B) 2 + 3 + 4
(C) 4 + 5
(D) 2 + 5
(E) 2 + 3 + 5

1.1.3.5 Welche Aussage trifft nicht zu?

(A) Das Brustbein ist mit den beiden Schlüsselbeinen gelenkig verbunden
(B) Für die „costale" oder Brustatmung ist die Bewegung der Rippen in den Rippengelenken von Bedeutung
(C) Das Zwerchfell ist der wichtigste Atemmuskel und besteht aus 3 Anteilen

(D) Die Kontraktion des Zwerchfells führt zum Höhertreten der Zwerchfellkuppe mit Verkleinerung des Brustraums

1.1.3.6 Welche Strukturen ziehen durch den Hiatus aorticus des Zwerchfells? Kreuzen Sie die richtige Kombination an!

1. Ösophagus
2. Vena cava inferior
3. N. vagus
4. Aorta
5. Ductus thoracicus
(A) 1 + 2
(B) 2 + 4
(C) 2 + 3
(D) 4 + 5
(E) 3 + 4 + 5

1.1.3.7 Wo liegt die Linea alba?

(A) am Schädeldach
(B) zwischen Symphyse und Schwertfortsatz
(C) über dem Schienbein
(D) über den Dornfortsätzen

1.1.3.8 Welche Schwachstellen hat die Bauchwand (Bruchpforten)?

1.1.3.9 Wie ist die Wirbelsäule aufgebaut?

1.1.3.10 Welche Aussage zur Wirbelsäule ist richtig?

(A) Die normale Wirbelsäule besitzt 10 Brustwirbel
(B) Die gesunde Wirbelsäule besitzt eine Lendenkyphose
(C) Die Zwischenwirbelscheiben (Bandscheiben) bestehen aus einem faserreichen Knorpelgewebe. In ihrer Mitte ist ein weicher, gallertartiger Kern (Nucleus pulposus) eingelagert
(D) Die normale Wirbelsäule besitzt 7 Halswirbel von gleicher Form und Größe

1.1.3.11 Aus welchen Strukturen besteht ein Bewegungssegment der Wirbelsäule?

1.1.3.12 Der erste Halswirbel (Atlas):

1. ist gelenkig mit dem Hinterhauptbein verbunden
2. besteht in der Hauptsache aus einem weiten Knochenring

3. besitzt einen kräftig ausgebildeten Wirbelkörper
4. ist gelenkig mit dem Schläfenbein verbunden
5. bildet mit dem Schädelknochen ein Eigelenk
(A) 2 + 4 + 5
(B) 3 + 5
(C) 1 + 3 + 5
(D) 1 + 2 + 5

1.1.3.13 Welcher der folgenden Muskel ist ein Beuger des Hüftgelenkes?

(A) M. biceps brachii
(B) M. glutaeus maximus
(C) M. iliopsoas
(D) M. biceps femoris
(E) M. semitendinosus

1.1.3.14 Durch welchen Muskel wird der Unterschenkel im Kniegelenk gestreckt?

(A) Schneidermuskel
(B) Flachsehnenmuskel
(C) viereckiger Schenkelmuskel
(D) vierköpfiger Oberschenkelmuskel
(E) Schienbeinmuskel

1.1.3.15 Das Schienbein:

1. bildet am distalen Ende den Innenknöchel
2. bildet am distalen Ende den Außenknöchel
3. hat einen inneren und einen äußeren Gelenkknorren
4. liegt an der Unterschenkelaußenseite in den Weichteilen
(A) 1 + 3 + 4
(B) 1 + 3
(C) 2 + 3 + 4
(D) 1 + 4
(E) 2 + 4

1.1.3.16 Ordnen Sie den folgenden Bandstrukturen den richtigen Sitz am oberen Sprunggelenk zu!

Liste 1
(A) Ligamentum deltoideum
(B) Syndesmose
(C) Ligamentum calcaneofibulare

Liste 2
1. Außenband
2. Innenband
3. Verbindung zwischen Fibula und Tibia

I Pflegesituationen

(A) A1, B2, C3
(B) A2, B1, C3
(C) A3, B2, C1
(D) A2, B3, C1

1.1.3.17 Zu den kurzen Röhrenknochen gehören:

1. Handwurzelknochen
2. Mittelhandknochen
3. Fingerknochen
4. Elle
5. Speiche
(A) 1 + 3
(B) 1 + 2
(C) 2 + 3
(D) 4 + 5

1.1.3.18 Als Energiequelle für die Muskelarbeit stehen unmittelbar zur Verfügung:

1. Fette
2. Eiweiße
3. Glukose
4. Vitamine
5. Adenosintriphosphat
6. Phosphorkreatin
(A) alle Antworten sind richtig
(B) 1 + 2 + 3
(C) 1 + 2 + 4
(D) 3 + 5 + 6
(E) 1 + 2 + 3 + 5 + 6

1.1.3.19 Was versteht man unter „Aponeurose"?

(A) eine seelische Erkrankung
(B) eine vorgetäuschte psychische Erkrankung
(C) die Ursprungssehne eines Muskels
(D) die flächenhafte Sehnenplatte

1.1.3.20 Beschreiben Sie den prinzipiellen Aufbau eines Gelenkes!

1.1.3.21 Der Deltamuskel (M. deltoideus) erfüllt welche Aufgabe?

(A) Abduktion bis zur Horizontalen
(B) Adduktion des Armes
(C) Supination des Armes
(D) Pronation des Armes
(E) abduziert Arm nach dorsal

1.1.3.22 Ordnen Sie zu!

Liste 1
(A) Scharniergelenk
(B) Kugelgelenk
(C) Eigelenk
(D) Sattelgelenk

Liste 2
1. Hüftgelenk
2. hinteres Handwurzelgelenk
3. Karpometakarpalgelenk (Daumen)
4. Ellenbogengelenk
(A) A4, B1, C2, D3
(B) A1, B3, C4, D2
(C) A4, B2, C3, D1
(D) A3, B4, C1, D2

1.1.3.23 In der Abbildung sehen Sie die schematische Darstellung des Beckens und der unteren Wirbelsäule. Ordnen Sie den Ziffern die entsprechenden Begriffe zu!

1.1.3.24 Das Schienbein:

1. bildet am distalen Ende den Innenknöchel
2. bildet am distalen Ende den Außenknöchel
3. hat einen inneren und einen äußeren Gelenkknorren
4. liegt an der Unterschenkelaußenseite in den Weichteilen
(A) 1 + 3 + 4
(B) 1 + 3
(C) 2 + 3 + 4
(D) 1 + 4
(E) 2 + 4

1.1.3.25 Das Handgelenk (Radio-Carpalgelenk) ist ein

(A) Eigelenk
(B) Sattelgelenk
(C) Scharniergelenk
(D) Radgelenk
(E) Kugelgelenk

1.1.3.26 Reine Scharniergelenke im Organismus sind:

1. Fingergrundgelenke
2. Daumengrundgelenke
3. oberes Sprunggelenk
4. Kniegelenk
5. Handgelenk
(A) 1 + 2 + 3
(B) 1 + 4
(C) 3 + 4 + 5
(D) 1 + 3
(E) 2 + 3 + 4

1.1.3.27 In welchem Anteil der Wirbelsäule findet die hauptsächliche Seitwärtsbeugung statt?

(A) Halswirbelsäule
(B) Brustwirbelsäule
(C) Lendenwirbelsäule
(D) Kreuzbein/Steißbein
(E) zwischen Atlas und Axis

1.1.3.28 Bezeichnen Sie die gekennzeichneten anatomischen Strukturen. Die Aufgabe gilt als vollständig gelöst, wenn alle Strukturen richtig benannt sind; als teilweise gelöst, wenn mind. 3 Strukturen richtig benannt sind.

1.1.4 Herz- und Gefäßsystem

1.1.4.1 Aus welchen Teilen besteht das Reizleitungssystem des Herzens?

1.1.4.2 Zählen Sie die Herzklappen mit Angabe der Lage (liegt zwischen ...) auf!

1.1.4.3 Prüfen Sie bitte, welche der nachfolgenden Aussagen zutreffen!

1. Das Endokard überzieht die Herzinnenräume
2. Durch die glatten Flächen des Endokards wird dem Blut ein geringerer Reibungswiderstand entgegengesetzt
3. Das Myokard besteht aus Herzmuskulatur
4. An den Vorhöfen besitzt das Myokard die größte Dicke
(A) 1 + 2
(B) 1 + 3
(C) 2 + 3
(D) 3 + 4
(E) 1 + 2 + 3

1.1.4.4 Welche Coronararterien kennen Sie?

1.1.4.5 Das durchschnittliche Herzschlagvolumen des Erwachsenen in Ruhe beträgt

(A) 50 – 80 ml
(B) 30 – 50 ml
(C) 100 – 130 ml
(D) 150 – 200 ml

1.1.4.6 Welche Aussagen treffen zu?

1. Zur Aufrechterhaltung des Blutdrucks hält sich 85% des Blutvolumens ständig in arteriellen Stromgebieten auf
2. Das Gesamtvolumen ist 15% größer als das Fassungsvermögen des Blutgefäßsystems, sodass sich dieser Anteil ständig in Blutdepots aufhalten muss
3. Das Schlagvolumen des rechten Ventrikels ist so groß wie das des linken Ventrikels
4. Die Durchblutung der Darmschleimhaut steigt während der Verdauungstätigkeit
5. Das Gesamtvolumen des Blutes beträgt beim Erwachsenen ca. 6 l
(A) 1 + 2 + 3 + 4
(B) 3 + 4 + 5
(C) 1 + 3 + 5
(D) 2 + 3 + 4 + 5
(E) alle Antworten sind richtig

1.1.4.7 Welche Gefäße im menschlichen Körper haben durch Tonusveränderungen besonders große Wirkung auf den Blutdruck?

(A) Aorta
(B) Koronararterien
(C) Arteriolen
(D) Kapillaren
(E) untere Hohlvene

1.1.4.8 Welche der folgenden Behauptungen sind richtig?

1. Vorhof und Herzkammer sind immer gleichzeitig erschlafft
2. Zwischen rechtem und linkem Herzen ist keine direkte Verbindung
3. Zwischen Vorhof und Kammer liegen die Taschenklappen
4. In den rechten Vorhof münden die untere und die obere Hohlvene

(A) 1 + 2 + 3
(B) 2 + 4
(C) 1 + 3
(D) 1 + 4
(E) alle

1.1.4.9 Ordnen Sie die aufgeführten Begriffe der beiden Listen einander zu und kreuzen Sie die richtige Kombinationsaussage an!

Liste 1
(A) Mitralis
(B) AV-Knoten
(C) Pulmonalklappe
(D) Myokard

Liste 2
1. lässt O_2-armes Blut Richtung Lunge passieren
2. verhindert Blutrückfluss ins Atrium
3. wird durch Nervenreize zur Arbeit angeregt
4. erbringt sekundäre Erregungsbildung

(A) A2, B4, C1, D3
(B) A4, B1, C2, D3
(C) A2, B3, C4, D1
(D) A3, B4, C1, D2

1.1.4.10 Welche Herzklappen sind während der Systole des Herzens geöffnet und welche geschlossen?

1.1.4.11 Mitralklappe und Aortenklappe sind gleichzeitig geschlossen, während

(A) im EKG die T-Welle erscheint
(B) der Karotispuls einen steilen Druckanstieg zeigt
(C) der ganzen Vorhofsystole
(D) der Anspannungsphase
(E) der Ventrikeldruck den Aortendruck übersteigt

1.1.4.12 Beim Herzen bewirkt Vagusreizung eine

(A) Zunahme des Herzminutenvolumens
(B) Abnahme des Herzminutenvolumens
(C) Verlangsamung der Herzfrequenz
(D) Zunahme der Kontraktionskraft
(E) Abnahme der Kontraktionskraft

1.1.4.13 Nennen Sie 2 wichtige Mechanismen des venösen Rücktransportes des Blutes zum Herzen!

1.1.4.14 Welche der folgenden Aussagen über die Koronardurchblutung ist richtig?

1. Die Systole fördert den arteriellen Einstrom
2. In der Erschlaffungsphase ist der arterielle Einstrom maximal
3. Die normale Myokarddurchblutung beträgt etwa 80 ml pro Min. und 100 g
4. Bei maximaler Herzarbeit kann die Herzdurchblutung bis auf etwa das Vierfache der Ruhedurchblutung ansteigen

(A) 1 + 4
(B) 2 + 4
(C) 1 + 2 + 4
(D) 2 + 3 + 4
(E) alle sind richtig

1.1.4.15 Wo findet der Gasaustausch zwischen Blut und Gewebe statt?

(A) in der Aorta
(B) in den Arteriolen
(C) in der Hohlvene
(D) in den Venolen
(E) in den Kapillaren

1.1.4.16 Arterien sind

(A) Gefäße, die Blut vom Herzen weg transportieren
(B) Gefäße, die O_2-reiches Blut transportieren

(C) Gefäße, die Blut zum Herzen hin transportieren

(D) Gefäße, die O$_2$-armes Blut transportieren

1.1.4.17 Nennen Sie die 3 Schichten der arteriellen Gefäßwand!

1.1.4.18 Wo entspringt die Arteria pulmonalis?

(A) aus der Lunge
(B) aus dem linken Vorhof
(C) aus der rechten Herzkammer
(D) aus der linken Herzkammer

1.1.4.19 In den Lungenvenen befindet sich:

(A) arterielles Blut
(B) venöses Blut
(C) beim Ungeborenen arterielles Blut
(D) Mischblut

1.1.4.20 Ordnen Sie die aufgeführten Gefäße (Liste 1) den Herzräumen (Liste 2) richtig zu!

Liste 1
(A) Truncus pulmonalis
(B) Vena cava superior
(C) Aorta

Liste 2
1. Ventriculus dexter
2. Ventriculus sinister
3. Atrium dextrum
(A) A1, C2, B3
(B) C1, A2, B3
(C) B1, C2, A3
(D) A1, B2, C3

1.1.4.21 Wie erfolgt die Blutversorgung des Magens (arterieller Zustrom und venöser Abstrom)?

1.1.4.22 Was wird beim Blutdruck gemessen?

(A) Druck des Blutstroms auf die Gefäßwand
(B) Druckwelle, die sich über die Gefäßwand ausbreitet
(C) Elastizität der herznahen Gefäße
(D) Blutflussgeschwindigkeit
(E) Regelmäßigkeit der Herzaktion

1.1.4.23 Die A. brachialis:

1. ist die Fortsetzung der A. axillaris
2. geht über in die A. ulnaris und A. radialis
3. ist ein Ast der inneren Kopfschlagader

4. enthält in ihrer Gefäßwand Nervenendigungen des V. Hirnnerven
5. erstreckt sich vom oberen Mediastinum bis zur unteren Lendenwirbelsäule
(A) 1 + 3 + 4
(B) 2 + 5
(C) 4 + 5
(D) 1 + 2

1.1.4.24 An welchen Stellen kann man üblicherweise den Puls fühlen?

1.1.4.25 Welche Besonderheiten weist der fetale Blutkreislauf auf?

1.1.4.26 Die Kurzschlüsse im fetalen Kreislauf dienen zur Umgehung der folgenden Organe:

(A) Leber und Lunge
(B) Lunge und Herz
(C) Darm und Leber
(D) Lunge und Nieren

1.1.4.27 Der Ductus arteriosus Botalli verschließt sich funktionell normalerweise

(A) kurz vor der Geburt
(B) am zweiten bis fünften Lebenstag
(C) in der 2. Lebenswoche
(D) mit der ersten Inspiration

1.1.4.28 In der Abbildung sehen Sie die schematische Darstellung des Herzens mit zu- und abführenden Gefäßen. Ordnen Sie den Ziffern die entsprechenden Begriffe zu!

I Pflegesituationen

1.1.4.29 Bezeichnen Sie die gekennzeichneten anatomischen Strukturen. (Die Aufgabe gilt als vollständig gelöst, wenn alle Strukturen richtig benannt sind; als teilweise gelöst, wenn mindestens 3 Strukturen richtig benannt sind.)

1.1.4.30 Beurteilen Sie bitte nachfolgende Aussagen auf ihre Richtigkeit!

(A) Die Trikuspidalklappe ist die linke Atrioventrikularklappe
(B) Die Trikuspidalklappe besteht aus 3 mit Endokard überzogenen Segelklappen
(C) Der Sinusknoten liegt in der Wand des linken Vorhofs
(D) Die Trikuspidalklappe bildet die Grenze zwischen rechter und linker Kammer
(E) Die Mitralklappe ist die rechte Atrioventrikularklappe

1.1.4.31 Welche der nachfolgend aufgeführten Organe werden durch eine unmittelbar der Aorta entspringenden Arterie mit arteriellem Blut versorgt?

1. Niere
2. Nebenniere
3. Hoden bzw. Ovarien
4. Milz
5. Dickdarm
(A) 1 + 2 + 3 + 5
(B) 1 + 3 + 4
(C) 2 + 3 + 4 + 5
(D) 1 + 3 + 5
(E) alle

1.1.4.32 Welche Funktionen haben die Venenklappen?

1. sichern den Blutstrom vom Zentrum in die Peripherie des Körpers
2. sichern den Blutstrom in den venösen Gefäßen zurück zum Herzen
3. funktionieren nach Art eines Einwegventils
(A) 1 + 3
(B) 2 + 3
(C) 1 + 2
(D) 1 + 2 + 3

1.1.4.33 In den Lungenvenen befindet sich

(A) O_2-reiches Blut
(B) O_2-armes Blut
(C) CO_2-reiches Blut
(D) beim Ungeborenen arterielles Blut
(E) Mischblut

1.1.4.34 Im Bereich der Kapillaren ist die Strömungsgeschwindigkeit des Blutes am niedrigsten. Die unmittelbare Ursache dafür liegt darin, dass

(A) die Blutkörperchen beim Durchgang durch die Kapillaren verformt werden
(B) der in den Kapillaren stattfindende Stoffaustausch eine besonders langsame Blutströmung erfordert
(C) der Gesamtquerschnitt der Blutbahn in den Kapillaren ein Maximum aufweist
(D) in den Kapillaren der höchste Strömungswiderstand herrscht
(E) die präkapillären Sphincter die Bewegung des Blutes verlangsamen

1.1.4.35 Welche Besonderheiten zeigt der fetale Kreislauf?

1. Es befindet sich nur Mischblut in den Gefäßen
2. Zwischen Arteria pulmonalis und Aorta besteht ein Kurzschluss
3. Das venöse Blut gelangt zum großen Teil aus dem rechten Vorhof durch das Foramen ovale und dann über die linke Kammer in die Aorta
4. Die Nabelvene mündet in die untere Hohlvene und hat eine Verbindung zur Pfortader
5. Das fetale Blut fließt von der Placenta zum Herzen durch zwei Nabelschnurvenen

(A) 2 + 4
(B) 1 + 3 + 4
(C) 2 + 4 + 5
(D) 1 + 2 + 3
(E) 1 + 4 + 5

1.1.4.36   Arterien und Venen haben folgende Merkmale gemeinsam:

1.   Klappen
2.   Epikard
3.   Endothel
4.   Endokard
5.   Adventitia
(A) 1 + 2
(B) 2 + 4
(C) 1 + 3
(D) 2 + 5
(E) 3 + 5

1.1.5 Blut und Lymphe

1.1.5.1   Erythrozyten: Nennen Sie ihre Hauptaufgabe, ihre Anzahl pro m³, ihren Bildungsort, ihre durchschnittliche Lebensdauer und die Besonderheit ihrer Gestalt!

1.1.5.2   Welche Aufgaben haben die Erythrozyten?

1.1.5.3   Ein Kubikmillimeter Blut enthält bei einem Mann ca. wie viele rote Blutkörperchen?

(A) ca. 2 Millionen
(B) ca. 4 Millionen
(C) ca. 5 Millionen
(D) ca. 7 Millionen

1.1.5.4   Auf die Erythrozyten treffen folgende Behauptungen zu:

1.   Sie besitzen keine begrenzte Lebensdauer
2.   Sie besitzen immer einen Kern
3.   Sie besitzen eine begrenzte Lebensdauer von ca. 200 Tagen
4.   Sie haben eine Lebensdauer von ca. 120 Tagen
5.   Sie sind immer kernlos
(A) 3 + 5
(B) 4 + 5
(C) 2 + 1
(D) 1 + 3
(E) 3 + 5

1.1.5.5   Welche Aussage über die Erythrozyten ist richtig?

(A) Die Erythrozyten haben einen Durchmesser von ca. 20 μm mit zentraler Eindellung
(B) Erythrozyten entstehen im roten Knochenmark
(C) Erythrozyten haben einen Zellkern
(D) Erythrozyten sind zur Diapedese fähig

1.1.5.6   Retikulozyten sind

(A) Zellen des elastischen Bindegewebes
(B) Zellen des großen Netzes
(C) jugendliche Erythrozyten
(D) Netzhautzellen

1.1.5.7   Die Anzahl der Leukozyten im Normbereich in einem Kubikmillimeter Blut beträgt:

(A) 6 000 – 8 000
(B) 30 000 – 60 000
(C) 4 500 000 – 5 000 000
(D) 150 000 – 300 000

1.1.5.8   Wo werden die Leukozyten gebildet?

(A) im roten Knochenmark
(B) in den Lymphknoten
(C) in der Milz
(D) alle Antworten sind richtig

1.1.5.9   Welche der genannten Gruppen der weißen Blutkörperchen ist normalerweise am zahlreichsten?

(A) Basophile
(B) Eosinophile
(C) Lymphozyten
(D) Monozyten
(E) Neutrophile

1.1.5.10   Was versteht man unter Phagozytose?

(A) Aufnahme von Zelltrümmern in die Leukozyten
(B) einen Teil des Kehlkopfes
(C) ein Verdauungsvorgang
(D) eine Muskelbewegung

1.1.5.11   Welche der folgenden Aussagen ist richtig?

(A) Die Lymphozyten machen ca. 90% der Leukozyten aus

I Pflegesituationen

(B) Die Leukozyten können Jahre alt werden

(C) Alle Blutkörperchen (Erythrozyten, Leukozyten, Thrombozyten) besitzen eine gemeinsame pluripotente Stammzelle

(D) Die Monozyten sind die Vorläufer der Lymphozyten

(E) Das Auftreten von Myeloblasten im peripheren Blut ist eine harmlose Anomalie

1.1.5.12   Thrombozyten entstehen aus Megakaryozyten/Knochenmarksriesenzellen durch

(A) Mitose

(B) Abschnürung aus dem Zytoplasma

(C) Abschnürung von Teilen des Zellkerns

(D) Amitose

1.1.5.13   Welche Aufgaben haben die Thrombozyten bei der Blutstillung?

1.1.5.14   Unter den Hämatokritwerten versteht man

(A) den Plasmaanteil des Blutes

(B) den Hämoglobinanteil der einzelnen Erythrozyten

(C) den Anteil der Erythrozyten im Blut

(D) den Volumenanteil der Zellen im Blut

(E) den Zerfall der Erythrozyten

1.1.5.15   Welche Funktion erfüllt das Blut? Nennen Sie 4 Beispiele!

1.1.5.16   Der Gesamteiweißgehalt des Serums beträgt

(A) 40 – 50%

(B) 15,5 – 18%

(C) 6,5 – 8,5%

(D) 8,5 – 10%

(E) 2 – 2,5%

1.1.5.17   Eine deutliche Senkung des kolloidosmotischen Drucks im Blut führt zur

(A) Steigerung der Kapillarpermeabilität

(B) Erhöhung des Venendruckes

(C) Hämolyse

(D) Auffüllung des Blutgefäßsystems mit Gewebeflüssigkeit

(E) Verringerung des zirkulierenden Blutvolumens

1.1.5.18   Zählen Sie die wichtigsten Elektrolyte des Blutplasmas auf!

1.1.5.19   Ordnen Sie die aufgeführten Begriffe der beiden Listen einander zu und kreuzen Sie die richtige Kombination an!

Liste 1

(A) Plasma

(B) Serum

(C) Blutkuchen

Liste 2

1.   Blutflüssigkeit ohne Fibrinogen

2.   gerinnungsfähige Substanz

3.   Blutkörperchen plus Fibrin

(A) A1, B2, C3

(B) B1, A2, C3

(C) B1, C2, A3

(D) C1, A2, B3

1.1.5.20   Die Blutgasanalyse ergibt u. a. folgende Informationen:

1.   den Sauerstoff-Partialdruck

2.   die Chlorid-Konzentration

3.   den Säuregehalt des Blutes

4.   den Anteil des gelösten Sauerstoffes im Blut

(A) 1 + 2 + 3

(B) 2 + 3 + 4

(C) 1 + 3

(D) 2 + 4

(E) alle

1.1.5.21   Was bedeutet HbE?

(A) durchschnittlicher Hb-Gehalt aller Erythrozyten

(B) Durchschnittsvolumen der Erythrozyten

(C) Hämoglobingehalt des Einzelerythrozyten

(D) Anzahl der Erythrozyten pro Kubikmillimeter Blut

1.1.5.22   Als Abbauprodukt des Hämoglobins gilt:

(A) Gallensäure

(B) Urobilinogen

(C) Bilirubin

(D) Harnstoff

(E) Harnsäure

1.1.5.23   Die Blutgruppe A ist gekennzeichnet durch:

1.   die agglutinable Substanz A auf der Erythrozytenmembran

2.   das Agglutinin Anti-A im Plasma

3.   das Agglutinin Anti-B im Plasma

4.   das Agglutinogen B auf der Erythrozytenmembran

I Pflegesituationen

(A) 2 + 4
(B) 3 + 4
(C) 1 + 2
(D) 1 + 3
(E) 1 + 4

1.1.5.24 Blut der Blutgruppe AB besitzt folgende Serumeigenschaften:

(A) Anti-A
(B) Anti-B
(C) weder Anti-A noch Anti-B
(D) Anti-A und Anti-B

1.1.5.25 Die Blutgruppe AB Rh-positiv weist unter anderem folgende Serum- und Blutkörpereigenschaften auf:

1. die Blutkörpercheneigenschaft A
2. die Blutkörpercheneigenschaft d
3. die Blutkörpercheneigenschaft D
4. die Serumeigenschaft Anti-A
5. die Serumeigenschaft Anti-d
(A) 1 + 2 + 5
(B) 2 + 3 + 4
(C) 1 + 3 + 5
(D) 1 + 3
(E) 3 + 4

1.1.5.26 Im Serum eines Patienten mit der Blutgruppe 0 agglutinieren die Erythrozyten eines Spenders mit der Blutgruppe:

1. A
2. B
3. AB
(A) keine Aussage ist richtig
(B) 3
(C) 1 + 3
(D) 2 + 3
(E) alle sind richtig

1.1.5.27 Für die Blutgerinnung und Blutstillung verantwortliche Faktoren sind:

1. Thrombozyten
2. Vasokonstriktion
3. Fibrinogen
4. Kalzium
(A) 1 + 3 + 4
(B) 1 + 2 + 3
(C) 1 + 3
(D) alle Antworten sind richtig

1.1.5.28 Was wird bei der Untersuchung des Quickwertes bestimmt?

(A) Anteil des im Blutplasma enthaltenen Gerinnungsfaktors Prothrombin
(B) Anteil der roten Blutkörperchen im Vollblut
(C) Vorhandensein des intrinsic factors
(D) Der Wert sagt aus, ob ein Patient eine Polyglobulie oder eine Anämie hat

1.1.5.29 Welche Aufgaben hat das Lymphsystem nicht?

(A) Stofftransport, z. B. Fett
(B) Transport von Krebszellen
(C) körpereigene Abwehr
(D) Bluttransport

1.1.5.30 Wie heißen die 2 Hauptlymphgefäße und wo münden sie ein?

1.1.5.31 Der Ductus thoracicus

(A) beginnt an der Cisterna chylii
(B) transportiert keine Darmlymphe
(C) mündet in die Pfortader
(D) mündet in die untere Hohlvene

1.1.5.32 Wo liegt die Thymusdrüse und zu welchem Organsystem wird sie gezählt?

1.1.5.33 Zählen Sie für den menschlichen Körper wichtige Lymphorgane auf (mind. 4)!

1.1.5.34 Kurzthema

Beschreiben Sie die Lage, den Aufbau und die Aufgabe der Milz!

1.1.5.35 Was versteht man unter Leukopoese?

(A) die Differenzierung der Leukozyten im Blutausstrich
(B) die Bildung von Leukozyten
(C) die amöbenartige Bewegung der Leukozyten
(D) eine Leukozytenvermehrung über 10 000/ccm Blut

1.1.5.36 Thrombokinase befindet sich in/im:

1. Gewebe
2. Monozyten
3. Leukozyten
4. Lymphozyten
5. Thrombozyten

I Pflegesituationen

(A) 1 + 3
(B) 2 + 5
(C) 4
(D) 1 + 5
(E) 5

1.1.5.37   Ordnen Sie die Begriffe bitte zu!

Liste 1
(A) Albumine
(B) Fibrinogen
(C) Globuline

Liste 2
1.   Infektabwehr
2.   Blutgerinnung
3.   Wasserbindungsvermögen
(A) A1, B2, C3
(B) A3, B2, C1
(C) A2, B3, C1
(D) A3, B1, C2
(E) A1, B3, C2

1.1.5.38   Folgender Gerinnungsfaktor führt Fibrinogen in Fibrin über:

(A) Calcium
(B) Faktor VIII
(C) Thrombin
(D) Prothrombin

1.1.5.39   Welche der nachfolgenden Kombinationen von Laborbefunden bei menschlichem Blut weist auf Normalwerte hin?

	Hämoglobin g/100 ml	Erythrozyten Mio./µl	Hämatokrit %
(A)	8	2,5	25
(B)	15	5	25
(C)	16	5,5	44
(D)	8	3	25
(E)	25	6,5	55

1.1.5.40   Das Blut setzt sich zusammen:

1.   aus etwa 20–30% Blutkörperchen
2.   aus etwa 40–45% Blutkörperchen
3.   aus etwa 80–85% Plasma
4.   aus etwa 55–60% Plasma
(A) 1 + 3
(B) 1 + 4
(C) 2 + 3
(D) 2 + 4

1.1.6 Atmungssystem

1.1.6.1   Was verstehen Sie unter „äußerer" und „innerer" Atmung?

1.1.6.2   Was versteht man unter Inspiration und Exspiration?

1.1.6.3   Die Einatmung wird ausgeführt durch:

1.   eine Hebung der vorderen Rippenenden
2.   eine Erschlaffung der äußeren Zwischenrippenmuskeln
3.   eine Kontraktion des Zwerchfells
4.   eine Verkürzung der äußeren Zwischenrippenmuskeln
5.   eine Verbreiterung der Zwischenrippenräume
(A) 1 + 4 + 5
(B) 2 + 3 + 5
(C) 1 + 2 + 3
(D) 1 + 3 + 4
(E) 3 + 4 + 5

1.1.6.4   Vitalkapazität setzt sich zusammen aus:

1.   exspiratorischem Reservevolumen
2.   inspiratorischem Reservevolumen
3.   Atemzugvolumen
4.   Residualkapazität
5.   funktionelle Residualkapazität
(A) 1 + 2
(B) 3 + 5
(C) 1 + 4 + 5
(D) 1 + 2 + 3
(E) 3 + 4

1.1.6.5   Gasaustausch findet statt:

1.   durch Diffusion
2.   durch Osmose
3.   an den Alveolen
4.   in den Bronchiolen
5.   nur bei der Einatmung
(A) 3 + 4 + 5
(B) 2 + 3
(C) 4 + 5
(D) 1 + 3

1.1.6.6 Zeichen einer respiratorischen Azidose im arteriellen Blut sind:

1. pH Wert über 7,4
2. pH Wert unter 7,36
3. pCO_2 erhöht
4. pCO_2 erniedrigt

(A) 1 + 3
(B) 2 + 3
(C) 1 + 4
(D) 2 + 4

1.1.6.7 An der Regulierung des Säure-Basen-Haushaltes sind beteiligt:

1. die Leber
2. die Lunge
3. die Niere

(A) alle Aussagen sind richtig
(B) 1 + 2
(C) 1 + 3
(D) 2 + 3

1.1.6.8 Nennen Sie die Aufgaben des Kehlkopfes!

1.1.6.9 Welche Knorpel bilden das Kehlkopfskelett?

1.1.6.10 In der Abbildung sehen Sie die schematische Darstellung von Teilen des Atmungssystems und umgebender Struktur. Ordnen Sie den Ziffern die entsprechenden Begriffe zu!

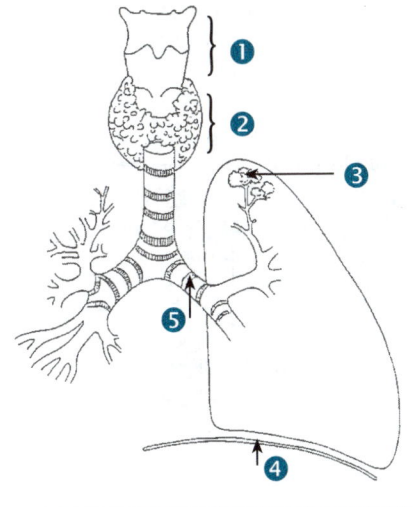

1.1.6.11 Welche der folgenden Aussagen sind richtig? (nur eine Antwort ist richtig)

(A) Bei der Zusammenziehung der Muskelfasern des Zwerchfells steigen die Zwerchfellkuppen in die Höhe
(B) Die linke Zwerchfellkuppe steht normalerweise höher als die rechte Zwerchfellkuppe
(C) Die Intercostalmuskeln (Zwischenrippenmuskeln) zählen zur Atemmuskulatur
(D) Das Zwerchfell trennt die Brust- von der Bauchhöhle, so dass perforierende Verletzungen der Brustwand niemals die im Bauchraum gelegenen Organe mit betreffen können
(E) Die Bauchatmung ist eine vollkommen unphysiologische Atmung und stellt stets ein Krankheitssymptom dar

1.1.7 Verdauungssystem

1.1.7.1 Die wichtigsten Organe der Mundhöhle sind Zunge, Zähne und Speicheldrüsen. Welches sind die Hauptaufgaben der 3 Organe? Welche Aufgaben hat der Speichel?

1.1.7.2 Nennen Sie die 3 Engstellen des Ösophagus!

1.1.7.3 Der Übergang Ösophagus/Magen wird bezeichnet als:

(A) Cardia
(B) Fundus
(C) große Kurvatur
(D) Pylorus

1.1.7.4 Welches Organ enthält in der Wandung 3 Muskelschichten?

(A) Speiseröhre
(B) Magen
(C) Dünndarm
(D) Dickdarm
(E) Lebergallengang

1.1.7.5 Welche Aussagen über den Magen sind zutreffend?

1. Er stellt eine Erweiterung des Verdauungsrohres dar
2. Er wird aus quer gestreifter Muskulatur gebildet
3. Er liegt retroperitoneal

4. Er ist vom Bauchfell überzogen
5. Die Schleimhaut enthält amylasebildende Drüsen
6. Im Antrum finden sich vermehrt HCl-bildende Zellen
7. Er produziert täglich 1,5–2,0 l Magensaft
(A) 1 + 4 + 6 + 7
(B) 2 + 3 + 5
(C) 2 + 4 + 6 + 7
(D) 1 + 4 + 7
(E) 3 + 5 + 7

1.1.7.6 Welche Drüsenarten befinden sich in der Magenschleimhaut und was wird jeweils von ihnen gebildet?

1.1.7.7 In der Magenschleimhaut werden von den Zellen verschiedene Sekrete gebildet. Nennen Sie die Zellen, ihr Produkt und die Funktion des Produkts!

1.1.7.8 Die Verweildauer unverdaulicher Nahrungsbestandteile im Magen beträgt durchschnittlich

(A) 4 Stunden
(B) 6 Stunden
(C) 8 Stunden
(D) 10 Stunden

1.1.7.9 In welchem Darmabschnitt befinden sich Brunnersche Drüsen?

(A) Zwölffingerdarm
(B) Querkolon
(C) aufsteigenden Kolon
(D) Leerdarm
(E) Krummdarm

1.1.7.10 Welche Gänge münden auf der Vaterschen Papille?

1. der Ductus choledochus
2. der Hirnsinus
3. Aquaeductus Sylvii
4. der Ductus pancreaticus
5. der Ductus cysticus
(A) 1 + 3 + 5
(B) 3 + 5
(C) 1 + 4
(D) 2 + 3

1.1.7.11 Bitte beschriften Sie die folgende Schemazeichnung!

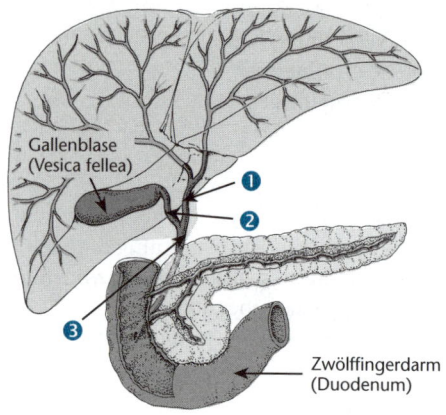

1.1.7.12 Zu den Aufgaben der Leber gehören unter anderem:

1. Konjugation von Bilirubin
2. Umbau von pharmakologischen Substanzen
3. Bildung von Gerinnungsfaktoren und Thrombozyten
4. Ausscheidung von Galle
5. Ausgleich einer Azidose
(A) 1 + 2 + 5
(B) 1 + 2 + 4
(C) 2 + 3 + 4
(D) 2 + 3 + 5

1.1.7.13 Bezeichnen Sie die gekennzeichneten anatomischen Strukturen. Die Aufgabe gilt als vollständig gelöst, wenn alle Strukturen richtig benannt sind; als teilweise gelöst, wenn mind. 3 Strukturen richtig benannt sind.

1.1.7.14 Welche Aussagen zur Entgiftungs-funktion der Leber sind richtig?

1. Durch ihre Lage im Pfortaderkreislauf wirkt die Leber für die meisten Stoffe, die aus dem Darm aufgenommen werden, wie ein Filter
2. Selbst eine schwere Leberschädigung kann die Entgiftungsfunktion nur in geringem Maße einschränken
3. Ammoniak, das reichlich anfällt, wird in den ungiftigen Harnstoff umgewandelt
4. Weibliche und männliche Sexualhormone werden in der Leber abgebaut
5. Nebennierenrindensteroide werden in der Leber abgebaut

(A) 3 + 4 + 5
(B) 1 + 4 + 5
(C) 1 + 3 + 4 + 5
(D) 1 + 3 + 4
(E) alle

1.1.7.15 Die Kupfferschen Sternzellen in den Wandungen der venösen feinsten Lebergefäßen dienen

(A) der Gallenbildung
(B) dem Kupferstoffwechsel
(C) der Ernährung der Leber
(D) der Phagozytose

1.1.7.16 Welche Aussage über die Galle trifft zu?

(A) Die Lebergalle wird in der Gallen-blase teilweise gespeichert und bis auf 1/10 Volumen eingedickt
(B) Das Epithel der Gallenblase sezerniert die Blasengalle
(C) Die Gallenfarbstoffe spalten im Darm Fette zu Glyzerin und Fettsäuren auf
(D) Keine Aussage trifft zu

1.1.7.17 Die Oberfläche des Dünndarms ist vergrößert durch:

1. Kerckringsche Falten
2. Taenien
3. Darmzotten
4. Haustren
5. Bauhinsche Klappe

(A) 2 + 4
(B) 1 + 2 + 5
(C) 1 + 3 + 4
(D) 1 + 3

1.1.7.18 In welche Abschnitte wird der Dünndarm eingeteilt?

1.1.7.19 Das Meckel-Divertikel tritt auf:

(A) am Ileum
(B) am Duodenum
(C) als Ausstülpung des Gallenganges
(D) häufig nach Appendicitis
(E) am Colon ascendens

1.1.7.20 Nennen Sie die verschiedenen Abschnitte des Dickdarms in richtiger Reihenfolge!

1.1.7.21 Typische Aufbaumerkmale für den Dickdarm sind:

(A) Kerckringsche Falten
(B) Haustren
(C) Zotten
(D) Krypten

1.1.7.22 Bezeichnen Sie die gekennzeichneten anatomischen Strukturen.

Die Aufgabe gilt als vollständig gelöst, wenn alle Strukturen richtig benannt sind; als teilweise gelöst, wenn mind. 3 Strukturen richtig benannt sind.

1.1.7.23 Nennen Sie 3 Funktionen des Speichels!

1.1.7.24 Welche Aussagen zu den chemischen Verdauungsvorgängen sind richtig?

1. Pepsin leistet die Eiweißspaltung bis zu den Peptonen und Polypeptiden
2. Pepsin wird in der Duodenalschleimhaut gebildet
3. Nebenzellen sondern Schleim ab
4. Salzsäure wird von den Belegzellen gebildet
5. Gastrin wird in den Hauptzellen gebildet
6. Kohlenhydrate verlassen den Magen vollständig unverdaut
7. Der Extrinsic-Faktor wird im Magen produziert

(A) 2 + 5 + 6 + 7
(B) 1 + 3 + 4
(C) 3 + 4 + 7
(D) alle

1.1.7.25 Zur Physiologie der Verdauung sind folgende Aussagen richtig:

1. Mit Hilfe der Gallensäuren werden die Fette emulgiert
2. Die Kohlenhydratverdauung beginnt im Duodenum durch die Amylase des Pankreassaftes
3. Die Enterokinase aktiviert Trypsinogen zu Trypsin, welches für die Eiweißaufspaltung erforderlich ist
4. Das Bicarbonat des Pankreassaftes neutralisiert den alkalischen Speisebrei aus dem Magen
5. Die Pankreaslipase spaltet Fette zu Fettsäuren und Glyzerin
6. Die Salzsäure des Magens hat ausschließlich eine bakterizide Wirkung

(A) 2 + 3 + 5
(B) 3 + 4 + 5
(C) 1 + 5 + 6
(D) 2 + 3 + 4
(E) 1 + 3 + 5

1.1.7.26 Sekretin

(A) stimuliert die Belegzellen im Magen
(B) hemmt die Hauptzellen im Magen
(C) fördert die Gastrinbildung
(D) führt zur Alkalisierung des Duodenalsaftes
(E) hemmt die Gallensekretion

1.1.7.27 Welche der folgenden Stoffe sind Bestandteile des Pankreassaftes?

1. Lipase
2. Amylase
3. Pepsinogen
4. Intrinsic-Faktor
5. Bicarbonat

(A) 1 + 2
(B) 1 + 2 + 3
(C) 1 + 2 + 4 + 5
(D) 1 + 2 + 5

1.1.7.28 Wodurch wird bei der Verdauung die Emulgierung der Fette bewirkt?

(A) durch die Lipase
(B) durch das Ptyalin
(C) durch das Bilirubin
(D) durch die Gallensäuren

1.1.7.29 Welche Enzyme bewirken die Eiweißverdauung?

(A) Zungengrundlipase, Pankreas-Darm-lipase
(B) Enterokinase
(C) Pepsinogene, Trypsin, Chymotrypsin, Peptidasen
(D) Ptyalin, Maltase, Laktase, Sucrase

1.1.7.30 Aus welchen Hauptbestandteilen setzt sich unsere Nahrung zusammen?

1.1.7.31 Nennen Sie die Hauptbestandteile des Stuhls (mind. 4)!

1.1.7.32 Welche Aussage ist richtig?

(A) Der Ductus pancreaticus mündet in den Ductus cysticus
(B) Der Ductus cysticus mündet ins Duodenum
(C) Der Ductus hepaticus mündet ins Duodenum
(D) Der Ductus choledochus entsteht aus Zusammenfluss von Ductus pancreaticus und Ductus hepaticus
(E) Der Ductus choledochus entsteht aus Zusammenfluss von Ductus cysticus und Ductus hepaticus

1.1.7.33 Zu den Aufgaben der Leber gehören:

Bildung von
1. Galle
2. Prothrombin
3. Harnstoff
4. Insulin
5. Gastrin
(A) 1 + 2 + 3
(B) 1 + 3
(C) 2 + 4
(D) 3 + 4 + 5
(E) 2 + 3 + 4

1.1.7.34 Kreuzen Sie die Lage der Bauchspeicheldrüse (Pankreas) an!

1. quer im Oberbauch in Höhe des
   1. Lendenwirbels
2. retroperitoneal
3. liegt an der Unterseite des rechten
   Leberlappens
4. links neben der Wirbelsäule unterhalb
   der Milz
5. flächenhaft mit dem Zwerchfell verwachsen
6. liegt in Form eines Hufeisens um den
   Zwölffingerdarm herum
(A) 4 + 5 + 6
(B) 2 + 3
(C) 1 + 2
(D) 5 + 6
(E) 3 + 4

1.1.7.35 Der Auerbach'sche Plexus gehört zum:

(A) Gehirn
(B) Herz
(C) Magen-Darm-Trakt
(D) Uterus
(E) Schilddrüsengewebe

1.1.7.36 Antrum, Pylorus und oberes Duodenum bilden eine funktionelle Einheit. Die Kontraktion des Antrums führt zur

(A) Kontraktion des Pylorus und des oberen Duodenums
(B) Erschlaffung des Pylorus und des oberen Duodenums
(C) Erschlaffung des Pylorus und Kontraktion des oberen Duodenums
(D) Kontraktion des Pylorus und Erschlaffung des oberen Duodenums

1.1.7.37 Bezeichnen Sie bitte die gekennzeichneten sechs anatomischen Strukturen. Die Aufgabe gilt als vollständig gelöst, wenn alle Strukturen richtig benannt sind; als teilweise gelöst, wenn mind. 4 Strukturen richtig benannt sind.

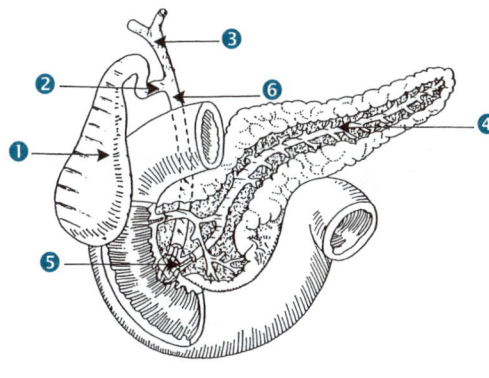

1.1.8 Endokrines System

1.1.8.1 Welche Hormone werden in der Schilddrüse und den Nebenschilddrüsen gebildet?

1.1.8.2 Welches der nachfolgend aufgeführten Hormone stammt aus der Schilddrüse?

(A) Thyroxin
(B) Adrenalin
(C) Thyreotropin-Releasing-Hormon (TRH)
(D) Testosteron
(E) ACTH

1.1.8.3 Der Blutkalziumspiegel wird vor allem gesteuert durch:

(A) das Aldosteron
(B) das Thyroxin
(C) das Parathormon
(D) das Glukagon

1.1.8.4 Welche Hormone werden in der Hypophyse gebildet?

1. Wachstumshormone (STH)
2. Thyreotropin (TSH)
3. Adenokortikotropes Hormon (ACTH)
4. Renin
(A) 1 + 2
(B) 3 + 4
(C) 1 + 2 + 3

(D) 2 + 3 + 4

(E) alle

1.1.8.5 Nennen Sie die Unterteilung der Hypophyse und die Bildung bzw. Freisetzung ihrer Hormone!

1.1.8.6 Welche Drüse produziert das thyreotrope Hormon?

(A) Hypophyse

(B) Schilddrüse

(C) Thymusdrüse

(D) Epiphyse

1.1.8.7 Welches Hormon steuert die Tätigkeit der Schilddrüse?

(A) Parathormon der Nebenschilddrüse

(B) Vasopressin der Hypophyse

(C) Thyreotropin der Hypophyse

(D) Adrenalin der Nebenniere

1.1.8.8 Welches Hormon wirkt regulativ auf die Ausscheidungsfunktion der Niere?

(A) Adiuretin (ADH)

(B) Cortison

(C) Thyroxin

(D) Acetylcholin

(E) Oxytocin

1.1.8.9 Adiuretin hat die Aufgabe

(A) die Kochsalzausscheidung durch die Niere zu regulieren

(B) die Wasserrückgewinnung in der Niere zu fördern

(C) den Blutdruck zu regulieren

(D) die Kaliumausscheidung durch die Niere zu verhindern

1.1.8.10 Welche Wirkung hat Glukagon?

(A) fördert den Glykogenaufbau

(B) fördert den Glykogenabbau

(C) senkt den Blutzuckerspiegel

(D) senkt den Harnstoffgehalt im Blut

1.1.8.11 In der Nebennierenrinde wird/werden gebildet:

(A) Insulin

(B) Adrenalin

(C) Glukokortikosteroide

(D) Glukagon

(E) Parathormon

1.1.8.12 Die Mineralokortikoide bewirken:

1. die Glukosebildung aus Aminosäuren

2. die Förderung der Natrium-Rückresorption in der Niere

3. die Förderung der Kalium-Ausscheidung über die Niere

4. die Förderung der Synthese und Abgabe von Glukokortikoiden

(A) 1 + 3

(B) 2 + 3

(C) 3 + 4

(D) 1 + 2

1.1.8.13 Welche Aussagen treffen auf endokrine Drüsen zu?

1. Sie geben ihre Produkte direkt an das Erfolgsorgan ab

2. Sie produzieren Hormone

3. Sie produzieren Enzyme

4. Sie geben ihre Produkte ins Blut ab

5. Sie arbeiten alle autonom und unabhängig voneinander

(A) 1 + 2

(B) 2 + 4

(C) 3 + 4

(D) 1 + 5

(E) 1 + 3

1.1.8.14 Ordnen Sie bitte die Begriffe der Liste 1 und Liste 2 einander zu und kreuzen Sie die richtige Kombination an!

Liste 1

(A) ACTH

(B) Aldosteron

(C) Renin

1. Niere

2. Nebennierenrinde

3. Hypophysenvorderlappen

Liste 2

(A) C1, B2, A3

(B) A1, C2, B3

(C) B1, A2, C3

(D) C1, A2, B3

1.1.8.15 Ordnen Sie einander zu!

Liste 1

(A) Knochenwachstum

(B) Follikelreifung

(C) Wasserrückresorption (Niere)

(D) „Stresshormon"

(E) Uteruskontraktion
(F) Stoffwechselaktivierung
(G) Wirkung auf Mineral- und Glukokortikoide

Liste 2
1. Oxytocin
2. STH
3. T3/T4
4. ACTH
5. FSH
6. ADH
7. Adrenalin

(A) A2, B1, C4, D7, E5, F3, G6
(B) A5, B2, C3, D6, E1, F4, G7
(C) A2, B5, C6, D7, E1, F3, G4
(D) A3, B6, C1, D7, E2, F5, G4

1.1.8.16   Welche Hormone beeinflussen den Blutzuckerspiegel? Nennen Sie mind. 3 Hormone!

1.1.8.17   Das Pankreas besitzt

(A) Hormonproduzierende Zellen
(B) eine direkte Verbindung zum Magen
(C) keine den Stoffwechsel beeinflussende Funktion
(D) nur einen endokrinen Anteil
(E) nur einen exokrinen Anteil

1.1.8.18   Das Sekret der inkretorischen Drüsen bezeichnet man als:

(A) Schweiß
(B) Ferment
(C) Enzym
(D) Hormon
(E) Schleim

1.1.8.19   In welcher Drüse wird kein Hormon gebildet?

(A) Nebenniere
(B) Eierstöcke
(C) Hoden
(D) Vorsteherdrüse
(E) Schilddrüse

1.1.9 Harnsystem

1.1.9.1   Die Nieren

(A) sind intraperitoneal gelegen
(B) funktionieren auch noch bei extrem niedrigem Blutdruck, da sie die Fähigkeit haben, auch im Schock den intrarenalen Druck konstant zu halten
(C) sind an der Aufrechterhaltung des Säure-Basen-Haushaltes beteiligt
(D) bilden etwa 300 ml Primärharn

1.1.9.2   Zu einer funktionellen Einheit (Nephron) der Niere gehören:

1. Glomerulum
2. Bowmannsche Kapsel
3. Henlesche Schleife
4. 2 ableitende Harnwege
5. Nierenmark

(A) 3 + 4 + 5
(B) 2 + 3
(C) 1 + 2 + 3
(D) 4 + 5
(E) alle Antworten sind richtig

1.1.9.3   Ordnen Sie die aufgeführten Begriffe den beiden Listen einander zu und kreuzen Sie die richtige Kombinationsaussage an!

Liste 1
(A) Primärharn
(B) Sekundärharn
(C) Nierendurchblutung

Liste 2
1. 1 500 – 1 700 ml/Tag
2. 170 – 180 l/Tag
3. 1 500 – 1 700 l/Tag

(A) A1, B2, C3
(B) A2, B1, C3
(C) A3, B1, C2
(D) A1, B3, C2

1.1.9.4   Wie viel Prozent der durch die Glomerula filtrierten Primärharnmenge wird normalerweise ausgeschieden?

(A) 50 %
(B) 99 %
(C) 30 %
(D) 1 %
(E) 0,1 %

I Pflegesituationen

I Pflegesituationen

1.1.9.5 Was wissen Sie über den Endharn? (Menge in 24 Std., Farbe, Reaktion, spezifisches Gewicht, Zusammensetzung)

1.1.9.6 Welche Substanzen sind im Urin eines gesunden Menschen nicht vorhanden?

(A) Harnsäure
(B) Zucker
(C) Erythrozyten
(D) Eiweiß

1.1.9.7 Welche Aufgabe hat der Harnleiter?

(A) Rückresorption des Urins
(B) Ableitung des Urins in die Blase
(C) dient zur Entleerung der Blase bei der Miktion
(D) entzieht harnpflichtige Substanzen aus dem Urin

1.1.9.8 Die Wand der Harnblase besteht aus

(A) willkürlicher, quer gestreifter Muskulatur
(B) unwillkürlicher, glatter Muskulatur
(C) besitzt keine Muskulatur
(D) keine Antwort ist richtig

1.1.9.9 Folgende Aussagen zur Nierenphysiologie sind richtig:

1. Adiuretin fördert die Wasserrückresorption im proximalen Tubulus
2. Die Primärharnmenge bei Erwachsenen beträgt 150–180 Liter bei normaler Flüssigkeitszufuhr
3. Pathologische Beimengungen des Primärharns sind Zucker, Aminosäuren, Elektrolyte
4. Kreatinin wird aktiv im distalen Tubulus sezerniert
5. Aldosteron beeinflusst im distalen Tubulus die Natriumrückresorption
6. In der Henle-Schleife erfolgt keinerlei Resorption
(A) 1 + 2 + 4 + 6
(B) 2 + 3 + 5
(C) 2 + 3 + 4
(D) 2 + 4 + 5
(E) 1 + 3 + 4

1.1.9.10 In der Niere wird Glukose:

1. normalerweise total rückresorbiert (bei normalem Blutzuckerspiegel)
2. im distalen Tubulus rückresorbiert
3. bei einem Blutzucker von 120 mg% total ausgeschieden
4. im proximalen Tubulus rückresorbiert
(A) 1 + 4
(B) 2 + 3
(C) 1 + 3
(D) 2 + 4
(E) 1 + 2

1.1.9.11 Der Primärharn enthält bei intakter Nierenfunktion:

1. Prothrombin
2. Natrium
3. Albumine
4. Erythrozyten
5. Harnstoff und Harnsäure
6. Hormone und Farbstoffe
(A) 2 + 3 + 5 + 6
(B) 1 + 3 + 4
(C) 2 + 4 + 6
(D) 2 + 5 + 6
(E) 2 + 5

1.1.9.12 Ordnen Sie zu!

Liste 1
(A) Niere
(B) Harnblase
(C) Harnröhre
(D) Harnleiter

Liste 2
1. Urethra
2. Ren
3. Ureter
4. Vesica urinaria
(A) A1, B3, C2, D4
(B) A2, B1, C4, D3
(C) A2, B4, C1, D3
(D) A4, B1, C3, D2
(E) A3, B2, C1, D4

1.1.9.13 Bezeichnen Sie bitte die gekennzeichneten fünf anatomischen Strukturen. Die Aufgabe gilt als vollständig gelöst, wenn alle Strukturen richtig benannt sind; als teilweise gelöst, wenn mind. 3 Strukturen richtig benannt sind.

1.1.10 Genitalsystem

1.1.10.1   Welche Aufgaben hat das Ovar?

1.1.10.2   Kreuzen Sie die richtige Aussage an!

1. Als Ovulation bezeichnet man die Monatsblutung
2. Der Tertiärfollikel ist im Innern mit
   Flüssigkeit gefüllt
3. Gelbkörperhormon wird im Tertiärfollikel
   gebildet
4. Im Falle einer Schwangerschaft wird
   ca. ab der 6. Schwangerschaftswoche die
   Funktion des Corpus luteum von der
   Plazenta übernommen
5. Corpus luteum steht nicht unter dem
   Einfluss von Releasing-Hormonen

(A) 1 + 2
(B) 2 + 3
(C) 3 + 4
(D) 4 + 5
(E) 2 + 4

1.1.10.3   Wie erfolgt der Eitransport
in der Tube?

(A) durch amöboide Eigenbewegung
    des Eies
(B) durch hormonellen Einfluss
(C) durch peristaltische Bewegungen
    der Tube
(D) durch enzymatischen Einfluss

1.1.10.4   Wo wird die Eizelle normalerweise
befruchtet?

(A) im Eierstock (Ovar)
(B) im Eileiter
(C) in der Gebärmutter
(D) in der Scheide

1.1.10.5   Was geschieht in der Proliferationsphase des Uterus?

(A) verstärkte Sekretion aus den Schleimhaut-
    drüsen
(B) Drosselung der Schleimhautdurchblutung
(C) Vorbereitung der Schleimhaut auf die
    Einnistung des Eies
(D) Vorbereitung der Abstoßung der Schleim-
    haut
(E) keine Antwort ist richtig

1.1.10.6   Die Sekretionsphase der Uterusschleimhaut wird gesteuert vom:

(A) Cortison
(B) Follikelhormon
(C) Gelbkörperhormon
(D) Androgen

1.1.10.7   Der Ausdruck „männliche Gonaden"
bezieht sich auf:

(A) Hoden (Testes)
(B) Hodensack (Skrotum)
(C) den gesamten männlichen Genitaltrakt
(D) Hoden und Hodensack

1.1.10.8   Die Vorsteherdrüse befindet sich

(A) zwischen Blase und Rektum
(B) am oberen Blasenpol
(C) am unteren Blasenpol
(D) als Schwellkörper an der Peniswurzel

1.1.10.9   Der Leistenkanal enthält beim Mann

(A) das Leistenband
(B) den Samenstrang
(C) den Nebenhoden
(D) nur den Samenleiter

1.1.10.10   Kreuzen Sie die richtige Aussage an!

1. Im Nebenhodenschweif werden die
   ausgereiften Samenfäden gespeichert
2. Die Prostata dient der Speicherung der
   Samenfäden
3. Die Prostata sondert ein saures Sekret ab

4. Die Leydig-Zwischenzellen liegen in der Prostata und geben Testosteron ab
5. Die Leydig-Zwischenzellen liegen im Hoden und geben Testosteron ab

(A) 1 + 2
(B) 2 + 3
(C) 3 + 4
(D) 1 + 5
(E) 2 + 5

1.1.10.11   Testosteron wird gebildet, in den/der:

(A) Hodenkanälchen
(B) Leydigschen Zwischenzellen
(C) Nebenhoden
(D) Prostata

1.1.10.12   Bezeichnen Sie bitte die gekennzeichneten fünf anatomischen Strukturen. Die Aufgabe gilt als vollständig gelöst, wenn alle Strukturen richtig benannt sind; als teilweise gelöst, wenn mind. 3 Strukturen richtig benannt sind.

1.1.11 Zentrales und peripheres Nervensystem

1.1.11.1   Welche der aufgeführten anatomischen Einheiten gehören zum zentralen Nervensystem?

1. periphere Nerven
2. Spinalnerven
3. Rückenmark
4. sensible Nerven
5. motorische Nerven
6. Gehirn

(A) 1 + 2
(B) 2 + 5
(C) 4 + 6
(D) 3 + 4
(E) 3 + 6

1.1.11.2   Ordnen Sie die aufgeführten Begriffe der beiden Listen einander zu und kreuzen Sie die richtige Kombination an!

Liste 1
(A) Großhirnrinde
(B) Medulla oblongata
(C) Cerebellum

Liste 2
1. steuert Atmung, Herzaktion und Verdauung
2. ist verantwortlich für den Muskeltonus und das Gleichgewicht des Körpers
3. Gedächtnis- und Speichergebiet

(A) B1, C2, A3
(B) A1, C2, B3
(C) C1, B2, A3
(D) B1, A2, C3

1.1.11.3   In der vorderen Zentralwindung der linken Großhirnrinde liegt

(A) das sensible Zentrum für die rechte Körperseite
(B) das motorische Zentrum für die rechte Körperhälfte
(C) das Sehzentrum
(D) das Wärmezentrum

1.1.11.4   Das Atemzentrum liegt

(A) im Zwischenhirn
(B) im verlängerten Mark
(C) im Kleinhirn
(D) im Mittelhirn
(E) im Rückenmark

1.1.11.5   Was sind Pyramidenbahnen?

1.1.11.6   Die Pyramidenbahnkreuzung:

1. liegt im Großhirn
2. ist die Grenze zwischen Gehirn und Rückenmark
3. ist der Ort der Sehnervenkreuzung
4. ist der Ort der Kreuzung der motorischen Nervenbahnen
5. ist die Kreuzung von Sympathicus und Parasympathicus

(A) 1 + 3
(B) 1 + 2 + 3
(C) 2 + 4
(D) 1 + 5
(E) 2 + 5
(F) 1 + 4

1.1.11.7   Der Liquor schützt das Rückenmark vor allem gegen Stoß und Schlag und befindet sich

(A) zwischen der Dura mater spinalis und der Pia mater spinalis
(B) zwischen der Dura mater spinalis und der Arachnoidea spinalis
(C) zwischen dem Duralsack und der Pia mater spinalis
(D) zwischen der Arachnoidea spinalis und der Pia mater spinalis

1.1.11.8   Der Aquaeductus Sylvii

(A) verbindet die beiden Seitenventrikel
(B) verbindet den 3. mit dem 4. Ventrikel
(C) verbindet die Seitenventrikel mit dem dritten Ventrikel
(D) verbindet den vierten Ventrikel mit dem Subarachnoidalraum

1.1.11.9   Das Diaphragma (Zwerchfell) wird innerviert vom:

(A) N. vagus
(B) N. recurrens
(C) N. phrenicus
(D) N. abducens
(E) N. hypoglossus

1.1.11.10   Wo entspringt der Nervus ischiadicus?

(A) im Sonnengeflecht
(B) im Kreuzbeingeflecht
(C) zwischen 4. und 5. LWK
(D) zwischen 3. und 4. LWK

1.1.11.11   Der Auerbachsche Plexus gehört zum

(A) Gehirn
(B) Herz
(C) Magen-Darmtrakt
(D) Uterus
(E) Schilddrüsengewebe

1.1.11.12   Zu welchem Organ gehört der Grenzstrang?

(A) zum vegetativen Nervensystem
(B) zum Muskelsystem
(C) zum passiven Bewegungsapparat
(D) zum Zentralnervensystem

1.1.11.13   Welcher Anteil des vegetativen Nervensystems führt

(A) zur Beschleunigung der Herzfrequenz?
(B) zur Verlangsamung der Herzfrequenz?

1.1.11.14   Anregung von Darmperistaltik und Drüsentätigkeit sowie Verlangsamung der Herzfrequenz sind Funktion des

(A) Sympathikus
(B) Parasympathikus
(C) N. phrenicus
(D) N. recurrens

1.1.11.15   Erregung des Sympathikus führt zu

(A) Pupillenverengung
(B) Blasenentleerung
(C) Erhöhung der peristaltischen Bewegung des Dünn- und Dickdarms
(D) Herzfrequenzbeschleunigung
(E) Verengung der Bronchien

1.1.11.16   Der neurogene Tonus der Gefäße wird von welchen Nerven vermittelt?

(A) N. phrenicus
(B) sensible Hautnerven
(C) Sympathikus
(D) 10. Hirnnerv
(E) keine Nerven beteiligt

1.1.11.17   Ein Reflex

(A) ist immer eine durch einen Reflexhammer bei der neurologischen Untersuchung ausgelöste Bewegung
(B) ist eine unwillkürliche, meist nicht zu beeinflussende Bewegung
(C) kann nur durch einen Schmerzreiz ausgelöst werden
(D) wird als solcher bezeichnet, wenn an der Auslösung der reflektorischen Bewegung sowohl der Sympathikus als auch der Parasympathikus beteiligt ist

I Pflegesituationen

1.1.11.7 D   1.1.11.8 B   1.1.11.9 B   1.1.11.10 B   1.1.11.11 C   1.1.11.12 A   1.1.11.14 B   1.1.11.15 D   1.1.11.16 C   1.1.11.17 B

1.1.11.18   Welche der aufgeführten Zellen reagieren am empfindlichsten auf Sauerstoffmangel?

(A) Fettzellen
(B) Knochenzellen
(C) Nervenzellen
(D) Muskelzellen

1.1.11.19   Das Rückenmark endet beim Erwachsenen in Höhe des

(A) 12. Brustwirbels
(B) Os sacrum
(C) 4. Lendenwirbels
(D) 1./2. Lendenwirbels
(E) 3./4. Lendenwirbels

1.1.11.20   Folgende Aussagen zur grauen Substanz des Nervensystems sind zutreffend:

1.   Ansammlung von Nervenzellen
2.   liegt in den Großhirnhälften innen
3.   Fortsätze der Nervenzellen, die durch die Markscheidenhülle weiß erscheinen
4.   liegt im Rückenmark zentral
5.   bildet in den Großhirnhälften die äußere Schicht
(A) 2 + 3 + 4
(B) 1 + 2 + 3
(C) 1 + 3 + 5
(D) 1 + 4 + 5
(E) 1 + 3 + 4

1.1.11.21   Ordnen Sie bitte zu!

Liste 1
(A) Gleichgewicht
(B) Bewusstsein
(C) Wärmezentrum
(D) Atemzentrum

Liste 2
1.   Großhirnrinde
2.   Zwischenhirn
3.   Medulla oblongata
4.   Kleinhirn
(A) A4, B1, C2, D3
(B) A1, B4, C3, D2
(C) A4, B1, C3, D2
(D) A1, B3, C4, D2
(E) A2, B4, C3, D1

1.1.11.22   Zu den Funktionen des Sympathikus gehören:

(A) Verlangsamung des Herzschlages
(B) Verengung der Herzkranzgefäße
(C) Hemmung der Drüsenabsonderung und der Darmperistaltik
(D) Pupillenverengung
(E) Erweiterung der Hauptschlagader

1.1.11.23   Der Sympathikuseinfluss bewirkt:

1.   Erweiterung der Bronchien
2.   Erhöhung der Darmmotorik
3.   Verengung der Pupillen
4.   Tachykardie
(A) 1 + 3
(B) 1 + 4
(C) 2 + 3
(D) 3 + 4
(E) 1 + 3 + 4

1.1.11.24   Bezeichnen Sie bitte die gekennzeichneten fünf anatomischen Strukturen. Die Aufgabe gilt als vollständig gelöst, wenn alle Strukturen richtig benannt sind; als teilweise gelöst, wenn mind. 3 Strukturen richtig benannt sind.

1.1.12 Sinnesorgane

1.1.12.1   Welche Aufgaben kommen der Nase bei der Atmung zu? Stellen Sie der jeweiligen Struktur ihre Funktion gegenüber!

1.1.12.2 Welche Aussagen sind richtig?

1. Der Ausgang des Sinus maxillaris liegt im mittleren Nasengang
2. Der Tränennasenkanal mündet in den unteren Nasengang
3. Die Nasenhöhle ist mit Flimmerepithel ausgekleidet
4. Der Ausgang der Stirnhöhle liegt im oberen Nasengang

(A) 1 + 2 + 4
(B) 2 + 3 + 4
(C) 1 + 2 + 4
(D) 1 + 2 + 3
(E) 2 + 3

1.1.12.3 Die Grenze zwischen äußerem Gehörgang und Mittelohr bildet:

(A) das ovale Fenster
(B) das runde Fenster
(C) das Trommelfell
(D) die Schnecke
(E) die Basilarmembran

1.1.12.4 Welche Aussage ist richtig?

(A) Als Tuba auditiva bezeichnet man die Eileiter
(B) Als Tuba auditiva bezeichnet man den äußeren Gehörgang
(C) Die Tuba auditiva verbindet die Paukenhöhle mit dem Innenohr
(D) Die Tuba auditiva verbindet das Mittelohr mit dem Rachen

1.1.12.5 Welche Aufgaben haben die Gehörknöchelchen?

(A) Sie sorgen für den Druckausgleich zwischen Innen- und Außenohr
(B) Sie stellen das Hörorgan dar
(C) Sie leiten den Schall weiter
(D) Sie halten das Gleichgewicht aufrecht

1.1.12.6 Die Rezeptoren für das Registrieren von Drehbewegungen des Körpers befinden sich

(A) in der Schnecke
(B) im Vorhofbläschen
(C) in der Paukenhöhle
(D) in den Bogengängen

1.1.12.7 Was entspricht dem „gelben", was dem „blinden" Fleck im Auge?

1.1.12.8 Beschreiben Sie den Unterschied zwischen Kurz- und Weitsichtigkeit!

1.1.12.9 Nennen Sie die Schutzvorrichtungen des Auges und geben Sie ihre Funktionen an!

1.1.12.10 Welche anatomischen Strukturen gehören zum Mittelohr?

1. Ohrtrompete
2. Paukenhöhle mit den drei Gehörknöchelchen
3. äußerer Gehörgang
4. Schnecke (Cochlea)

(A) 1 + 2 + 3
(B) 1 + 2
(C) 2 + 4
(D) 3 + 4
(E) alle

1.1.12.11 Das Kammerwasser wird gebildet:

(A) im Schlemm-Kanal
(B) in der Regenbogenhaut
(C) im Ziliarkörper (Processus ciliaris)
(D) in der Netzhaut
(E) im Glaskörper

1.1.12.12 An der mittleren Augenhaut werden 3 Abschnitte unterschieden:

1. die Sklera (Lederhaut)
2. die Chorioidea (Aderhaut)
3. das Corpus ciliare (Ziliarkörper)
4. die Cornea (Hornhaut)
5. die Iris (Regenbogenhaut)

(A) 1 + 2 + 4
(B) 2 + 3 + 5
(C) 2 + 4 + 5
(D) 1 + 3 + 4

1.2 Allgemeine und spezielle Krankheitslehre

1.2.1 Allgemeine Krankheitslehre

1.2.1.1 Wann spricht man von einer Regenerationsheilung?

1.2.1.2   Wodurch kann es zu Nekrosen kommen? Nennen Sie mind. 5 Ursachen!

1.2.1.3   Welche Symptome (3) weisen auf eine Phlebothrombose hin und welches sind die gefürchteten Komplikationen (2) dieser Erkrankung?

1.2.1.4   Definition des Infarktes:

(A) plötzliche Herzmuskelschädigung durch Gifte
(B) akuter Schmerz unter dem Sternum
(C) Unterbrechung der Blutversorgung eines Gewebebezirkes mit umschriebener Nekrose
(D) Thrombusbildung in oberflächlichen Venen
(E) plötzliche Minderdurchblutung der Lunge (Schock)

1.2.1.5   Beschreiben Sie die TNM-Einteilung!

1.2.1.6   Nennen Sie je 3 Kennzeichen gutartiger und bösartiger Tumore!

1.2.1.7   Nennen Sie 6 gutartige Tumore!

1.2.1.8   Grenzen Sie die Begriffe Epidemie, Endemie und Pandemie gegeneinander ab!

1.2.2 Innere Medizin

1.2.2.1 Herz und Kreislauf

1.2.2.1.1   Was versteht man unter koronarer Herzkrankheit? Nennen Sie Risikofaktoren, therapeutische Möglichkeiten (konservativ-operativ), Komplikationen!

1.2.2.1.2   Nennen Sie die Risikofaktoren der koronaren Herzkrankheit (6)!

1.2.2.1.3   Nennen Sie Symptome des Angina-pectoris-Anfalls!

1.2.2.1.4   Bei der Angina pectoris:

1. geht ein Bezirk Herzmuskelgewebe zu Grunde (Nekrose)
2. sind EKG-Veränderungen zu beobachten
3. hilft Nitrolingual prompt
4. bessern sich die Beschwerden bei körperlicher Belastung

(A) 1 + 2 + 3
(B) 2 + 3
(C) 2 + 4
(D) 1 + 2 + 4

1.2.2.1.5   Nennen Sie 5 Symptome eines Herzinfarktes!

1.2.2.1.6   Nennen Sie mind. 4 Faktoren, die die Ausbildung eines Herzinfarktes begünstigen!

1.2.2.1.7   Warum ist der Herzinfarkt eine lebensbedrohliche Erkrankung?

1.2.2.1.8   Neben den klassischen Herzinfarkt-Risikofaktoren gewinnt das „Typ-A-Verhalten" mehr und mehr an Gewicht. Nennen Sie 3 der typischen „Typ-A-Charakteristika"!

1.2.2.1.9   Welche der angegebenen Maßnahmen eignen sich zur Therapie eines Myokardinfarktes?

1. sofortige intensivmedizinische Überwachung mit Monitoring
2. vollständige Bettruhe in den ersten Tagen
3. Schmerzbekämpfung
4. Zufuhr von Infusionen bis zu einem ZVD (zentraler Venendruck) von mind. 8 cm H_2O
5. volle Antikoagulation mit Heparin über Dauertropfinfusion
6. bei frischem Infarkt und keinen anderen Kontraindikationen Lysetherapie mit Streptokinase

(A) 1 + 3 + 4 + 5
(B) 3 + 4 + 5
(C) 1 + 2 + 4 + 5 + 6
(D) 1 + 2 + 3 + 5 + 6

1.2.2.1.10   Folgende Medikamente werden bei der Therapie des Herzinfarktes eingesetzt:

1. Analgetika
2. Antihistaminika
3. Streptokinase
4. Antazida
5. Sedativa

(A) 1 + 5
(B) 1 + 4 + 5
(C) 1 + 3 + 5
(D) 1 + 4
(E) 2 + 3 + 4 + 5

1.2.2.1.11   Ursachen einer Herzinsuffizienz können sein:

1.   Herzinfarkt
2.   Herzklappenfehler
3.   Herzrhythmusstörungen
4.   Panzerherz
5.   Myokarditis

(A) 1 + 2 + 4
(B) 1 + 2 + 5
(C) 3 + 5
(D) 1 + 2 + 3
(E) alle Antworten sind richtig

1.2.2.1.12   Nennen Sie die klinischen Symptome der Linksherzinsuffizienz (6 Angaben)!

1.2.2.1.13   Nennen Sie die 3 Grundpfeiler der Behandlung der Herzinsuffizienz!

1.2.2.1.14   Wie wird eine Herzinsuffizienz behandelt?

1.   nur vorsichtige Mobilisation
2.   Flüssigkeitszufuhr
3.   Digitalis
4.   Beinhochlagerung
5.   Diuretika

(A) 2 + 3 + 4
(B) 3 + 5
(C) 3 + 4 + 5
(D) 1 + 3

1.2.2.1.15   Neben der Diät besteht die Therapie der Herzinsuffizienz vorwiegend aus der Digitalis- und Diuretika-Therapie. Nennen und begründen Sie zu jeder dieser beiden Präparate-Gruppen je 2 Schwerpunkte in der Krankenbeobachtung!

1.2.2.1.16   Typische Symptome einer Digitalisüberdosierung sind:

1.   Übelkeit und Erbrechen
2.   Durchfall
3.   Gelbsehen
4.   Tachykardie
5.   retrosternaler Schmerz

(A) 1 + 3
(B) 1 + 2 + 4
(C) 4 + 5
(D) 3 + 5

1.2.2.1.17   Nennen Sie jeweils 4 Ursachen für

a)   Tachykardie
b)   Bradykardie!

1.2.2.1.18   Was ist eine Endokarditis? Nennen Sie die häufigste Ursache und eine mögliche Komplikation!

1.2.2.1.19   Komplikationen einer Endokarditis können sein:

1.   Herzklappenstenose
2.   arterielle Embolie
3.   Angina pectoris
4.   Ventrikelaneurysma
5.   AV-Block

(A) 1 + 2
(B) 1 + 5
(C) 2 + 3 + 4
(D) 1 + 4
(E) 2 + 5

1.2.2.1.20   Erworbene Herzklappenfehler entstehen zu 90% durch eine

(A) Endokarditis
(B) Myokarditis
(C) Perikarditis
(D) Cholezystitis
(E) Dermatitis

1.2.2.1.21   Welche Aussagen bezüglich einer Aortenklappeninsuffizienz treffen zu?

1.   Die Aortenklappeninsuffizienz ist häufig mit einem Mitralvitium kombiniert
2.   An verschiedenen Lokalisationen äußerlich sichtbar
3.   Das Pendelvolumen spielt hämodynamisch keine wichtige Rolle
4.   Die Carotispulskurve kann eine diagnostische Hilfe sein
5.   Klinische Symptome treten erst bei Überschreiten des kritischen Herzgewichtes auf

(A) 1 + 2 + 4
(B) 2 + 3 + 4
(C) 3 + 4
(D) alle Aussagen sind richtig
(E) alle Aussagen sind falsch

I Pflegesituationen

1.2.2.1.22 Nennen Sie

a) Ursachen (2)
b) Symptome (5) und
c) Komplikationen (2) der Mitralinsuffizienz!

1.2.2.1.23 Die Diagnose Hypertonie ist gesichert, wenn

(A) beide Elternteile an Hochdruck leiden
(B) der Patient adipös ist
(C) der Blutdruck bei einmaliger Messung erhöht ist
(D) der Blutdruck bei mehrfacher Messung erhöht ist
(E) Beinödeme vorliegen

1.2.2.1.24 Zu erhöhten arteriellen Blutdruckwerten kommt es im Rahmen:

1. einer Hyperthyreose
2. eines Phäochromozytoms
3. einer Nierenarterienstenose
4. eines Volumenmangelschocks
5. einer Nebenniereninsuffizienz (M. Addison)
(A) 1 + 2 + 3
(B) 1 + 3 + 5
(C) 2 + 3 + 4
(D) 1 + 4 + 5
(E) 3 + 5

1.2.2.1.25 Welche Ursachen kommen für eine arterielle Hypertonie in Frage?

1. Aortenstenose
2. Aortenisthmusstenose
3. Schrumpfniere
4. Unterfunktion der Nebennierenrinde (M. Addison)
5. intrazerebrale Massenblutung
(A) 1 + 2 + 3
(B) 2 + 3
(C) 3 + 4 + 5
(D) 2 + 3 + 5

1.2.2.1.26 Zu den Folgekrankheiten einer arteriellen Hypertonie gehören:

1. Schlaganfall
2. Varizen
3. Herzinfarkt
4. Leberentzündung
(A) 1 + 2 + 3
(B) 2 + 3 + 4

(C) 1 + 4
(D) 2 + 4
(E) 2 + 4
(F) 1 + 3

1.2.2.1.27 Nennen Sie mind. 4 Allgemeinmaßnahmen bzw. Medikamente, mit denen der Bluthochdruck behandelt werden kann!

1.2.2.1.28 Ordnen sie bitte die aufgeführten Begriffe der beiden Listen einander zu und kreuzen Sie die richtige Kombination an!

Liste 1
(A) Herzinfarkt
(B) Lungenödem
(C) Kammerflimmern
(D) Angina pectoris

Liste 2
1. Defibrillation
2. Linksherzinsuffizienz
3. Nitroglyzerin
4. Vernichtungsschmerz
(A) A4, B2, C1, D3
(B) A3, B1, C4, D2
(C) A2, B3, C1, D3
(D) A1, B2, C3, D4

1.2.2.2 Gefäße

(☞ Chirurgie 1.2.3.4)

1.2.2.3 Blutkrankheiten

1.2.2.3.1 Was ist eine Anämie? Definieren Sie!

1.2.2.3.2 An welche Erkrankung denken Sie bei Vorliegen von Müdigkeit, Abgeschlagenheit, verminderter Leistungsfähigkeit, Hautblässe, Belastungsdyspnoe, Tachykardie und Hypotonie?

1.2.2.3.3 Die Eisenmangelanämie

(A) entsteht meist durch Mangel an Intrinsicfaktor
(B) zeigt ein normales Hb E
(C) zeigt im Blutbild viele hypochrome Erythrozyten
(D) muss mit parenteralen Eisengaben behandelt werden

1.2.2.1.23 D   1.2.2.1.24 A   1.2.2.1.25 D   1.2.2.1.26 F   1.2.2.1.28 A   1.2.2.3.3 C

1.2.2.3.4   Nennen Sie Ursachen für eine Eisenmangelanämie:

1.   falsche Ernährung
2.   chronische Blutungen
3.   Störungen der Erythropoese
4.   Resorptionsstörungen
5.   Thalassaemie
(A) 1 + 2 + 3
(B) 1 + 2 + 4
(C) 2 + 4
(D) 3 + 4 + 5
(E) 2 + 5

1.2.2.3.5   Welches Vitamin fehlt dem Körper bei der perniziösen Anämie?

1.2.2.3.6   Ordnen Sie die aufgeführten Begriffe der beiden Listen einander zu und kreuzen Sie die richtige Kombination an!

Liste 1
(A) Eisenmangelanämie
(B) perniziöse Anämie
(C) akute Blutungsanämie

Liste 2
1.   hyperchrome Anämie
2.   hypochrome Anämie
3.   normochrome Anämie
(A) A1, B3, C2
(B) A2, B1, C3
(C) A3, B2, C1

1.2.2.3.7   Eine hypochrome Anämie ist gekennzeichnet durch:

(A) verminderte Erythrozytenzahl und normalen Hb-Gehalt des Blutes
(B) erniedrigte bis normale Erythrozytenzahl und verminderter Hb-Gehalt
(C) normale Erythrozytenzahl und verminderte Sauerstoffsättigung des Hb-Gehaltes
(D) verminderte Erythrozytenzahl und erhöhter Hb-Gehalt des einzelnen Erythrozyten
(E) verminderte Erythrozytenzahl und entsprechend verminderter Hb-Gehalt

1.2.2.3.8   Wann ist das indirekte Bilirubin typischerweise erhöht?

(A) Hepatitis A
(B) Hämolyse

(C) Hepatitis B
(D) Gallengangverschluss (extrahepatisch)
(E) Pankreaskarzinom

1.2.2.3.9

a)   Was verstehen Sie unter einer Agranulozytose?
b)   Wodurch wird eine Agranulozytose häufig verursacht?
c)   Welche Gefahr besteht bei einer Agranulozytose?

1.2.2.3.10   Definieren Sie den Begriff „Agranulozytose"! Welches ist die Hauptursache?

1.2.2.3.11   Beschreiben Sie das klinische Bild einer akuten Leukämie!

1.2.2.3.12   In welchem Lebensalter tritt die lymphatische Leukämie meistens auf?

1.2.2.3.13   Wodurch ist die Hämophilie verursacht (2 Formen) und wie wird sie behandelt?

1.2.2.3.14   Welche Aussage zur Therapie des M. Hodgkin trifft zu?

(A) Bei primärem Halslymphknotenbefall wird eine Neck-dissection durchgeführt
(B) In den Stadien III und IV ist eine Bestrahlungstherapie erforderlich
(C) Die Stadien III und IV sind die Domäne der Chemotherapie
(D) Eine dauerhafte Heilung ist trotz eingreifender Therapie nicht möglich

1.2.2.3.15   Welche Komplikationen können bei einem Patienten im Zusammenhang mit einem Plasmozytom auftreten?

1.   Leberzirrhose
2.   Magenulkus
3.   Knochenfraktur
4.   Herzinfarkt
5.   Niereninsuffizienz
(A) 1 + 2
(B) 2 + 5
(C) 1 + 4
(D) 3 + 4
(E) 3 + 5

I Pflegesituationen

1.2.2.4 Lunge

1.2.2.4.1   Nennen Sie die Definition und Symptome einer chronischen Bronchitis!

1.2.2.4.2   Durch welche Erreger kann eine Pneumonie verursacht werden (4 Begriffe)?

1.2.2.4.3   Zu den sekundären Pneumonien zählt:

(A) Aspirationspneumonie
(B) Pleuritis sicca
(C) bakterielle Pneumonie
(D) Pneumokoniose
(E) Lungentuberkulose

1.2.2.4.4   Beim Asthma bronchiale:

1. kann es zu einer Ateminsuffizienz kommen
2. kommt es durch die ständig bestehende Ateminsuffizienz zu einer Überblähung der Lunge
3. husten die Patienten in der Regel seröses Sputum ab
4. kann es zu einem Cor pulmonale kommen
(A) 1 + 3
(B) 2 + 4
(C) 1 + 4
(D) 2 + 3
(E) alle Antworten sind richtig

1.2.2.4.5   Nennen Sie mind. 2 Faktoren, welche die Obstruktion der Atemwege in einem Asthmaanfall verursachen!

1.2.2.4.6   Symptom für das Asthma bronchiale ist

(A) die „große und tiefe" Atmung
(B) eine verlängerte Einatmungsphase
(C) eine verlängerte und erschwerte Ausatmungsphase
(D) die Blutungsneigung
(E) die Vermehrung der Leukozyten

1.2.2.4.7   Lungenemphysem:

1. heißt Entzündung der Lunge
2. führt zu einer Verkleinerung der Atemfläche
3. entsteht durch Schwund der Alveolar-Scheidewände und durch Elastizitätsverlust
4. tritt im Alter sehr häufig auf
5. führt zu einem sog. Fassthorax

(A) 1 + 2
(B) 1 + 3 + 4
(C) 2 + 3 + 4 + 5
(D) 4 + 5
(E) alle Aussagen sind richtig

1.2.2.4.8   Das Lungenemphysem:

1. ist durch Überdehnung des Lungengewebes gekennzeichnet
2. ist meist eine Primärerkrankung
3. ist durch rasche Ermüdbarkeit und Fixierung des Brustkorbes in Inspirationsstellung gekennzeichnet
4. kann zur Linksherzüberlastung führen
5. kann zur Rechtsherzüberlastung führen
6. hat im Großen und Ganzen eine günstige Prognose
(A) 1 + 2 + 3
(B) 2 + 3 + 4
(C) 3 + 4 + 5 + 6
(D) 1 + 3 + 5

1.2.2.4.9   Nennen Sie die Symptome der Lungenembolie

a) in der Akutphase (5 Angaben)
b) nach Überleben der Akutphase; (nach 12 – 24 Stunden) (3 Angaben)!

1.2.2.4.10   Welcher Personenkreis ist prädestiniert für eine Lungenembolie?

1.2.2.4.11   Folgende Aussagen über die Lungenembolie treffen zu:

1. Häufigste Ursachen einer Lungenembolie sind tiefe Bein- und Beckenvenenthrombosen
2. Nach einer Lungenembolie ist eine vorübergehende Antikoagulation sinnvoll
3. Bei einer schweren Lungenembolie kann es zu absinkenden arteriellen Sauerstoffpartialdruckwerten (pO_2) kommen
4. Bei einer Lungenembolie finden sich im EKG charakteristische Veränderungen
(A) 1
(B) 1 + 2
(C) 1 + 2 + 3
(D) 1 + 2 + 4
(E) 2 + 3 + 4

1.2.2.4.12   Welches Krankheitsbild der Mukoviszidose ist in der Regel entscheidend für das Schicksal der Kinder? Welche Maßnahmen müssen zur Behandlung dieses Krankheitsbildes getroffen werden?

1.2.2.4.13   Welche klinischen Symptome treten bei einem Bronchial-Ca auf und welches ist der bekannteste Risikofaktor für ein Bronchial-Ca?

1.2.2.4.14   Welche Krankheitsbilder kommen bei einem röntgenologischen Rundherd in der Lunge in Frage?

1.2.2.4.15   Dreischichtiges Sputum ist typisch bei Patienten mit

(A) Tuberkulose
(B) Pneumonie
(C) chronischer Bronchitis
(D) Bronchiektasen
(E) Bronchialkrebs

1.2.2.4.16   Was ist ein Chylothorax?

(A) eine Ansammlung von Lymphflüssigkeit aus dem Abdominalraum im Pleuraspalt
(B) eine fassartige Thoraxform
(C) ein Pleuraerguss bei akuter Cholezystitis
(D) eine Röntgenaufnahme des Thorax mit gleichzeitigem Bariumbreischluck

1.2.2.5 Verdauungssystem

1.2.2.5.1   Nennen Sie die 4 Ursachen einer Dysphagie nach dem 50. Lebensjahr!

1.2.2.5.2   Ordnen Sie den Erkrankungen in Liste 1 die entsprechenden Symptome und möglichen Komplikationen in Liste 2 zu und kreuzen Sie die richtigen Kombinationen an!

Liste 1
(A) Ulcus duodeni
(B) Ulcus ventriculi
(C) Magenkarzinom

Liste 2
1.   uncharakteristische Beschwerden, mitunter Abneigung gegen Fleisch, oft erst Spätsymptome wie Erbrechen nach den Mahlzeiten

2.   Nüchternschmerz, Besserung auf Nahrungsaufnahme, selten maligne Entartung
3.   keine Beziehung des Schmerzes zur Nahrungsaufnahme, Gefahr der malignen Entartung
(A) A2, B3, C1
(B) A2, B1, C3
(C) A1, B2, C3
(D) A3, B1, C2
(E) A3, B2, C1

1.2.2.5.3   Ordnen Sie die Oberbauchbeschwerden aus Liste 1 den entsprechenden Erkrankungen aus Liste 2 zu!

Liste 1
(A) vorwiegend Nüchternschmerz mit Ausstrahlung in den Rücken
(B) gürtelförmiger Dauerschmerz oder wellenförmige Schmerzen im rechten Oberbauch mit Ausstrahlung in den Rücken und in die rechte Schulter
(C) häufige Schmerzen nach dem Essen

Liste 2
1.   Ulcus ventriculi
2.   Ulcus duodeni
3.   Gallenkolik
(A) A1, B2, C3
(B) A3, B2, C1
(C) A3, B1, C2
(D) A2, B3, C1
(E) A2, B1, C3

1.2.2.5.4   Welche Ulkuskomplikationen können auftreten? (Magen-/Duodenalulkus)?

1.2.2.5.5   Zu den Komplikationen eines Zwölffingerdarm-Geschwürs gehören:

1.   Magenausgangsstenose
2.   Blutungen als Teerstuhl
3.   kolikartige Schmerzen im mittleren Oberbauch
4.   Durchbruch des Geschwürs in die freie Bauchhöhle
(A) 1 + 2 + 3
(B) 1 + 2
(C) 2 + 4
(D) 3 + 4
(E) 1 + 2 + 4

I Pflegesituationen

1.2.2.5.6 Mögliche Komplikationen des Magengeschwürs sind:

1. akute Blutung
2. Perforation in die freie Bauchhöhle
3. Penetration in andere Organe
4. Magenausgangsstenose
5. maligne Entartung
(A) 1 + 2
(B) 2 + 3 + 4 + 5
(C) 1 + 3 + 5
(D) 1 + 2 + 3
(E) alle Antworten sind richtig

1.2.2.5.7 Welche Untersuchung wird bei Verdacht auf Magenkarzinom durchgeführt, um die Diagnose zu sichern?

(A) Ultraschall
(B) Rö-Magendarmpassage
(C) Enteroklysma
(D) Gastroskopie mit Biopsie
(E) Stuhl auf pathologische Zellen

1.2.2.5.8 Bei welchen der aufgeführten Erkrankungen müssen die Patienten engmaschiger kontrolliert werden, da die Gefahr des Übergangs in eine maligne Erkrankungsform besteht?

1. erosive Gastritis
2. atrophische Gastritis
3. Dickdarmdivertikulose
4. Colitis ulcerosa
5. chronische Pankreatitis
6. Polyposis des Dickdarms
(A) 2 + 4 + 6
(B) 3 + 4 + 5
(C) 2 + 5 + 6
(D) alle Aussagen sind richtig

1.2.2.5.9 Nennen Sie Hauptsymptome und Hauptursachen der akuten Gastritis!

1.2.2.5.10 Für welche Erkrankung spricht Sodbrennen?

(A) Magenkarzinom
(B) Magenpolyp
(C) Refluxösophagitis
(D) Ösophagusdivertikel
(E) Anazidität des Magens

1.2.2.5.11 Anazidität bedeutet:

(A) Erhöhung der Gesamtazidität des Magensaftes
(B) verminderter Gehalt an freier Salzsäure im Magensaft
(C) Fehlen von freier Salzsäure im Magensaft

1.2.2.5.12 Hinweis auf eine Magenblutung kann sein:

(A) Haematemesis
(B) Druckschmerz am McBurney-Punkt
(C) Haematurie
(D) Leukozytopenie

1.2.2.5.13 Nennen Sie 5 diagnostische Maßnahmen beim Verdacht auf Vorliegen eines Kolonkarzinoms!

1.2.2.5.14 Ein 65-jähriger Patient klagt über Blutbeimengungen im Stuhl und über Wechsel von Obstipation und Diarrhoe. Welcher Krankheitsverdacht muss diagnostisch vollständig abgeklärt werden?

(A) Colitis ulcerosa
(B) Morbus Crohn
(C) Kolonkarzinom
(D) Sigmadivertikulitis

1.2.2.5.15 Was verstehen Sie unter einer Colitis ulcerosa?

1.2.2.5.16 Nennen Sie 4 Komplikationen des Morbus Crohn!

1.2.2.5.17 Was versteht man unter einem „Ileus"?

1.2.2.5.18 Nennen Sie die Hauptformen des Ileus und deren Ursachen!

1.2.2.5.19 Durch welche Ursachen kann es zu einem mechanischen Ileus kommen? Nennen Sie mind. 5!

1.2.2.5.20 Zu den klinischen Zeichen eines mechanischen Ileus gehören:

1. Bauchschmerzen
2. fehlende Darmgeräusche
3. Erbrechen
4. Durchfall

1.2.2.5.6 E   1.2.2.5.7 D   1.2.2.5.8 A   1.2.2.5.10 C   1.2.2.5.11 C   1.2.2.5.12 A   1.2.2.5.14 C   1.2.2.5.20 B

(A) 1 + 2
(B) 1 + 3
(C) 1 + 2 + 3
(D) 3 + 4
(E) alle Antworten sind richtig

1.2.2.5.21   Beschreiben Sie wichtige Symptome (mind. 3) und Ursachen eines paralytischen Ileus!

1.2.2.5.22   Zu den typischen Symptomen des paralytischen Ileus gehören:

1. akut auftretende heftige Schmerzen
2. vermehrte Peristaltik
3. starker Meteorismus
4. Totenstille im Bauchraum
5. Teerstühle
(A) 1 + 2 + 3 + 4
(B) 1 + 2
(C) 3 + 4
(D) alle Aussagen sind richtig

1.2.2.5.23   Patienten mit chronischer Lebererkrankung und Funktionseinschränkung des Organs bieten typische Merkmale:

1. Palmarerythem
2. Uhrglasnägel
3. Spider naevi (Gefäßspinnen)
4. Trommelschlegelfinger
5. Anasarka
(A) 1 + 3
(B) 2 + 4
(C) 2 + 4 + 5
(D) 1 + 3 + 5
(E) alle Aussagen sind richtig

1.2.2.5.24   Welche Ursachen (mind. 3) kommen für eine Leberzirrhose in Frage und welche Komplikationen (mind. 3) können sich einstellen?

1.2.2.5.25   Welche Faktoren können zur Fettleber führen (4)?

1.2.2.5.26   Komplikationen bei der Cholelithiasis sind:

1. Perforation mit Peritonitis
2. innere Fisteln mit Gallensteinileus
3. Cholangitis mit Leberparenchymschaden
4. Pankreatitis
5. Karzinomentstehung

(A) 1 + 2 + 5
(B) 1 + 3 + 4 + 5
(C) 1 + 3 + 5
(D) 2 + 3 + 4 + 5
(E) alle Aussagen sind richtig

1.2.2.5.27   Folgende Aussagekombination trifft für die Gallenwege zu:

1. Gallenwegskarzinome werden in der Regel früh erkannt und sind gut zu behandeln
2. Gallenwegstumore können durch einen Ikterus ohne Koliken in Erscheinung treten
3. Die Therapie des Gallensteinleidens besteht bei wiederholten Koliken in der Entfernung der Gallenblase zur Vermeidung ernsthafter Komplikationen
4. Die Letalität der Cholezystektomie (Entfernung der Gallenblase) ist hoch
5. Die Gallenblasenperforation ist bei Auftreten einer galligen Peritonitis eine lebensbedrohliche Komplikation
(A) 1 + 2 + 3 + 5
(B) 3 + 4
(C) 2 + 3 + 5
(D) 1 + 2 + 4 + 5
(E) 1 + 3 + 4 + 5

1.2.2.5.28   Welche Untersuchungsmethode eignet sich besonders zur Unterscheidung einer intra- und extrahepatischen Cholestase?

(A) Kontrasteinlauf
(B) Bestimmung der γ-GT und alkalische Phosphatase im Blut
(C) Abdomenübersichtsaufnahme
(D) Sonographie
(E) keine Antwort ist richtig

1.2.2.5.29   Nennen Sie prädisponierende Faktoren für das Auftreten von Gallensteinen (mind. 3)!

1.2.2.5.30   Wann treten Gallenkoliken vorwiegend auf und warum?

1.2.2.5.31   Ein intrahepatischer Ikterus kann verursacht sein durch:

(A) Verschluss des Ductus cysticus
(B) Haemolyse
(C) Cholangiolitis (Entzündung der Gallenkapillaren und kleinsten Gallengängen)
(D) Turmor der Papilla Vateri
(E) Pankreaskopf-Karzinom

I Pflegesituationen

1.2.2.5.32   Welches Symptom ist typisch bei einem Verschlussikterus?

(A) Aszites
(B) dunkelbrauner Urin
(C) Ödeme
(D) dunkelbrauner Stuhl

1.2.2.5.33   Was sind auslösende Faktoren für eine akute Pankreatitis? Nennen sie mind. 4 Symptome!

1.2.2.5.34   Nennen Sie die 2 häufigsten Ursachen einer Pankreatitis!

1.2.2.5.35   Welche Merkmale treffen auf den M. Crohn zu?

1.   segmentaler Befall
2.   Fissuren
3.   häufig Fistelbildung
4.   selten Blutungen
5.   keine wesentliche Karzinomdisposition
(A) 1 + 3
(B) 3 + 4 + 5
(C) 2 + 3 + 5
(D) 2 + 5
(E) alle Aussagen sind richtig

1.2.2.5.36   Öl- und salbenartige Fettstühle sind Zeichen wofür?

1.2.2.5.37   Kaffeesatzartiges Erbrechen kann auftreten bei:

1.   Magengeschwür
2.   Baucharterienembolie
3.   Ösophagusvarizen
4.   Magenkarzinom
5.   Magensäuremangel
(A) 1 + 3 + 4
(B) 1 + 2 + 5
(C) 2 + 3 + 4
(D) 3 + 4 + 5

1.2.2.5.38   Von Miserere spricht man, wenn

(A) sich der Patient erbärmlich fühlt
(B) der Patient kein Verständnis beim Pflegepersonal findet
(C) der Patient Kaffeesatzerbrechen hat
(D) der Patient Kot erbricht

1.2.2.5.39   Welche Ursachen können einer chronischen Obstipation zu Grunde liegen?

1.2.2.6 Niere

(☞ Chirurgie 1.2.3.5)

1.2.2.7 Stoffwechselerkrankungen

1.2.2.7.1   Welche Symptome bestehen bei Vitamin-C-Mangel?

1.2.2.7.2   Welches Vitamin ist für die Synthese von Gerinnungsfaktoren in der Leber erforderlich?

(A) Vitamin A
(B) Vitamin B12
(C) Vitamin C
(D) Vitamin D
(E) Vitamin K

1.2.2.7.3   Die medikamentöse Rachitisprophylaxe

(A) besteht in Vitamin-C-Gaben
(B) besteht in Vitamin-D-Gaben
(C) darf im 1. Lebensjahr noch nicht durchgeführt werden
(D) soll eine Hemmung der vorzeitigen Verkalkung an der Epidiaphysengrenze bewirken

1.2.2.7.4   Der Mangel welchen Vitamins führt zu einer Störung der Blutbildung mit megaloblastärer Anämie und zu einer Störung des Nervensystems?

(A) Vitamin A
(B) Vitamin B12
(C) Vitamin C
(D) Vitamin D
(E) Vitamin K

1.2.2.7.5   Welches Vitamin fehlt dem Körper bei der perniziösen Anämie?

1.2.2.7.6   Nennen Sie typische Symptome der Hypokaliämie!

1.2.2.7.7   Nennen sie die generelle Ursache der Gicht und die Symptome des akuten Anfalls!

1.2.2.8 Endokrines System

1.2.2.8.1 Nennen Sie die Ursachen des Diabetes mellitus

a) Diabetes Typ I
b) Diabetes Typ II!

1.2.2.8.2 Welche Komplikationen des Diabetes mellitus kennen Sie?

1.2.2.8.3 Zur Therapie eines Diabetikers sollten u. a. gehören:

1. Diät (Anstreben des Idealgewichtes)
2. körperliches Training
3. orale Antidiabetika oder Insulin
4. körperliche Schonung
(A) 1 + 2 + 3
(B) 1 + 3
(C) 2 + 4
(D) 3 + 4
(E) alle Antworten sind richtig

1.2.2.8.4 Welche der folgenden Krankheitszeichen sprechen für eine Hypoglykämie?

1. stark ausgetrocknete Haut
2. Acetongeruch
3. feuchte schweißige Haut
4. tiefe und langsame Atmung
5. schnelles Auftreten der Krankheitszeichen
(A) 1 + 2
(B) 1 + 2 + 4
(C) 2 + 3
(D) 3 + 4
(E) 3 + 5

1.2.2.8.5 Beschreiben Sie das klinische Bild bei Hypoglykämie!

1.2.2.8.6 Was verstehen Sie unter einer diabetischen Nephropathie (Definition, Symptome)?

1.2.2.8.7 Beschreiben Sie das klinische Bild der Hyperthyreose!

1.2.2.8.8 Welche Organmanifestation des primären Hyperparathyreoidismus wird am häufigsten beobachtet?

(A) gastrointestinale Form
(B) kardiale Form
(C) renale Form
(D) akuter primärer Hyperparathyreoidismus
(E) rein ossäre Form

1.2.2.8.9 Eine Hyperthyreose

(A) ist gleichbedeutend mit einer Struma
(B) kommt endemisch in jodarmen Gebieten vor
(C) zeigt sich an stark erhöhtem TRH-Test
(D) kommt vor bei der chronischen Thyreoiditis (Hashimoto)
(E) zeigt sich u. a. an Gewichtsverlust und Tachykardie

1.2.2.8.10 Ordnen Sie bitte zu und kreuzen Sie die richtige Kombination an!

Liste 1
(A) Schilddrüsenkarzinom
(B) kalter Schilddrüsenknoten
(C) Hyperthyreose

Liste 2
1. totale Resektion
2. Funktionssteigerung
3. im Szintigramm nicht speichernder Bezirk
(A) A1, B2, C3
(B) A2, B3, C1
(C) A1, B3, C2
(D) A3, B2, C1

1.2.2.8.11 Kennzeichen der Struma maligna sind:

1. Heiserkeit
2. Halsvenenstauung
3. rasches Wachstum
4. Schluckverschieblichkeit
5. normale Stoffwechsellage
(A) 1 + 2 + 4 + 5
(B) 1 + 2 + 3 + 4
(C) 1 + 3 + 4
(D) 1 + 2 + 3
(E) alle Aussagen sind richtig

1.2.2.8.12 Beschreiben Sie das klinische Bild der Cushing-Krankheit!

1.2.2.8.13 Auf Ihrer Station liegt ein Patient mit einer Akromegalie. Welche typischen Erscheinungen können Sie bei ihm beobachten? Auf welche Ursachen ist eine Akromegalie zurückzuführen?

I Pflegesituationen

1.2.2.9 Autoimmunerkrankungen und Allergien

1.2.2.9.1 Nennen Sie Beispiele für Krankheiten des Immunsystems

a) mind. 2 Autoimmunkrankheiten
b) mind. 2 Beispiele für Immunschwäche
c) mind. 2 Beispiele für maligne Erkrankungen des Immunsystems!

1.2.2.10 Infektionskrankheiten

1.2.2.10.1 Welche der folgenden Erkrankungen wird durch eine Virusinfektion hervorgerufen?

(A) Scharlach
(B) Malaria
(C) Tuberkulose
(D) Zoster
(E) Lepra

1.2.2.10.2 Die Unterscheidung der Virushepatitisformen A, B, Non-A-Non-B geschieht zweckmäßigerweise

(A) durch Virusisolierung
(B) serologisch
(C) anhand der Höhe der Serumtransaminasen
(D) histologisch durch Leberpunktion

1.2.2.10.3 Nennen Sie die Infektionsquellen der Hepatitis A!

1.2.2.10.4 AIDS: Erläutern Sie den Begriff „opportunistische Infektion" und nennen Sie mind. 3 Beispiele!

1.2.2.10.5 Welche der folgenden Infektionserkrankungen werden in der Regel vorwiegend auf dem Blutweg oder durch Geschlechtsverkehr übertragen?

1. Hepatitis A
2. Hepatitis B
3. Salmonellose
4. AIDS
(A) 1 + 2 + 3
(B) 1 + 4
(C) 2 + 3 + 4
(D) 2 + 4
(E) 4

1.2.2.10.6 Der grippale Infekt:

(A) wird verursacht durch Viren
(B) wird verursacht durch Bakterien
(C) wird verursacht durch Pilze
(D) sollte immer mit Antibiotika behandelt werden
(E) bleibt fast immer symptomlos

1.2.2.10.7 Ordnen sie die aufgeführten Begriffe der beiden Listen einander zu und kreuzen Sie die richtige Kombination an!

Liste 1
(A) Masern
(B) Röteln
(C) Windpocken

Liste 2
1 juckendes, bläschenförmiges Exanthem
2. großfleckiges, konfluierendes Exanthem
3. mittelfleckiges, hell-rotes Exanthem an Kopf und Stamm
(A) A1, B2, C3
(B) A2, B1, C3
(C) A1, B3, C2
(D) A2, B3, C1

1.2.2.10.8 Geben Sie bei der Gürtelrose an:

a) Erregerart
b) mit welcher, meist bei Kindern auftretenden Erkrankung, der Erreger identisch ist
c) Symptome (mind. 3)!

1.2.2.10.9 Folgekrankheiten einer Scharlach-Erkrankung können sein:

1. rheumatisches Fieber
2. Nephritis
3. Endokarditis
4. Pankreatitis
5. Alveolitis
(A) 1 + 2 + 3
(B) 1 + 2 + 4
(C) 1 + 4 + 5
(D) 2 + 3 + 4
(E) alle Antworten sind richtig

1.2.2.10.10 Die Inkubationszeit des Scharlach beträgt:

(A) 2 – 7 Tage
(B) 8 – 10 Tage
(C) 11 – 15 Tage

(D) 8–21 Tage
(E) 21–28 Tage

1.2.2.10.11   Folgende Aussage zum Typhus abdominalis trifft zu:

(A) Der Erreger gehört zur Gruppe der Shigellen
(B) Die Inkubationszeit beträgt 2–4 Tage
(C) Die Erkrankung beginnt akut mit heftigen wässrigen Durchfällen
(D) Das namensgebende Symptom ist die Benommenheit

1.2.2.10.12   Welches charakteristische Symptom beobachten Sie bei Gasbrand?

(A) „Knistern" der Wunde
(B) Lähmung der Muskulatur
(C) Atemnot
(D) Pustelbildung der Haut
(E) charakteristische Hustenanfälle

1.2.2.10.13   Die Tuberkulose:

1. ist eine Infektionskrankheit
2. wird durch Viren hervorgerufen
3. befällt nur die Lunge
4. führt zu spezifischen histopathologischen Veränderungen
5. wird in verschiedene Stadien eingeteilt
(A) alle Aussagen sind richtig
(B) 1 + 4 + 5
(C) 2 + 3
(D) 3 + 4 + 5
(E) 1 + 4

1.2.2.10.14   Tetanus-Toxoid (z. B. Tetanol®) bewirkt nach i. m. Injektion:

(A) aktive Immunisierung gegen Tetanus
(B) passive Immunisierung gegen Tetanus
(C) Immunisierung gegen Tollwut
(D) Schutz gegen AIDS
(E) lebenslangen Schutz gegen Tetanus

1.2.2.10.15   Welches Frühsymptom kennzeichnet am häufigsten einen Tetanus?

(A) Trismus
(B) Opisthotonus
(C) klinische Krämpfe
(D) Parästhesien
(E) Paralysen

1.2.2.10.16   Die optimale Immunisierung eines Verletzten, der nicht gegen Tetanus geimpft ist, beginnt mit:

(A) 250 IE homologem Antitoxin
(B) mehrfacher Toxoidgabe
(C) Impfung mit 250–500 Einheiten Human-Tetanusimmunglobulin i. m. und simultan 0,5 ml Tetanustoxoidimpfstoff
(D) Human-Tetanus Antitoxin
(E) keine Antwort ist richtig

1.2.2.10.17   Welche Aussagen sind zutreffend?

1. Abszesse werden meist durch Staphylokokken verursacht
2. Das Erysipel wird durch Streptokokken verursacht
3. Die Phlegmone ist eine eitrige diffuse Entzündung der Cutis und Subcutis
4. Eine eitrige Entzündung im Kniegelenk bezeichnet man als Coxitis
(A) 1 + 2
(B) 1 + 2 + 3
(C) alle Aussagen sind richtig
(D) 2 + 3

1.2.2.10.18   Bei Reisen in den vorderen Orient besteht erhöhte Gefahr der Infektion und Erkrankung an:

1. Influenza
2. Poliomyelitis
3. Hepatitis A
4. Cholera
5. Tetanus
(A) 1 + 2 + 3
(B) 3 + 4 + 5
(C) 2 + 4 + 5
(D) 2 + 3 + 4

1.2.2.11 Rheumatische Erkrankungen

1.2.2.11.1   Definieren Sie die Begriffe

a) rheumatisches Fieber
b) rheumatoide Arthritis (chronische Polyarthritis)!

1.2.2.11.2   Der M. Bechterew:

1. ist eine rheumatisch bedingte Erkrankung
2. entsteht durch Überlastung der Wirbelsäule

I Pflegesituationen

3. kann zur Versteifung der Wirbelsäule führen
4. zeichnet sich durch seinen schmerzfreien Verlauf aus

(A) 1 + 2
(B) 1 + 3 + 4
(C) 1 + 3
(D) 2 + 3
(E) alle Antworten sind richtig

1.2.2.11.3 Die Spondylitis ankylopoetica (M. Bechterew) ist eine

(A) wachstumsbedingte Störung der Wirbelsäule
(B) tuberkulöse Knochenerkrankung
(C) chronische Gelenkentzündung im Bereich der Wirbelsäule
(D) tuberkulöse Erkrankung der Gelenke

1.2.2.12 Alterskrankheiten

1.2.2.12.1 Nennen Sie die Hauptursache der Exsikkose beim geriatrischen Patienten!

1.2.2.12.2 Nennen Sie 4 typische Erkrankungen des höheren Lebensalters!

1.2.2.12.3 Welche Ursachen für Verwirrtheitszustände beim alten Menschen kennen Sie? Nennen Sie mind. 4!

1.2.2.13 Pharmakologie

1.2.2.13.1 Zu den Risiken einer Kortikosteroidbehandlung gehören die Entwicklung von:

1. Abwehrschwächen
2. Osteoporose
3. Asthma bronchiale
4. Magengeschwüren
(A) 1 + 2 + 4
(B) 2 + 3 + 4
(C) 2 + 4
(D) 3 + 4

1.2.2.13.2 Welche Indikationen sprechen für eine Behandlung mit Antikoagulanzien?

1.2.3 Chirurgie, Orthopädie, Urologie

1.2.3.1 Allgemeine Chirurgie

1.2.3.1.1 Erklären Sie die Begriffe „kurative" und „palliative" Operation!

1.2.3.1.2 Zählen Sie bitte die grundsätzlichen chirurgischen Möglichkeiten einer Blutstillung im Wund- oder Operationsgebiet auf (mind. 4)!

1.2.3.1.3 Welche postoperativen Störungen können möglicherweise auftreten? Nennen Sie mind. 6 Beispiele!

1.2.3.1.4 Die Einpflanzung und Einheilung eines Fremdkörpers in den menschlichen Körper nennt man

(A) Transplantation
(B) Implantation
(C) Exstirpation
(D) Extension

1.2.3.1.5 Zum primären Wundverschluss gehören folgende Voraussetzungen:

1. Es dürfen keine zusätzlichen Verletzungen vorliegen
2. Die Wunde darf nicht durch einen Biss verursacht sein
3. Der Zeitpunkt der Wundentstehung muss beachtet werden
4. Die Wunde darf nicht länger als 4 cm und nicht breiter als 2 cm sein
5. Mindestens 6 Stunden vorher muss eine Tetanus-Impfung durchgeführt werden
(A) 1 + 5
(B) 3 + 4
(C) 2 + 3
(D) 1 + 4 + 5

1.2.3.1.6 Welche Wunden neigen zu einer primären Wundheilung?

1. Schnittwunden
2. Bisswunden
3. Quetschwunden
4. Schusswunden
5. Operationswunden
(A) 1 + 5
(B) 2 + 4
(C) 1 + 4
(D) 3 + 5
(E) alle Antworten sind richtig

1.2.3.1.7 Allgemeine Ursachen für Wundheilungsstörungen sind:

1. Stoffwechselerkrankungen
2. Hypoproteinämie
3. feuchte Kammern durch falsche Verbandstechnik
4. arterielle und venöse Durchblutungsstörungen

(A) 1 + 2 + 4
(B) 1 + 2 + 3
(C) 1 + 3 + 4
(D) alle Aussagen sind richtig

1.2.3.1.8 Welche Phasen durchläuft die primäre Wundheilung?

1.2.3.1.9 Nennen Sie 7 Faktoren, die zu Wundheilungsstörungen führen können!

1.2.3.1.10 Welche Aussage trifft zu?

(A) Schürfwunden müssen mit einem dicht schließenden Verband versorgt werden
(B) Infizierte Wunden dürfen nicht primär verschlossen werden
(C) Bisswunden sollten sofort durch Naht versorgt werden, um eine weitere Verschmutzung zu verhindern
(D) Wunden können nach 16 Stunden bedenkenlos primär verschlossen werden

1.2.3.1.11 Welche Aussagen zur „Wunde" sind richtig?

1. Schnittwunden haben eine gute Heilungstendenz
2. Bisswunden sind besonders infektionsgefährdet
3. Bei Bisswunden ist eine primäre Wundheilung nicht möglich
4. In der Regenerationsphase der Wundheilung wird Granulationsgewebe durch Narbengewebe ersetzt
5. Keloidbildung wird durch eine Infektion während der Wundheilung verursacht

(A) 3 + 4 + 5
(B) 1 + 2 + 4
(C) 2 + 3 + 4 + 5
(D) 1 + 4
(E) alle Aussagen sind richtig

1.2.3.1.12 Ordnen Sie bitte die Begriffe der beiden Listen nebeneinander zu und kreuzen Sie die richtige Kombination an!

Liste 1
(A) Schürfwunde
(B) Schnittwunde
(C) Stichwunde

Liste 2
1. äußerlich klein und glattrandig, jedoch tief, Infektionsgefahr
2. glatte, meist klaffende Wundränder
3. oberflächliche Hautläsion

(A) A3, B2, C1
(B) A2, B1, C3
(C) A2, B3, C1
(D) A1, B3, C2

1.2.3.1.13 Wie werden Bisswunden in der Regel behandelt?

1.2.3.1.14 Was charakterisiert eine Quetschwunde (4 Angaben)?

1.2.3.1.15 Bei welchen Wunden wird eine offene Wundbehandlung durchgeführt (3)?

1.2.3.1.16 Gefürchtete Komplikationen bei Verbrennungen sind:

1. Ulcus cruris
2. Tetanus
3. Erysipel
4. Sepsis

(A) 1 + 2 + 3
(B) 1 + 2 + 4
(C) 2 + 3 + 4
(D) 1 + 3 + 4
(E) alle Antworten sind richtig

1.2.3.1.17 Das thermische Trauma löst eine komplexe Reaktion des Gesamtorganismus, die Verbrennungskrankheit, aus. Nennen Sie die 3 für die Verbrennungskrankheit verantwortlichen Faktoren!

1.2.3.1.18 Wie groß ist der Prozentsatz bei einer Verbrennung der gesamten Vorder- und Rückseite des Rumpfes?

(A) 18%
(B) 50%
(C) 27%
(D) 25%
(E) 36%

I Pflegesituationen

1.2.3.1.19 Ist die Tetanusprophylaxe bei Verbrennungen ist erforderlich?

(A) grundsätzlich nein
(B) grundsätzlich ja, ab Verbrennungen 2. Grades
(C) nur bei Verbrennungen durch trockene Hitze
(D) nur bei Verbrennungen mit feuchter Hitze
(E) nur bei Verbrennungen 3. Grades

1.2.3.1.20 Definieren Sie Empyem, Abszess, Phlegmone!

1.2.3.1.21 Definieren und beschreiben Sie folgende Begriffe: Abszess, Empyem, Furunkel, Karbunkel!

1.2.3.1.22 Bei der Verbandsvisite sieht man am Oberschenkel rote schmerzhafte Stränge bei einer Bagatellverletzung am Unterschenkel. Es handelt sich um:

(A) Abszess
(B) Furunkel
(C) Empyem
(D) Phlegmone
(E) Lymphangitis

1.2.3.1.23 Eine Infektion, die sich in einer anatomisch vorgebildeten Höhle ausbreitet, nennt man

(A) Abszess
(B) Empyem
(C) Phlegmone
(D) Karbunkel

1.2.3.2 Traumatologie

1.2.3.2.1 Zählen Sie bitte je 2 unsichere und 2 sichere Frakturzeichen auf!

1.2.3.2.2 Was ist eine Spontanfraktur? Welche Krankheiten können zu Grunde liegen (3)?

1.2.3.2.3 Nennen Sie 3 Arten von Osteosyntheseverfahren bei der Frakturbehandlung!

1.2.3.2.4 Welche Osteosynthesen sind in der Regel belastungsstabil?

1. Winkelplatten-Osteosynthesen
2. Endernägel
3. DC-Plattenosteosynthesen

4. AO-Marknagelungen
5. Zuggurtungen

(A) 1 + 2 + 3
(B) 1 + 3 + 4
(C) 2 + 4
(D) 1 + 3
(E) alle Aussagen sind richtig

1.2.3.2.5 Ordnen Sie bitte die Begriffe der beiden Listen einander zu und kreuzen Sie die richtige Kombination an!

Liste 1
(A) pathologische Fraktur
(B) traumatische Fraktur
(C) Ermüdungsfraktur

Liste 2
1. Marschfraktur
2. Karzinommetastasen
3. einmalige Gewalteinwirkung
(A) A2, B3, C1
(B) A1, B2, C3
(C) A1, B3, C2

1.2.3.2.6 Beweisend für eine Fraktur sind:

1. Nervenstörungen
2. Fehlstellung
3. abnorme Beweglichkeit
4. Schwellung
5. Rötung
6. kalte, lokale Hautpartien
7. federnde Fixation
8. Krepitation
(A) 1 + 2 + 3
(B) 1 + 2 + 4 + 7 + 8
(C) 2 + 3 + 8
(D) 4 + 5 + 6 + 7 + 8
(E) 2 + 3 + 4 + 7

1.2.3.2.7 Eine subkapitale Humerusfraktur

(A) wird meistens konservativ behandelt
(B) wird grundsätzlich operiert
(C) braucht überhaupt keine Therapie
(D) wird mittels externem Fixateur stabilisiert

1.2.3.2.8 Komplikation einer Kahnbeinfraktur der Hand kann sein:

(A) Osteomyelitis
(B) Fallhand
(C) Krallenhand
(D) Versteifung des Daumengrundgelenkes
(E) Pseudoarthrose

1.2.3.1.19 B   1.2.3.1.22 E   1.2.3.1.23 B   1.2.3.2.4 C   1.2.3.2.5 A   1.2.3.2.6 C   1.2.3.2.7 A   1.2.3.2.8 E

1.2.3.2.9 Warum sollte eine Tibiakopffraktur mit Kniegelenksbeteiligung operativ behandelt werden?

(A) damit der Knochen an der Frakturstelle schneller heilt

(B) weil an dieser Stelle eine Heilung ohne Osteosynthese nicht möglich ist

(C) weil die Tibiavorderkante direkt unter der Haut liegt und durch die mangelnde Weichteildeckung oft Komplikationen entstehen

(D) weil schon geringste Stufen in der Gelenkfläche zu einer frühzeitigen Arthrose im Kniegelenk führen können

(E) weil es immer zu einem Meniskusabriss kommt

1.2.3.2.10 Welche verschiedenen Möglichkeiten zur Behandlung einer Schenkelhalsfraktur kennen Sie?

1.2.3.2.11 Die Fraktur des Schlüsselbeines

(A) wird immer operativ therapiert

(B) wird immer konservativ therapiert

(C) kann mittels Rucksackverband behandelt werden

(D) kann mittels Schildkrötenverband behandelt werden

1.2.3.2.12 Welches ist die häufigste Komplikation einer vorderen Beckenringfraktur?

(A) Verletzung der Blase und der Harnröhre

(B) Verletzung der A. femoralis

(C) Verletzung des N. ischiadicus

(D) Verletzung des Uterus

(E) Verletzung des Rektums

1.2.3.2.13 Bei einer Rippenserienfraktur (instabil):

1. wird immer eine operative Behandlung erforderlich

2. kann eine Beatmungstherapie für wenige Wochen erforderlich sein

3. ist eine paradoxe Atmung zu beobachten

4. wird auf der verletzten Seite eine Thoraxsaugdrainage gelegt

(A) alle Antworten sind richtig

(B) 1 + 3

(C) 2 + 3

(D) 2 + 4

1.2.3.2.14 Ein instabiler Thorax:

1. kann durch eine isolierte Rippenfraktur verursacht werden

2. führt zur Einziehung der instabilen Thoraxwand bei Inspiration

3. kann durch Rippenstückfrakturen verursacht werden

4. wird mit Bülau-Drainage behandelt

5. wird durch Überdruckbeatmung behandelt

(A) 1 + 3 + 5

(B) 2 + 3 + 5

(C) 1 + 4

(D) 2 + 4

1.2.3.2.15 Welche Aussagen zum Pneumothorax treffen zu?

1. Beim Pneumothorax handelt es sich um eine Blutansammlung im Pleuraraum

2. Die Notfallbehandlung eines Ventil-(Spannungs-)Pneumothorax besteht in der Umwandlung in einen offenen Pneumothorax durch Pleurapunktion

3. Die Entstehung eines Pneumothorax ist durch den Riss einer Emphysemblase möglich

4. Beim Ventil- (Spannungs-) Pneumothorax handelt es sich um die am wenigsten bedrohliche Form des Pneumothorax

5. Die Behandlung eines Pneumothorax erfolgt durch Einbringen einer Thoraxdrainage und Absaugen mit begrenztem Sog. Bei ganz geringer Ausprägung kann zunächst abgewartet werden

(A) 1 + 3 + 4 + 5

(B) 2 + 3 + 5

(C) 3 + 4 + 5

(D) 3 + 5

(E) 1 + 4

1.2.3.2.16 Folgende Punkte haben entscheidenden Einfluss darauf, ob ein Knochenbruch fest verheilt:

1. Ruhigstellung

2. Durchblutung

3. Infektion

4. Lokalisation des Bruches

(A) 1 + 2 + 3

(B) 1 + 3

(C) 2 + 4

(D) 3 + 4

(E) alle Antworten sind richtig

I Pflegesituationen

1.2.3.2.17 Ordnen Sie bitte die Begriffe der beiden Listen einander zu und kreuzen Sie die richtige Kombination an!

Liste 1

(A) Spannungspneumothorax
(B) Rippenserienfraktur mit instabilem Thorax
(C) offener Pneumothorax

Liste 2

1. sofortige Umwandlung des offenen in einen geschlossenen Pneumothorax und evtl. Anlegen einer Bülau-Drainage
2. Thoraxdrainage nach Bülau
3. Intubation und Beatmung

(A) A3, B2. C1
(B) A2, B1, C3
(C) A2, B3, C1
(D) A1, B2, C3

1.2.3.2.18 Welche der genannten Erkrankungen oder Verletzungen kann zu einer Gelenksperre führen?

(A) Meniskusriss
(B) Seitenbandriss
(C) Kreuzbandriss
(D) Morbus Osgood-Schlatter
(E) Kniegelenksentzündung

1.2.3.2.19 Was versteht man unter einer Distorsion?

(A) Gelenkquetschung
(B) Gelenkverstauchung
(C) Gelenkprellung
(D) besondere Fraktur des Obeschenkelschaftes im oberen Drittel

1.2.3.2.20 Nennen Sie die 4 wichtigsten Weichteilbrüche und deren Lokalisation!

1.2.3.2.21 Beim eingeklemmten Leistenbruch

(A) spritzt man krampflösende Mittel
(B) ist sofortige Operation angezeigt
(C) macht man einen hohen Einlauf
(D) wird zunächst abgewartet, ob der Bruch von selbst zurückgeht

1.2.3.2.22 Die inkarzerierte Leistenhernie beim Erwachsenen wird behandelt durch:

(A) Reposition
(B) Operation
(C) Bruchband
(D) Konservativ

1.2.3.2.23 Nennen Sie 3 Indikationen zur Amputation!

1.2.3.2.24 Was versteht man unter Schockindex?

1.2.3.2.25 Bei einem Unfallverletzten mit offener, stark blutender Oberschenkelfraktur kann es kommen zum:

(A) toxischen Schock
(B) kardiogenen Schock
(C) hämorrhagischen Schock
(D) allergischen Schock
(E) anaphylaktischen Schock

1.2.3.2.26 Nennen Sie die charakteristischen Symptome des anaphylaktischen Schocks (mind. 6)!

1.2.3.3 Orthopädie

1.2.3.3.1 Welche Symptome zeigt ein Patient mit einer Osteoporose? Nennen Sie mind. 3!

1.2.3.3.2 Welche Aussage zur akuten hämatogenen Osteomyelitis trifft zu?

(A) Sie tritt fast immer nach offenen Knochenverletzungen auf
(B) Sie befällt bevorzugt die Metaphysen der Knochen von Kindern und Jugendlichen
(C) Röntgenologisch sind Skelettveränderungen vor dem Auftreten klinischer Symptome zu beobachten
(D) Eine antibiotische Therapie ist wirkungslos und wird daher nicht durchgeführt

1.2.3.3.3 Bei der Perthes-Krankheit handelt es sich um eine aseptische Knochennekrose

(A) der Wirbelsäule
(B) des Hüftkopfes
(C) des Os naviculare
(D) des Schienbeinkopfes
(E) des Olecranon

1.2.3.3.4 Prüfen Sie folgende Aussagen zum Morbus Perthes!

1. Es handelt sich um eine bakterielle Entzündung des Kniegelenkes
2. Die Erkrankung wird meistens in den ersten 2 Lebensjahren diagnostiziert
3. Die Therapie besteht in einer Entlastung des betroffenen Gelenkes

(A) 1 + 2 + 3
(B) 1 + 3
(C) 2 + 3
(D) 3

1.2.3.3.5 Die Arthrosis deformans im Kniegelenk mit Valgus-(X) Fehlstellung:

1. zeigt Gelenkverschleiß im inneren Gelenkspalt
2. zeigt Gelenkverschleiß im äußeren Gelenkspalt
3. kann durch varisierende Umstellungs-osteotomie behandelt werden
4. sollte beim jungen Patienten durch Implantation einer Kniegelenksprothese behandelt werden

(A) 1 + 3
(B) 1 + 4
(C) 2 + 3
(D) 2 + 4
(E) 3 + 4

1.2.3.3.6 Die häufigste Ursache der Arthrosis deformans ist:

(A) Gelenkentzündung
(B) Minderwertigkeit des Gelenkknorpels
(C) Dysfunktion der Schilddrüse
(D) Über- bzw. Fehlbelastung

1.2.3.3.7 Die Coxarthrose

(A) ist eine entzündliche Gelenkerkrankung durch Ansiedlung von Erregern auf dem Lymphweg
(B) tritt nur bei Personen auf, die älter als 60 Jahre sind
(C) ist ein Gelenkleiden, das langsam verläuft
(D) ist Folge eines Morbus Schlatter
(E) geht mit Leukozytose und Linksverschie-bung einher

1.2.3.3.8 Welche Aussage über die Dupuy-trenkontraktur trifft zu?

(A) Es handelt sich um einen Streckkontraktur der Finger
(B) Sie tritt bevorzugt im Zusammenhang mit einer diabetischen Polyneuropathie auf
(C) Therapie der Wahl ist die Gabe von Vitamin-E-Präparaten
(D) Sie ist bedingt durch eine Schrumpfung der Palmaraponeurose der Hand

1.2.3.3.9 Was versteht man unter einer Kontraktur?

1.2.3.3.10 Durch welche Symptome äußert sich ein akuter Bandscheibenvorfall (2)?

1.2.3.3.11 Welche Therapiemöglichkeiten bei HWS-Verletzungen gibt es (mind. 3)?

1.2.3.3.12 Ordnen Sie die aufgeführten Begriffe der beiden Listen einander zu und kreuzen Sie die richtige Kombination an!

Liste 1
(A) Kyphose
(B) Gibbus
(C) Skoliose

Liste 2
1. spitzwinklige Knickung der Wirbelsäule
2. Verkrümmung der Wirbelsäule nach hinten konvex
3. seitliche Verbiegung der Wirbelsäule

(A) A1, B2, C3
(B) A2, B1, C3
(C) A3, B2, C1
(D) A3, B1, C2
(E) A1, B3, C2

1.2.3.3.13 Beim Klumpfuß ist

(A) der Fuß in Supinations- und Adduktions-stellung
(B) der Fuß in Pronations- und Abduktions-stellung
(C) der Vorfuß nach innen abgeknickt
(D) der Fuß stark nach oben angehoben
(E) der Nervus peroneus geschädigt

1.2.3.4 Gefäßchirurgie

1.2.3.4.1 Schildern Sie die Stadien der arteriel-len Verschlusskrankheit (untere Extremität)!

1.2.3.4.2 Zählen Sie 3 Therapiemöglichkeiten bei arterieller Verschlusskrankheit im Bereich der unteren Extremitäten auf!

1.2.3.4.3 Zur arteriellen Verschlusskrankheit (AVK) Typ II gehören:

(A) Ruheschmerz
(B) Gangrän
(C) unbegrenzte Gehstrecke
(D) eingeschränkte Gehstrecke

I Pflegesituationen

1.2.3.4.4   Nennen Sie mind. 4 Symptome, die bei einem akuten Arterienverschluss der Extremität auftreten!

1.2.3.4.5   Zählen Sie die Symptome (5) einer arteriellen Extremitätenembolie auf!

1.2.3.4.6   Was ist die Hauptgefahr bei einem Aneurysma?

1.2.3.4.7   Was verstehen Sie unter einem Aneurysma?

1.2.3.4.8   Notieren Sie 5 Ratschläge, welche Sie einem Patienten für das weitere Verhalten nach einer Varizenoperation mit nach Hause geben!

1.2.3.4.9   Ein operativer Eingriff bringt immer die Gefahr der Entstehung einer tiefen Venenthrombose mit der möglichen Folge einer Lungenembolie mit sich. Deshalb haben neben den medikamentösen die physikalischen Methoden (unspezifische Maßnahmen) eine hohe Bedeutung. Bitte nennen Sie mind. 3 unspezifische Maßnahmen zur Thromb-embolie-Prophylaxe!

1.2.3.4.10   Bei einer 50-jährigen Patientin besteht 4 Tage nach der Cholezystektomie Verdacht auf eine tiefe Beinvenenthrombose. Folgende Symptome bzw. Befunde der Patien-tin sind hierfür typisch:

1.   Tachykardie
2.   absolute Arrhythmie
3.   Wadenödem
4.   Dehnungsschmerz bei Dorsalflexion des Fußes
5.   Druckschmerz bei Palpation der Waden-muskulatur
(A) 1 + 2 + 3
(B) 1 + 3 + 4 + 5
(C) 1 + 2 + 4 + 5
(D) 2 + 3 + 4 + 5

1.2.3.4.11   Die Sicherung der Diagnose der akuten Beinvenenthrombose erfolgt durch:

(A) EKG
(B) Phlebographie
(C) Ultraschalluntersuchung des Bauches
(D) Laboruntersuchungen

1.2.3.5 Urologie

1.2.3.5.1   Für die Steinerkrankung der Niere und der ableitenden Harnwege treffen zu:

1.   Die Steinbildung fördernde Faktoren sind Abflussbehinderungen, erhöhte Harnsäure-ausscheidung und Harnwegsinfekte
2.   Kleine Uretersteine können in jeder Lokalisation mit einer Zeiss-Schlinge entfernt werden
3.   Die medikamentöse Steinauflösung ist nur bei Harnsäure- und Zystinsteinen möglich
4.   Eine wichtige Rolle, besonders in der Rezidivprophylaxe, spielt die Ernährung
5.   Koliken bei Harnleitersteinen strahlen typisch in die Leistengegend aus
(A) 2 + 5
(B) 1 + 2 + 3
(C) 3 + 4
(D) 1 + 3 + 4 + 5
(E) alle Antworten sind richtig

1.2.3.5.2   Nennen Sie konservative Thera-piemöglichkeiten bei Nierensteinen!

1.2.3.5.3   Ordnen Sie die aufgeführten Begriffe der beiden Listen einander zu und kreuzen Sie die richtige Kombination an!

Liste 1
(A) akute Pyelonephritis
(B) akute Glomerulonephritis
(C) akutes Nierenversagen

Liste 2
1.   z. B. Schock
2.   bakteriell
3.   immunologisch
(A) A1, B2, C3
(B) A3, B1, C2
(C) A2, B3, C1
(D) A1, B3, C2
(E) A2, B1, C3

1.2.3.5.4   Nennen Sie die Therapie der akuten Pyelonephritis (4 Aufgaben)!

1.2.3.5.5   Ursachen für ein nephrotisches Syndrom können sein:

1.   Glomerulonephritis
2.   Scharlach
3.   diabetische Glomerulosklerose

4. Intoxikation
5. rezidivierende Zystitiden
(A) 1 + 3 + 4
(B) 1 + 4 + 5
(C) 2 + 3 + 4
(D) 3 + 4 + 5

1.2.3.5.6 Beschreiben Sie kurz das Prinzip der künstlichen Niere (Hämodialyse)!

1.2.3.5.7 Ordnen Sie zu und kreuzen Sie die richtige Kombinationsaussage an!

Liste 1
(A) Hydronephrose
(B) Hypoplasie
(C) Pyelonephritis

Liste 2
1. Nieren- und Nierenbeckenentzündung
2. Wassersackniere
3. verkleinerte Nierenanlage
(A) A1, B2, C3
(B) A2, B3, C1
(C) A3, B2, C1

1.2.3.5.8 Was verstehen Sie unter Hydronephrose?

1.2.3.5.9 Eine Rotverfärbung des Urins wird beobachtet:

1. nach Genuss bestimmter Nahrungsmittel, z. B. Rote Beete
2. Glomerulonephritis
3. Herzinsuffizienz
4. Niereninsuffizienz
5. Hepatitis
(A) 2
(B) 1 + 2
(C) 1 + 2 + 4
(D) 4 + 5
(E) 5

1.2.3.5.10 Nennen Sie 3 Erkrankungen, bei denen eine Hämaturie auftreten kann!

1.2.3.5.11 Für die Harnleiterkolik sind typisch:

1. wellenförmig an- und abschwellender Schmerz
2. gürtelförmiger Druckschmerz im Oberbauch

3. periphere Ödeme durch Harnstauung
4. Schmerzausstrahlung in den Unterbauch
(A) 1 + 3 + 4
(B) 1 + 4
(C) 1 + 2
(D) alle Antworten sind richtig

1.2.3.5.12 Anämie tritt in Zusammenhang mit Nierenerkrankungen auf, weil

(A) Erythrozyten beim Durchfluss durch die kranke Niere geschädigt und daher vermehrt abgebaut werden
(B) Erythrozyten durch die Urämie mikrozytär werden
(C) ein die Erythrozytenbildung stimulierender Faktor nur noch ungenügend gebildet wird
(D) bei Nierenerkrankungen Störungen des Eisenhaushaltes im Vordergrund stehen
(E) die erhöhte Harnsäurekonzentration im Blut zur Hämolyse führt

1.2.3.5.13 Zu den frühen Symptomen eines Prostataadenoms gehören:

1. verzögerter Miktionsbeginn
2. dünner Harnstrahl
3. Haematurie
4. terminales Nachträufeln
5. Überlaufblase
6. Fieber
(A) 1 + 2 + 3 + 4 + 5
(B) 1 + 2 + 4 + 5
(C) 1 + 2 + 4
(D) 2 + 4 + 5 + 6
(E) 1 + 4 + 5

1.2.3.5.14 Welche Aussage trifft zu?

(A) Das Prostataadenom neigt zur malignen Entartung
(B) Ein typisches Symptom des Prostataadenoms ist die Pneumaturie
(C) Durch Vergrößerung des dem Rektum anliegenden Prostataadenoms kann es zum paralytischen Ileus kommen
(D) Durch Harnstau kann sich beim Prostataadenom eine Hydronephrose entwickeln

1.2.3.5.15 Beschreiben Sie das klinische Bild der Prostatahyperplasie (4 Angaben)!

I Pflegesituationen

1.2.3.5.16   Welches Symptom macht eine plötzliche Hodentorsion?

(A) hohe Temperatur, sich allmählich entwickelnde schmerzlose Anschwellung des Hodens
(B) Entzündungsreaktion der Haut des Skrotums, hohe Temperatur, keine Schwellung an Hoden oder Skrotum
(C) plötzlich einsetzende heftigste Schmerzen, ödematöse Schwellung der betreffenden Hodensackhälfte, keine Temperaturerhöhung
(D) Schüttelfrost mit hohem Fieber, klopfschmerzhafte Nierenlager, erhebliche Miktionsbeschwerden

1.2.3.5.17   Was versteht man unter einer Hydrozele?

1.2.3.5.18   Was verstehen Sie unter einer Phimose? Nennen Sie Komplikationen und die Therapie!

1.2.3.6 Abdominalchirurgie

1.2.3.6.1   Beschreiben Sie die Leitsymptome des akuten Abdomens:

a) viszeraler Schmerz
b) somatischer Schmerz, parietaler Schmerz!

1.2.3.6.2   Welche der unten aufgeführten Erkrankungen können zum klinischen Bild des „akuten Abdomens" führen?

1.   Ileus
2.   Appendizitis
3.   Extrauteringravidität
4.   Magenperforation
5.   Gallenblasenentzündung
(A) 1 + 2 + 4
(B) 1 + 3 + 4 + 5
(C) 1 + 3 + 4
(D) 1 + 2 + 3 + 4
(E) alle Aussagen sind richtig

1.2.3.6.3   Nennen Sie die beiden Hauptformen der Peritonitis!

1.2.3.6.4   Typisch für eine Peritonitis sind folgende Symptome:

1.   Teerstühle
2.   Erbrechen
3.   Darmatonie
4.   Leukozytenanstieg
5.   bretthartes Abdomen
(A) 1 + 2 + 3
(B) 2 + 3 + 5
(C) 3 + 4 + 5
(D) 2 + 3 + 4 + 5
(E) alle Aussagen sind richtig

1.2.3.6.5   Eine Appendizitis ist zu erkennen an:

1.   Leukozytose
2.   0,5 °C erhöhte Temperatur axillar gegenüber rektal
3.   Druckschmerzhaftigkeit des McBurney-Punktes
4.   schleimig-blutige Diarrhoen
5.   Blutauflagerungen auf dem Stuhl
(A) 1 + 2
(B) 1 + 3
(C) 2 + 3
(D) alle Aussagen sind richtig
(E) 3 + 4 + 5

1.2.3.6.6   Ein Patient klagt über rechtsseitige kolikartige Bauchschmerzen, die in die rechte Leistengegend ausstrahlen. Es handelt sich wahrscheinlich um:

(A) einen Gallenstein
(B) einen Harnleiterstein
(C) eine akute Appendizitis
(D) eine Thrombose der Arteria iliaca interna rechts

1.2.3.6.7   Eine 40-jährige, adipöse Patientin klagt über wiederholte rechtsseitige Oberbauchkoliken. Ein operativer Eingriff wurde bei ihr bisher nicht vorgenommen.

Welche Diagnose ist am wahrscheinlichsten?
(A) Pankreaskopfkarzinom
(B) Cholezystolithiasis
(C) Gastritis
(D) Harnleiterstein
(E) Appendizitis

1.2.3.6.8 Bei welchen Erkrankungen ist eine sofortige chirurgische Versorgung erforderlich?

1. Magenperforation
2. paralytischer Ileus
3. mechanischer Ileus
4. Pylorospasmus
5. Achalasie

(A) 1 + 3
(B) 2 + 4
(C) 3 + 5
(D) alle Antworten sind richtig

1.2.3.6.9 Was kann bei einem stumpfen Bauchtrauma die Ursache für eine Blutung in die freie Bauchhöhle sein?

1. Nierenruptur
2. Verletzung des Mesenteriums
3. Milzruptur
4. Leberruptur

(A) 1 + 2 + 3
(B) 2 + 3 + 4
(C) 3 + 4
(D) 1 + 3 + 4

1.2.3.6.10 Die Behandlung einer Leber-verletzung besteht in:

(A) Gabe von blutgerinnungshemmenden Medikamenten
(B) strenger Bettruhe in rechter Seitenlage
(C) beständigem Eiswickel
(D) sofortiger Laparotomie und Blutstillung

1.2.3.6.11 Was versteht man unter einer zweizeitigen Milzruptur?

(A) eine doppelte Milzruptur
(B) eine Verletzung der Milz während eines operativen Eingriffs
(C) ein subkapsuläres Hämatom, wobei es nach einem symptomfreien Intervall zum Kapselriss kommt
(D) eine Ruptur auf der Dorsal- und Ventral-fläche der Milz

1.2.3.6.12 Warum wird bei Verdacht auf ein perforiertes Magenulkus eine Röntgenauf-nahme des Abdomens im Stehen oder in Linksseitenlage angefertigt?

(A) um den Abfluss des Kontrastbreis zu beschleunigen
(B) zum Nachweis von Speiseresten in der freien Bauchhöhle
(C) zum Nachweis der Luftsicheln unter dem Zwerchfell
(D) zum Nachweis der genauen Lokalisation der Perforationsstelle

1.2.3.6.13 Indikationen zur Operation bei Magen- und Duodenalulkus sind:

1. die Perforation
2. chronisch rezidivierende Gastritis
3. Pylorusstenose
4. häufig rezidivierende Blutungen

(A) 1 + 2
(B) 1 + 2 + 3
(C) 1 + 3 + 4
(D) 2 + 3 + 4
(E) alle Antworten sind richtig

1.2.3.6.14 Nennen Sie 7 Symptome eines Magenkarzinoms!

1.2.3.6.15 Bei einem kardianahen Magenkarzinom wird folgende Therapie durchgeführt:

(A) Magenresektion nach Billroth I
(B) selektiv proximale Vagotomie
(C) Entfernung des gesamten Magens (Gastrektomie)
(D) Magenresektion nach Billroth II
(E) Zytostatikabehandlung

1.2.3.6.16 Mit welchen postoperativen Komplikationen nach Magenresektion ist zu rechnen?

1.2.3.6.17 Bei einem Patienten ist vor 14 Tagen eine Gastrektomie (Entfernung des ganzen Magens) durchgeführt worden. Welche Empfehlung ist richtig?

1. häufige kleine Mahlzeiten
2. große Portionen
3. reichlich Süßspeisen
4. parenterale Gabe von Vitamin B12
5. kalorien- und vitaminreiche Kost

(A) 1 + 4
(B) 1 + 2
(C) 1 + 4 + 5
(D) 1 + 5

I Pflegesituationen

1.2.3.6.18   Die gefürchtetste Komplikation der Magenresektion ist:

(A) Magenatonie
(B) Nahtinsuffizienz
(C) Dumping-Syndrom
(D) Kreislaufversagen

1.2.3.6.19   Bei der Magenresektion nach Billroth II wird der Magenstumpf anastomosiert mit:

(A) dem Duodenum
(B) der obersten Jejunumschlinge
(C) dem Ileum
(D) dem Caecum
(E) dem Colon transversum

1.2.3.6.20   Worauf ist die Symptomatik eines Dumping-Syndroms zurückzuführen?

1.2.3.6.21   Nennen Sie wenigstens 3 Warnsignale eines Kolonkarzinoms!

1.2.3.6.22   Nennen Sie 5 diagnostische Maßnahmen beim Verdacht auf Vorliegen eines Kolonkarzinoms!

1.2.3.6.23   Karzinom des Dickdarms: Welches ist die häufigste Lokalisation des Dickdarmkarzinoms? Nennen Sie 4 Symptome sowie die Behandlungsmöglichkeiten!

1.2.3.6.24   Bei welcher Krankheit ist die Anlage eines Kolostomas indiziert?

(A) perforierte Galle
(B) Dünndarm-Ileus
(C) Dickdarm-Ileus (Sigma-Karzinom)
(D) Kolon-ascendens-Karzinom

1.2.3.6.25   Eine chirurgische Verbindung zwischen Dünndarm und Kolon bezeichnet man als

(A) Duodenostomie
(B) Ileostomie
(C) Witzel-Fistel
(D) Ileokolostomie
(E) Gastroenterostomie
(F) portokavale Anastomose

1.2.3.6.26   Die Therapie des mechanischen Ileus besteht aus:

(A) Schwenkeinläufen
(B) Gabe von Prostigmin i. v. und Darmrohr

(C) operative Beseitigung der Ileusursache
(D) orale Zufuhr von Rhizinusöl und anderen Laxantien
(E) Peritoneallavage

1.2.3.6.27   Beschreiben Sie wichtige Symptome (mind. 3) und Ursachen eines paralytischen Ileus!

1.2.3.6.28   Das Risiko, Gallensteine zu bilden, ist erhöht bei:

1.   Vegetariern
2.   Mehrgebärenden
3.   Männern
4.   Patienten mit Hämolyse
(A) 1 + 2 + 3
(B) 1 + 3 + 4
(C) 1 + 3
(D) 2 + 4

1.2.3.6.29   Nach einer Choledochotomie liegt der sog. „T-Drain" mit dem kleineren Querteil

(A) im Duodenum
(B) im Ductus cysticus
(C) im Ductus choledochus
(D) in der Gallenblase

1.2.3.6.30   Am 4. postoperativen Tag nach einer Gallenoperation ist die OP-Wunde gerötet, überwärmt und schmerzhaft. Woran ist am ehesten als Ursache zu denken?

(A) Allergie auf Antibiotika
(B) normaler Heilungsprozess (so genannte „Reparationsphase" der Wundheilung)
(C) Pflasterallergie auf Verbandmaterial
(D) Entzündung im Wundgebiet
(E) lokale Verbrennung

1.2.3.6.31   Eine Entfernung der Gallenblase ist dringend anzustreben bei folgenden Erkrankungen:

1.   Gallenblasentumor
2.   Gallensteinleiden
3.   Gallenblasenempyem
4.   Bilirubinstoffwechselstörungen
(A) 1 + 4
(B) 2 + 3
(C) 1 + 2 + 3
(D) 3 + 4
(E) alle Aussagen sind richtig

1.2.4 Frauenheilkunde

1.2.4.1 Menstruationszyklus, Menopause, Störungen

1.2.4.1.1   Nennen Sie die Abschnitte des Menstruationszyklus und ihre Dauer!

1.2.4.1.2   Wodurch kommt eine Menstruationsblutung zustande?

(A) Eisprung
(B) Verletzung der Gebärmutter
(C) Zerfall und Abstoßung der Uterusschleimhaut
(D) Befruchtung

1.2.4.1.3   Welche Kombination von Hormonen des Hypophysenvorderlappens induziert eine Ovulation?

(A) LH, LTH
(B) LH, ACTH
(C) FSH, TSH
(D) FSH, LH
(E) MSH, ACTH

1.2.4.1.4   Welches Zeichen deutet darauf hin, dass eine Ovulation stattgefunden hat?

(A) Unwohlsein
(B) Ausbleiben der Regelblutung
(C) positiver Pregnostikontest
(D) Erhöhung der Basaltemperatur um 0,4–0,6 °C

1.2.4.1.5   Wodurch wird die Erhöhung der Basaltemperatur hervorgerufen?

(A) Prolaktinausschüttung
(B) Oxytozinausschüttung
(C) Progesteronausschüttung
(D) Östrogenausschüttung

1.2.4.1.6   Welches ist die erste Behandlungsmethode einer Blutung aus der Gebärmutter in der Menopause?

(A) Hysterektomie
(B) Kürettage
(C) Östrogenbehandlung
(D) das Legen von Radium
(E) keine Aussage trifft zu

1.2.4.1.7   Unter einer Amenorrhoe versteht man

(A) eine zu seltene Regelblutung
(B) eine zu schwache Regelblutung
(C) das Fehlen der Regelblutung
(D) eine verstärkte, schmerzhafte Regelblutung
(E) eine unregelmäßige Regelblutung

1.2.4.1.8   Ordnen Sie zu und kreuzen Sie die richtige Kombination an!

Liste 1
(A) Menorrhagie
(B) Amenorrhoe
(C) Polymenorrhoe
(D) Eumenorrhoe
(E) Dysmenorrhoe

Liste 2
1.   keine Menstruation
2.   Menstruation mit stärkeren Schmerzen
3.   normale Menstruation
4.   regelmäßige, zu häufige Menstruation
5.   regelmäßige, zu starke Menstruation
(A) A1, B2, C3, D4, E5
(B) A5, B1, C4, D3, E2
(C) A4, B5, C1, D3, E2
(D) A2, B3, C5, D1, E4

1.2.4.1.9   Ordnen Sie die aufgeführten Begriffe der beiden Listen einander zu und kreuzen Sie die richtige Kombination an!

Liste 1
(A) Metrorrhagie
(B) Menarche
(C) Dysmenorrhoe
(D) Oligomenorrhoe

Liste 2
1.   erste Uterusblutung
2.   schmerzhafte Menstruation
3.   seltene Uterusblutung
4.   azyklische Uterusblutung
(A) A2, B1, C3, D4
(B) A2, B3, C1, D4
(C) A4, B1, C2, D3
(D) A1, B3, C4, D2
(E) A3, B1, C2, D4

1.2.4.1.10   Beschreiben Sie die Ursachen und die Symptome der Dysmenorrhoe!

1.2.4.1.11   Welche Folgen am Knochengewebe hat der Östrogenmangel in der Postmenopause?

I Pflegesituationen

1.2.4.2 Sterilität und Kontrazeption

1.2.4.2.1 Nennen Sie mind. 6 Methoden zur Empfängnisverhütung!

1.2.4.2.2 Die hormonalen Kontrazeptiva:
1. hemmen die Gonadotropinausschüttung aus dem HVL
2. bewirken eine vorzeitige Erhöhung der Viskosität des Zervixschleimes
3. unterdrücken die Ovulation
4. verhindern die Einnistung des befruchteten Eies
5. zerstören die Samenzellen
(A) 1 + 2 + 4
(B) 1 + 2 + 3
(C) 2 + 3 + 4
(D) 1 + 2 + 5
(E) 3 + 4 + 5

1.2.4.2.3 Nennen Sie 4 Kontraindikationen für die Verschreibung von Ovulationshemmern!

1.2.4.3 Missbildungen und Lageanomalien

1.2.4.3.1 Was versteht man unter einer Endometriose?

1.2.4.3.2 Was versteht man unter „Rektozele" im Zusammenhang mit dem Descensus uteri?

1.2.4.3.3 Ordnen Sie die Begriffe der beiden Listen einander zu und kreuzen Sie die richtige Kombination an!

Liste 1
(A) Endometriose
(B) Descensus uteri
(C) Myome

Liste 2
1. Blutungsanomalien, evtl. Sterilität
2. atypische Uterusschleimhaut
3. Rektozele, Zystozele
(A) A1, B2, C3
(B) A2, B3, C1
(C) A3, B2, C1
(D) A2, B1, C3
(E) A3, B1, C2

1.2.4.3.4 Ordnen Sie die aufgeführten Begriffe der beiden Listen einander zu und kreuzen Sie die richtige Kombination an!

Liste 1
(A) Vulvitis
(B) Endometriosis externa
(C) Myom

Liste 2
1. Muskelgeschwulst der Gebärmutter
2. Entzündung der äußeren Geschlechtsteile
3. Schleimhautinseln in den Eierstöcken, z. B. auf dem Bauchfell des kleinen Beckens, in der Vagina
(A) A1, B2, C3
(B) A3, B1, C2
(C) A2, B3, C1

1.2.4.4 Infektionen

1.2.4.4.1 Nennen Sie 4 Schutzmechanismen des weiblichen Genitale zur Verhütung von Infektionskrankheiten!

1.2.4.4.2 Welche Bakterien sind in der Vagina physiologisch?
(A) Streptokokken
(B) Staphylokokken
(C) Kolibakterien
(D) Döderlein-Milchsäurebakterien (Stäbchen)
(E) Klebsiellen
(F) Salmonellen

1.2.4.4.3 Für die Entstehung von entzündlichen Prozessen der weiblichen Beckenorgane steht folgender Infektionsweg im Vordergrund:
(A) aufsteigende Infektion
(B) lymphogene Infektion
(C) hämatogene Infektion
(D) absteigende Infektion

1.2.4.4.4 Weißliche, trockene, abwischbare Beläge in der Vagina und geruchloser weißlicher Fluor lassen eine Infektion durch welchen Erreger vermuten?
(A) Gonokokken
(B) Trichomonaden
(C) Spirochäten
(D) Soorpilz
(E) Staphylokokken

1.2.4.4.5   Die Bartholinitis

(A) ist eine Entzündung im Bereich des Ovars
(B) tritt häufig nach der Menopause auf
(C) ist eine Entzündung im Bereich der Vulva
(D) geht mit eitrigem Ausfluss aus der Vagina einher
(E) tritt typischerweise im Wochenbett auf

1.2.4.4.6   Infektionserreger einer Bartholinitis können sein:

(A) Staphylokokken
(B) Streptokokken
(C) Gonokokken
(D) alle Antworten sind richtig

1.2.4.4.7   Welche Symptomatik macht eine Soorkolpitis?

(A) hohe BSG, hohes Fieber, Leukozytose
(B) Jucken und Brennen in der Vagina
(C) Blutung aus der Vagina
(D) gelblicher, schaumiger Fluor vaginalis
(E) sie verläuft symptomlos

1.2.4.4.8   Was versteht man unter einer Adnexitis? Welche Spätfolge droht?

1.2.4.4.9   Begründen Sie, warum die Differenzialdiagnose Adnexitis – Appendizitis so wichtig ist!

1.2.4.4.10   Nennen Sie 6 Symptome der Adnexitis!

1.2.4.5 Tumoren

1.2.4.5.1   Zählen Sie die Warnsymptome maligner Tumoren im Bereich des Uterus auf!

1.2.4.5.2   An welche beiden sehr wichtigen Erkrankungen denken Sie bei der Postmenopausenblutung?

1.2.4.5.3   An welchem Symptom kann man ein Korpus-Karzinom in der Menopause zuerst erkennen?

1.2.4.5.4   Eine 65-jährige Patientin hat nach 15-jähriger Amenorrhoe eine uterine Blutung. Welche Ursache kann zu Grunde liegen?

(A) Korpus-Karzinom
(B) Leukämie
(C) Uterus myomatosus
(D) Adnexitis

1.2.4.5.5   Myome sind gutartige Muskelgeschwulste im Myometrium. Die Lokalisation kann sein:

1. intramural
2. subserös
3. submukös
4. intravaginal
5. rektal
(A) 1 + 2 + 3
(B) 1 + 3 + 4
(C) 2 + 3 + 4
(D) 1 + 4 + 5
(E) alle Antworten sind richtig

1.2.4.5.6   Intramurale Myome können folgende Symptome bzw. Folgen zeigen:

(A) Druckerscheinung auf Blase und Rektum
(B) starke Schmerzen im Unterbauch
(C) verstärkte Menstruationsblutung
(D) bösartiges Wachstum
(E) mögliche Nidationshindernisse für das befruchtete Ei

1.2.4.5.7   Fibromyome bestehen aus:

1. Endometrium
2. Perimetrium
3. Myometrium
4. Bindegewebe
(A) 1 + 3
(B) 2 + 4
(C) 2 + 3 + 4
(D) 1 + 2
(E) alle Antworten sind richtig

1.2.4.5.8   Bezeichnen Sie unter folgenden Ovarialtumoren denjenigen, der Östrogene produziert:

(A) Granulosazelltumor
(B) seröses Zystadenom
(C) Dermoidzyste
(D) Ovarialfibrom
(E) Brenner-Tumor

I Pflegesituationen

1.2.4.6 Operationen und Untersuchungen

1.2.4.6.1 Wie wird eine Patientin zur gynäkologischen Untersuchung gelagert?

1.2.4.6.2 Wie bereiten Sie eine Patientin zur gynäkologischen Untersuchung vor?

1.2.4.6.3 Welche Untersuchungen werden bei der Krebsfrüherkennungsuntersuchung durchgeführt?

1. Bestimmung des Blutfarbstoffgehaltes
2. Entnahme eines zytologischen Abstriches von der Portio
3. Messung des Blutdruckes
4. Brustuntersuchung
5. Ultraschalluntersuchung
6. Erhebung eines Tastbefundes durch bimanuelle Untersuchung

(A) 1 + 3 + 3 + 6
(B) 2 + 4 + 5 + 6
(C) alle Antworten sind richtig
(D) 2 + 4 + 6
(E) 3 + 5 + 6

1.2.4.6.4 Nennen Sie ein Ziel, das durch die Steinschnittlage bei gynäkologischen Untersuchungen erreicht werden soll!

1.2.4.6.5 Eine Abrasio ist bei einer 40-jährigen Patientin dringend indiziert bei folgender Störung:

(A) Dysmenorrhoe
(B) Metrorrhagie
(C) Oligomenorrhoe
(D) Amenorrhoe

1.2.4.6.6 Unter einer Konisation versteht man:

(A) einen operativen Verschluss des Zervixkanals
(B) die Entfernung von Vulva und Vagina
(C) die Entnahme eines kegelförmigen Gewebestückes aus den Adnexen
(D) die Entnahme eines kegelförmigen Gewebestückes aus der Portio

1.2.4.6.7 Unter einer Uterusexstirpation versteht man:

(A) Lageveränderung des Uterus
(B) Uterusmyom
(C) operative Entfernung des Uterus
(D) Uterus-Radiumeinlage

1.2.4.6.8 Eine vaginale Hysterektomie

(A) ist die Entfernung der Gebärmutter durch die Bauchdecke
(B) ist die Therapie beim fortgeschrittenen Kollum-Karzinom
(C) ist die Entfernung der Gebärmutter durch die Scheide
(D) umfasst die Resektion des oberen Drittels der Vagina
(E) kann bei Myomen des Uterus nicht durchgeführt werden

1.2.4.7 Mamma

1.2.4.7.1 Zählen Sie die Warnsymptome maligner Tumoren im Bereich der Brustdrüsen auf!

1.2.4.7.2 Für Brustdrüsenkarzinome gilt:

1. Jeder malignomverdächtige Drüsenbezirk ist durch Probeexzision abzuklären
2. Das Mamma-Ca ist der z. Z. häufigste bösartige Tumor bei Frauen
3. Die Nachbehandlung nach der Op eines Karzinoms erfolgt immer mittels Zytostatika-Gabe und Bestrahlung
4. Die hämatogene Metastasierung erfolgt vor allem in Leber, Lunge, Gehirn und Knochen

(A) alle Antworten sind richtig
(B) 2 + 4
(C) 3 + 4
(D) 1 + 2 + 4

1.2.4.7.3 Welches ist die wichtigste diagnostische Maßnahme zur Erkennung eines Mammakarzinoms?

1.2.4.7.4 Durch welchen Eingriff bzw. welche Untersuchung gelangt man zur sicheren Diagnose des Mammakarzinoms?

(A) Ablatio der Mamma ohne Ausräumung der axillären Lymphknoten

(B) Ablatio der Mamma mit Ausräumung der axillären Lymphknoten
(C) Konisation im Mamillenbereich
(D) Tumorexstirpation mit nachfolgender histologischer Untersuchung

1.2.4.7.5 Ein lobuläres Karzinom der Mamma ist ein

(A) von den Drüsenlobuli der Mamma ausgehendes Karzinom
(B) peripher unscharf gelapptes Karzinom
(C) in akzessorischem Mammagewebe entstandenes Karzinom
(D) segmental begrenztes Mammakarzinom

1.2.4.7.6 Der häufigste gutartige Tumor der weiblichen Brust:

(A) Lipom
(B) Fibrom
(C) Adenom
(D) Fibroadenom
(E) Lipoadenom

1.2.4.7.7 Nennen Sie mind. 5 Zeichen einer Mastitis!

1.2.5 Geburtshilfe

1.2.5.1 Schwangerschaft

1.2.5.1.1 Sichere Schwangerschaftszeichen sind:

1. abnorme Essgelüste
2. fetale Herztöne
3. Amenorrhoe
4. morgendliches Erbrechen
5. Ultraschallnachweis

(A) 1 + 4
(B) 2 + 5
(C) 2 + 3 + 4
(D) 4 + 5
(E) 1 + 2 + 3

1.2.5.1.2 Zu den möglichen physiologischen Veränderungen des Organismus der Schwangeren gehören:

1. Vermehrung des Blutvolumens der Schwangeren um bis zu 20%
2. verstärkte Pigmentierung (z.B. Brustwarze, Schamlippen, Linea alba)

3. Lividität von Portio und Scheidenschleimhaut
4. Erhöhung des Blutdruckes in Ruhe über 140/90 mmHg bzw. 12–19 Kpa
5. tonogene Dilatation (Erschlaffung) der Ureteren

(A) 1 + 2
(B) 1 + 3
(C) 1 + 2 + 3 + 4
(D) 1 + 2 + 3 + 5
(E) alle Antworten sind richtig

1.2.5.1.3 Wozu dient die Naegel-Regel und wie lautet sie?

1.2.5.1.4 Als Ausgangspunkt für die Bestimmung des Geburtstermins mit Hilfe der Naegele-Regel dient

(A) der erste Tag der letzten Menstruation
(B) der letzte Tag der letzten Menstruation
(C) der Ovulationstermin
(D) der Konzeptionstermin

1.2.5.1.5 Ordnen Sie die aufgeführten Begriffe der beiden Listen einander zu und kreuzen Sie die richtige Kombination an!

Liste 1
(A) 16. SSW
(B) 24. SSW
(C) 40. SSW

Liste 2
1. zwei Querfinger unter dem Rippenbogen
2. zwei Querfinger über der Symphyse
3. Nabelhöhe
(A) A1, B2, C3
(B) A3, B1, C2
(C) A3, B2, C1
(D) A2, B3, C1

1.2.5.1.6 Der erste Tag der letzten Regel war der 11.05.2006, die Zyklusdauer betrug 31 Tage. Welcher Entbindungstermin ergibt sich mit Hilfe der erweiterten Naegelschen-Regel?

(A) 11.02.2007
(B) 18.02.2007
(C) 21.02.2007
(D) 14.02.2007
(E) 15.02.2007

I Pflegesituationen

1.2.5.1.7   Die „reife" Milch hat sich gebildet:

(A) gleichzeitig mit dem Beginn der Schwangerschaft
(B) sofort nach der Geburt
(C) nach der so genannten Vormilch (etwa am 15. Tag nach der Geburt)
(D) im Anschluss an die Bildung der so genannten Hexenmilch
(E) unter dem Einfluss von FSH und LH

1.2.5.1.8   Eine 25-jährige Frau ist zum ersten Mal schwanger. Was sollte sie auf keinen Fall während der Schwangerschaft tun?

(A) ihren Beruf ausüben
(B) Diät halten
(C) rauchen
(D) Sport treiben
(E) reisen

1.2.5.2 Komplikationen in der Schwangerschaft

1.2.5.2.1   Bei welcher Störung in der Frühschwangerschaft legt man eine Zerklage um den Muttermund?

1.2.5.2.2   Vorzeitige Wehen können verhindert werden durch:

(A) Prostaglandin F2a
(B) Prostaglandin E2
(C) Sympathikomimetika (z. B. Partusisten®)
(D) Oxytozin
(E) Methergin

1.2.5.2.3   Welche Gefahren beinhaltet ein vorzeitiges Platzen der Fruchtblase (vorzeitiger Blasensprung)?

1.2.5.2.4   Welche Methoden dienen der Erkennung einer chronischen Plazentainsuffizienz?

1. Bestimmung von Östriol und HPL im Plasma
2. Kardiographie
3. Ultraschallfetometrie (Messung d. Kindsgröße)
4. Amnioskopie
5. Bestimmung des Fundusstandes (1. Leopold-Handgriff)

(A) 1 + 2
(B) 1 + 3
(C) 3 + 5
(D) 1 + 2 + 3 + 4
(E) 1 + 3 + 4 + 5

1.2.5.2.5   Welche Aussage über die Placenta praevia trifft zu?

(A) Die normalsitzende Plazenta löst sich vorzeitig von der Uteruswand
(B) Sie ist charakterisiert durch Blutungen in der ersten Schwangerschaftshälfte
(C) Das Vorliegen einer Placenta praevia muss unbedingt in der Praxis durch eine vaginale Untersuchung diagnostisch gesichert werden
(D) Die Placenta verlegt komplett oder teilweise den Muttermund

1.2.5.2.6   Von einer Frühgeburt wird gesprochen bei:

1. einer Tragzeit von 42 Wo. oder weniger
2. einer Tragzeit von 37 Wo. oder weniger
3. einem Gewicht von 2500 g oder weniger
4. einem Gewicht von 2800 g oder weniger
5. einer Scheitel/Fersenlänge von 48 cm oder weniger
6. einer Scheitel/Fersenlänge von 50 cm oder weniger

(A) 1 + 3 + 6
(B) 2 + 4 + 5
(C) 2 + 3
(D) 1 + 4 + 6
(E) 2 + 4

1.2.5.2.7   In welchem Zeitraum der Schwangerschaft kann es zu Missbildungen kommen?

1.2.5.2.8   Therapeutisch kann man bei einer schwangeren Frau, die in den ersten 4 Monaten mit Röteln-Erkrankten Kontakt gehabt hat, Folgendes veranlassen:

(A) Gabe von Rötelnantiserum vom Tier
(B) Gabe von Kortikosteroiden
(C) nichts, da wahrscheinlich keine Infektion stattgefunden hat
(D) Schutzimpfung
(E) Rötelnimmunglobuline i. m.

1.2.5.2.9

a) Aus welchem Grund sind Röteln eine ernst zu nehmende Erkrankung?

b) Wodurch lässt sich diese Erkrankung und ihre Folgen vermeiden?

1.2.5.2.10   Welche Erkrankung der Mutter in der frühen Schwangerschaft kann beim Kind eine angeborene Linsentrübung zur Folge haben?

(A) Masern
(B) Windpocken
(C) Röteln
(D) Poliomyelitis

1.2.5.2.11   Blutungen in der letzten Zeit der Schwangerschaft sind verdächtig auf:

(A) Extrauteringravidität
(B) Uteruskarzinom
(C) Eklampsie
(D) Abortus imminens
(E) Placenta praevia

1.2.5.2.12   Warum ist eine Eileiterschwangerschaft eine potenziell gefährliche Erkrankung?

1.2.5.2.13   Unter Tubar-Abort versteht man:

(A) Versagen des Ei-Transportmechanismus
(B) Implantation des Eies in der Tubenschleimhaut
(C) Ausstoßung des Schwangerschaftsproduktes aus dem Ampullen-Ende in die Bauchhöhle
(D) Tuben-Ruptur durch Größenwachstum der Frucht
(E) Vorstülpung der Tube in das Cavum uteri

1.2.5.2.14

a) Geben Sie 3 klinische Arten des Abortgeschehens an!

b) Benennen Sie die einzige Abortart, bei der therapeutisch versucht wird, die Schwangerschaft zu erhalten!

1.2.5.2.15   Ordnen Sie die aufgeführten Begriffe der beiden Listen einander zu und kreuzen Sie die richtige Kombination an!

Liste 1
(A) Habitueller Abort
(B) Missed Abortion
(C) Abortus completus

Liste 2
1. mehrere aufeinander folgende Aborte
2. verhaltene Fehlgeburt
3. vollständige Fehlgeburt

(A) A2, B3, C1
(B) A2, B1, C3
(C) A1, B2, C3

1.2.5.2.16   Abort-Ursachen können sein:

1. Endometrium-Narben
2. Plazenta-Anomalien
3. Gelbkörper-Insuffizienz
4. Uterus-Missbildungen oder Uterus-Veränderungen
5. Immunologische Abwehr-Reaktion des mütterlichen gegen das kindliche Gewebe

(A) 1 + 2
(B) 1 + 3
(C) 1 + 2 + 3
(D) 1 + 2 + 3 + 4
(E) alle Antworten sind richtig

1.2.5.2.17   Nennen Sie die Kardinalsymptome der Eklampsie und die Vorzeichen eines bevorstehenden eklamptischen Anfalls!

1.2.5.2.18   Nennen Sie 7 Beobachtungsmaßnahmen, die wichtig sind beim Auftreten einer EPH-Gestose!

1.2.5.2.19   Bei einer Patientin mit Tokolyse kommt es zu Veränderungen der Herzfrequenz.

Sie erwarten eine …

1.2.5.3 Geburt

1.2.5.3.1   In der Eröffnungsphase der Geburt:

1. löst sich der Zervixschleimpfropf
2. wird evtl. eine Episiotomie durchgeführt
3. verstreicht der Muttermund bis zur vollständigen Eröffnung
4. ist das kindliche Köpfchen in der Wehe in der Vulva sichtbar

(A) 1 + 4
(B) 2 + 4
(C) 1 + 3
(D) 3 + 4
(E) 1 + 3 + 4

I Pflegesituationen

1.2.5.3.2   Unter der Eröffnungsphase der Geburt versteht man:

(A) Eröffnen der Fruchtblase
(B) Eröffnen des Muttermundes
(C) Eröffnen der Vagina
(D) die Zeit der Presswehen

1.2.5.3.3   Nennen Sie die Phasen einer normalen Geburt! Was kennzeichnen sie?

1.2.5.3.4   Nennen Sie die am häufigsten vorkommende Lage bei der Geburt!

1.2.5.3.5   Welche Kindslage ist für die Geburt am günstigsten?

(A) Stirnlage
(B) vordere Hinterhauptslage
(C) Gesichtslage
(D) Steißlage

1.2.5.3.6   Welche Ursachen kann eine regelwidrige Geburt haben? Nennen Sie mind. 3!

1.2.5.3.7   Zählen Sie kurz mind. 4 Problemsituationen auf, die einen Kaiserschnitt erfordern!

1.2.5.4 Wochenbett

1.2.5.4.1   Die normale Wochenbettphase dauert

(A) 2–3 Wochen
(B) 6–8 Wochen
(C) 4 Wochen
(D) 3 Monate
(E) 1 Woche

1.2.5.4.2   Wochenbettkomplikationen:

a)   Was versteht man unter dem Begriff „Puerperalfieber"?
b)   Welche Ursachen kommen dafür in Frage?

1.2.5.4.3   Ordnen Sie die aufgeführten Begriffe der beiden Listen einander zu und kreuzen Sie die richtige Kombination an!

Liste 1
(A) Lochia rubra
(B) Lochia sanguinolenta
(C) Lochia alba

Liste 2
1.   in den ersten 3–4 Tagen nach der Entbindung
2.   braun-schwarzer Wochenfluss
3.   blutig-roter Wochenfluss
4.   klar-schleimiger Wochenfluss
5.   ca. 4.–8. Tag nach der Entbindung
6.   ca. 2.–6. Woche nach der Entbindung
(A) A1 + 3, B2 + 5, C4 + 6
(B) A1 + 2, B2 + 3, C4 + 5
(C) A2 + 3, B2 + 5, C4 + 6
(D) A1 + 3, B2 + 6, C4 + 5

1.2.5.4.4   Weshalb tritt bei einer Wöchnerin eine Polyurie auf?

1.2.6 Kinderheilkunde

1.2.6.1   Was versteht man unter Organogenese und wie lange dauert sie?

1.2.6.2   Nach dem Apgar-Index werden folgende Kriterien beurteilt:

1.   Körpergröße
2.   Hautfarbe
3.   Geburtsgewicht
4.   Körpertemperatur
5.   Atmung
6.   Reflexe
(A) 3 + 4 + 5
(B) 1 + 2 + 6
(C) 2 + 5 + 6
(D) 1 + 3
(E) alle Antworten sind richtig

1.2.6.3   Die normale Atemfrequenz des Neugeborenen beträgt

(A) 30–60 Atemzüge pro Minute
(B) 35–45 Atemzüge pro Minute
(C) 20–30 Atemzüge pro Minute
(D) 12–16 Atemzüge pro Minute

1.2.6.4   Der Mekoniumileus ist ein Symptom bei

(A) hypertrophischer Pylorusstenose
(B) Zöliakie
(C) Mukoviszidose

1.2.5.3.2 B   1.2.5.3.5 B   1.2.5.4.1 B   1.2.5.4.3 A   1.2.6.2 C   1.2.6.3 A   1.2.6.4 C

1.2.6.5   Welches Risiko unter den Folgenden tritt bei einer akuten Durchfallserkrankung des Säuglings am ehesten in solchem Ausmaß in Erscheinung, dass eine Therapie erforderlich wird?

(A) Hypoglykämie
(B) Flüssigkeitsverlust
(C) Elektrolytstörung
(D) Verschiebung des Säure-Basen-Status
(E) übermäßige Temperaturerhöhung

1.2.6.6   Spastisches Erbrechen bei einem 3 Wochen alten Säugling ist hinweisend auf:

(A) Kuhmilchunverträglichkeit
(B) passagere Kardiainsuffizienz
(C) hypertrophische Pylorusstenose

1.2.6.7   Welche Aussagen über die Gewichtszunahme sind richtig?

1. Die Gewichtszunahme im ersten Vierteljahr beträgt ca. 100 g pro Tag
2. Das Geburtsgewicht hat sich mit ca. 12 Monaten verdoppelt
3. Die tägliche Gewichtszunahme im ersten Vierteljahr beträgt 25–30 g
4. Das Geburtsgewicht hat sich mit ca. 4–5 Monaten verdoppelt
5. Das Geburtsgewicht hat sich mit ca. 4–5 Monaten verdreifacht
6. Das Geburtsgewicht hat sich mit 12 Monaten verdreifacht

(A) 1 + 2 + 5
(B) 3 + 4 + 6
(C) 3 + 5
(D) 1 + 5 + 6
(E) 2 + 3

1.2.6.8   Ein großer Tumor im Abdomen bei einem Kleinkind kann sein:

1. eine Nierenzyste
2. ein Wilmstumor
3. ein Neuroblastom

(A) 1 + 2
(B) 1 + 3
(C) 2 + 3
(D) alle Antworten sind richtig

1.2.6.9   Welche Aussage trifft zu?

(A) Bei der Geburt von Knaben liegen nur in 50% beide Hoden im Skrotum
(B) Leistenhoden sind frühestens im Schulalter behandlungsbedürftig
(C) Die wichtigste Therapie bei Leistenhoden ist die Gabe von männlichen Keimdrüsenhormonen
(D) Eine physiologische Hodenentwicklung und Spermiogenese erfolgt nur bei Lage des Hodens im Skrotum

1.2.6.10   Was ist eine Hypospadie?

(A) das untere Drittel der Blase
(B) eine obere Harnröhrenspalte
(C) eine Unterfunktion der Niere
(D) Miktionsprüfung
(E) eine untere Harnröhrenspalte

1.2.6.11   Wann wird die Veloplastik bei der Lippen-Kiefer-Gaumenspalte durchgeführt?

(A) mit 0–6 Monaten
(B) mit 7–12 Monaten
(C) mit 13–18 Monaten
(D) mit 19–24 Monaten
(E) nach Vollendung des 2. Lebensjahres

1.2.7 Neurologie

1.2.7.1   Welches sind die obligaten Symptome eines großen epileptischen Anfalls?

1.2.7.2   In das Krankheitsbild einer Epilepsie gehört/gehören:

1. generalisierte Anfälle
2. psychomotorische Anfälle
3. Absencen
4. Dämmerzustände

(A) keine der Antworten ist richtig
(B) alle Antworten sind richtig
(C) 1 + 2
(D) 1 + 2 + 3

1.2.7.3   Was versteht man unter einem Status epilepticus?

1.2.7.4   Welche Aussage über anfallskranke Menschen ist zutreffend?

(A) Anfallskranke dürfen niemals öffentliche Verkehrsmittel benutzen

I Pflegesituationen

(B) Die Unberechenbarkeit der Anfälle kann bei den Kranken zu starken Einschränkungen führen

(C) Anfallskranke Menschen können niemals berufstätig sein

(D) Eine anfallshemmende Diät beeinflusst die Anfallshäufigkeit

1.2.7.5 Welche der nachfolgenden Symptome können beim epileptischen Anfall (Grand mal) beobachtet werden?

1. unwillkürlicher Harnabgang
2. Zungenbiss
3. Pupillenverengung bei Lichteinfall
4. klonische Krämpfe
5. Halluzinationen
(A) 1 + 2 + 3
(B) 2 + 3 + 4
(C) 1 + 2 + 4
(D) 1 + 2 + 4 + 5

1.2.7.6 Flimmerskotom ist eine dem Anfall vorausgehende Komplikation mit Lichterscheinungen und nachfolgendem Gesichtsfeldausfall bei:

(A) Grand-mal-Epilepsie
(B) Hyperventilations-Anfall
(C) Trigeminus-Neuralgie
(D) Migräne
(E) Spannungskopfschmerz

1.2.7.7 Die so genannte Aura mit halluzinatorischen Erlebnissen tritt auf:

(A) vor Beginn eines Veitstanzes
(B) bei Delirium tremens
(C) unmittelbar vor einem großen epileptischen Anfall
(D) als Ausdruck einer Hirnschädigung nach einem epileptischen Anfall
(E) während der kurzen Bewusstseinsunterbrechung beim Petit mal

1.2.7.8 Nennen Sie mind. 3 Krankheitszeichen einer zerebralen Funktionsstörung durch sog. TIA (transitorische ischämische Attacken)!

1.2.7.9 Welche Ursachen kennen Sie, die zu einem Apoplex führen (mind. 4)?

1.2.7.10 Nennen Sie 2 Entstehungsmechanismen des apoplektischen Insultes!

1.2.7.11 Welches sind die Kennzeichen eines Komas?

(A) Abwehrbewegungen
(B) tiefe Bewusstlosigkeit
(C) Bewusstseinstrübung
(D) delirante Unruhe
(E) ausgeprägter Dämmerzustand

1.2.7.12 Der komatöse Patient:

1. ist meist ansprechbar
2. ist oft durch Schmerzreiz erweckbar
3. ist durch Schmerzreize nicht erweckbar
4. redet laut vor sich hin und klagt über Schmerzen
(A) 1 + 2 + 4
(B) 3
(C) 1 + 2
(D) 2 + 4
(E) alle Antworten sind richtig

1.2.7.13 Ordnen Sie die aufgeführten Begriffe der beiden Listen einander zu und kreuzen Sie die richtige Kombination an!

Liste 1
(A) Somnolenz
(B) Sopor
(C) Koma

Liste 2
1. keine Schmerzreaktionen, Erlöschen einzelner oder aller Reflexe
2. desorientiert, Schläfrigkeit, durch äußere Reize weckbar, auf Schmerz gezielte Abwehrbewegungen
3. völlig desorientiert, weckbar durch starke Reize, ungezielte Abwehrbewegungen auf Schmerz
(A) A1, B2, C3
(B) A2, B3, C1
(C) A3, B1, C2
(D) A2, B1, C3

1.2.7.14 Die derzeitig beste Methode zur Behandlung eines Hydrocephalus internus besteht in

(A) der operativen Beseitigung des Abflusshindernisses
(B) regelmäßig zu wiederholenden Ventrikelpunktionen
(C) künstlicher Ableitung des Hirnwassers aus den Hirnkammern in den rechten Vorhof
(D) Bestrahlung

1.2.7.15 Nennen Sie die klassische Symptomen-Trias der Parkinsonkrankheit!

1.2.7.16 Wie zeigt sich die typische Hypokinese im Erscheinungsbild eines Parkinson-Patienten? Nennen Sie 3 Beispiele!

1.2.7.17 Nennen Sie 2 motorische Störungen und je eine vegetative und psychische Störung, die für die Parkinson-Krankheit typisch sind!

1.2.7.18 Beschreiben Sie die typischen Krankheitszeichen des Spätstadiums eines an M. Alzheimer erkrankten Patienten!

1.2.7.19 Nennen Sie die Symptome eines Schädel-Hirn-Traumas 1. Grades!

1.2.7.20 Welche Komplikationen können nach einem Schädel-Hirn-Trauma auftreten?

1. epidurales Hämatom
2. Parkinsonsyndrom
3. Liquorfistel
4. hirnorganische Anfälle
5. Radialislähmung

(A) 1 + 2
(B) 1 + 3
(C) 1 + 3 + 4
(D) 4 + 5
(E) alle Antworten sind richtig

1.2.7.21 Welche Symptome können bei einem Hirnverletzten auf eine Hirndrucksteigerung hinweisen?

1. Druckpuls
2. Blutdruckabfall
3. Pupillenstarre
4. kleiner fadenförmiger Puls
5. positiver Babinski

(A) 1 + 2 + 5
(B) 1 + 4 + 5
(C) 3 + 4 + 5
(D) 1 + 3 + 5

1.2.7.22 Das typische Symptom für ein epidurales Hämatom nach Unfall ist:

(A) andauernde Bewusstlosigkeit
(B) Hypothermie
(C) sekundäre Bewusstlosigkeit
(D) andauernde Somnolenz

1.2.7.23 Das epidurale Hämatom entsteht

(A) unter der Geburt, wenn der Kopf der vorangehendeTeil ist
(B) durch eine arterielle Blutung zwischen Schädelkalotte und Dura mater infolge Schädeltrauma
(C) durch eine venöse Blutung zwischen Schädelkalotte und Dura mater infolge Schädeltrauma
(D) durch Gefäßruptur bei Hypertonie und Arteriosklerose

1.2.7.24 Das subdurale Hämatom

(A) entsteht durch die arterielle Blutung zwischen Dura und Schädelknochen
(B) führt innerhalb kürzester Zeit zu klinischer Symptomatik
(C) kann chronisch verlaufen und erst nach vielen Wochen zu Beschwerden führen
(D) entsteht nur nach offenen Schädel-Hirn-Traumen

1.2.7.25 Eine Meningitis nach geschlossenem Schädel-Hirn-Trauma lässt am ehesten schließen auf das Bestehen:

(A) einer intrakraniellen Blutung
(B) einer Contusio cerebri
(C) einer Liquorfistel
(D) einer Commotio cerebri

1.2.7.26 Commotio cerebri, Contusio cerebri, Compressio cerebri. Definieren Sie ganz kurz diese Begriffe und nennen Sie die möglichen Folgen!

1.2.7.27 Ein so genanntes „freies Intervall"

(A) ist ein Hinweis auf einen Hirntumor
(B) weist auf ein epidurales Hämatom hin
(C) tritt bei der Meningitis auf
(D) meint die Inkubationszeit der FSME
(E) ist typisch für die Commotio cerebri

1.2.7.28 Eine operative Behandlung ist unerlässlich bei:

(A) Commotio cerebri
(B) Schädelbasisfraktur
(C) Gehirnerschütterung
(D) Impressionsfraktur des Schädels

1.2.7.29 Welche Krankheitszeichen deuten auf eine Meningitis hin?

1.2.7.30   Ein 29-jähriger Mann bekommt nach Angaben der Ehefrau ohne Vorboten plötzlich heftige, im Stirn- und Nackenbereich lokalisierte Kopfschmerzen und erbricht mehrfach. 30 Min. später findet sich im Krankenhaus bei der neurologischen Untersuchung eine ausgeprägte Nackensteifigkeit bei im Übrigen unauffälligem Befund. In psychischer Hinsicht besteht eine leichte Bewusstseinstrübung vom Grade der Somnolenz im Wechsel mit einer psychomotorischen Unruhe. Die wahrscheinliche Diagnose ist:

(A) akute Enzephalitis
(B) akuter Myokardinfarkt
(C) atypischer Grand-mal-Anfall
(D) Subarachnoidal-Blutung
(E) Migräneanfall

1.2.7.31   Für den Morbus Parkinson treffen zu:

1. er beruht auf einer slow-virus-Infektion
2. das extrapyramidal-motorische System ist betroffen
3. durch Nervenschmerzen kommt es zu Akinese
4. er geht mit starkem Intentionstremor einher
5. er geht oft mit Ruhetremor einher
6. auffällig ist ein „Salbengesicht"
7. zur Therapie wird Dopamin eingesetzt
8. zur Therapie wird L-Dopa eingesetzt
(A) 1 + 2 + 3 + 5
(B) 2 + 4 + 5 + 7
(C) 2 + 4 + 6 + 8
(D) 2 + 5 + 6 + 7
(E) 2 + 5 + 6 + 8

1.2.7.32   Ein Symptom der Poliomyelitis ist:

(A) Reflexsteigerung
(B) schlaffe Parese
(C) Tremor
(D) Krampfanfälle

1.2.7.33   Die Enzephalomalazie ist

(A) eine Hirnentzündung
(B) eine Hirnerweichung
(C) ein Hirntumor
(D) eine angeborene Hirnmissbildung
(E) ein allgemeines Nervenleiden

1.2.7.34   Unter einer Paraplegie versteht man

(A) eine Halbseitenlähmung
(B) eine doppelseitige Lähmung (z. B. beide Beine)
(C) eine Lähmung aller 4 Gliedmaßen
(D) eine Lähmung einer Extremität oder Gesichtshälfte

1.2.7.35   Welche 2 Lähmungstypen kennen Sie? Beschreiben Sie die Klinik der Schädigung!

1.2.7.36   Ordnen Sie die Begriffe der beiden Listen einander zu und kreuzen Sie die richtige Kombination an!

Liste 1
(A) Krallenhand
(B) Schwurhand
(C) Fallhand

Liste 2
1. Lähmung des N. ulnaris
2. Lähmung des N. medianus
3. Lähmung des N. radialis
(A) A3, B2, C1
(B) A1, B2, C3
(C) A3, B1, C2
(D) A1, B3, C2
(E) A2, B1, C3

1.2.7.37   Welcher Nerv wird beim Karpaltunnelsyndrom geschädigt?

(A) N. ulnaris
(B) N. femoralis
(C) N. medianus
(D) N. radialis
(E) N. axillaris

1.2.7.38   Welche Krankheitszeichen sprechen für eine Polyneuropathie und welche Ursachen können dahinterstecken?

1.2.7.39   Nennen Sie Möglichkeiten der Liquorentnahme! Wo liegt jeweils die Einstichstelle?

1.2.7.40   Nennen Sie Untersuchungsmethoden mit guter Aussagekraft bei einem frischen, schweren Schädel-Hirn-Trauma!

1. cerebrale Angiographie
2. Hirnszintigraphie
3. EEG

I Pflegesituationen

4. Computertomographie
5. Myelographie
(A) 1 + 2 + 3
(B) 4 + 5
(C) 2 + 4
(D) 1 + 4

1.2.7.41 Ordnen Sie zu und kreuzen Sie die richtige Kombination an!

Liste 1
(A) Myelographie
(B) Elektro-Myographie
(C) Queckenstedt-Versuch

Liste 2
1. Ableitung von Muskelaktionsströmen
2. Prüfung der freien Liquorpassage
3. Kontrastmitteldarstellung des Spinalkanals
(A) A2, B3, C1
(B) A1, B2, C3
(C) A2, B1, C3
(D) A3, B1, C2

1.2.8 Psychiatrie

1.2.8.1 Was verstehen Sie unter psychosomatischen Erkrankungen? Nennen Sie 3 Beispiele!

1.2.8.2 Ulcus duodeni, Colitis ulcerosa und Asthma bronchiale gehören diagnostisch zu den
(A) organischen Psychosen
(B) vegetativen Dystonien
(C) somato-psychosomatischen Erkrankungen
(D) Konversionsneurosen

1.2.8.3 Bei der Projektion handelt es sich um:
1. eine Übertragung von Wahninhalten auf andere Menschen
2. einen Abwehrmechanismus
3. eine Übertragung eigener missliebiger Gefühlsimpulse auf einen anderen Menschen
4. eine Wahnbildung
5. eine psychoanalytische Behandlungsmethode
(A) 1 + 2 + 3
(B) 2 + 3
(C) 2 + 3 + 4
(D) 1 + 2
(E) alle Antworten sind richtig

1.2.8.4 Halluzinationen
(A) treten bei Frauen so gut wie nie auf
(B) können bei körperlich begründbaren Psychosen vorkommen
(C) sind Störungen des Affekts
(D) sind inhaltliche Denkstörungen

1.2.8.5 Welche Halluzinationsformen sind Ihnen bekannt?

1.2.8.6 Ordnen Sie die aufgeführten Begriffe der beiden Listen einander zu und kreuzen Sie die richtige Kombination an!

Liste 1
(A) Wahnideen
(B) Amnesie
(C) Halluzinationen

Liste 2
1. Störung auf dem Gebiet der Wahrnehmung
2. inhaltliche Denkstörung
3. Störung der Gedächtnisfunktion
(A) A1, B3, C2
(B) A2, B1, C3
(C) A3, B1, C2
(D) A2, B3, C1
(E) A1, B2, C3

1.2.8.7 Unter Illusion versteht man
(A) Wunschdenken
(B) Personenverwechselung in der Dämmerung
(C) unter dem Einfluss eines starken Affektes umgedeutete reale Sinneseindrücke
(D) optische Halluzinationen
(E) halluzinatorische Erlebnisse im Fieberzustand

1.2.8.8 Was versteht man unter einem „Durchgangssyndrom"?
(A) eine Phase im Verlauf einer Schizophrenie
(B) ein Stadium im Verlauf einer Neurose
(C) eine reversible psychische Funktionsminderung
(D) eine Phase depressiver Verstimmung

1.2.8.9 Wie können sich Denkstörungen äußern (mind. 6)?

I Pflegesituationen

1.2.8.10   Was sind typische Symptome des Autismus?

1. Vermeidung von Zärtlichkeiten
2. Halluzinationen
3. Zwangshandlungen
4. Stereotypien
5. Euphorie

(A) 1 + 3
(B) 1 + 4
(C) 2 + 3
(D) 1 + 4 + 5
(E) 3 + 5

1.2.8.11   Ordnen Sie die aufgeführten Begriffe der Liste 1 den jeweiligen Intelligenzquotienten der Liste 2 zu!

Liste 1

(A) Leichte Intelligenzminderung, früher *Debilität*
(B) Schwere bis schwerste Intelligenzminderung, früher *Idiotie*
(C) Mittelgradige Intelligenzminderung, früher *Imbezillität*

Liste 2

1. IQ 80 – 60
2. IQ 60 – 30
3. IQ unter 30

(A) A1, B3, C2
(B) A3, B1, C2
(C) A1, B2, C3
(D) A2, B1, C3
(E) A2, B3, C1

1.2.8.12   Oligophrenie

(A) ist ausschließlich eine durch die Umwelt bedingte Erkrankung
(B) ist ein angeborener, anlagebedingter oder nach der Geburt erworbener Intelligenzmangel
(C) ist durch einen altersbedingten Persönlichkeitsabbau gekennzeichnet
(D) tritt als Begleiterscheinung bei Drogenabhängigen auf
(E) ist ein Vorstadium des M. Alzheimer

1.2.8.13   Zu den endogenen Psychosen zählt/zählen:

(A) Zyklothymie
(B) Delirium tremens
(C) Neurosen
(D) somatisch bedingte Psychosen

1.2.8.14   Was versteht man unter affektiven Psychosen?

1.2.8.15   Körperlich begründbare Psychosen zeichnen sich aus durch:

1. das Vorliegen körperlicher Befunde
2. eine Bewusstseinstrübung
3. das Fehlen von Halluzinationen
4. eine erblich bedingte Ursache

(A) 1 + 2
(B) 1 + 2 + 3
(C) 2 + 4
(D) 3 + 4
(E) 1 + 3 + 4

1.2.8.16   Ein hirnorganisches Psychosyndrom ist:

1. immer irreversibel
2. verursacht durch Veränderungen der Herz-Kreislauf-Situation, Intoxikationen, Hirntumore, -entzündungen, -traumen und degenerative Veränderungen
3. durch ständiges Ermahnen und Schimpfen mit den Betroffenen zu verhindern
4. gekennzeichnet durch Merkschwäche, Desorientiertheit, Unruhe und Affektlabilität

(A) 2
(B) 1 + 4
(C) 2 + 4
(D) 1 + 2 + 4
(E) alle Antworten sind richtig

1.2.8.17   Beschreiben Sie den katatonen Stupor!

1.2.8.18   Es gibt zahlreiche Symptome, die auf eine Schizophrenie hinweisen können. Nennen Sie 3 Symptome, die als besonders charakteristisch anzusehen sind!

1.2.8.19   Für die Schizophrenie sind charakteristisch:

(A) Intelligenzstörungen
(B) formale und inhaltliche Denkstörungen
(C) Delirium tremens
(D) epileptische Anfälle

1.2.8.20 Welche Aussagen über schizophrene Psychosen sind richtig?

1. Schizophrene Psychosen werden zumeist durch ein schweres Hirn-Trauma ausgelöst
2. Schizophrene Psychosen verlaufen schubweise und münden in einen Residualzustand
3. Für die Entwicklung einer Schizophrenie ist ein einzelner Auslöser (seelisches Kindheitstrauma) verantwortlich
4. Für die Entwicklung einer Schizophrenie ist ein Zusammenwirken mehrerer Faktoren notwendig
5. Bei schizophrenen Patienten lassen sich regelmäßig im Computertomogramm typische Veränderungen des Gehirns nachweisen

(A) 1 + 3
(B) 2 + 4
(C) 1 + 5
(D) 3 + 5

1.2.8.21 Verschiedenen Ausprägungstypen schizophrener Erkrankungen sind bestimmte diagnostische Kriterien zuzuordnen!

Liste 1
(A) paranoid-halluzinatorische Psychose = paranoider Typus (DSM III)
(B) Katatonie = katatoner Typus (DSM III)
(C) Schizophrenia simplex = residualer Typus (DSM III)

Liste 2
1. Verlust an Vitalität, Initiative, soziale Zurückgezogenheit (autistischer Kontaktverlust), abgestumpfter oder inadäquater Affekt, unlogisches Denken, exzentrisches Verhalten
2. akustische Halluzinationen und Wahnerleben im Vordergrund
3. psycho-motorische Symptomatik; kennzeichnend: Hyperkinesien = Erregung bis zum Erregungssturm oder Hypokinese = Stupor oder rhythmisch ablaufende Stereotypien, bizarre Haltungen, Automatismen

(A) A3, B1, C2
(B) A2, B3, C1
(C) A2, B1, C3
(D) A3, B2, C1

1.2.8.22 Welche der folgenden Symptome werden bei Psychosen aus dem schizophrenen Formenkreis beobachtet?

1. akustische Halluzinationen
2. Augenmuskellähmungen
3. Wahneinfälle und Wahnwahrnehmungen
4. Zerfahrenheit des formalen Gedankenablaufes

(A) 1 + 3
(B) 1 + 3 + 4
(C) 2 + 3
(D) 3 + 4
(E) alle Aussagen sind richtig

1.2.8.23 Nennen Sie die häufigsten Formen und Behandlungsmethoden der Schizophrenie!

1.2.8.24 Unter Neurose versteht man
(A) eine Erkrankung, die mit einer Störung der neuralen Bahnen einhergeht
(B) eine Erkrankung, bei der das extrapyramidale Nervensystem betroffen ist
(C) eine seelische Störung, bedingt durch eine Fehlverarbeitung von traumatischen Erlebnissen und Konflikten
(D) eine abnorme Persönlichkeitsstruktur

1.2.8.25 Für das tiefenpsychologische Konzept der Neurose gilt als Grundannahme:
(A) in der Lebensgeschichte durch ungünstige Umstände erlerntes Fehlverhalten und falsche Gewohnheiten
(B) ein unbewusster Konflikt, der zur Symptomentstehung führt, als Kompromiss unvereinbarer Bestrebungen
(C) eine Überlastung der Person durch schwerwiegende Lebensumstände bei anlagebedingter Disposition zur Ich-Schwäche
(D) ein ungelöster Konflikt zwischen den Wünschen des Betroffenen und den Erwartungen der Umgebung
(E) ein unbewusster Rückzug auf frühkindliche Verhaltensmuster

1.2.8.26 Womit werden die besten Erfolge bei der Therapie von Zwangsneurosen erzielt?

1.2.8.27 Was versteht man unter einer Phobie?

I Pflegesituationen

1.2.8.28 Definieren Sie den Begriff Sucht und nennen Sie klassische Suchtmittel!

1.2.8.29 Ursächliche bzw. auslösende Faktoren für Suchtkrankheiten können sein:

1.2.8.30 Beschreiben Sie bitte stichpunktartig die Symptomatik eines Alkoholdeliriums im Prodromalstadium (5)!

1.2.8.31 Nennen Sie die Symptome des Deliriums tremens (5 Angaben)!

1.2.8.32 Das Delirium tremens (Alkoholdelir):
1. unterscheidet sich durch die starke Bewusstseinstrübung von einer endogenen Psychose
2. ist besonders durch akustische Halluzinationen gekennzeichnet
3. tritt gewöhnlich nach einem plötzlichen Alkoholentzug auf, dem ein langjähriger Alkoholmissbrauch vorangegangen ist
4. ist für das Herz-Kreislaufsystem eine enorme Belastung
5. ist vor allem durch optische Halluzinationen gekennzeichnet
(A) 3 + 4 + 5
(B) 1 + 3 + 4 + 5
(C) 1 + 2 + 3 + 4
(D) 1 + 3 + 5
(E) 2 + 3 + 4

1.2.8.33 Welche der folgenden Feststellungen über das sog. Korsakow-Syndrom sind richtig?
1. Dem Korsakow-Syndrom geht meist eine mehrjährige Alkoholabhängigkeit voraus
2. Das Korsakow-Syndrom zählt zur Gruppe der endogenen Psychosen
3. Das Korsakow-Syndrom ist ein amnestisches Syndrom mit Desorientiertheit und Merkfähigkeitsstörung
4. Das Korsakow-Syndrom zeichnet sich häufig durch das Auftreten sog. Konfabulationen aus
5. Das Korsakow-Syndrom klingt in der Regel nach 3 – 5-tägiger Behandlung folgenlos ab
(A) 1 + 3
(B) 1 + 3 + 4
(C) 2 + 3
(D) 3 + 4 + 5
(E) alle Aussagen sind richtig

1.2.8.34 Das Delir:
1. ist eine körperlich begründbare Psychose
2. geht mit psychomotorischer Unruhe (Nesteln) und vegetativen Symptomen einher
3. weist typischerweise akustische Halluzinationen auf
4. ist gleichbedeutend mit Demenz
(A) 1 + 2
(B) 1 + 2 + 3
(C) 2 + 3 + 4
(D) 1 + 3
(E) alle Antworten sind richtig

1.2.8.35 Wann ist während der medikamentösen Behandlung bei der Depression die Suizidgefahr am größten?

1.2.8.36 Unter „erweitertem Suizid" versteht man
(A) die Durchführung mehrerer autoaggressiver Handlungen, die schließlich in einer Selbsttötung münden
(B) eine Selbsttötung, der die Tötung anderer Menschen – meist naher Familienangehöriger – vorausgeht; der Entschluss zur Selbsttötung wurde vor der Tötung des/der anderen gefasst
(C) unter mehreren Personen verabredete, gleichzeitige Selbsttötungshandlungen
(D) eine Selbsttötung, zu deren Durchführung mehrere verschiedene Mittel gleichzeitig oder kurz nacheinander angewandt werden (z.B. Einnahme von Schlafmitteln, dann das Zufügen von Schnittverletzungen und schließlich Erhängen)

1.2.8.37 Nennen Sie suizidgefährdete Personengruppen!

1.2.8.38 Welche Aussage ist richtig?
(A) Suizide werden meist vorher angekündigt
(B) Patienten, die über Suizid sprechen, meinen es meistens nicht ernst
(C) Den meisten Patienten kann man den Suizid ausreden
(D) Depressionen führen nur selten zu Suiziden
(E) Schizophrenien führen nur selten zu Suiziden

1.2.8.32 B   1.2.8.33 B   1.2.8.34 A   1.2.8.36 B   1.2.8.38 A

1.2.8.39 Nennen Sie 6 depressive Grund-symptome, die eine endogene Depression charakterisieren und 4 Begleitsymptome (= körperliche Missempfindungen)!

1.2.8.40 Nennen Sie die 3 Grundstörungen der Depression!

1.2.8.41 Unmotivierte Verstimmung, Hemmung der Entschluss- und Handlungs-fähigkeit sowie leibliche Missempfindungen sind typische Symptome einer

(A) Manie
(B) Neurose
(C) endogenen Depression
(D) psychosomatischen Erkrankung

1.2.8.42 Was versteht man unter Involutions-depression?

(A) Depression mit starker Zurückgezogenheit
(B) Depression nach dem 50. Lebensjahr
(C) Depression im Wochenbett
(D) Depression mit starken Körpergefühlen
(E) Depression bei Hirnatrophie

1.2.8.43 Welche Angaben sind für die Manie zutreffend?

1. Heiterkeit ohne entsprechenden Anlass
2. traurige Verstimmung
3. während der manischen Phase sind die Patienten suizidgefährdet
4. Antriebs-, Denk- und Willenshemmung
5. psychomotorische Antriebssteigerung
6. prophylaktische Behandlung erfolgt mit Lithium-Salz

(A) 2 + 3 + 6
(B) 2 + 3 + 4 + 6
(C) 1 + 5 + 6
(D) 2 + 4 + 6
(E) 4 + 5 + 6
(F) alle Aussagen sind richtig

1.2.8.44 Nennen Sie bitte die möglichen Krankheitszeichen einer Manie und die daraus entstehenden möglichen Probleme!

1.2.8.45 Ordnen Sie die aufgeführten Begriffe der beiden Listen einander zu und kreuzen Sie die richtige Kombination an!

Liste 1
(A) organisch-körperlich begründbare Störungen, z.B. nach CO-Intoxikation, Perniziosa, Schädel-Hirn-Verletzung
(B) Variationen der menschlichen Charaktere mit Besonderheiten wie z.B. Haltlosigkeit, Geltungssucht, Gemütskälte
(C) Erkrankungen bei Vorliegen eines unbe-wussten seelischen Konfliktes äußern sich in Fehlverhalten, Ängsten, abnormen Erlebnisreaktionen
(D) Störung, die ohne bisher nachweisbare, aber vermutete körperliche Ursache verläuft, z.B. Schizophrenie und Zyklo-thymie

Liste 2
1. abnorme Persönlichkeiten
2. Neurose
3. endogene Psychose
4. exogene Psychose

(A) A4, B1, C2, D3
(B) A1, B3, C2, D4
(C) A4, B3, C2, D1
(D) A2, B3, C4, D1

1.2.8.46 Welche psychiatrischen Erkrankungen verlaufen in Phasen?

1. schizophrene Psychosen
2. endogene Depression
3. affektive Psychosen
4. psychomotorische Epilepsie
5. symptomatische Depressionen

(A) 1 + 4
(B) 1 + 2 + 3
(C) 1 + 5
(D) 1 + 4 + 5

1.2.8.47 Ordnen Sie die aufgeführten Begriffe der beiden Listen einander zu und kreuzen Sie die richtige Kombination an!

Liste 1
(A) Neurosen
(B) psychosomatische Krankheiten
(C) Suchtkrankheiten
(D) psychische Alterskrankheiten

Liste 2
1. körperliche Störungen, die psychisch bedingt sind
2. Störungen der frühkindlichen Sozial-entwicklung

I Pflegesituationen

3.   Ausweichen vor Konflikten
4.   Vereinsamung, Isolierung
(A) A1, B2, C3, D4
(B) A2, B1, C3, D4
(C) A3, B4, C1, D2
(D) A4, B3, C2, D1

1.2.8.48   Schlafentzug kann:

1.   Depressionssymptomatik lindern
2.   manische Zustände dämpfen
3.   angstlösend wirken
4.   aggressives Verhalten abbauen
5.   epileptische Anfälle auslösen
(A) 3 + 4
(B) 1 + 5
(C) 2 + 4
(D) 3 + 5
(E) alle Aussagen sind richtig

1.2.8.49   Zeigen Sie mögliche lebensbedrohliche Zustände in der Psychiatrie auf (mind. 4)!

1.2.8.50   Ordnen Sie die aufgeführten Begriffe und Erklärungen der beiden Listen einander zu und kreuzen Sie die richtige Kombination an!

Liste 1
(A) aktueller Objektverlust
(B) persistierende Trauerreaktion
(C) soziale strafrechtliche Zuspitzung
(D) Adoleszentenkrise
(E) „Nachahmungssuizide" in einer sozialen oder soziologischen Gruppe
(F) Angstzustände bei einer psychotischen Erkrankung

Liste 2
1.   z. B. schlechtes Schulzeugnis, Weltschmerz
2.   z. B. Sprung von einer bestimmten Brücke
3.   z. B. Verkehrsunfall, Strafanzeige, Kündigung
4.   unbeherrschbare Angst vor Überwältigung oder Vernichtung
5.   z. B. Destabilisierung durch Verlust des Ehepartners
6.   z. B. gefühlsmäßiges Erstarren Tage bis Wochen nach Objektverlust bis zur Depressivität
(A) A6, B2, C1, D4, E5, F3
(B) A1, B2, C3, D4, E5, F6
(C) A4, B1, C2, D3, E6, F5
(D) A6, B5, C4, D3, E2, F1
(E) A5, B6, C3, D1, E2, F4

1.2.8.51   Zur Theorie der Entstehung und Behandlung von Neurosen leisteten wichtige Beiträge:

1.   E. v. Behring
2.   A. Adler
3.   S. Freud
4.   F. Sauerbruch
5.   R. Virchow
(A) 1 + 2 + 3
(B) 2 + 3 + 5
(C) 2 + 3
(D) 4 + 5
(E) alle Aussagen sind richtig

1.2.8.52   Die Beschäftigungs- und Arbeitstherapie wird bei einem an paranoider Schizophrenie Erkrankten gezielt eingesetzt. Welche Antwortenkombination ist richtig?

1.   zur Ablenkung
2.   zum Zeitvertreib
3.   zur Resozialisierung
4.   zur Selbstfindung
5.   zur Verhinderung einer Demenz
(A) 1 + 5
(B) 2 + 4
(C) 1 + 3
(D) 3 + 5
(E) 3 + 4

1.2.8.53   Welche Therapieformen gibt es neben der medikamentösen (mind. 4)?

1.2.8.54   Was versteht man bei gleichzeitiger Neuroleptikatherapie unter Frühdyskinesien?

1.2.8.55   Lithiumpräparate werden angewandt zur Behandlung

(A) von schwer therapeutisch einstellbaren Epilepsien
(B) von manisch-depressiven Psychosen
(C) von kindlichen Verhaltensstörungen

1.2.8.56   Ein in der psychiatrischen Behandlung oft angewandtes Neuroleptikum ist:

(A) Acteylsäure
(B) Codein
(C) Paracetamol (z. B. Ben-u-ron®)
(D) Haloperidol (z. B. Haldol®)
(E) Koffein

1.2.8.57   Welches sind die beiden Grundvoraussetzungen für ein PsychKG?

1.2.9 Haut- und Geschlechtskrankheiten

1.2.9.1   Erysipel: Nennen Sie Erreger, Eintrittspforten und Klinik!

1.2.9.2   Ein Erysipel ist

(A) eine Eiteransammlung in einer vorgegebenen Höhle
(B) eine Pilzinfektion im Bereich der Mundschleimhaut
(C) eine durch hämolysierende Streptokokken hervorgerufene Infektion, die mit Fieber und weiteren Allgemeinsymptomen einhergeht
(D) eine eitrige, durch Staphylokokken hervorgerufene Infektion der Talgdrüsen
(E) eine großflächige abszedierende Entzündung von Haarbälgen

1.2.9.3   Geben Sie bei der Gürtelrose an:

a)   Erregerart
b)   mit welcher, meist bei Kindern auftretenden Erkrankung der Erreger identisch ist
c)   Symptome (mind. 3)!

1.2.9.4   Welcher maligne Hauttumor bildet keine Metastasen?

1.2.9.5   Geben Sie die bevorzugt befallenen Stellen bei der Schuppenflechte (Psoriasis vulgaris) an!

1.2.9.6   Typisches Symptom der Psoriasis ist:

(A) der starke Juckreiz
(B) Rötung und Schwellung
(C) die silberweiße Schuppung
(D) die umschriebene Pigmentierung

1.2.9.7   Ein Hautemphysem kann auftreten bei einer/einem:

(A) Pneumonie
(B) Rippenfraktur
(C) Bronchialkarzinom
(D) Lungenemphysem

1.2.9.8   Ordnen Sie den Krankheiten verschiedene typische Hautveränderungen zu!

Liste 1
(A) Hypertonie
(B) Anämie
(C) Unterfunktion der Nebenniere
(D) Hepatitis
(E) Herz-Lungenerkrankung

Liste 2
1.   Blässe
2.   Gelbverfärbung
3.   Rötung
4.   Blau-Violettverfärbung
5.   stärkere Pigmentierung
(A) A1, B4, C5, D2, E3
(B) A3, B1, C5, D2, E4
(C) A5, B1, C3, D2, E4

1.2.9.9   Hinweise auf eine syphilitische Erkrankung des Nervensystems können sein:

1.   eine Meningitis
2.   Sekunden bis Minuten dauernde stärkste Schmerzen (tabische Krisen)
3.   die so genannte reflektorische Pupillenstarre (Argyll-Robertson-Phänomen)
4.   nach Jahren ein geistiger Abbau (Demenz)
5.   Paraesthesien und Sensibilitätsstörungen (Gehen wie auf Watte, Ataxie)
(A) 1 + 2
(B) 1 + 2 + 3
(C) 2 + 4
(D) 3 + 5
(E) alle Antworten sind richtig

1.2.10 Hals-, Nasen-, Ohrenkrankheiten

1.2.10.1   Nennen Sie mind. 4 Ursachen des Nasenblutens (Epistaxis)!

1.2.10.2   Worum handelt es sich bei Nasenpolypen?

1.2.10.3   Nennen Sie Entstehung, Symptome und Therapie einer akuten Otitis media!

1.2.10.4   Ordnen Sie die Begriffe der Liste 1 denjenigen der Liste 2 zu!

Liste 1
(A) Otitis media
(B) Morbus Menière
(C) Zerumen

I Pflegesituationen

Liste 2

1. Innenohr
2. äußerer Gehörgang
3. Mittelohr
(A) A3, B1, C2
(B) A2, B1, C3
(C) A2, B3, C1
(D) A1, B3, C2
(E) A3, B2, C1

1.2.10.5   Was ist eine Parazentese und was wird damit beabsichtigt?

1.2.10.6   Parazentese

(A) ist die Eröffnung der Siebbeinzellen durch die Nase
(B) nennt sich der Trommelfelldefekt bei Mittelohrentzündungen
(C) ist die Katheterisierung der Ohrtrompete durch den Rachen
(D) ist ein kleiner Einschnitt in das Trommelfell
(E) befällt vorwiegend ältere Menschen

1.2.10.7   Welche inneren oder äußeren Ursachen könnte eine akute Hörminderung haben? Nennen Sie 5!

1.2.10.8   Wozu dienen die 3 Bogengänge?

(A) zur Wahrnehmung von Geräuschen
(B) zur Koordinierung der Bewegungsabläufe
(C) als Gleichgewichtszentrum
(D) als Gleichgewichtsorgan

1.2.10.9   Bei Erkrankungen der 3 Bogengänge kommt es zur Störung von:

(A) Wahrnehmung von Geräuschen
(B) Koordinierung der Bewegungsabläufe
(C) Steuerung des Muskeltonus
(D) Gleichgewichtssinn

1.2.10.10   Ein Audiometer wird benutzt:

(A) zur Betrachtung des äußeren Gehörganges und des Trommelfells
(B) zur Untersuchung des Augenhintergrundes
(C) zur Hörprüfung
(D) zur Testung der geistigen Entwicklung

1.2.10.11   Eine Laryngoskopie ist

(A) das Sichtbarmachen der Stimmbandschwingungen
(B) eine Sprachprüfung
(C) eine Kehlkopfspiegelung
(D) eine Geschmacksprüfung
(E) die Darstellung des Kehlkopfes mittels Kontrastmittel

1.2.10.12   Bitte ordnen Sie die aufgeführten Begriffe der beiden Listen einander zu und kreuzen Sie die richtige Kombination an!

Liste 1
(A) Stomatitis
(B) Mundaphten
(C) Rhagaden
(D) Herpes labialis
(E) Parotitis

Liste 2
1. Ohrspeicheldrüsenentzündung
2. Schleimhautdefekte
3. Schrunden an Mund- und Nasenwinkel
4. Mundschleimhautentzündung
5. Bläschen in typischer Anordnung
(A) A4, B2, C3, D5, E1
(B) A2, B1, C4, D3, E5
(C) A2, B3, C1, D5, E4
(D) A4, B5, C3, D2, E1
(E) A3, B2, C5, D4, E1

1.2.10.13   Ordnen Sie Symptome und Krankheit einander zu und kreuzen Sie die richtige Kombination an!

Liste 1
(A) grau-weiße, nicht blutende Beläge der Tonsillen
(B) näselnde Sprache
(C) Schmerzverstärkung beim Bücken
(D) süßlicher Mundgeruch, evtl. Erbrechen

Liste 2
1. Streptokokkenangina
2. akute Sinusitis
3. akute Rhinitis
4. Diphtherie
(A) A2, B1, C3, D4
(B) A1, B3, C2, D4
(C) A1, B4, C2, D3
(D) A3, B2, C1, D4
(E) A4, B3, C2, D1

I Pflegesituationen

1.2.10.14

a) Beschreiben Sie die Symptome einer akuten Tonsillitis!

b) Was ist eine chronische Tonsillitis?

c) Warum wird bei rezidivierenden Mandelentzündungen (chron. Tonsillitis) eine Operation empfohlen?

1.2.10.15 Was sind die Indikationen zur Tonsilektomie?

1.2.10.16 Ordnen Sie die aufgeführten Kehlkopferkrankungen der Liste 1 der Erfolg versprechendsten Therapie aus Liste 2 zu und kreuzen Sie die richtige Kombination an!

Liste 1

(A) Stimmbandpolyp

(B) Sängerknötchen

(C) Stimmbandödem

Liste 2

1. logopädische Therapie
2. medikamentöse Therapie
3. chirurgische Therapie

(A) A3, B2, C1

(B) A3, B1, C2

(C) A2, B1, C3

(D) A1, B2, C3

1.2.10.17 Welche Komplikationen der Angina kennen Sie?

1.2.11 Augenkrankheiten

1.2.11.1 Bei einer starken Kurzsichtigkeit

(A) ist der Augapfel zu kurz

(B) ist der Augapfel zu lang

(C) ist der Augapfel normal groß aber die Augenhöhle zu klein

(D) ist der Sehnerv zu lang

1.2.11.2 Was ist ein Chalazion (Hagelkorn)? Wie behandeln Sie es?

1.2.11.3 Was ist ein Gerstenkorn?

1.2.11.4 Kennzeichen eines Basalioms des Lides sind:

1. schwarzbraune Färbung
2. blumenkohlähnliches Wachstum
3. dunkelrote Gefäßschlingen

4. bedeckt von Blutkrusten
5. kraterförmiger Rand
6. weichlich
7. hart

(A) 4 + 5 + 7

(B) 1 + 2 + 6

(C) 1 + 6

(D) 3 + 5

1.2.11.5 Was versteht man unter dem Krankheitsbild „Grüner Star" und worauf beruht das charakteristische Symptom dieses Krankheitsbildes?

1.2.11.6 Unterscheiden Sie

a) Katarakt und b) Glaukom!

1.2.11.7

a) Nennen Sie 4 mögliche Symptome, die während eines akuten Glaukomanfalls bestehen!

b) Welche Folge kann ein nichterkannter und nichtbehandelter akuter Glaukomanfall haben?

1.2.11.8 Zu den Folgen einer Hornhautverletzung gehören:

1. Lichtscheu
2. zellige Einlagerungen im Glaskörper
3. Tränen
4. Fremdkörpergefühl

(A) 1 + 2

(B) 1 + 4

(C) 1 + 3 + 4

(D) alle Antworten sind richtig

1.2.12 Anästhesie

1.2.12.1 Nennen Sie 3 Narkosearten!

1.2.12.2 In welche 4 Stadien kann die Narkosetiefe eingeteilt werden? Welches ist besonders kritisch und warum?

1.2.12.3 Ordnen Sie die aufgeführten Begriffe aus den Listen einander zu und kreuzen Sie die sinnvollsten Kombinationen an!

Liste 1

(A) allgem. Betäubung mit Relaxierung

(B) Spinalanästhesie

(C) Kurznarkose

I Pflegesituationen

Liste 2

1. Cholezystektomie
2. Osteosynthese
3. Radiusreposition

(A) A1, B2, C3
(B) A3, B2, C1
(C) A2, B3, C1
(D) A2, B1, C3

1.2.12.4 Nennen Sie 5 Formen der Lokalanästhesie!

1.2.12.5 Erklären Sie das Prinzip der Leitungsanästhesie und nennen Sie 2 Beispiele
für die Anwendung!

1.2.12.6 Nennen Sie mögliche Komplikationen bei der Spinal- und Periduralanästhesie
(min. 4)!

1.3 Arzneimittellehre

1.3.1 Aerosole

(A) wirken nur in den oberen Luftwegen
(B) wirken nur in den unteren Luftwegen
(C) wirken in den oberen und unteren Luft-
wegen
(D) dienen nur zu Luftanfeuchtung

1.3.2 Was ist der wesentliche Unterschied
zwischen einem Dragee und einer Tablette?

(A) Die Auflösungsgeschwindigkeiten sind
verschieden
(B) Ein Dragee besitzt einen zuckerhaltigen
Überzug, eine Tablette nicht
(C) Ein Dragee wirkt schneller als eine Tablette
(D) Ein Dragee ist größer als eine Tablette
(E) Eine Tablette ist immer einfarbig, ein
Dragee nicht

1.3.3 Wodurch zeichnet sich ein Depot-
präparat besonders aus?

(A) verlangsamte Elimination
(B) später Wirkungseintritt
(C) Aufrechterhaltung eines therapeutischen
Blutspiegels über einen längeren Zeitraum
(D) wird nur parenteral gegeben
(E) wird nur in fester Form verabreicht

1.3.4 Eine Blutkonserve muss aufbewahrt
werden bei:

(A) −18 °C
(B) −4 °C
(C) 0 °C
(D) + 4 °C

1.3.5 Apothekenpflichtige Arzneimittel

(A) dürfen nur in Apotheken abgegeben
werden
(B) dürfen auch in Drogerien verkauft werden
(C) sind gleichzeitig auch verschreibungs-
pflichtige Arzneimittel
(D) sind frei verkäufliche Arzneimittel

1.3.6 Unter einer Substitutionstherapie
versteht man:

(A) Behandlung einer Infektionskrankheit mit
Antibiotika
(B) Therapie mit Stoffen, die normalerweise
im Körper vorkommen
(C) Behandlung des rheumatischen Fiebers
(D) Behandlung einer Krankheit mit zwei
verschiedenen Wirkstoffen

1.3.7 Therapeutische Breite

(A) ist ein Breitspektrum-Antibiotikum
(B) ist der Abstand zwischen der minimalen
wirksamen Dosis und der Dosis, bei der
die ersten toxischen Nebenwirkungen zu
erwarten sind
(C) gibt die Dosierung eines Medikamentes an,
bei der mit Sicherheit keine Nebenwirkungen auftreten
(D) gibt den Zeitraum der Wirkung an
(E) ist eine Sammelbezeichnung von Erkrankungen, bei denen ein bestimmtes Medikament wirkt

1.3.8 Kumulation bedeutet:

(A) Anreicherung eines Medikamentes in
einem bestimmten Organ
(B) Steigerung der Wirkung eines Medika-
mentes durch ein zweites Medikament
(C) Anreicherung eines Medikamentes im
Organismus, wenn pro Zeiteinheit mehr
Substanz zugeführt wird, als in der selben
Zeit ausgeschieden wird
(D) eine unerwartet hohe Steigerung der
Wirkung eines Medikamentes

1.3.9   Antikoagulantienbehandlung ist:

(A) Form der Elektroresektion
(B) Behandlung mit gerinnungshemmenden Medikamenten
(C) elektrische Verkochung eines Nerven
(D) Behandlung mit entzündungshemmenden Mitteln

1.3.10   Atropin ist ein

(A) Sedativum (Beruhigungsmittel)
(B) Parasympatholytikum (Vagolytikum)
(C) Antihistaminikum
(D) Lokalanästhetikum
(E) Antibiotikum

1.3.11   Die Wirkung des Muskelrelaxans (Curare) wird aufgehoben durch:

(A) Adrenalin
(B) Miconazol
(C) Prostigmin
(D) Theophyllin
(E) Succinylcholin

1.3.12   Aspirin ist ein häufig benutztes Analgetikum. Bei welcher der folgenden Erkrankungen darf es zur Schmerzlinderung nicht gegeben werden?

(A) Kopfschmerzen
(B) Zahnschmerzen
(C) Bauchschmerzen bei Magengeschwür
(D) Gelenkschmerzen hei Arthrose
(E) es kann bei allen Schmerzformen gegeben werden

1.3.13   Welches der folgenden Medikamente ist ein Psychopharmakon und sollte nicht als Schlafmittel benutzt werden?

(A) Nitrazepam (Mogadan®)
(B) Phenobarbital (Luminal®)
(C) Evipan
(D) Doriden
(E) Haloperidol

1.3.14   Harnwegsinfekte werden in der Regel durch gramnegative Bakterien verursacht. Welches der folgenden Antibiotika wird hier nicht wirksam sein?

(A) Penicillin-G
(B) Co-trimoxazol (Eusaprim®)
(C) Ampicillin (Binotal®)
(D) Chloramphenicol (Paraxin®)
(E) Gentamicin (Refobacin®)

1.3.15   Welches der folgenden Diuretika wirkt am schnellsten und stärksten?

(A) Aldactone®
(B) Lasix®
(C) Dytide H®
(D) Esidrix®
(E) Hygroton®

1.3.16   Welches Medikament ruft die Symptome eines Morbus Cushing hervor?

(A) Digitalis
(B) Penicillin
(C) Insulin
(D) Cortison
(E) Meprobamat

1.3.17   Thymoleptika werden insbesondere gebraucht zur Behandlung von:

(A) Depressionen
(B) Epilepsien
(C) Schizophrenien
(D) progressiver Paralyse

1.3.18   Welche Nebenwirkungen treten bei starken Analgetika (Opiaten) normalerweise nicht auf?

(A) Atemdepression
(B) Abhängigkeit und Sucht
(C) Senkung von Herzfrequenz und Blutdruck
(D) Durchfall

1.3.19   Welche Gruppe von Medikamenten findet bei der Therapie der dekompensierten Herzinsuffizienz neben den Herzglykosiden Anwendung?

(A) Laxantia
(B) Emetika
(C) Sedativa
(D) Vitamine
(E) Diuretika

1.3.20   Was bedeutet der Ausdruck: bakterizid wirkendes Antibiotikum?

(A) Die Vermehrung der Erreger wird gehemmt
(B) Die Erreger werden abgetötet
(C) Die Erreger werden bewegungsunfähig
(D) Nur die Tuberkuloseerreger werden abgetötet

I Pflegesituationen

1.3.11 C   1.3.12 C   1.3.13 E   1.3.14 A   1.3.15 B   1.3.16 D   1.3.17 A   1.3.18 D   1.3.19 E   1.3.20 B

1.3.21   Eine häufige Komplikation der Insulintherapie ist das Auftreten von:

(A) lokalen allergischen Reaktionen
(B) Insulinresistenz
(C) Hypoglykämie
(D) Glukosurie
(E) Fettgewebsnekrosen

1.3.22   Welche Aussage trifft nicht zu?

Diazepam (Valium®)
(A) kann beim Status epilepticus eingesetzt werden
(B) verstärkt die Alkoholwirkung
(C) kann zur physischen Abhängigkeit führen
(D) gehört zu den Tranquillantien
(E) wirkt antipsychotisch

1.3.23   Welche Aussage trifft nicht zu?

(A) Antikoagulantien sind gerinnungshemmende Mittel
(B) Analgetika sind schmerzstillende Mittel
(C) Antiphlogistika sind zellwachstumshemmende Mittel
(D) Antipyretika sind fiebersenkende Mittel
(E) Laxantien sind verdauungsfördernde Mittel

1.3.24   Zeichen einer Überdosierung von Morphium sind:

(A) Transpiration, Tachypnoe, tiefer Schlaf
(B) Miosis, Koma, Atemdepression
(C) Bradykardie, weite Pupillen, erhöhter Muskeltonus
(D) Mydriasis, Tachypnoe, Delir
(E) Mydriasis und Polyurie

1.3.25   Bei der Behandlung eines pectanginösen Anfalls ist entscheidend, dass Nitroverbindungen

(A) die Coronargefäße erweitern
(B) Orthostasebeschwerden herbeiführen
(C) das Angstgefühl beseitigen
(D) den venösen Rückstrom vermindern
(E) durch Erweiterung der Bronchien die Atmung erleichtern

1.3.26   Werden Laxantien langdauernd und hochdosiert missbräuchlich angewandt (z. B. bei Abmagerungskuren), kann es zu folgender gefährlichen Nebenwirkung kommen:

(A) Colitis uicerosa
(B) Elektrolytverluste (besonders Kalium), die zur Darmatonie führen
(C) Blutungen im Magen-Darm-Kanal
(D) Entspeicherung von Histamin aus den Darmepithelien
(E) Leberzirrhose

1.3.27   Welche Aussage trifft nicht zu?

Zeichen einer Überdigitalisierung können sein:
(A) Farbensehen
(B) Übelkeit
(C) Hypertonie
(D) Herzrhythmusstörungen
(E) Durchfälle

1.3.28   Welche Aufgaben hat das Bundesinstitut für Arzneimittel und Medizinprodukte?

1. Vorbereitung der Gesetze zur Infektionsverhütung verabschieden
2. Entwicklung von Leitlinien zur europäischen Standardisierung im Arzneimittelverkehr
3. Durchführung von klinischen Prüfungen
4. Registrierung von Arzneimitteln
5. Kontrolle des Betäubungsmittelverkehrs
(A) 1 + 2 + 5
(B) 1 + 2 + 4
(C) 1 + 3 + 4
(D) 2 + 4 + 5
(E) 1 + 3 + 5

1.3.29   Folgende Aussagen sind korrekt:

Das Arzneimittelgesetz (AMG)
1. regelt die staatlichen Anforderungen an Qualität und Wirksamkeit von Arzneimitteln
2. legt die Zulassung der Arzneimittel durch das Bundesministerium für Gesundheit fest
3. enthält Bestimmungen über die klinische Prüfung von Arzneimitteln
4. untersagt die Werbung für Arzneimittel
5. legt das Strafmaß bei Verstößen und Ordnungswidrigkeiten fest
(A) 1 + 3 + 5
(B) 2 + 4
(C) 1 + 2 + 4
(D) 1 + 3
(E) 2 + 3 + 5

I Pflegesituationen

1.3.30 Welche Beschränkungen müssen bei der Verschreibung von Betäubungsmitteln beachtet werden?

1. Einhaltung festgesetzter Höchstmengen
2. Beschränkung von Bestimmungszweck, Gehalt und Darreichungsform
3. Einhaltung eines bestimmten Monatsbedarfs
4. Einlösung spätestens 7 Tage nach Verordnung

(A) alle Antworten sind richtig
(B) 1 + 2 + 4
(C) 2 + 3 + 4
(D) 1 + 4
(E) 1 + 3 + 4

1.4 Hygiene und medizinische Mikrobiologie

1.4.1 Gesundheit und Wechselbeziehungen

1.4.1.1 Welche Aussagen zum Begriff „Umwelt" treffen im Zusammenhang mit dem Fach Hygiene zu?

1. Umwelt wird in unbelebte, belebte und soziale Umwelt eingeteilt
2. Mit dem Gleichgewicht im Zusammenleben vieler Tier- und Pflanzenarten befasst sich die Wissenschaft der Ökonomie
3. In der Hygiene beschränkt sich der Begriff „Umwelt" auf Boden, Wasser und Luft
4. Die Sozialhygiene als Teilgebiet der Hygiene befasst sich mit Schäden, die aus bestimmten Formen des menschlichen Zusammenlebens erwachsen

(A) 1 + 2
(B) 1 + 3
(C) 1 + 4
(D) 2 + 3 + 4

1.4.1.2 Objektiv messbare Hörstörungen treten auf bei einer Dauerbelastung durch Lärm von:

(A) 65 – 90 dB
(B) 35 – 55 dB
(C) 10 – 35 dB

1.4.1.3 Welche Aussage trifft nicht zu?
Bei Nachtarbeitern werden gehäuft beobachtet:
(A) Appetitlosigkeit
(B) Schlafmangel
(C) Störungen im Bereich des sozialen Lebens
(D) Hypertonie
(E) Gefühl verminderter Leistungsfähigkeit während der Nachtarbeit

1.4.1.4 Welche der folgenden Aussagen treffen zu?

1. Gesundheit ist lediglich das Fehlen von Krankheit
2. Laut WHO ist Gesundheit ein Zustand völligen körperlichen, seelischen und sozialen Wohlbefindens
3. Hygiene kann man als Lehre von der Gesundheit auffassen
4. Hygiene ist die Lehre von der Sauberkeit
5. Hygiene bedeutet auch Präventivmedizin

(A) 1 + 2
(B) 1 + 2 + 4
(C) 2 + 3 + 4
(D) 2 + 3 + 5
(E) 3 + 4 + 5

1.4.1.5 Aufgaben des Robert-Koch-Instituts, dem Nachfolgeinstitut des Bundesgesundheitsamts, sind:

1. Forschung auf dem Gebiet der Verhütung und Bekämpfung von Infektionskrankheiten
2. Fachaufsicht über die Gesundheitsämter
3. Erstellung der Infektionsstatistiken
4. Herausgabe der Betäubungsmittelrezepte
5. Beratung der Länder in infektionsepidemiologischen Fragen

(A) 1 + 2 + 3
(B) 1 + 3 + 5
(C) 1 + 2 + 5
(D) 1 + 3 + 4
(E) alle Aussagen sind richtig

1.4.2 Allgemeine Hygiene, Umwelt

1.4.2.1 Welche Art von Strahlen lässt Fensterglas ungehindert durch?

(A) alle Strahlen
(B) Infrarot-Strahlen
(C) Ultraviolett-Strahlen

1.4.2.2 Die Aufnahme von verunreinigenden Stoffen in die Luft wird bezeichnet als:

(A) Immission
(B) Emission
(C) Analyse
(D) Katalyse
(E) Smog

1.4.2.3 Die Temperatur im Krankenzimmer eines Erwachsenen sollte betragen:

(A) 17 – 18 Grad
(B) 18 – 20 Grad
(C) 22 – 25 Grad
(D) 28 – 30 Grad

1.4.2.4 Die zur Ultrahocherhitzung der Milch (H-Milch) erforderliche Temperatur beträgt:

(A) 65 – 85 Grad
(B) 80 – 100 Grad
(C) 135 – 150 Grad
(D) 150 – 180 Grad

1.4.2.5 Bestandteile der Einatmungsluft sind normalerweise:

1. Sauerstoff 21 %
2. Sauerstoff 16 %
3. Stickstoff 69 %
4. Stickstoff 78 %
5. Kohlendioxid 4 %
6. Kohlendioxid 0,03 %

(A) 1 + 4 + 6
(B) 2 + 3 + 4
(C) 2 + 4 + 5
(D) 1 + 3 + 5

1.4.2.6 Was versteht man unter biologischer Abwasserreinigung?

(A) Verminderung von Krankheitserregern im Abwasser durch Hitzebehandlung
(B) Durchsatz des mechanisch vorgeklärten Abwassers durch einen Sandschnellfilter
(C) Entfernung von Phosphaten aus dem Abwasser zur Verhütung der Eutrophierung im Vorfluter
(D) Ausfällung organischer Substanzen durch Strömungsverlangsamung
(E) oxydativer Abbau organischer Substanzen im Abwasser durch Mikroorganismen

1.4.2.7 Welche Aussage trifft zu?

Die Eutrophierung eines Oberflächenwassers (Talsperre, See) wird verstärkt durch die Einleitung von:

(A) Phosphaten
(B) polychlorierten organischen Verbindungen
(C) langsam abbaubaren Tensiden
(D) kanzerogenen Stoffen
(E) Weichmachern

1.4.2.8 Welcher der nachfolgend genannten Stoffe hat bei Inhalation auch kanzerogene Eigenschaften?

(A) Pollen- bzw. Blütenstaub
(B) Asbeststaub
(C) Kalkstaub
(D) Quarzstaub
(E) keiner der genannten Stoffe

1.4.2.9 Welche der genannten Substanzen ist bei höherer Konzentration im Wasser für die Herstellung von Säuglingsnahrung besonders bedenklich?

(A) Nitrat
(B) Mangan
(C) Sulfat
(D) Ammoniak
(E) Chlorid

1.4.3 Bakteriologie, Virologie und Parasitologie

1.4.3.1 Die Erreger welcher Krankheiten können durch kontaminierte Lebensmittel verbreitet werden?

1. Keuchhusten
2. Enteritis infectiosa
3. Hepatitis B
4. Bakterienruhr

(A) 1 + 2
(B) 2 + 3
(C) 2 + 4
(D) 3 + 4
(E) 1 + 2 + 4

1.4.3.2 Welche Bakterien gedeihen nur unter anaeroben Bedingungen (Luftabschluss)?

(A) Diphtherie-Bakterien
(B) Tetanus-Bazillen
(C) Salmonellen

(D) Tuberkelbakterien
(E) Milzbrand-Bazillen

1.4.3.3   Von Resistenz sprechen wir, wenn

1. der Körper gegen eine bestimmte Infektionskrankheit widerstandsfähig ist
2. ein Medikament seine Wirkung verloren hat
3. Bakterien in ihrem Wachstum durch Antibiotika nicht gehemmt werden
4. wenn Bakterien durch einen Leukozytenwall gegen die gesunde Umgebung abgeschirmt werden

(A) 1 + 2
(B) 1 + 3
(C) 2 + 3
(D) 2 + 4
(E) 1 + 2 + 3

1.4.3.4   Die Anhäufung vieler Fälle derselben Infektionskrankheit in einem begrenzten Zeitabschnitt nennt man

(A) Epidemie
(B) Endemie
(C) Volkskrankheit
(D) Epizootie

1.4.3.5   Welche Erreger bilden ein nervenschädigendes Gift?

1. Bacillus tetanie
2. Staphylokokken
3. Diphtherie-Bakterien
4. Gasbranderreger
5. Polioviren

(A) 1 + 3
(B) 1 + 2 + 3
(C) 1 + 3 + 5
(D) 2 + 3 + 5
(E) 3 + 4 + 5

1.4.3.6   Kontamination bedeutet:

(A) Eindringen von Erregern in den menschlichen Organismus
(B) Unempfänglichkeit des Organismus für Krankheitserreger und/oder deren Toxine
(C) Unterdrückung von Immunreaktionen
(D) Verschmutzung, Verunreinigung von Lebensmitteln, Bedarfsgegenständen und Räumen durch Krankheitserreger
(E) Kontakt mit apathogenen Keimen

1.4.3.7   Unter einer Resistenzbestimmung versteht man

(A) die Messung der Widerstandskraft eines Menschen gegen bestimmte Erreger
(B) eine Empfindlichkeitsprüfung der Erreger gegen Antibiotika
(C) eine Prüfung der Stoffwechselreaktion von Erregern unter dem Einfluss von eiweißspaltenden Fermenten
(D) die Prüfung, wann Erythrozyten bei steigender Konzentration hämolysieren

1.4.3.8   Patienten mit Verdacht auf welche Krankheiten müssen nach § 37 des Bundes-Seuchengesetzes in einem Krankenhaus abgesondert werden?

(A) Lungentuberkulose
(B) Ruhr
(C) hämorrhagisches Fieber
(D) Diphtherie
(E) Meningokokken-Meningitis

1.4.3.9   Antigene sind

(A) Abwehrstoffe, die gegen körperfremdes Eiweiß (z.B. Transplantate) gebildet werden
(B) körperfremde Stoffe, gegen die Abwehrstoffe gebildet werden
(C) krankhafte Erbanlagen
(D) spezifisch wirkende Arzneimittel

1.4.3.10   Wer gilt als Begründer der antiseptischen Wundbehandlung?

(A) Koch
(B) Lister
(C) Pasteur
(D) v. Bergmann
(E) Landsteiner

1.4.3.11   Wer war der Entdecker des Tuberkelbakteriums?

(A) Louis Pasteur
(B) Josef Lister
(C) Robert Koch
(D) Emil von Behring
(E) Alexander Fleming

I Pflegesituationen

1.4.4 Verhütung und Bekämpfung von Krankenhausinfektionen

1.4.4.1   Wer hat primär die Verantwortung für die Hygiene im Krankenhaus?

(A) der ärztliche Direktor der Klinik
(B) die Hygienekommission
(C) die Hygienefachkraft

1.4.4.2   Die sterilisierende Wirkung des Autoklaven wird hervorgerufen durch:

1. gespannten Wasserdampf
2. strömende trockene Hitze
3. feuchte Hitze
4. trockene Hitze
(A) 1 + 3
(B) 2 + 3
(C) 2 + 4
(D) 1 + 2 + 4
(E) 2 + 3 + 4

1.4.4.3   Bei der Durchführung einer wirksamen hygienischen Händedesinfektion mit einem gebräuchlichen alkoholischen Präparat verreibt man:

(A) 1 ml über 1 Minute
(B) 3 ml über 3 Minuten
(C) 30 ml über 30 Sekunden
(D) 3 ml über 30 Sekunden
(E) 5 ml über 2 Minuten

1.4.4.4   Unter Desinfektion versteht man:

(A) gezielte Entkeimung
(B) allgemeine Entkeimung
(C) Keimfreimachung
(D) Besprühung mit bakteriostatischen Mitteln
(E) Entwesung

1.4.4.5   Die Abtötungszeit bei der Sterilisation mit bewegter Heißluft beträgt bei einer Arbeitstemperatur von 180 °C

(A) 20 Minuten
(B) 30 Minuten
(C) 40 Minuten
(D) 50 Minuten
(E) 60 Minuten

1.4.4.6   Der Schutzkittel wird bei einer Hepatitis aufbewahrt:

(A) im Zimmer mit der Innenseite nach außen
(B) im Zimmer mit der Außenseite nach außen
(C) außerhalb des Zimmers mit der Innenseite nach innen
(D) außerhalb des Zimmers mit der Außenseite nach innen

1.4.4.7   Häufige Hospitalismuserreger sind:

(A) Hepatitis-Viren
(B) Influenza-Viren
(C) Gonokokken
(D) Streptokokken
(E) Staphylokokken

1.4.4.8   Als Ursache eines Hospitalismus zählt nicht:

(A) Staphylococcus aureus
(B) Pseudomonas aeruginosa
(C) Escherichia coli
(D) Soor
(E) Proteus mirabilis
(F) Klebsiella pneumoniae

1.4.4.9   Ein Autoklav arbeitet mit

(A) gespanntem Wasserdampf
(B) ungesättigtem Wasserdampf
(C) normaler Druckluft
(D) so genanntem schwerem Wasser
(E) trockenem Dampf
(F) einem strömenden Sauerstoff-Formalin-Gemisch

1.4.4.10   Für die hygienische Händedesinfektion (Schnelldesinfektion von 30 Sekunden Dauer) eignen sich am besten:

(A) Aldehyde, Phenolderivate
(B) Alkohole
(C) Halogene
(D) quaternäre Ammoniumverbindungen
(E) Oxidantien

1.4.4.11   Welche der folgenden Aussagen zur Desinfektion und Sterilisation treffen zu?

(A) Die Heißluftsterilisation erfordert bei gleicher Einwirkungszeit höhere Temperaturen als die Autoklavierung (z. B. 180° : 120°)

(B) Instrumente sollen bei der Autoklavierung unverpackt sterilisiert werden
(C) Hoher Luftgehalt bei der Dampfsterilisation verkürzt die Abtötungszeit für Mikroorganismen
(D) Bei gleicher Temperatur ist trockene Hitze zur Sterilisation wesentlich wirksamer als feuchte Hitze

1.4.4.12 Die biologische Wirksamkeitsprüfung des Autoklaven erfolgt mit

(A) Streptokokken
(B) Colibakterien
(C) vegetativen Endosporen
(D) einem Indikatorstreifen
(E) einem Thermometer

1.4.4.13 Welchen Zweck verfolgt die hygienische Händedesinfektion?

(A) Vorbereitung zur Operation
(B) Inaktivierung pathogener Anflug- und Kontaktkeime
(C) Abtötung aller vegetativen Hautkeime

1.4.4.14 Warum ist Dampf zur Sterilisation besser geeignet als trockene Hitze?

(A) Er ist billiger
(B) Er ist schneller verfügbar
(C) Er hat eine längere Einwirkzeit
(D) Die Bakterienleiber quellen vom Dampf auf und werden empfindlicher

1.4.4.15 Für die Fußbodendesinfektion im Krankenzimmer sind/ist welche der genannten chemischen Substanzgruppen besonders geeignet?

(A) Aldehyde, Phenolderivate
(B) Alkohole
(C) Halogene
(D) quaternäre Ammoniumbasen
(E) Wasserstoffsuperoxid

1.4.5 Schutzimpfungen

1.4.5.1 Tetanol Impfstoff enthält

(A) abgeschwächte Erreger
(B) abgetötete Erreger
(C) entgiftete Bakterien-Toxine
(D) Antigenkonzentrat

1.4.5.2 Die Schluckimpfung gegen Poliomyelitis ist

(A) gesetzlich vorgeschrieben
(B) öffentlich empfohlen
(C) umstritten in ihrer Wirksamkeit
(D) aufgrund des starken Rückgangs der Poliomyelitis zu vernachlässigen

1.4.5.3 Resistenz der Erreger ist eine:

(A) Besiedlung von Gegenständen mit Krankheitserregern
(B) Unempfindlichkeit gegen Kälte und Wärme
(C) Unempfindlichkeit gegen bestimmte Verfahren und Mittel der Desinfektion bzw. gegen bestimmte Medikamente

1.4.5.4 Passive Schutzimpfungen werden durchgeführt:

(A) im Rahmen von Vorsorgeuntersuchungen
(B) nach überstandener Infektionskrankheit
(C) zur Vorbeugung einer bestimmten Infektionskrankheit
(D) im Falle einer möglichen Infektion
(E) prophylaktisch bei jeder Gravidität

1.4.5.5 Aktive Immunisierung ist:

(A) die Gabe von Gamma-Globulin
(B) Bildung von Antikörpern gegen bestimmte Erreger oder deren Gifte
(C) Transfusion von gruppengleichem Blut
(D) Gabe von Heilserum

1.4.5.6 Durch serologische Untersuchung nachgewiesen werden sollen:

(A) Viren
(B) spezifische Antikörper
(C) Bakterien
(D) Toxine

1.4.5.7 Eine aktive Immunisierung weiblicher Personen gegen Röteln ist zweckmäßig:

(A) in der ersten Lebenswoche
(B) im 4.–6. Lebensmonat
(C) bei Aufnahme in den Kindergarten
(D) zum Schuleintritt
(E) im 11.–12. Lebensjahr

I Pflegesituationen

1.4.5.8 Simultanimpfung bei der Tetanus-prophylaxe bedeutet:

(A) gleichzeitige aktive und passive Immunisierung
(B) gleichzeitige passive Immunisierung mit verschiedenen Immunglobulinen
(C) Kombination von Lebend- und Todimpfstoff
(D) Kombination von Tetanus- und Diphtherieimpfung

1.5 Ernährungslehre

1.5.1 Die Kartoffel-Ei-Diät findet Anwendung z. B. bei:

(A) Erkrankungen der Leber, z. B. Hepatitis
(B) Durchfällen als Aufbaunahrung
(C) chronischer Niereninsuffizienz
(D) Herzinsuffizienz

1.5.2 Einen vergleichsweise hohen Kaliumgehalt haben/hat:

1. Äpfel
2. Bananen
3. Erdnüsse
4. Kuhmilch
(A) 1 + 2
(B) 2 + 3
(C) 3 + 4
(D) 2 + 4

1.5.3 Was ist pasteurisierte Milch?

(A) bei 62–65 Grad für 5 Minuten erhitzte Milch, dann auf 5 Grad abgekühlt
(B) bei 62–65 Grad für 30 Minuten erhitzte Milch, dann auf 5 Grad abgekühlt
(C) gekochte, dann auf 5 Grad abgekühlte Milch
(D) Milch in Pulverform

1.5.4 Der Eiweißbedarf des gesunden Erwachsenen bei normalen Bedingungen beträgt:

(A) 1 g Eiweiß pro kg und Tag
(B) 5 g Eiweiß pro kg und Tag
(C) 10 g Eiweiß pro kg und Tag
(D) 20 g Eiweiß pro kg und Tag

1.5.5 Folgen einer Eiweißmangelernährung sind:

1. eine Erniedrigung des osmotischen Drucks im Blut
2. eine Erhöhung des osmotischen Drucks im Blut
3. vermehrte Neigung zu allergischen Reaktionen
4. vermehrte Anfälligkeit gegenüber Infektionskrankheiten
(A) 1
(B) 3
(C) 1 + 4
(D) 3 + 4
(E) 1 + 2 + 3

1.5.6 Ein 5 kg schwerer Säugling erhält täglich 4 Mahlzeiten. Wie groß sollte die Trinkmenge pro Mahlzeit sein?

(A) 60 ml
(B) 100 ml
(C) 150 ml
(D) 200 ml
(E) 250 ml
(F) 300 ml

1.5.7 Die biologische Wertigkeit des Nahrungseiweißes ist abhängig

(A) von der Anzahl der Aminosäuren
(B) von der Anzahl der essentiellen Aminosäuren
(C) vom Brennwert des Eiweißes
(D) von der Menge der ungesättigten Aminosäuren

1.5.8 Ein besonders jodhaltiges Nahrungsmittel ist:

(A) Rindfleisch
(B) Pampelmuse
(C) Fisch
(D) Reis

1.5.9 Bei diätetischer Behandlung des Meteorismus ist verboten:

1. leicht verdauliche Kohlehydrate
2. Vollkornbrot
3. moussierende Getränke
4. Hülsenfrüchte
(A) 1 + 2
(B) 2 + 3

(C) 2 + 4

(D) 3 + 4

1.5.10 Welche Ratschläge zur Ernährung haben Sie für Patienten mit folgenden Nierensteinzusammensetzungen? Ordnen Sie bitte zu!

Liste 1

(A) Kalziumphosphat-Steine

(B) Urat-Steine

(C) Kalzium-Oxalat-Steine

Liste 2

1. purinreiche Nahrungsmittel meiden
2. wenig Milch und Milchprodukte
3. Steinobst, Tomaten, Spinat meiden

(A) A2, B3, C1

(B) A3, B1, C2

(C) A2, B1, C3

(D) A1, B3, C2

(E) A1, B2, C3

1.5.11 Welche Informationen geben Sie einer stillenden Mutter bezüglich Ernährung? Machen Sie bitte 5 Angaben!

1.6 Sozialmedizin

1.6.1 Welche amtlichen medizinischen Statistiken gibt es in der Bundesrepublik Deutschland?

1. Statistik der meldepflichtigen übertragbaren Krankheiten
2. Statistik aller Neuerkrankungen
3. Statistik der Todesursachen
4. Statistik aller Krebserkrankungen

(A) 1

(B) 4

(C) 1 + 3

(D) 1 + 2 + 4

(E) alle Antworten sind richtig

1.6.2 Welche der nachstehend genannten Aufgaben führt der am Gesundheitsamt tätige Sozialarbeiter **nicht** durch?

(A) Desinfektionsmaßnahmen

(B) Kontaktaufnahme durch Hausbesuche

(C) Beurteilung im Sinne einer Sozialdiagnose

(D) Beteiligung an der ärztlichen Sprechstunde

(E) beratende Gespräche

1.6.3 Welche Aussage trifft zu?

In einer epidemiologischen Untersuchung werden in einem Krankenhaus Krebspatienten nach Veränderungen ihrer psychosozialen Beziehungen im letzten halben Jahr befragt und mit einer Kontrollgruppe verglichen. Es handelt sich dabei um eine:

(A) prospektive Studie

(B) Längsschnittuntersuchung

(C) retrospektive Untersuchung

(D) Felduntersuchung

(E) keine der Aussagen trifft zu

1.6.4 Welche Aussage trifft zu?

Unter Inzidenz versteht man

(A) die Zahl der zu einem bestimmten Zeitpunkt in ärztlicher Behandlung befindlichen Kranken

(B) die Zahl der zu einem bestimmten Zeitpunkt an einer bestimmten Krankheit erkrankten Patienten in % der beobachteten Population

(C) die Rate der in einer definierten Zeiteinheit an einer bestimmten Krankheit neu Erkrankten, bezogen auf eine definierte Population

(D) ein Maß für die Gefährlichkeit einer bestimmten Krankheit

(E) das erstmalige Auftreten einer bisher unbekannten Krankheit

1.6.5 Risikofaktoren für den Herzinfarkt sind:

1. Hypercholesterinämie
2. Zigarettenrauchen
3. Hypertonie
4. Diabetes mellitus

(A) 2

(B) 1 + 2

(C) 1 + 3 + 4

(D) 2 + 3 + 4

(E) alle sind richtig

1.6.6 Welche der folgenden Faktoren werden als Risikofaktoren für Herz- und Kreislauferkrankungen angesehen?

1. Erhöhung des Cholesterinspiegels im Blutserum
2. Erhöhung des Blutdrucks
3. Übergewicht

4. Zuckerkrankheit
5. Bewegungsarmut
6. starke psychische Belastung
(A) 1 + 2
(B) 1 + 2 + 3
(C) 1 + 3 + 5 + 6
(D) 2 + 3 + 4 + 5
(E) alle sind richtig

1.6.7   Bei welcher der nachfolgenden Krankheiten ist das relative Sterberisiko bei Rauchern gegenüber Nichtrauchern am stärksten erhöht?

(A) Leberzirrhose
(B) Magengeschwüre
(C) Lungenkrebs
(D) Emphysem
(E) koronare Herzkrankheit

1.6.8   Welche Aussage trifft zu?

Primäre Prävention bedeutet:
(A) Ausschaltung von Risikofaktoren bei gesunden Personen
(B) Erkennen schon manifester Krankheiten im Frühstadium
(C) frühzeitige Behandlung erkrankter Personen
(D) Wiedereingliederung eines Patienten in den Arbeitsprozess
(E) Umschulung eines Patienten auf eine neue berufliche Tätigkeit

1.6.9   Welche der nachstehend aufgeführten Todesursachen ist in Deutschland derzeit die häufigste bei beiden Geschlechtern?

(A) bösartige Tumoren
(B) Diabetes
(C) Herz- und Kreislaufkrankheiten
(D) Leberzirrhose
(E) Verkehrsunfälle

1.6.10   Wann darf eine Wöchnerin mit Zwillingsgeburt ihre berufliche Tätigkeit frühestens wieder aufnehmen?

(A) nach 4 Wochen
(B) nach 6 Wochen
(C) nach 8 Wochen
(D) nach 12 Wochen
(E) nach 16 Wochen

1.6.11   Die Beiträge zur gesetzlichen Krankenversicherung von Angestellten werden finanziert durch den:

1. Arbeitnehmer
2. Arbeitgeber
3. Staat
(A) 1
(B) 2
(C) 1 + 2
(D) 1 + 3
(E) 2 + 3

1.6.12   Welche Aussage trifft zu?

Die Landesversicherungsanstalten sind Träger der
(A) Kriegsopferversorgung
(B) Sozialhilfe
(C) gesetzlichen Unfallversicherung
(D) Arbeiterrentenversicherung
(E) gesetzlichen Krankenversicherung

1.7 Pflegebedarf unter Berücksichtigung der Entstehungsursachen aus Krankheit, Unfall, Behinderung

1.7.1   Welche der nachstehend aufgeführten Todesursachen ist in der Bundesrepublik Deutschland derzeit die häufigste bei beiden Geschlechtern?

(A) bösartige Tumoren
(B) Diabetes
(C) Herz- und Kreislaufkrankheiten
(D) Leberzirrhose
(E) Verkehrsunfälle

1.7.2   Welches ist die Haupttodesursache in der Altersgruppe 15–25-jähriger Männer?

(A) Verkehrsunfälle
(B) Leukämie
(C) Kreislaufkrankheiten
(D) Selbstmord
(E) maligne Tumoren

1.7.3   Welche Suchtform hat heute die größte volksgesundheitliche Bedeutung?

(A) Alkoholismus
(B) Schlafmittelsucht
(C) Schmerz- und Betäubungsmittelsucht
(D) Weckmittelsucht
(E) Heroinabhängigkeit

1.7.4   Heute sollte man das Rauchen als gesellschaftliche Gesundheitsgefährdung differenziert sehen. Welche Aussagen treffen zu?

1. Zigarren, Pfeife bzw. Zigaretten stellen ein etwa gleiches gesundheitliches Risiko dar
2. Das Inhalieren spielt für die Aufnahme gefährlicher Stoffe in den Körper keine Rolle
3. Der alkalische Zigarren- bzw. Pfeifenrauch löst beim Inhalieren Husten aus
4. Es ist sinnvoll, einem von Zigaretten abhängigen Raucher zu empfehlen, auf Zigarren oder Pfeife „umzusteigen"
5. Bei Frauen erhöht die Kombination von Zigaretten und „Pille" das Risiko eines Schlaganfalls

(A) 1 + 2
(B) 1 + 3
(C) 2 + 4
(D) 3 + 5
(E) 4 + 5

1.7.5   Eine Krankenschwester/ein Krankenpfleger sollte wissen:

1. dass ein Alkoholiker nach erfolgter Entgiftung auch ohne fremde Hilfe abstinent bleibt
2. dass der Anschluss eines Alkoholikers an eine Selbsthilfegruppe notwendig ist
3. dass Opferbereitschaft, Verständnis und konsequentes Handeln des Ehepartners in der Regel ausreichen, um einem Alkoholiker neuen Halt zu geben und die Ehe wieder zu stabilisieren
4. dass Alkoholiker sehr lange Zeit durch Lüge, Verdrängung und Selbstüberschätzung ihrem Problem aus dem Weg gehen

(A) 1 + 2
(B) 2 + 3
(C) 2 + 4
(D) 1 + 2 + 3
(E) 1 + 2 + 4

1.7.6   Der Veränderung der äußeren Lebensverhältnisse folgt die Anpassung von Einstellungen und Verhaltensweisen nur zögernd. Welche der folgenden Feststellungen treffen zu?

1. Im 19. Jahrhundert wurde in Deutschland sehr viel mehr schwere körperliche Arbeit geleistet als heute
2. Überernährung ist oft die Folge der Überzeugung, (faktisch übermäßig) viele Kalorien zu benötigen
3. Die gesundheitserzieherische Aufklärung in der BRD hat inzwischen bewirkt, dass fast alle Bürger sich angemessen ernähren
4. Von Speisen kann es eine psychische Abhängigkeit wie von Drogen nicht geben

(A) 1 + 2
(B) 2 + 3
(C) 2 + 3 + 4
(D) 1 + 3+ 4

1.7.7   Welche Aussage ist richtig? Die Gefahren bei der Einnahme von Haschisch (Cannabis) sind:

(A) Erzeugung von Chromosomenschäden
(B) Weil auf Dauer das Bedürfnis nach einem starken Rausch nicht befriedigt wird, wird auf härtere Drogen umgewechselt (Schrittmacherfunktion oder Einstiegsdroge)
(C) rasche Ausbildung einer starken suchtmäßigen Abhängigkeit
(D) infolge der starken Verunreinigungen der Rohdroge kommt es leicht zu ausgesprochenen Leberschädigungen

1.7.8   Die Ergebnisse der meisten epidemiologischen Studien weisen hin auf eine Beziehung zwischen Zigarettenrauchen und der Entstehung verschiedener Krankheiten wie:

1. Lungen-Karzinom
2. Lungen-Emphysem
3. chronische Bronchitis
4. koronare Herzerkrankungen

(A) 1 + 2
(B) 1 + 2 + 3
(C) 2 + 3 + 4
(D) 1 + 2 + 3 + 4

1.7.9 Welche Aussage trifft zu? Primäre Prävention bedeutet:

(A) Ausschaltung von Risikofaktoren bei gesunden Personen
(B) Erkennen schon manifester Krankheiten im Frühstadium
(C) frühzeitige Behandlung erkrankter Personen
(D) Wiedereingliederung eines Patienten in den Arbeitsprozess
(E) Umschulung eines Patienten auf eine neue berufliche Tätigkeit

1.7.10 Beispiele für primäre Prävention sind:

1. Polioschluckimpfung
2. genetische Beratung
3. Schutzimpfung gegen Pocken
4. Gesundheitsbelehrung durch Medien
5. Krebsvorsorgeuntersuchung

(A) 1 + 2
(B) 1 + 2 + 3
(C) 1 + 2 + 3 + 4
(D) 3 + 4
(E) 4 + 5

1.7.11 Welche der folgenden Faktoren werden als Risikofaktoren für Herz- und Kreislauferkrankungen angesehen?

1. Erhöhung des Cholesterinspiegels im Blutserum
2. Erhöhung des Blutdrucks
3. Übergewicht
4. Zuckerkrankheit
5. Bewegungsarmut
6. starke psychische Belastung

(A) 1 + 2
(B) 1 + 2 + 3
(C) 1 + 2 + 4
(D) 1 + 2 + 4 + 4
(E) alle

1.7.12 Bei welcher der nachfolgenden Krankheiten ist das relative Sterberisiko durch Zigarettenrauchen am stärksten – gegenüber Nichtrauchern – erhöht?

(A) Leberzirrhose
(B) Magengeschwüre
(C) Lungenkrebs
(D) koronare Herzkrankheit

1.7.13 Welche Antwort ist richtig? Zu den Pflichtleistungen der gesetzlichen Krankenversicherung gehören Früherkennungsmaßnahmen auf

(A) Brustkrebs bei Frauen
(B) koronare Herzkrankheiten
(C) rheumatische Erkrankungen
(D) Fettstoffwechselstörungen
(E) Leberzirrhose bei Männern

1.7.14 Welche Aussage trifft nicht zu?

Als primäre Prävention kann gelten:
(A) Schutzimpfung
(B) Gesundheitserziehung
(C) Filteruntersuchung
(D) Lebensmittelhygiene
(E) genetische Beratung

1.7.15 Abhängigkeit entwickelt sich üblicherweise am schnellsten bei:

(A) Haschisch
(B) Opiaten
(C) Hypnotika (Schlafmittel)
(D) Tranquilizern (Beruhigungsmittel)
(E) Marihuana

1.7.16 Durch Vermeiden von Zusalzen und durch Weglassen salzreicher Lebensmittel lässt sich die tägliche Kochsalzmenge in der Kost z. B. eines Hochdruckkranken reduzieren auf:

(A) ca. 5 mg pro Tag
(B) ca. 50 mg pro Tag
(C) ca. 500 mg pro Tag
(D) ca. 5 g pro Tag
(E) ca. 15 mg pro Tag

1.7.17 Die beste Screening-Methode zur Feststellung eines Rectumcarzinoms ist

(A) die digitale Rectumaustastung
(B) der Rectalabstrich
(C) die Stuhluntersuchung auf Fett
(D) der Hämoccult-Test
(E) die Bestimmung des Proteingehalts im Stuhl

1.7.18 Die wichtigste Ursache der Adipositas ist/sind

(A) endokrine Erkrankungen
(B) übermäßige Kalorienzufuhr
(C) chronische Infekte

1.7.9 A   1.7.10 C   1.7.11 E   1.7.12 C   1.7.13 A   1.7.14 C   1.7.15 B   1.7.16 D   1.7.17 D   1.7.18 B

(D) körperliche Inaktivität
(E) der Diabetes mellitus

1.7.19 Welches der folgenden Schlüsselprinzipien thromboseprophylaktischer Maßnahmen wird als „Muskel-Venen-Pumpe" bezeichnet?

(A) Durch Heben und Senken des Zwerchfells bei tiefer Ein- und Ausatmung wird eine beschleunigter venöser Rückfluss im Becken-, Bauch- und Thoraxbereich bewirkt
(B) Durch Hochlagerung der Beine wird ein beschleunigter venöser Rückfluss aus den unteren Extremitäten bewirkt
(C) Durch Bewegung und Kontraktion der Skelettmuskulatur wird Druck auf die Venen ausgeübt und der venöse Rückfluss gefördert
(D) Durch ausreichende Flüssigkeitszufuhr werden die Fließeigenschaften des Blutes verbessert und der Strömungswiderstand gesenkt, dadurch kann das Blut in den Venen besser Richtung Herz gepumpt werden

1.7.20 Welche Antwort ist richtig? Für eine große Stuhlmenge kann es folgende Ursachen geben:

(A) ballaststoffarme Ernährung
(B) Obstipation
(C) ballaststoffreiche Ernährung
(D) Fastenkuren

1.8 Pflegebedarf unter Berücksichtigung sachlicher, personenbezogener und situativer Erfordernisse ermitteln

1.8.1 Die Hautfarbe ist abhängig von:

1. der Außentemperatur
2. der Durchblutung
3. dem Wasserhaushalt
4. dem Geschlecht
(A) 1 + 2 + 3
(B) 2 + 3
(C) 1 + 2
(D) 3 + 4

1.8.2 Ordnen Sie die Begriffe der beiden Listen einander zu!

Liste 1
(A) Anregung der Kautätigkeit
(B) Linderung von Mundtrockenheit

Liste 2
1. Eiswürfel lutschen lassen
2. Zitronenscheibe auf die Zunge legen
3. mehrmals täglich Mundpflege durchführen
4. Brotrinde anbieten
(A) A1, A2, B3, B4
(B) A4, B1, B2, B3
(C) A3, A4, B1, B2
(D) A3, B1, B2, B4

1.8.3 Die Auswirkungen von Strahlenschäden können reduziert werden durch:

(A) gründliches Waschen und Bürsten
(B) Wärmeanwendung
(C) Auftragen von hautpflegenden Salben
(D) Pudern der Hautareale
(E) Kälteanwendung

1.8.4 Welche der folgenden Hinweise für einen Patienten mit Diabetes mellitus sind richtig?

1. viel barfuß laufen
2. das Tragen offener Schuhe ist immer vorteilhaft
3. besondere Beobachtung der Hautfalten
4. Gefährdung durch unsachgemäße Nagelpflege
5. regelmäßige Nahrungsaufnahme
(A) 1 + 2
(B) 1 + 3 + 4
(C) 2 + 3 + 5
(D) 2 + 4
(E) 3 + 4 + 5

1.8.5 Welche Entlassratschläge geben Sie einer 70-jährigen Patientin, die während ihres stationären Aufenthaltes an Obstipation gelitten hat?

1. Die Patientin soll zu jeder Mahlzeit Obst und/oder Gemüse essen, möglichst roh
2. Die Patientin soll sich aus der Apotheke sofort Abführmittel besorgen
3. Die Patientin soll sich täglich morgens ein kleines Klistier machen

I Pflegesituationen

4. Die Patientin soll viel Flüssigkeit zu sich nehmen, möglichst oft Obst- und Gemüsesäfte
5. Die Patientin soll ihren Flüssigkeitsbedarf möglichst durch schwarzen Tee und Kakao decken

(A) 1 + 2
(B) 1 + 3
(C) 1 + 4
(D) 2 + 3
(E) 2 + 5

1.8.6 Sie werden zu einem Patienten mit Nasenbluten gerufen. Welche der folgenden Maßnahmen gehören zu Ihren ersten?

1. Kopf und Oberkörper hoch lagern
2. Patienten auffordern, Kopf weit in den Nacken zu legen
3. Oberkörper flach lagern
4. Patienten auffordern, Nasenflügel fest gegen Septum zu pressen
5. Patienten auffordern, Blut herunterzuschlucken

(A) 2 + 3
(B) 4 + 5
(C) 1 + 2
(D) 1 + 5
(E) 1 + 4

1.8.7 Welche der folgenden Kontrollen dienen der frühzeitigen Erkennung einer postoperativ auftretenden Blutung?

1. Temperaturkontrolle
2. Blutdruck- und Pulskontrolle
3. Atemfrequenzkontrolle
4. Kontrolle der Hautfarbe

(A) 1 + 3
(B) 2 + 4
(C) 3 + 4
(D) 1 + 2
(E) 2 + 3

1.8.8 Einem Patienten wurde ein Unterschenkelgips angelegt. Sie haben den Auftrag, dem Patienten zu sagen, bei welchen Veränderungen er unverzüglich einen Arzt aufsuchen muss. Nennen Sie bitte 5!

1.8.9 Eine 25-jährige Frau ist zum ersten Mal schwanger. Was sollte sie auf keinen Fall während der Schwangerschaft tun?

(A) ihren Beruf ausüben
(B) Diät halten
(C) rauchen
(D) Sport treiben
(E) reisen

1.9 Pflegehandeln nach dem Pflegeprozess gestalten

1.9.1 Bitte ordnen Sie die Begriffe der beiden Listen einander zu und kreuzen Sie die richtige Kombinationsaussage an!

Liste 1
(A) Pflegeanamnese
(B) Pflegeplanung
(C) Pflegebericht
(D) Evaluation/Überprüfung

Liste 2
1. schriftliche Fixierung der durchgeführten Pflegemaßnahmen
2. Vergleich der Ergebnisse mit dem ursprünglichen Zustand des Patienten
3. Formulierung und schriftliche Fixierung der Pflegeprobleme
4. Feststellung der speziellen pflegerischen Bedürfnisse

(A) A3, B1, C2, D4
(B) A4, B3, C1, D2
(C) A1, B2, C4, D3
(D) A2, B4, C1, D3

1.9.2 Ordnen Sie die Begriffe der beiden Listen einander zu und kreuzen Sie die richtige Kombination an!

Liste 1
(A) Gruppenpflege
(B) Funktionspflege
(C) Bezugspflege
(D) Primary Care-System

Liste 2
1. Die Übersicht über den Pflegebedarf der zugeteilten Patienten ist gewährleistet und eine individuelle Pflege bei guter Planung erreichbar
2. Die einzelne Pflegeperson kann in ihrem abgegrenzten Verantwortungsbereich die

umfassende, geplante Pflege am gleichen Patienten durchführen

3. Die einzelne Pflegeperson versorgt alle Patienten der ganzen Station mit delegierten Anteilen der Pflege und Therapie. Ihr Zuständigkeitsbereich ist verrichtungsbezogen

4. Es bemisst den Bedarf an Pflege eines/r einzelnen Patienten/in

(A) A1, B3, C4, D2
(B) A2, B3, C1, D4
(C) A2, B4, C2, D3
(D) A3, B1, C2, D4
(E) A3, B4, C1, D2

1.9.3 Welche Person hat im deutschsprachigen Raum die Aktivitäten des täglichen Lebens (ATL) „eingeführt"?

1.9.4 Folgende Aussagen zum pflegerischen Erstgespräch (Aufnahmegespräch) sind zutreffend:

1. Das Gespräch sollte mit pflegerischen Maßnahmen verbunden werden
2. Das Gespräch sollte am ersten oder zweiten Tag stattfinden
3. Bei Patienten, die schon häufiger im Krankenhaus waren, kann das Gespräch entfallen
4. Der Gesprächsinhalt sollte durch enge Fragen gelenkt oder durch einen Fragebogen strukturiert werden
5. Neben dem Erfassen der Lebensgewohnheiten und der sozialen Situation geht es um das Erleben der Krankheit aus der Sicht des Patienten

(A) 2 + 5
(B) 1 + 2
(C) 2 + 4
(D) 1 + 3
(E) 3 + 4

1.9.5 Was verstehen Sie unter dem Begriff „Pflegeproblem"?

(A) Schwierigkeiten, die aus medizinischer Sicht zu berücksichtigen sind
(B) gesundheitliche Beeinträchtigungen des Patienten, die pflegerische Unterstützung notwendig machen
(C) Probleme, zu deren Lösung nur das Krankenpflegepersonal befähigt ist

(D) Schwierigkeiten des Patienten, die sich ausschließlich auf körperliche Probleme des Patienten beziehen
(E) Zustände, die nur im Laufe eines längeren Krankenhausaufenthaltes verändert werden können

1.9.6 Merkmale der Pflegeprozessplanung sind:

1. Sie kann als Organisationsmittel helfen, Pflegetätigkeiten zu koordinieren
2. Die Erfassung von Pflegeleistungen im Pflegebereich bildet eine Argumentationshilfe u. a. für Budgetverhandlungen
3. Durch die Ermittlung individueller Pflegeprobleme beschränken sich die Pflegemaßnahmen auf das für den Patienten notwendige Maß
4. Die Effektivität von Pflegemaßnahmen lässt sich durch den Vergleich mit anderen Pflegeberichten steigern
5. Sie berücksichtigt den ganzen Menschen und nicht nur seine körperlichen Erkrankungen

(A) 2 + 5
(B) 1 + 2 + 5
(C) 2 + 3 + 5
(D) 3 + 4+ 5

1.9.7 Sie diskutieren mit einer Krankenschwester auf Station die Pflegeprozessplanung. Welche Argumente sprechen für die Pflegeprozessplanung? Nennen Sie 5!

1.9.8 Nennen Sie drei Bedingungen, die eine individuelle, patientenorientierte Pflege möglich machen!

1.9.9 Welche Angaben zu den Pflegezielen sind richtig?

1. Ein Pflegeziel beschreibt, welcher „Erfolg" durch die Pflege angestrebt wird
2. Pflegeziele sind Kriterium und Maßstab für die Beurteilung der Wirksamkeit der durchgeführten Pflegemaßnahmen
3. Pflegeziele können als Nahziele und als Fernziele formuliert werden
4. Pflegeziele sollen nach Möglichkeit auch einen zeitlichen Rahmen bis zu ihrer Erreichung beschreiben
5. Pflegeziele müssen konkret, sinnvoll, erreichbar und überprüfbar sein

I Pflegesituationen

(A) 1 + 3 + 4
(B) 1 + 4
(C) 2 + 3 + 5
(D) 4 + 5
(E) alle Antworten sind richtig

1.9.10   Die Informationssammlung bei der Aufnahme eines Patienten stellt den ersten Schritt des Krankenpflegeprozesses dar. Nennen Sie 5 Maßnahmen, die eine Krankenschwester/ein Krankenpfleger einsetzen kann, um eine vollständige Informationssammlung zu erhalten!

1.9.11   Der Pflegeprozess besteht aus 6 voneinander abhängigen und sich wiederholenden Arbeitsschritten, dem so genannten Regelkreis. Nennen Sie diese in der richtigen Reihenfolge!

1. _____
2. _____
3. _____
4. _____
5. _____
6. _____

II Pflegemaßnahmen auswählen, durchführen und auswerten

Gesetzliche Vorgabe (Anlage 1 zu § 1 Abs.1 KrPflAPrV):
Die Schülerinnen und Schüler sind zu befähigen,

- Pflegerische Interventionen in ihrer Zielsetzung, Art und Dauer am Pflegebedarf auszurichten
- Die unmittelbare vitale Gefährdung, den akuten oder chronischen Zustand bei einzelnen oder mehreren Erkrankungen, bei Behinderungen, Schädigungen sowie physischen und psychischen Einschränkungen und in der Endphase des Lebens bei pflegerischen Interventionen entsprechend zu berücksichtigen
- Die Pflegemaßnahmen im Rahmen der pflegerischen Beziehung mit einer entsprechenden Interaktion und Kommunikation alters- und entwicklungsgerecht durchzuführen
- Bei der Planung, Auswahl und Durchführung der pflegerischen Maßnahmen den jeweiligen Hintergrund des stationären, teilstationären, ambulanten oder weiteren Versorgungsbereichs mit einzubeziehen
- Den Erfolg pflegerischer Interventionen zu evaluieren und zielgerichtetes Handeln kontinuierlich an den sich verändernden Pflegebedarf anzupassen.

2.1 Pflegerische Interventionen am Pflegebedarf ausrichten

2.1.1 Allgemeine Aufgaben der Krankenpflege

2.1.1.1   Die Krankenschwester/der Krankenpfleger hat pflegerische, pädagogische und administrative Aufgaben. Nennen Sie bitte 2 Beispiele dazu!

2.1.1.2   Welche Regeln beachten Sie beim Richten und Verabreichen von Medikamenten?

2.1.1.3   Welche wichtigen Punkte sind bei der Betreuung des Betäubungsmittelfaches zu beachten?

2.1.1.4   Die Pflegekraft hat nach Verabreichung eines Medikaments den Patienten zu beobachten, um Wirkung und Nebenwirkungen an den Arzt weiterzugeben. Nennen Sie 4 mögliche Veränderungen!

2.1.2 Vitalwertmessungen

2.1.2.1   Der zentrale Venendruck ist ein wichtiger Parameter zur Beurteilung

(A) der Sauerstoffsättigung des Blutes
(B) der Leistungsfähigkeit des linken Herzens
(C) des venösen Blutvolumens
(D) zur Beurteilung des gesamten Blutvolumens
(E) der Speicherkapazität der Pfortader

2.1.2.2   Wie muss ein Patient zur ZVD-Messung gelagert werden?

2.1.2.3   Was ist zur Vermeidung von ungenauen Messwerten bzw. bei Vorbereitung und Durchführung der zentralen Venendruckmessung zu beachten in Bezug auf den Patienten (2 Angaben), den Nullpunkt (2 Angaben), das Ablesen (1 Angabe)?

2.1.2.4   Wo können bei der Durchführung der Messung des zentralen Venendrucks mögliche Fehlerquellen liegen? Nennen Sie 4 Beispiele!

2.1.2.5   Nennen Sie 8 mögliche Fehlerquellen, die bei der Blutdruckmessung nach Riva Rocci Falschwerte ergeben können!

2.1.2.6   Welche Kriterien müssen bei der Pulsmessung bewertet werden?

2.1.2.7   Nach welchen Kriterien beobachten Sie die Körpertemperatur eines Patienten und erläutern Sie in Stichworten die Pflege Fieberkranker!

1. Einteilung der Temperatur
2. Fiebertypen/Verlauf/Phasen des Schüttelfrostes
3. Ursachen von Fieber
4. Begleiterscheinungen bei Fieber
5. Pflege Fieberkranker

2.1.3 Pflegemaßnahmen

2.1.3.1   Zur rückenschonenden Arbeitsweise gehören:

1. Standfläche vergrößern
2. in Arbeitsrichtung stehen
3. große Muskulatur benutzen
4. Lasten so nahe wie möglich am Körper bewegen und tragen
5. angebotene Hilfsmittel benutzen
(A) 1 + 2
(B) 2 + 3
(C) 4 + 5
(D) alle Aussagen sind richtig
(E) 1 + 4

2.1.3.2   Nennen Sie 5 Kriterien für eine rückenschonende Arbeitsweise bei Hebe- und Tragetechniken in der Krankenpflege!

2.1.3.3   Nennen Sie Einflussfaktoren für typische Zwangs- und Schonhaltungen!

2.1.3.4   Welche Lagerungshilfsmittel dienen der Druckentlastung (6 Antworten)?

2.1.3.5   Wie wird ein Kranker richtig gelagert:

a) bei einer Beckenvenenthrombose?
b) bei einer schweren Ruheinsuffizienz des Herzens?
c) bei einer peripheren arteriellen Verschlusskrankheit (PAVK) der Beine?

2.1.3.6   Ordnen Sie bitte zu!

Liste 1

(A) Wirbelfraktur
(B) Varizen OP
(C) Strumektomie

Liste 2

1. flache Lagerung
2. Oberkörperhochlagerung
3. Erhöhung des Fußendes

(A) A2, B1, C3
(B) A1, B3, C2
(C) A3, B2, C1

2.1.3.7   Welches ist das vorrangige Lagerungsprinzip bei ausgedehnten Extremitätenverbrennungen?

2.1.3.8   Die beste Lagerung eines Patienten für einen Reinigungseinlauf ist

(A) die rechte Seitenlage
(B) die linke Seitenlage
(C) die Rückenlage
(D) die Steinschnittlage
(E) die Bauchlage

2.1.3.9   Was muss bei einem Patienten beobachtet werden, während er badet?

2.1.3.10   Nennen Sie die Indikationen für ein Sitzbad (4 Antworten)!

2.1.3.11   Nennen Sie 5 Ursachen von Appetitlosigkeit und 5 allgemeine pflegerische Möglichkeiten gegen die Appetitlosigkeit!

2.1.3.12   Definieren Sie die angeführten Miktionsstörungen und nennen Sie deren Hauptursachen Dysurie, Pollakisurie, Harnretention!

2.1.3.13   Postoperativ kommt es häufig zu Miktionsstörungen. Welche pflegerischen Hilfsmittel können Sie anwenden, um den Patienten das Wasserlassen zu erleichtern (3 Angaben)?

2.1.3.14   Nach welchen Kriterien können Urin und Urinausscheidung beurteilt werden (8 Angaben)?

2.1.3.15   Welche wichtigen Hinweise geben Sie einer Patientin zur Gewinnung von Mittelstrahlurin?

2.1.3.16   Nennen Sie 6 mögliche Ursachen für die Entstehung einer chronischen Obstipation!

2.1.3.17   Nennen Sie 5 Möglichkeiten zur Regulierung der Darmtätigkeit bei Obstipation!

2.1.3.18   Welche Ratschläge geben Sie einer 70-jährigen Patientin vor ihrer Entlassung, die während ihres stationären Aufenthaltes an Obstipation gelitten hat?

2.1.3.19   Nennen Sie die verschiedenen Wirkungsmechanismen eines Klistiers und geben Sie eine kurze Beschreibung der einzelnen Wirkungsweisen!

2.1.3.20   Zur Operationsvorbereitung soll ein Reinigungseinlauf durchgeführt werden. Wie soll der Patient dafür gelagert werden?

2.1.3.21   Beschreiben Sie die wichtigsten Schritte bei der Durchführung einer rektalen Darmspülung!

2.1.3.22   Nennen Sie 4 krankhafte Veränderungen des Stuhls mit je einer Ursache!

2.1.3.23   Nennen Sie stichpunktartig die Hilfeleistung beim Erbrechen! Der Patient ist bei Bewusstsein und kann aufgesetzt werden.

2.1.3.24   Beschreiben Sie die 3 wichtigsten Prophylaxen bei einem Patienten mit dekompensierter Herzinsuffizienz!

2.1.3.25   Ein Patient leidet seit mehreren Tagen unter hohem Fieber. Bitte begründen Sie, warum bei diesem Patienten die unten aufgeführten Prophylaxen durchzuführen sind (je 2 Begründungen)!

- Pneumonieprophylaxe
- Thromboseprophylaxe
- Dekubitusprophylaxe
- spezielle Mundpflege
- Obstipationsprophylaxe

2.1.3.26   Nennen und begründen Sie 4 Prophylaxen, die Sie bei einem immobilen Patienten mit Fieber durchführen!

2.1.3.27   Wodurch wird das Entstehen einer Pneumonie begünstigt? Bitte nennen Sie 3 Schwerpunkte!

2.1.3.28   Beim Anlegen von elastischen Binden zur Thromboseprophylaxe:

1. läuft die Binde vom Kniegelenk beginnend abwärts
2. beginnt man mit dem Wickeln an den Zehen
3. müssen am Unterschenkel unbedingt die Umschlagtouren (Kornährenverband) eingehalten werden
4. ist der Zug bzw. die Straffheit der Binde am Knöchel höher als am Oberschenkel

(A) 1 + 3
(B) 1 + 2 + 3
(C) 3 + 4
(D) 2 + 4
(E) 1 + 4

2.1.3.29   Zur Sekretlockerung gibt es verschiedene Möglichkeiten. Zählen Sie 6 Möglichkeiten auf!

2.1.3.30   Zur Obstipationsprophylaxe gehören:

1. ausgeglichene ballaststoffreiche Ernährung
2. Verminderung der Flüssigkeitszufuhr
3. gymnastische Übungen
4. Spaziergänge
5. Gabe von Analgetika
6. schlackenarme Kost

(A) 1 + 3 + 4
(B) 2 + 3 + 5
(C) 1 + 4 + 6
(D) 2 + 4 + 6
(E) alle sind richtig

2.1.3.31   Nennen Sie die 3 Ursachen (nach Virchow) für die Entstehung einer Thrombose! Welche Patienten sind besonders gefährdet?

2.1.3.32   Thromboseprophylaxe:

Nennen Sie 3 Ziele und 4 der wichtigsten pflegerischen Maßnahmen!

2.1.3.33   Zählen Sie 5 thromboemboliegefährdete Patientengruppen auf und nennen Sie 4 unspezifische Maßnahmen der Thromboseprophylaxe!

2.1.3.34   Was bewirken Sie durch das Anziehen von Antithrombosestrümpfen bzw. Wickeln der Beine im Rahmen der Thromboseprophylaxe?

2.1.3.35   Nennen Sie Störungen, die die Entstehung eines Dekubitus begünstigen!

2.1.3.36   Nennen Sie 6 Personengruppen, bei denen eine erhöhte Dekubitusgefahr besteht und begründen Sie warum!

2.1.3.37   Welche Prophylaxen führen Sie vorrangig bei welchen Patienten mit folgenden Erkrankungen durch?

Liste 1
(A) Dekubitusprophylaxe
(B) Pneumonieprophylaxe
(C) Soor- und Parotitisprophylaxe
(D) Thromboseprophylaxe

Liste 2
1. Patient mit Laparotomie
2. Patient mit ausgeprägter Kachexie
3. Patient mit chronisch obstruktiver Bronchitis
4. Patient, der parenteral ernährt wird und hochdosiert Antibiotika erhält

(A) A1, B2, C3, D4
(B) A2, B3, C4, D1
(C) A3, B4, C1, D2
(D) A2, B1, C3, D4

2.1.3.38   Zählen Sie die Prinzipien der Druckentlastung im Rahmen der Dekubitusprophylaxe auf (keine Pflegehilfsmittel)!

2.1.3.39   Welche Kontrollmaßnahmen sind bei Patienten mit Colitis ulcerosa wichtig?

1. Bauchumfang messen
2. Gewicht kontrollieren
3. Urin sammeln
4. Stuhlfrequenz feststellen
5. Temperatur ermitteln

(A) 1 + 2 + 3
(B) 2 + 4 + 5
(C) 1 + 3 + 5
(D) 2 + 3 + 4
(E) 1 + 4

2.1.3.40   Welche Patienten sind besonders kontrakturgefährdet? Nennen Sie 5!

2.1.3.41   Zählen Sie 7 prophylaktische Maßnahmen auf, die Sie Patienten mit Krampfadern empfehlen sollten!

2.1.3.42   Dekubitusprophylaxe:

Bei Ihrem anvertrauten Patienten soll das Entstehen von Dekubitusgeschwüren unbedingt vermieden werden.
a)   Erläutern Sie wesentliche Ursachen!
b)   Erläutern Sie Risikofaktoren (5)!
c)   Beschreiben Sie den pathophysiologischen Entstehungsmechanismus!
d)   Nennen Sie je 3 besonders gefährdete Stellen in Rücken-, Seiten und Bauchlage (zusammen 9 gefährdete Stellen)!
e)   Nennen Sie die Gradeinteilung!
f)   Nennen Sie besonders gefährdete Patientengruppen (5)!
g)   Formulieren Sie in einem Satz das entscheidende Pflegeziel!
h)   Nennen Sie die Voraussetzungen zur Durchführung von notwendigen Pflegemaßnahmen!
i)   Erläutern Sie erforderliche Maßnahmen zur Verhinderung von Dekubitalgeschwüren an einem jüngeren oder an einem hochbetagten Patienten (das Krankheitsbild kann unter Verwendung der eigenen Erfahrung frei gewählt werden)!

2.1.3.43   Thromboseprophylaxe:

Beschreiben Sie die Virchowsche Trias und erläutern Sie Maßnahmen zur Thromboseprophylaxe!

2.1.4 Pflegetechniken

2.1.4.1   Wodurch wird die Wundheilung beeinflusst (4 Angaben)?

2.1.4.2   Wie vermeiden Sie Wundheilungsstörungen bei einem Patienten (5 Angaben)?

2.1.4.3   Nach welchem Prinzip reinigen Sie:
a)   eine aseptische Wunde?
b)   eine septische Wunde?

c)   zwei nebeneinander liegende (saubere, unsaubere) Wunden?

2.1.4.4   Wie ist beim Reinigen einer septischen Wunde vorzugehen? Bitte begründen!

2.1.4.5   Bei welchen Wunden müssen Sie besonders an die Tetanusgefährdung denken?
(A)   nur bei tiefen, ausgedehnten Quetschwunden
(B)   bei jeder offenen Wunde
(C)   vor allem bei Bisswunden
(D)   nur bei Schürfwunden
(E)   nur bei stark mit Erdreich verschmutzten Wunden

2.1.4.6   Beschreiben Sie die Verbrennungsgrade bei einer Verbrennungswunde!

2.1.4.7   Bei der Wundrandreinigung achtet man darauf:
1.   dass bei aseptischen Wunden von innen nach außen gereinigt wird
2.   dass bei septischen Wunden von außen nach innen gereinigt wird
3.   dass sowohl die aseptische als auch die septische Wunde von außen nach innen gereinigt werden
(A)   1 + 3
(B)   2 + 3
(C)   1 + 2
(D)   alle Aussagen sind richtig

2.1.4.8   Bei der Durchführung eines Verbandwechsels ist darauf zu achten, dass:
1.   die Wunde vor dem Anlegen des neuen Verbandes mit H_2O_2 gespült wird
2.   die Wundrandreinigung bei einer septischen Wunde zur Naht hin durchgeführt wird
3.   die Wundauflage unter sterilen Bedingungen entfernt wird
4.   die Wundrandreinigung bei einer septischen Wunde von der Naht weg durchgeführt wird
(A)   1 + 2 + 3
(B)   1 + 2 + 4
(C)   2 + 3
(D)   2 + 4
(E)   1 + 4

II Pflegemaßnahmen

2.1.4.9   Ein Desault-Verband wird angelegt bei:

(A) Oberarmbruch
(B) Unterarmbruch
(C) Schlüsselbeinbruch
(D) Rippenbruch

2.1.4.10   Bei der Pflege eines Patienten mit einem frisch angelegten Gipsverband ist zu beachten, dass:

1. die betroffene Extremität hoch gelagert wird
2. Schmerzäußerungen Hinweise auf entstehende Druckgeschwüre sein können
3. die im Gipsverband ruhig gestellte Extremität nur gering bewegt werden darf
4. eine evtl. auftretende Gefühllosigkeit in der betroffenen Extremität unverzüglich dem Arzt gemeldet werden muss

(A) 1 + 2 + 4
(B) 1 + 3
(C) 2 + 3 + 4
(D) 2 + 4
(E) alle Antworten sind richtig

2.1.4.11   Welche Kontrollen sind bei Patienten nach Anlage eines Gipses notwendig?

2.1.4.12   Welche Komplikationen können beim zirkulären Gipsverband auftreten?

2.1.4.13   Welche Informationen müssen einem Patienten mit einem zirkulären Gipsverband gegeben werden, um ihn auf mögliche Komplikationen aufmerksam zu machen (5)?

2.1.4.14   Ein Patient hat einen geschlossenen Unterschenkelliegegips bekommen.

a) Welche 3 Komplikationen können auftreten?
b) Wie können Sie diese erkennen? Nennen Sie 4 Beobachtungspunkte!

2.1.4.15   Ein zirkulärer Unterarmgips bei frischer geschlossener Fraktur muss

(A) längere Zeit feucht gehalten werden
(B) über der Bruchstelle quer gespalten werden
(C) in voller Länge gespalten werden
(D) zur Verhinderung einer Ödembildung besonders eng anliegen

2.1.4.16   Bei Schmerzen und Zirkulationsstörungen einer Extremität im Gipsverband ist folgende Maßnahme dringend erforderlich:

(A) Spalten und Aufbiegen des Gipsverbandes
(B) Hochlagerung und Gabe von Analgetika
(C) Eisblase lokal
(D) durchblutungsfördernde Mittel
(E) alle sind falsch

2.1.4.17   Zur Vermeidung einer Peroneuslähmung ist bei einem Gips besonders abzupolstern:

(A) die Tuberositas tibiae (Schienbeinrauigkeit)
(B) das Fibulaköpfchen
(C) die Fersengegend
(D) der laterale Knöchel

2.1.4.18   Nennen Sie mögliche Applikationsstellen für eine s.c. Injektion!

2.1.4.19   Welche der Aussagen zum Thema „intramuskuläre Injektionstechnik" als ventroglutäale Injektion sind zutreffend?

1. Sie gilt als die komplikationsärmste aller intramuskulären Injektionstechniken
2. Wichtig ist die exakte Feststellung der Spina iliace anterior superior, der Eminantia cristae und der Trochanter major
3. Injektionsort ist der M. glutaeus medius (= mittlerer Gesäßmuskel)
4. Die Kanülenlänge darf 40 mm **nicht** überschreiten
5. Der Einstich erfolgt im Winkel von 45 Grad zur Hautoberfläche

(A) 2 + 3 + 4
(B) 4 + 5
(C) 1 + 2 + 3
(D) 1 + 5
(E) 2 + 4 + 5

2.1.4.20   Ein Patient soll intramuskulär gespritzt werden. Beschreiben Sie die Technik der ventroglutäalen Injektion einschließlich der Stichrichtung!

2.1.4.21   Unter Kataplasmen versteht man

(A) Gummikissen, die mit einem Salzgemisch gefüllt sind
(B) einen Sammelbegriff für Wärmflaschen
(C) heiße Breiumschläge
(D) mit Eis gefüllte Gummibeutel

2.1.4.22 Symptome einer Thrombophlebitis bei liegender Venenverweilkanüle sind:

1. lokale Überwärmung im Bereich der Einstichstelle
2. Druckschmerz
3. schwerste Stauungen im Bereich der betroffenen Extremitäten
4. nicht scharf abgegrenzte Rötung im Bereich der betroffenen Venen
5. Patient klagt über Taubheitsgefühl in den Fingerspitzen

(A) 1 + 2 + 4
(B) 2 + 4 + 5
(C) 1 + 2 + 3
(D) 3 + 4 + 5
(E) 2 + 3 + 4

2.1.4.23 Mit der palpatorischen Blutdruckmessung erfasst man

(A) den systolischen Wert
(B) den diastolischen Wert
(C) den systolischen und diastolischen Wert
(D) den Wert der Amplitude
(E) die Geschwindigkeit des strömenden Blutes

2.1.4.24 Worauf haben Sie beim Vorbereiten und Richten eines Erythrozytenkonzentrats zu achten?

2.1.4.25 Welche Sofortmaßnahmen sind bei einem Transfusionszwischenfall zu treffen?

1. Transfusion abstellen
2. Venenzugang belassen
3. unblutiger Aderlass
4. Patienten in eine halbsitzende Lagerung bringen
5. Arzt verständigen
6. Vitalzeichenkontrolle

(A) 1 + 2 + 4 + 6
(B) 1 + 4 + 5 + 6
(C) 1 + 2 + 5 + 6
(D) 1 + 2 + 3 + 6
(E) 2 + 3 + 4 + 5

2.1.4.26 Ein Patient mit Blutgruppe A, Rhesusfaktor positiv, soll eine Transfusion erhalten. Was muss unbedingt vor der Bluttransfusion gemacht werden?

(A) Kühlung des Blutes
(B) Gabe von Vitamin K
(C) Gabe von Heparin
(D) Kreuzprobe
(E) kräftiges Schütteln des Blutes

2.1.4.27 Welche Komplikationen können beim Legen einer Magensonde auftreten?

2.1.4.28 Welche Möglichkeiten stehen Ihnen zur Verfügung, um die Lage einer Magensonde zu kontrollieren?

2.1.4.29 Zählen Sie 5 Pflegegrundsätze beim Umgang mit Thoraxdrainagen auf!

2.1.4.30 Nach einer Segmentresektion mit 10 – 20 cm H_2O-Sog an der Thoraxdrainage treten keine atemsynchronen Niveauschwankungen auf. Ursachen sind:

1. zu schwache Atmung des Patienten
2. Pleuraerguss
3. Chylothorax
4. Verstopfung des Ableitungssystems
5. äußeres oder inneres Leck
6. Abknicken der Pleuradrainage

(A) 1 + 5 + 6
(B) 3 + 4 + 6
(C) 2 + 4 + 6
(D) 4 + 5 + 6
(E) 3 + 4 + 5

2.1.4.31 Nach einer Lobektomie mit Thoraxdrainage und externem Soganschluss tritt starkes Sprudeln im Wasserschloss auf. Nennen Sie eine mögliche Ursache!

2.1.4.32 Die Bülau-Drainage wird eingesetzt zur:

(A) Drainage des Gallengangs
(B) Dauerabsaugung bei Pylorusstenose
(C) fortlaufenden Entleerung eines Pneumothorax
(D) Sekretdrainage nach TEP-Operation
(E) Liquordrainage

II Pflegemaßnahmen

2.1.4.33   Wenn bei einer Osteomyelitis (z. B. im Oberschenkelknochen) eine Spül-Saug-Drainage angelegt wird, ist Folgendes zu beachten:

1.   exakte Dosierung der Spüllösung
2.   halbstündliches Abklemmen des Spülsystems
3.   Kontrolle der ein- und auslaufenden Spülflüssigkeit in zeitlich festgelegten Abständen
4.   aseptisches Wechseln von Ableitungs-besteck und Sekretflasche

(A) 1 + 3 + 4
(B) 1 + 2 + 3
(C) alle Aussagen sind richtig
(D) 1 + 2 + 4
(E) 2 + 3 + 4

2.1.4.34   Welche Funktion hat eine Redon-Drainage?

2.1.4.35   Welche Gegenstände richten Sie für eine Pleurapunktion (6 Angaben)?

2.1.4.36   Auf Station wurde bei einem Patienten eine Pleurapunktion durchgeführt. Welche pflegerischen Gesichtspunkte müssen Sie nach solch einer Punktion in Bezug auf den Patienten beachten?

2.1.4.37   Welche Vorbereitung treffen Sie für eine suprapubische Blasenpunktion?

2.1.4.38   Bei der Pflege eines tracheotomier-ten Patienten achtet man darauf, dass:

1.   bis in die unteren Luftwege abgesaugt wird
2.   der Patient häufig inhaliert und die Zimmerluft angefeuchtet wird
3.   der Patient mehrmals täglich ohne Kanüle atmet
4.   der Patient mit Nasenklemme atmet
5.   in unmittelbarer Nähe des Patienten Ersatzkanülen bereitliegen

(A) 1 + 2 + 3
(B) 1 + 3 + 5
(C) 2 + 3 + 4
(D) 1 + 2 + 5
(E) alle sind richtig

2.1.4.39   Nennen Sie 5 Komplikationen bei tracheotomierten Patienten!

2.1.4.40   Für das Absaugen bei einem Patienten nach Kehlkopfexstirpation mit neu angelegtem Tracheostoma gilt:

1.   Ein Absaugen unter sterilen Kautelen ist nicht unbedingt notwendig, da die lokale Abwehr gesteigert werden muss
2.   Bei diesen Patienten muss oral, nasal, in der Trachealkanüle und endotracheal abgesaugt werden
3.   Der Patient sollte das Absaugen so bald wie möglich selbst erlernen
4.   In der frühen postoperativen Phase muss bei vielen Patienten häufig abgesaugt werden
5.   Häufiges Absaugen führt zu einer starken Reizung der Schleimhäute, es sollte nur in dringenden Fällen abgesaugt werden

(A) 2 + 3 + 5
(B) 1 + 2 + 5
(C) 1 + 3 + 4
(D) 1 + 3 + 5
(E) 2 + 3 + 4

2.1.4.41   Ein Patient mit Tracheostoma und Trachealkanüle muss abgesaugt werden. Welche Aussagen sind richtig?

1.   Während des Einführens des Absaugkathe-ters bleibt grundsätzlich der „Fingertip" geöffnet
2.   Hoher Sog kann zu einer Atelektasenbil-dung führen
3.   Die max. Länge des Absaugvorganges soll 15 Sekunden nicht überschreiten
4.   Wenn man mit dem Katheter auf einen Widerstand stößt, ist dieser 3 cm zurück-zuziehen
5.   Der Absaugkatheter ist mit 2%-iger Desinfektionslösung durchzuspülen
6.   Durch Kopfdrehung nach links wird der linke Hauptbronchus gezielt abgesaugt
7.   Durch zu starke Fixierung des Kanülen-bandes kann es zu einer oberen Abfluss-stauung kommen

(A) 1 + 5 + 6 + 7
(B) 1 + 2 + 3 + 7
(C) 3 + 4 + 5 + 6
(D) 2 + 3 + 5 + 7
(E) 1 + 2 + 3 + 4

2.1.4.42   Bei der Pflege eines Patienten mit einem endständigen Anus praeter nach Rektumamputation ist Folgendes zu berücksichtigen:

1. Anpassen eines gut sitzenden Kolostomiebeutels
2. Reihenfolge des Verbandwechsels: Bauchwunde – Sakralwunde – Anus praeter
3. Reihenfolge des Verbandwechsels: Anus praeter – Bauchwunde – Sakralwunde
4. Eincremen der Haut vor dem Anlegen des Kolostomiebeutels
5. häufiger Wechsel des Kolostomiebeutels zur Vermeidung von Hautreizungen

(A) 1 + 2 + 5
(B) 2 + 4 + 5
(C) 1 + 2
(D) 1 + 4 + 5
(E) 1 + 4

2.1.4.43   Nennen Sie 4 Pflegemaßnahmen, die sich bei der Versorgung eines Patienten mit einem Ileostoma ergeben!

2.1.4.44   Bei der Anwendung von Stomahaftpaste ist zu beachten:

(A) Sie sollte grundsätzlich verwendet werden
(B) Sie dient der Abdichtung bei Problemversorgungen
(C) Sie sollte ggf. mit nassen Fingern anmodelliert werden
(D) Die Entfernung bereits nach wenigen Stunden ist problematisch, da Rückstände verbleiben
(E) Wenn Rückstände bleiben, so müssen diese immer mit Benzin oder Äther entfernt werden

2.1.4.45   Die Reinigung der peristomalen Haut:

1. erfolgt vom Stoma weg nach außen
2. erfolgt wie bei septischen Wunden
3. erfordert den Einsatz spezieller Waschlotionen
4. sollte nur mit Wasser und milder Seife erfolgen
5. erfordert eine Waschlotion, die eine pflegende Rückfettung der Haut gewährleistet

(A) 1 + 2 + 3 + 5
(B) 2 + 4
(C) 2 + 3 + 4 + 5
(D) 1 + 3 + 5
(E) 2 + 3 + 5

2.1.4.46   Bei der postoperativen Versorgung von Patienten nach einer Ileostomie:

1. ist die Absaugung der Darmsekrete über die Dünndarmsonde zu überwachen
2. werden Schmerzmittel nur im äußersten Notfall verabreicht
3. muss die über das Stoma ausgeschiedene Flüssigkeit in die Flüssigkeitsbilanz einbezogen werden
4. ist die Darmperistaltik durch Wärmeanwendung anzuregen
5. ist zur ersten Anregung des Darms ein hoher Einlauf durchzuführen

(A) 1 + 2 + 3
(B) 1 + 3
(C) 3 + 4 + 5
(D) 1 + 2
(E) 3 + 5

2.1.4.47   Ein Patient wird nach Anlage eines Anus praeter entlassen. Eine spezielle Diät für Stomaträger gibt es nicht. Welche Grundregeln der Ernährung sollte der Patient trotzdem beachten?

2.1.4.48   Die Rehabilitation eines Patienten mit einem Anus praeter beginnt im Krankenhaus. Welche Informationen muss der Patient spätestens vor der Entlassung aus dem Krankenhaus bekommen? Zählen Sie 8 unterschiedliche Stichpunkte auf!

2.1.4.49   Nennen Sie die Pflegeschwerpunkte bei Anus praeter naturalis

a) in Bezug auf den Hautschutz!
b) in Bezug auf die Stuhlbeobachtung!

2.1.4.50   Sie sollen bei einer Patientin einen Dauerkatheter legen. Zählen Sie bitte stichpunktartig die Vorbereitung:

a) der Patientin
b) des Raumes
c) des Materials
d) von Ihnen selbst auf!

II Pflegemaßnahmen

2.1.4.51   Nennen Sie die Vorteile der suprapubischen Harnableitung!

2.1.4.52   Welche Vorteile des suprapubischen Katheters gegenüber dem transurethralen Katheter treffen zu?

1. jederzeit durchführbar
2. leicht zu pflegen
3. Hämaturie durch die Punktion
4. Spontanurin ist möglich
5. weitgehende subjektive Beschwerdefreiheit

(A) 1 + 3 + 4
(B) 1 + 2 + 4
(C) 2 + 4 + 5
(D) 1 + 2 + 5
(E) 2 + 3 + 4

2.1.4.53   Welche vorbeugenden Maßnahmen führen Sie durch, um einen Patienten mit Blasenverweilkatheter vor einer Infektion zu schützen (5 Angaben)?

2.1.4.54   Bei einem Patienten mit Polytrauma wird ein Blasenverweilkatheter gelegt, um:

1. einen ersten Überblick über die Nierenleistung zu erhalten
2. einen Dekubitus zu verhindern, da der Patient einnässt
3. eine genaue Flüssigkeitsbilanz erstellen zu können
4. den Arbeitsaufwand der Pflegeperson kleiner zu halten

(A) 2 + 4
(B) 2 + 3
(C) 3 + 4
(D) 1 + 3
(E) 1 + 4

2.1.4.55   Welche Materialien werden zur rektalen Untersuchung benötigt?

2.1.4.56   Wie wirkt Wärme und wie Kälte physikalisch auf den Körper?

2.1.4.57   Worauf haben Sie bei der Anwendung von Kühlelementen zu achten?

2.1.4.58   Worauf haben Sie beim Anlegen von Wadenwickeln zu achten?

2.1.4.59   Extensionsbehandlung/Gipsverband:

Bitte erläutern Sie stichpunktartig die Pflege eines Patienten in einer Calcaneusextension! Worauf müssen Sie achten bei einem Patienten mit Gipsverbänden?

2.1.4.60   Sonden:

Welche Kontrollen und pflegerische Maßnahmen führen Sie bei Patienten mit einer längerfristigen Verweilsonde durch, wenn Sie Sondenkost verabreichen wollen? Zu welchen Komplikationen kann es kommen?

2.1.4.61   Pflege eines Patienten mit Anlage einer Kolostomie:

Bearbeiten Sie folgende Punkte:
a) Stomaversorgung mit dem Klebebeutel (Anforderungen an das System, Beutelarten, Hilfsmittel, Ablauf der Stomaversorgung)
b) Richtlinien der langfristigen Ernährung
c) Hilfestellung im Alltag

2.1.4.62   Nennen Sie 5 Richtlinien, die Sie vor bzw. bei der Verabreichung von Sondenkost beachten!

2.1.5 Spezielle Pflege

2.1.5.1 Pflege Innere

2.1.5.1.1   Bei Erkrankungen, die mit höherem Fieber einhergehen, ist zu empfehlen:

1. reichlich Flüssigkeitszufuhr
2. eiweißreiche und fettarme Kost
3. relativ fettreiche Kost
4. salzarme Kost
5. kohlenhydratreiche, eiweiß- und fettarme Kost

(A) 1 + 2
(B) 1 + 5
(C) 4 + 5
(D) 1 + 3
(E) 3 + 4

2.1.5.1.2   Ein Patient mit einer Körpertemperatur von 38 °C kann stark schwitzen. Dieses ist ein Zeichen dafür, dass

(A) die Körpertemperatur steigt
(B) die Körpertemperatur konstant ist

(C) die Körpertemperatur sinkt

(D) die Flüssigkeitszufuhr sinkt

2.1.5.1.3   Pflege bei Schüttelfrost:

Ein Schüttelfrost verläuft in verschiedenen Phasen. Welche pflegerischen Konsequenzen sind angebracht in den Stadien
a) des Fieberanstiegs
b) der Fieberhöhe
c) des Fieberabfalls?

2.1.5.1.4   Von einem Pulsdefizit spricht man, wenn

(A) die über dem Herzen gezählte Pulsfrequenz geringer ist als die in der Peripherie

(B) die über dem Herzen gezählte Pulsfrequenz höher ist als die in der Peripherie

(C) eine vollständige Regellosigkeit des Pulses auftritt

(D) die Pulsfrequenz unter 50/min. liegt

2.1.5.1.5   Ein Patient mit bradykarden Herzrhythmusstörungen ist an einen Monitor angeschlossen und erhält eine Infusion. Was gehört zur Patientenüberwachung?

2.1.5.1.6   Welche Aussagen sind zutreffend und müssen somit in der Pflege eines Patienten mit einem Herzinfarkt Berücksichtigung finden?

1. Der Patient kann auf der rechten Körperseite besser liegen als auf der linken Körperseite
2. Der Patient kann von Beginn an, je nach seinem Wunsch und Vermögen, in die Pflegemaßnahmen einbezogen werden
3. Die Beachtung der Schmerzsymptomatik ist von nachrangiger Bedeutung
4. Die Früherkennung lebensbedrohlicher Komplikationen ist ein Nahziel
5. Die Obstipationsprophylaxe muss berücksichtigt werden

(A) 1 + 4 + 5

(B) 1 + 2 + 4

(C) 3 + 4 + 5

(D) 1 + 3 + 5

(E) alle Antworten sind richtig

2.1.5.1.7   Die primären pflegerischen Aufgaben bei der Versorgung eines Patienten mit Herzinfarkt sind:

1. Verabreichung von Sedativa
2. Sorge für eine ruhige Umgebung
3. Überwachung des Patienten
4. Verabreichen von Analgetika
5. häufige Herzenzymkontrollen

(A) 1 + 3

(B) 1 + 4

(C) 2 + 3

(D) 3 + 4

(E) 4 + 5

2.1.5.1.8   Welche Ernährung ist bei einem Patienten mit Myokardinfarkt angezeigt?

(A) passierte Kost

(B) Reduktionskost

(C) Kartoffel-Eier-Diät

(D) leichte Kost

(E) leichte natriumarme Kost

(F) Diabetiker-Kost

2.1.5.1.9   Bei der Pflege eines Patienten mit globaler Herzinsuffizienz ist zu beachten:

1. dass täglich eine Gewichtskontrolle bzw. eine Flüssigkeitsbilanzierung erfolgen sollte
2. dass der Patient in halbsitzender Position gelagert wird
3. dass regelmäßige Pulskontrollen erfolgen
4. dass der Patient hochgradig thrombose- und dekubitusgefährdet ist

(A) 1 + 3

(B) 2 + 4

(C) 1 + 2 + 3

(D) 1 + 3 + 4

(E) 2 + 3 + 4

(F) alle Aussagen sind richtig

2.1.5.1.10   Patienten mit einer akuten Linksherzinsuffizienz:

1. haben Bettruhe
2. werden in flache Rückenlage gebracht
3. sind primär dekubitusgefährdet
4. haben Flüssigkeitsbilanzierung

(A) 1 + 2

(B) 1 + 2 + 3

(C) 1 + 4

(D) 1 + 3 + 4

(E) 3 + 4

II Pflegemaßnahmen

2.1.5.1.11   Eine 70-jährige Patientin wird mit einer dekompensierten Rechtsherzinsuffizienz auf Ihre Station eingewiesen. Welche der hier angeführten Beschwerden werden Sie beobachten können?

1. Die Patientin klagt über vermehrten Hustenreiz und Auswurf
2. Die Patientin klagt über Appetitlosigkeit, Übelkeit und zeitweises Erbrechen
3. Die Patientin gibt an, nachts kaum schlafen zu können, da sie häufig Wasser lassen muss
4. Die Patientin hat ausgeprägte Ödeme im Bereich der unteren Extremitäten
(A) 1 + 3
(B) 2 + 3
(C) 3 + 4
(D) 1 + 3 + 4
(E) 2 + 3 + 4

2.1.5.1.12   Bei einem Patienten, der mit Herzglykosiden behandelt wird:

1. müssen stündlich Blutdruckkontrollen durchgeführt werden
2. kann es bei Überdosierung zu Übelkeit und Erbrechen kommen
3. kann eine Bradykardie auf eine Überdosierung hindeuten
4. sind regelmäßige Pulskontrollen angezeigt
5. kann bei Überdosierung ein Bigeminus auftreten
(A) alle Aussagen sind richtig
(B) 1 + 3 + 4
(C) 2 + 3 + 4 + 5
(D) 2 + 3 + 5
(E) 3 + 4 + 5

2.1.5.1.13   Welche pflegerischen Schwerpunkte sind bei einer Therapie mit Digitalis von Bedeutung?

2.1.5.1.14   Wie beraten Sie einen Patienten, der entlassen wird und zu Hause weiterhin Marcumar einnehmen muss?

2.1.5.1.15   Welche pflegerischen Schwerpunkte sind bei einer Therapie mit Diuretika von Bedeutung?

2.1.5.1.16   Bei der Pflege eines Patienten mit Ödemen sind folgende Punkte zu beachten:

1. Flüssigkeitsbilanz – Plusbilanz angestrebt
2. Hautpflege
3. Flüssigkeitszufuhr einschränken
4. Flüssigkeitsbilanz – Minusbilanz angestrebt
5. Legen eines Harnblasenverweilkatheters
6. regelmäßige Gewichtskontrollen
(A) 2 + 3 + 4 + 5
(B) 2 + 4 + 5 + 6
(C) 2 + 3 + 4 + 6
(D) 3 + 5 + 6
(E) 1 + 5 + 6

2.1.5.1.17   Woran sind Ödeme zu erkennen?

2.1.5.1.18   Welche diätetischen Richtlinien muss ein Patient mit einer kompensierten chronischen Niereninsuffizienz befolgen?

1. kohlenhydratreich
2. kaliumarm
3. natriumarm
4. eiweißreduziert
5. flüssigkeitsarm
6. vitaminreich
(A) 1 + 4 + 6
(B) 2 + 4 + 5
(C) 2 + 3 + 5
(D) 2 + 4 + 6
(E) 1 + 3 + 4

2.1.5.1.19   Welche Ratschläge zur Ernährung haben Sie für Patienten mit folgenden Nierensteinzusammensetzungen?

Liste 1
(A) Kalziumphosphat-Steine
(B) Urat-Steine
(C) Kalzium-Oxalat-Steine

Liste 2
1. purinreiche Nahrungsmittel meiden
2. wenig Milch und Milchprodukte
3. Steinobst, Tomaten, Spinat meiden
(A) A2, B3, C1
(B) A3, B1, C2
(C) A2, B1, C3
(D) A1, B3, C2
(E) A1, B2, C3

2.1.5.1.20   Nennen Sie spezielle Pflege- und Beobachtungsmaßnahmen bei einem Kranken mit einer akuten Pyelonephritis!

2.1.5.1.21   Nennen Sie spezielle Pflege- und Behandlungsmaßnahmen bei akuter Glomerulonephritis mit kurzer Begründung!

2.1.5.1.22   Ordnen Sie die aufgeführten Begriffe der beiden Listen einander zu und kreuzen Sie die richtige Kombination an!

Liste 1
(A) Coma diabeticum
(B) Coma hepaticum
(C) Coma urämicum

Liste 2
1. trockene Zunge, fibrilläre Zuckungen
2. tiefe Atmung, Geruch nach Aceton
3. verlangsamte oder fehlende Reflexe, Ikterus

(A) A2, B3, C1
(B) A1, B3, C2
(C) A2, B1, C3
(D) A3, B1, C2

2.1.5.1.23   Wie erkennen Sie ein diabetisches Koma (Hyperglykämie) und welche Maßnahmen ergreifen Sie?

2.1.5.1.24   Durch welche Beobachtungen können Sie einen hypoglykämischen Schock bei einem Diabetiker erkennen?

2.1.5.1.25   Welche der folgenden Hinweise für einen Patienten mit Diabetes mellitus sind richtig?

1. viel barfuß laufen
2. das Tragen offener Schuhe ist immer vorteilhaft
3. besondere Beobachtung der Hautfalten
4. Gefährdung durch unsachgemäße Nagelpflege

(A) 1 + 2
(B) 1 + 3
(C) 2 + 3
(D) 2 + 4
(E) 3 + 4

2.1.5.1.26   Ein Diabetiker soll vor dem Frühstück 32 IE Normalinsulin (Altinsulin) injiziert bekommen.

a) Wie viel ml Insulin sind das?
b) Wie viel Minuten vor dem Frühstück muss es injiziert werden?

2.1.5.1.27   Bei der Nagelpflege des Diabetikers ist darauf zu achten, dass:

1. die Zehennägel rund geschnitten werden
2. eingewachsene Nägel sofort vom Krankenpflegepersonal geschnitten werden
3. die Zehennägel gerade gefeilt werden
4. die Haut nicht verletzt wird
5. die Ecken der Zehennägel herausgeschnitten werden

(A) 1 + 2
(B) 1 + 4 + 5
(C) 2 + 4
(D) 3 + 4
(E) 3 + 4 + 5

2.1.5.1.28   Ein Patient mit einer akuten Pankreatitis bekommt

(A) kohlenhydratreiche, eiweißarme Kost
(B) kohlenhydratarme, fettarme Kost
(C) Sondenkost
(D) parenterale Ernährung
(E) nur Tee

2.1.5.1.29   Nennen Sie 2 Veränderungen bezüglich der Ausscheidung bei einem Hepatitispatienten!

2.1.5.1.30   Vorbereitung eines Patienten auf eine Sonographie des Abdomens!

2.1.5.1.31   Als Pflegeperson kommt Ihnen die Aufgabe der Gesundheitserziehung zu. Auf welche Risikofaktoren weisen Sie einen Patienten mit einer Gastritis hin (mind. 4)?

2.1.5.1.32   Die Oberkörperhochlagerung bei Patienten mit Asthma wird durchgeführt

(A) um dem Patienten einen besseren Blickkontakt zu ermöglichen und ihn beruhigen zu können
(B) um eine bessere Belüftung der Lunge und den Einsatz der Atemhilfsmuskulatur zu ermöglichen
(C) um ein besseres Abhusten und eine Fixierung des Oberkörpers zu ermöglichen

II Pflegemaßnahmen

2.1.5.1.33   Bei der akuten Pankreatitis sind pflegerisch u. a. folgende Maßnahmen zu beachten:

1. kontinuierliches Absaugen von Magensaft
2. ausreichende Nahrungs- und Flüssigkeitszufuhr über die Magensonde
3. regelmäßige Nasenpflege zur Vermeidung eines Nasendekubitus
4. sofortige Mobilisation zur Kreislaufaktivierung

(A) 1 + 2 + 3
(B) 1 + 3
(C) 1 + 3 + 4
(D) alle Antworten sind richtig

2.1.5.1.34   Sie raten einem Patienten zur Vorbeugung vor weiteren Gichtanfällen:

1. Gewichtabnahme bei Übergewicht
2. Einschränkung des Fleischgenusses (besonders Innereien)
3. Einschränkung des Alkoholkonsums
4. Stress vermeiden
5. für ausreichende Bewegung sorgen
6. reichlich trinken

(A) 3 + 4 + 5 + 6
(B) 1 + 2 + 5 + 6
(C) alle Antworten sind richtig
(D) 2 + 3 + 5 + 6
(E) 1 + 2 + 3 + 4

2.1.5.1.35   Für die Pflege eines an AIDS erkrankten Patienten gilt:

1. Er ist grundsätzlich zu isolieren
2. Er muss geschützt werden vor pathogenen Keimen
3. Er kann auf einer allgemeinmedizinischen Station liegen
4. Er muss über Maßnahmen der allgemeinen Hygiene unterrichtet werden
5. Er bedarf immer stationärer Pflege

(A) 1 + 2 + 4
(B) 2 + 3 + 4
(C) 2 + 4 + 5
(D) 2 + 4 + 5
(E) 1 + 4 + 5

2.1.5.1.36   Der Verlauf der Cheyne-Stokesschen Atmung ist:

(A) regelmäßig vertieft und beschleunigt
(B) anschwellende Atemzüge mit Pausen
(C) gleichmäßig und flach mit Pausen
(D) Schnappatmung mit Pausen
(E) oberflächlich und beschleunigt

2.1.5.1.37   Zählen Sie 4 Punkte zur Vorbereitung eines Patienten zur Bronchoskopie auf. Was ist während der Vorbereitung zu beachten? Nennen Sie 2 Punkte, die zur Nachsorge gerechnet werden!

2.1.5.1.38   Wie sieht das Sputum aus bei:

a) Asthma bronchiale?
b) Lungenembolie?
c) Bronchialkarzinom?

2.1.5.1.39   Ihnen wurde die Aufgabe übertragen, einen Patienten mit dem Ultraschallvernebler inhalieren zu lassen. Wie bereiten Sie den Patienten und die Umgebung vor, um eine optimale Wirkung zu erreichen?

2.1.5.1.40   Welche Sofortmaßnahmen sind bei Hyperventilationstetanie zu ergreifen?

2.1.5.1.41   Was versteht man unter Bronchiektasen?

2.1.5.1.42   Welche pflegerischen Schwerpunkte und Maßnahmen sind bei einem Patienten mit Lungenödem zu setzen (6 Angaben)?

2.1.5.1.43   Beschreiben Sie die Durchführung des unblutigen Aderlasses beim kardialen Lungenödem!

2.1.5.1.44   Welche pflegerischen Sofortmaßnahmen kommen bei einem Patienten mit einem akuten Asthmaanfall in Frage?

2.1.5.1.45   Pflegerische Maßnahmen bei einem Patienten im Asthmaanfall sind:

1. dem Patienten möglichst die Angst nehmen
2. Fenster möglichst schließen
3. Anfeuchten der Zimmerluft
4. atemerleichternde Lagerung
5. Ausscheidungskontrolle

(A) alle Antworten sind richtig
(B) 1 + 3 + 4
(C) 1 + 2 + 3
(D) 3 + 4 + 5
(E) 1 + 2 + 5

2.1.5.2 Pflege Chirurgie

2.1.5.2.1   Sie sollen einen Patienten aus dem Operationssaal auf Station zurückholen. Halten Sie bitte die Punkte fest, die Sie bei der Übernahme des Patienten an Informationen einholen müssen, bevor Sie den Patienten auf Station fahren!

2.1.5.2.2   Sie sollen einen Patienten aus dem OP abholen. Bevor Sie ihn mit auf die Station nehmen, überprüfen Sie u. a.:

1. ob er den Kopf anheben kann
2. den Füllungszustand der Harnblase durch Palpation
3. die Reflexe des Patienten
4. Frequenz und Qualität des Pulses
5. ob die Spontanatmung vorhanden ist
6. den zentralen Venendruck
(A) 1 + 2 + 6
(B) 1 + 4 + 5
(C) 3 + 4 + 5
(D) 2 + 3 + 6
(E) 1 + 3 + 6

2.1.5.2.3   Welche allgemein gültigen, postoperativen Maßnahmen müssen Sie in den ersten 12 Stunden durchführen?

2.1.5.2.4   Nennen Sie 5 postoperative Komplikationen und zählen Sie jeweils 2 typische Hinweise auf, an denen diese zu erkennen sind!

2.1.5.2.5   Ordnen Sie die aufgeführten postoperativen Komplikationen der Liste 1 den jeweiligen Sofortmaßnahmen der Liste 2 zu und kreuzen Sie die richtige Kombinations-aussage an!

Liste 1
(A) postoperatives Erbrechen
(B) Atemnot durch Überhang von Muskel-relaxantien
(C) Atemnot durch Zurückfallen der Zunge
(D) Herz-Kreislauf-Stillstand

Liste 2
1. Reklination des Kopfes/Esmarch'scher Handgriff
2. Kopftieflage/Mund manuell ausräumen
3. zum tiefen Atmen auffordern/beatmen
4. Kardio-pulmonale Reanimation

(A) A1, B3, C2, D4
(B) A2, B3, C1, D4
(C) A4, B1, C2, D3
(D) A3, B1, C4, D3
(E) A1, B2, C3, D4

2.1.5.2.6   Erläutern Sie kurz den Begriff „postoperatives Resorptionsfieber". Erklären Sie Ursache und Bedeutung!

2.1.5.2.7   Was versteht man unter „Resorp-tionsfieber" und welche Merkmale weist es auf?

2.1.5.2.8   Ein leichter Anstieg der Körper-temperatur in der frühen postoperativen Phase (max. 38,5 °C rektal):

1. ist schon pathologisch
2. ist durchaus normal und kann als Resorp-tionsfieber eingestuft werden
3. hält ungefähr 4 – 5 Tage an
4. tritt nur nach septischen Operationen auf
(A) 1 + 2
(B) 3 + 4
(C) 1 + 4
(D) 2 + 3
(E) alle Angaben sind falsch

2.1.5.2.9   Welches sind die Symptome einer postoperativen Lungenembolie?

2.1.5.2.10   Welche Kontrollen dienen der frühzeitigen Erkennung einer postoperativ auftretenden Blutung?

2.1.5.2.11   Worauf ist bei der Pflege von Kopfverletzungen in den ersten 24 Stunden besonders zu achten?

2.1.5.2.12   Nennen Sie 3 mögliche postope-rative Komplikationen nach Strumektomie!

2.1.5.2.13   Worauf ist bei der postoperativen Lagerung nach Strumektomie zu achten? Geben Sie die Gründe an!

2.1.5.2.14   Notieren Sie 3 pflegerische Maßnahmen, auf die bei einer Frakturbehand-lung mittels Extension besonders geachtet werden muss!

II Pflegemaßnahmen

2.1.5.2.15   Einem 26-jährigen Taxifahrer musste auf Grund eines Unfalls das rechte Bein am Oberschenkel amputiert werden. Ermitteln Sie 4 Pflegeprobleme mit den dazugehörigen Zielen!

2.1.5.2.16   Beschreiben Sie 4 Maßnahmen der Stumpfversorgung bei einem Patienten nach Oberschenkelamputation!

2.1.5.2.17   Damit Unterarmgehstöcke ihre Aufgabe richtig erfüllen können, müssen sie richtig angepasst werden. Schildern Sie die Durchführung der Anpassung!

2.1.5.2.18   Sie betreuen einen Patienten mit einer Rippenfraktur, der schmerzbedingt eine Schonatmung einnimmt. Welche Gefahr droht dem Patienten, die Sie mit pflegerischen Maßnahmen beeinflussen können? Nennen Sie 4 Maßnahmen!

2.1.5.2.19   Zählen Sie die pflegerischen Maßnahmen bei der konservativen Behandlung einer Rippenfraktur auf (4 Angaben)!

2.1.5.2.20   Nennen Sie die wesentlichen pflegerischen Gesichtspunkte bei einem Patienten nach einer TEP-Operation!

2.1.5.2.21   Ein 55-jähriger Patient ist an einer Leistenhernie operiert worden. Nennen Sie 5 pflegerische Maßnahmen, um den Erfolg der Hernieotomie zu sichern!

2.1.5.2.22   Zur pflegerischen Versorgung eines Patienten nach Appendektomie wegen komplikationsloser Appendizitis gehören:

1.   Frühmobilisation
2.   leichte Kost am 1. postoperativen Tag
3.   Infusionen und/oder Tee bis zum Einsetzen der Darmtätigkeit
4.   die Fäden werden nicht vor dem 12. postoperativen Tag entfernt

(A) 1 + 4
(B) 1 + 3
(C) 1 + 2
(D) 2 + 4
(E) alle Antworten sind richtig

2.1.5.2.23   Was geben Sie einem Patienten zu essen, der kurz vor dem Abendessen mit unklaren Bauchschmerzen aufgenommen wird?

(A) leichte nicht blähende Kost
(B) Schleimsuppe
(C) Tee mit Zwieback
(D) gar nichts
(E) Wunschkost

2.1.5.2.24   Bei einem Patienten wurde bei einer Gastroskopie eine Probeexcision durchgeführt. Was müssen Sie bei der Nachsorge des Patienten beachten?

1.   Gefahr des Bluterbrechens
2.   Nahrungskarenz für 4 Stunden
3.   Kreislaufüberwachung für 3 – 4 Stunden
4.   Ein- und Ausfuhrkontrolle

(A) 1 + 2 + 3
(B) 1 + 2 + 4
(C) 1 + 3 + 4
(D) 2 + 4
(E) 1 + 2

2.1.5.2.25   Soeben ist ein Patient mit der Diagnose „Verdacht auf Magenperforation" eingeliefert worden. Welche Maßnahmen ergreifen Sie bis zum Eintreffen des Arztes?

1.   Legen einer Magensonde
2.   Patient erhält sofort Speiseeis
3.   Patient hat ab sofort absolute orale Nahrungs- und Flüssigkeitskarenz
4.   Verabreichung eines Schmerzmittels
5.   Durchführung eines Reinigungseinlaufs zur OP-Vorbereitung
6.   engmaschige Kreislaufkontrolle

(A) 1 + 3 + 4
(B) 3 + 6
(C) 2 + 5 + 6
(D) 1 + 2 + 5
(E) 1 + 6

2.1.5.2.26   Ein Patient wird nach einer Magenoperation (BII) entlassen. Stellen Sie Verhaltensregeln für ihn auf, die dazu beitragen, dass keine Spätfolgen auftreten!

2.1.5.2.27

a) Nach welcher Operation kann ein Dumping-Syndrom als Komplikation auftreten?
b) Beschreiben Sie die Beschwerden der Patienten (4 Angaben)!
c) Wann können solche Beschwerden auftreten (2 Angaben)?
d) Geben Sie dem Patienten 4 Ratschläge!

2.1.5.2.28   Welche Informationen geben Sie dem Patienten, um das Dumping-Syndrom zu vermeiden?

2.1.5.2.29   Nennen Sie 4 Komplikationen nach einer Gallengangs- oder Gallenblasenoperation!

2.1.5.2.30   Wie können Sie mit pflegerischen Mitteln die Schmerzen eines Patienten mit Gallensteinkolik lindern **bevor** ein Arzt eintrifft?

2.1.5.2.31   Worauf achten Sie im Rahmen der Krankenbeobachtung bei einem frisch operierten Patienten nach Nierenpolresektion?

2.1.5.2.32   Wie sind Hämorriden zu definieren?

2.1.5.2.33   Zählen Sie 4 Verhaltensregeln auf, die der Patient nach einer Varizenoperation zu beachten hat!

2.1.5.2.34   Bei der pflegerischen Versorgung eines Patienten nach Varizen-Stripping ist Folgendes notwendig:

(A) Der Patient darf erst am 3. postoperativen Tag aufstehen
(B) Der Kompressionsverband wird mehrmals täglich erneuert
(C) Der Patient soll am OP-Abend vor das Bett gestellt werden
(D) Die Unterschenkel sollen tief gelagert werden

2.1.5.2.35   Der frühzeitigen Erkennung einer postoperativ auftretenden Blutung dienen folgende Kontrollen:

1. Temperaturkontrolle
2. Blutdruck- und Pulskontrolle
3. Atemfrequenzkontrolle
4. Kontrolle der Hautfarbe

(A) 1 + 3
(B) 2 + 4
(C) 3 + 4
(D) 1 + 2

2.1.5.2.36   Auf der Station liegt ein Patient, dem am Tag zuvor eine Gefäßprothese (Oberschenkel) implantiert worden ist. Welche der unten aufgeführten Pflegemaßnahmen sind zutreffend?

1. Hochlagerung des operierten Beines auf einer Braun'schen Schiene
2. Lagerung des operierten Beines auf einer flachen Schaumstoffschiene
3. Kontrolle des operierten Beines auf Durchblutung, Sensibilität und Beweglichkeit der Zehen
4. dem operierten Bein wird Wärme zugeführt
5. das operierte Bein wird entweder mit einer elastischen Binde gewickelt oder es wird ein Antithrombosestrumpf angelegt

(A) 1 + 3 + 4
(B) 2 + 3 + 5
(C) 2 + 3
(D) 1 + 3 + 5
(E) 2 + 4

2.1.5.2.37   Ein Patient klagt morgens über heftige Schmerzen, die er nachts im rechten Fuß hatte. Er gibt an, dass der Schmerz geringer würde, wenn er die Füße aus dem Bett hängen ließ.

1. Die angegebenen Beschwerden könnten venöse Durchblutungsstörungen als Ursache haben
2. Es ist wichtig, die Hautfarbe beider Beine regelmäßig zu beobachten
3. Die arteriellen Pulse sollten an beiden Beinen regelmäßig palpiert werden
4. Es ist festzustellen, ob ein lokaler Temperaturabfall im Bereich der betroffenen Extremitäten besteht

(A) 1 + 2 + 4
(B) 2 + 3 + 4
(C) 1 + 2 + 3
(D) alle Aussagen sind richtig
(E) 1 + 3 + 4

II Pflegemaßnahmen

2.1.5.2.38 Nach Operationen an arteriellen Gefäßen können akute Gefäßverschlüsse entstehen. Welche Kontrollen führen Sie an den betroffenen Extremitäten durch, um Veränderungen der Durchblutung zu erkennen (5 Angaben)?

2.1.5.2.39 Welche Veränderungen können Sie beim Patienten bei einem akut einsetzenden arteriellen Gefäßverschluss in einer Extremität beobachten?

1. plötzliche Schwellung der betroffenen Extremität
2. rot-bläuliche Verfärbung
3. die Extremität wird weiß-blass und kühl, später zyanotisch
4. plötzlich einsetzender, an Intensität zunehmender Schmerz
5. Pulslosigkeit distal des Verschlusses
(A) 1 + 4 + 5
(B) 1 + 2 + 4
(C) 2 + 4 + 5
(D) 3 + 4 + 5
(E) 2 + 3 + 4

2.1.5.2.40 Nennen Sie 4 Pflegeschwerpunkte bei arterieller Verschlusskrankheit in den Beinen und begründen Sie Ihre Angaben!

2.1.5.2.41 Welche Hinweise geben Sie einem Patienten mit chronisch arterieller Verschlusskrankheit, damit er Schäden vermeiden kann, die durch die schlechte Durchblutung des Gewebes entstehen können (4)?

2.1.5.2.42 Nach Ersatz des Hüftgelenks durch eine Totalprothese ist in den ersten postoperativen Tagen Folgendes zu beachten:

1. unbedingte Flachlagerung des Patienten
2. keine Adduktion des Hüftgelenks
3. keine Abduktion des Hüftgelenks
4. Kopfteil des Bettes nicht über 45 Grad hochstellen
5. keine Außenrotation
(A) 1 + 2 + 5
(B) 1 + 3 + 5
(C) 2 + 4 + 5
(D) 2 + 3 + 4

2.1.5.3 Pflege Psychiatrie und Neurologie

2.1.5.3.1 Wie schafft man bei Anfallsbereitschaft eine risikoarme Umgebung, um Unfällen und Verletzungen vorzubeugen?

1. kantige Gegenstände wegräumen
2. den Kranken auf jeden Fall fixieren
3. Bettniveau tief stellen
4. gepolstertes Bettgitter anbringen
5. Patientenrufanlage darf sich nicht in der Reichweite des Patienten befinden
(A) 1 + 3 + 5
(B) 2 + 3 + 4
(C) 1 + 3 + 4
(D) 1 + 2 + 3

2.1.5.3.2 Pflegerische Maßnahmen bei einem epileptischen Anfall sind:

1. Versuch durch Festhalten von Armen und Beinen, den Anfall zu mildern
2. den Kranken so lagern, dass er sich nicht verletzt, ihn aber nicht festhalten
3. Beobachtung des Anfallsablaufs
4. noch während des Anfalls ein Antiepileptikum verabreichen
(A) 1 + 3 + 4
(B) 2 + 3
(C) 2 + 3 + 4
(D) 1 + 4
(E) alle Antworten sind richtig

2.1.5.3.3 Erläutern Sie in Stichpunkten das Verhalten beim Auftreten eines Grand-mal-Anfalls!

2.1.5.3.4 Sie pflegen einen Patienten mit einem Schlaganfall. Warum soll das Nachtkästchen an der gelähmten Seite des Patienten stehen und die Kontaktaufnahme zum Patienten sowie alle pflegerischen Verrichtungen von der gelähmten Seite her durchgeführt werden?

2.1.5.3.5 Welche Faktoren wirken bei apoplektisch gelähmten Patienten spastizitätsfördernd?

2.1.5.3.6 Sie müssen einem Patienten mit einem apoplektischen Insult den Mund-Rachen-Raum absaugen. Nennen Sie Ziele,

II Pflegemaßnahmen

zählen Sie die notwendigen Materialien auf und beschreiben Sie stichwortartig die Durchführung!

2.1.5.3.7 Ein 70-jähriger Patient mit Apoplexia cerebri verschluckt sich während des Trinkens.

a) Was können Sie beobachten?
b) Wie reagieren Sie bei einer für den Patienten akut bedrohlichen Situation?
c) Was können Sie **zukünftig** in der Planung ändern, um solche Zwischenfälle zu vermeiden?

2.1.5.3.8 Ein Hemiplegiker soll alle 2 Stunden umgelagert werden:

a) Welche Lage ist für ihn am bequemsten?
b) Welches ist die günstigste Lage, um einer Spastizität entgegenzuwirken?
c) Welche Lage kann anfangs schmerzhaft sein?

2.1.5.3.9 Nennen Sie 5 Grundsätze, die beim Umgang mit autistischen Patienten beachtet werden sollten!

2.1.5.3.10 Bei den TIAs (= transitorische ischämische Attacken) können Sie beobachten:

1. Kraftlosigkeit einer Extremität (z.B. Arm)
2. Bewusstlosigkeit
3. Apoplexie
4. Spastizität einer Extremität
5. leichte Sprach- oder Sehstörungen
6. neurologische Symptomatik bildet sich innerhalb von 24 Stunden zurück
(A) 1 + 4 + 5
(B) 1 + 5 + 6
(C) alle Antworten sind richtig
(D) 2 + 3 + 5
(E) 1 + 2 + 3

2.1.5.3.11 Bei der Pflege eines bereits bettlägerigen MS-Patienten ist zu achten auf:

1. Blasenstörungen mit aufsteigender Infektionsgefahr sowie Harnträufeln und Inkontinenz
2. Durchführung der Prophylaxen
3. ballaststofffreie Kost
4. eine psychische Begleitung ist nicht notwendig, da die Patienten meist eine Euphorie entwickeln

(A) 1 + 3
(B) 1 + 2 + 3
(C) 1 + 2 + 4
(D) 2 + 3
(E) 1 + 4

2.1.5.3.12 Bei einem Patienten mit Morbus Parkinson sollten Sie diesen auf folgende pflegerelevante Symptome beobachten:

1. vermehrter Speichelfluss
2. zunehmende Harninkontinenz
3. Neigung zu stärkerem Schwitzen
4. verstärkte Talgsekretion
5. Neigung zu Ödemen
(A) 1 + 2 + 3
(B) 1 + 3 + 4
(C) 2 + 4 + 5
(D) 3 + 4 + 5
(E) 2 + 3 + 5

2.1.5.3.13 Ein Patient liegt mit einer totalen Aphasie auf Ihrer Station. Wie verständigen Sie sich mit diesem Patienten?

1. Sie sprechen langsam, in kurzen, einfachen Sätzen und begleiten Ihre Sätze mit Gesten
2. Sie sprechen sehr laut, damit der Patient Sie versteht
3. Sie sprechen häufig mit dem Patienten, auch wenn er nicht begreift oder sich nicht verständlich machen kann
4. Sie benutzen ausschließlich Schriftkarten, um sich verständlich zu machen
5. Sie vermeiden Überanstrengung, denn bei Erschöpfung und emotionaler Belastung verschlimmert sich die Aphasie
(A) 1 + 5
(B) 2 + 3
(C) 3 + 4
(D) 4 + 5
(E) 1 + 2

2.1.5.3.14 Bei einer sensorischen Aphasie kann man beobachten, dass

(A) der Patient überhaupt nicht sprechen kann
(B) der Patient alles nachsprechen kann
(C) Spontansprache begrenzt möglich ist
(D) der Patient alle Gegenstände umständlich beschreiben kann

II Pflegemaßnahmen

2.1.5.3.15 Sie überwachen einen Patienten mit einem Schädel-Hirn-Trauma II. Grades. Nennen Sie die notwendigen Überwachungskriterien (5 Angaben)!

2.1.5.3.16 Auf Ihrer Station wird nachts ein Patient mit Commotio cerebri (= SHT Grad I) eingeliefert. Wie wird der Patient gelagert? Welche Überwachungsmaßnahmen sind kontinuierlich durchzuführen?

2.1.5.3.17 Wie kann man bei Querschnittpatienten das Risiko der Blaseninfektion gering halten?

2.1.5.3.18 Warum ist die Vorstellung, stationär in ein psychiatrisches Krankenhaus aufgenommen zu werden, für viele Menschen so erschreckend? Nennen Sie 4 Gründe für diese Angst!

2.1.5.3.19 Welche Pflegeziele will das Pflegepersonal bei chronisch bzw. mittelfristig psychisch erkrankten Menschen erreichen?

2.1.5.3.20 Kreuzen Sie bitte die Therapie- und Rehabilitationsziele an, die allgemein in der Pflege psychisch Kranker zum Tragen kommen!
1. Wiederherstellung der größtmöglichen Unabhängigkeit und Lebensqualität
2. Isolation, um durch ein Reflektieren über die Vergangenheit sich selbst zu helfen
3. Befreiung von störenden Symptomen
4. Einübung der Fähigkeit und der inneren Kraft, mit Einschränkungen und Grenzen zu leben
5. Zielformulierungen sind nicht sinnvoll, da die Ziele zumeist nicht erreicht werden
(A) 1 + 2 + 3
(B) 2 + 3 + 4
(C) 3 + 4 + 5
(D) 1 + 3 + 4
(E) 2 + 4 + 5

2.1.5.3.21 Bei der Pflege von Patienten in der Psychiatrie sollte das Pflegepersonal wissen, dass:
1. Aggressionen häufig eine Ausdrucksmöglichkeit von Angst und Einengung sind
2. Aggressionen ein Krankheitssymptom sein können

3. ein aggressiver Patient voll für sein Verhalten verantwortlich zu machen ist
4. beim Auftreten von Aggressionen der Patient, wenn notwendig, vor sich selbst geschützt werden muss
5. der Patient, wenn Aggressionen auftreten, immer wie ein Kind zu behandeln ist
(A) 1 + 2 + 4
(B) 1 + 2 + 3
(C) 2 + 4 + 5
(D) alle Antworten sind richtig

2.1.5.3.22 Welche Vorsichtsmaßnahmen sind auf einer geschlossenen Abteilung notwendig?

2.1.5.3.23 Nennen Sie Beobachtungsbereiche in der Psychiatrie, über die das Pflegepersonal dem Arzt berichten sollten (mind. 4)!

2.1.5.3.24 Nennen Sie bitte mögliche lebensbedrohliche Zustände in der Psychiatrie (4 Angaben)!

2.1.5.3.25 Welche therapeutischen Aktivitäten können dem Patienten im psychiatrischen Krankenhaus angeboten werden (6 Angaben)?

2.1.5.3.26 Welche therapeutischen Einrichtungen bestehen neben einem psychiatrischen Krankenhaus (5 Angaben)?

2.1.5.3.27 Beschreiben Sie die einzelnen Bewusstseinszustände: Apathie, Absence, Stupor, Delirium, Halluzinationen!

2.1.5.3.28 Beschreiben Sie die Bewusstseinsstadien Sopor und Benommenheit!

2.1.5.3.29 An welchen Beschreibungen aus Liste 1 können Sie die in Liste 2 genannten Bewusstseinsstörungen erkennen? Ordnen Sie bitte zu!

Liste 1
(A) Teilnahmslosigkeit gegen äußere Reize
(B) Schläfrigkeit – Reaktion auf leichte Berührung vorhanden
(C) Reaktion nur bei starker Reizeinwirkung
(D) keine Reaktion auf Reize, Patient nicht weckbar, reagiert nicht auf Schmerz

Liste 2
1. Somnolenz
2. Koma

3. Apathie
4. Sopor
(A) A1, B4, C3, D2
(B) A3, B1, C4, D2
(C) A4, B1, C3, D2
(D) A3, B4, C1, D2
(E) A2, B3, C1, D4

2.1.5.3.30   Nennen Sie beispielhaft mindestens 5 Symptome für einen Verwirrtheitszustand!

2.1.5.3.31   Auf Ihrer Station pflegen Sie eine Patientin mit der Diagnose Depression. Nennen Sie 3 Pflegeschwerpunkte!

2.1.5.3.32   Bei der Pflege von depressiven Patienten soll man

(A) den Patienten auffordern, sich zusammenzureißen
(B) angstlösend und beruhigend auf ihn einwirken
(C) den Patienten möglichst in Ruhe lassen
(D) Mitleid dem Patienten gegenüber aussprechen
(E) striktes Besuchsverbot einhalten

2.1.5.3.33   Zählen Sie 6 Punkte auf, die im Umgang mit depressiven Patienten vom Pflegepersonal zu beachten sind!

2.1.5.3.34   Welche der genannten Möglichkeiten können dem depressiven Patienten helfen, seine Situation richtig zu erfassen?

1. ihn oft eigenen Gedanken überlassen
2. aktives Zuhören
3. das Stellen von Fragen, die sein Gefühlsleben ansprechen
4. seine depressiven Symptome herunterspielen
5. ihn entsprechend seinen Fähigkeiten in den Stationsablauf integrieren
(A) 2 + 3 + 5
(B) 1 + 4 + 5
(C) 2 + 3 + 4
(D) 1 + 3 + 4
(E) 1 + 2 + 3

2.1.5.3.35   Welche typischen Verhaltensweisen können Sie bei einem Patienten in einer manischen Phase beobachten (5 Beispiele)?

2.1.5.3.36   Der manisch Kranke neigt zu unrealistischen Einschätzungen. Wie sollte sich das Pflegepersonal im Umgang mit dieser Patientengruppe verhalten?

(A) klare Entscheidungen treffen
(B) Vorschläge ignorieren
(C) Patienten zurechtweisen
(D) dem Patienten die Konsequenzen belehrend klar verdeutlichen
(E) dem Patienten alternative Vorschläge machen

2.1.5.3.37   Was ist bei der Betreuung des manischen Patienten zu beachten?

(A) Bewegungsraum einschränken, alternative Vorschläge zu seinem Verhalten bieten
(B) feine motorische Tätigkeiten fördern
(C) gleichbleibend ruhig bleiben, Umgang mit Geld sowie Kleidung und Körperpflege kontrollieren
(D) humorvolle, originelle Art des Patienten zur Verbesserung des Stationsklimas nutzen
(E) Patienten in keiner Weise einschränken

2.1.5.3.38   Beschreiben Sie Maßnahmen und Verhaltensweisen der Pflegenden, mit denen diese dem Patienten in einem Angstzustand helfen können (nicht medikamentös)!

2.1.5.3.39   Nennen Sie 5 Pflegeprobleme, die bei einem wahnkranken Patienten auftreten können!

2.1.5.3.40   Welche Verhaltensweisen sind richtig im Umgang mit Wahnkranken?

1. vorsichtig die Wahnvorstellung ausreden
2. auf den Patienten eingehen und dem Kranken das Gefühl geben, seine Wahnvorstellungen seien Realität
3. Wahnvorstellungen des Patienten in einem gemeinsamen Gespräch zusammenfassen, ihn zur detaillierten Schilderung anregen
4. mit dem Patienten in Beziehung bleiben
(A) 1 + 3
(B) 1 + 4
(C) 3 + 4
(D) 2 + 3
(E) 2 + 4

II Pflegemaßnahmen

2.1.5.3.41 Beim Umgang mit einem Patienten, bei dem Halluzinationen vorliegen,

(A) müssen Sie versuchen, ihm diese mittels logischer Argumente auszureden
(B) bestätigen Sie ihn in seinen Wahnvorstellungen, um ein Vertrauensverhältnis herzustellen
(C) nehmen Sie den Patienten ernst, machen ihm aber gleichzeitig deutlich klar, dass es sich hierbei um ein Symptom seiner Krankheit handelt
(D) ignorieren Sie den Patienten einfach oder versuchen ihn von seinen Halluzinationen abzulenken
(E) müssen Sie versuchen, beim Kranken Zweifel an seinen Wahrnehmungen zu säen

2.1.5.3.42 Wichtig für den Umgang mit hysterischen Persönlichkeiten ist es, dass man

(A) ihnen mit Bewunderung begegnet
(B) ihnen mit verdeckter Ablehnung begegnet
(C) ihnen mit gleichbleibender, aber distanzierter Zuwendung begegnet
(D) ihnen mit offener Ablehnung begegnet, damit sie erkennen können, wie sie auf andere wirken
(E) ihr Verhalten ignoriert

2.1.5.3.43 Bei der Pflege von Patienten mit Zwangsneurosen ist zu beachten:

(A) Die Zwangsideen, -handlungen können auf Grund logischer Argumentation unterlassen werden
(B) Die Betroffenen empfinden ihre Gedanken/Handlungen als unsinnig/quälend, können sie aber nicht abstellen
(C) Die Patienten führen diese Handlungen absichtlich/gezielt aus, um damit ihre Umwelt auf ihre Probleme aufmerksam zu machen
(D) Es handelt sich hierbei um nicht abstellbare Zwänge, die folglich auch nicht therapierbar sind
(E) Es handelt sich um eine Geisteskrankheit mit primär organischer Ursache

2.1.5.3.44 Zählen Sie jeweils 3 Schwerpunkte in der Pflege des Oligophrenie-Patienten auf! Orientieren Sie sich dabei an den ATL

• „sich waschen und kleiden"
• „sich beschäftigen"
• „Sinn finden"!

2.1.5.3.45 Beim Umgang mit suchtkranken Patienten:

1. müssen im Stadium des Entzugs die pflegerischen Maßnahmen der Stärke der Entzugserscheinungen angepasst werden
2. sollte sich das Pflegepersonal auf die Beteuerungen des Patienten verlassen
3. muss man Besucher besonders aufmerksam beobachten
4. kann bei starken Entzugserscheinungen auch ohne ärztliche Anordnung ein erleichterndes Medikament gegeben werden
5. müssen auf Grund der vorhandenen Appetitstörungen regelmäßige Gewichtskontrollen durchgeführt werden

(A) 2 + 4
(B) 1 + 3 + 5
(C) 4 + 5
(D) 1 + 2 + 3
(E) alle sind richtig

2.1.5.3.46 Bei der Pflege eines Patienten im Delirium tremens ist zu beachten:

1. genaue Überwachung der Dosierung von Clomethiazol (Distraneurin)
2. Überwachung des EKGs bei Elektroschocktherapie
3. regelmäßige Kontrolle von Atmung und Puls
4. Fixierung des Patienten ist grundsätzlich untersagt bzw. unbedingt zu vermeiden
5. eine „Sitzwache" ist unumgänglich

(A) 1 + 2 + 3
(B) 1 + 3
(C) 2 + 3
(D) 2 + 4
(E) 1 + 5

2.1.5.3.47 Welche Symptome können Sie bei einem Patienten mit Delirium tremens beobachten?

2.1.5.3.48   Pflege und Rehabilitation eines Patienten mit Apoplexie:

a) Was ist Ziel der Lagerung und was müssen Sie bei den unterschiedlichen Lagerungs-arten beachten?
b) Wie unterstützen Sie den Patienten bei der Mobilisation (6 Angaben)?
c) Welche Maßnahmen führen Sie zur Dekubitus- und Pneumonieprophylaxe durch und was beachten Sie bei Schluckstörungen? Machen Sie jeweils 3 Angaben!
d) Was berücksichtigen Sie bei der Kommuni-kation mit dem Patienten (4 Angaben)?
e) Erläutern Sie Grundprinzipien der Rehabilitation (5 Angaben)!

2.1.5.3.49   Schädel-Hirn-Trauma:

a) Geben Sie Definition!
b) Geben Sie eine Einteilung nach Ursachen!
c) Nennen Sie Pflegeschwerpunkte auf der Basis der ATL (5)!
d) Nennen Sie Prophylaxen!

2.1.5.3.50   Folgende Vorgehensweisen sind bei der senilen Demenz angezeigt:

1. verwirrte Patienten müssen aus Selbst-schutz fixiert werden
2. Unruhe in der Umgebung verstärkt die Verwirrung
3. alle ATL's müssen immer wieder neu geübt werden
4. nachts sollte der Schlafraum ausreichend beleuchtet sein
5. Patienten werden der Einfachheit halber mit dem Vornamen angeredet
(A) 1 + 2 + 3
(B) 1 + 3 + 5
(C) 3 + 4
(D) 2 + 3 + 4
(E) 2 + 4

2.1.5.4 Pflege Gynäkologie

2.1.5.4.1   Eine Patientin soll gynäkologisch untersucht werden. Welche Vorbereitungen sind zu treffen? Die Patientin:

1. wird in Steinschnittlage gebracht
2. erhält vom Pflegepersonal eine sorgfältige Intimtoilette
3. soll vorher die Toilette aufsuchen und anschließend eine Intimtoilette durch-führen
4. bekommt vorher Katheterurin abgenom-men
5. muss vorher eine Einwilligungserklärung unterschreiben
(A) 1 + 2 + 4
(B) 3 + 5
(C) 1 + 3
(D) 2 + 4 + 5
(E) 1 + 4

2.1.5.4.2   Welche Anamnesedaten müssen bei der Vorbereitung einer Frau zu einer gynäkologischen Untersuchung bekannt sein (mind. 3)?

2.1.5.4.3   Zu welchen prophylaktischen Maßnahmen raten Sie einer Frau, die an ständigen Infektionen der Vagina leidet?

2.1.5.4.4   Welche hygienischen Maßnahmen sollte eine Frau mit Vaginitis beachten (4 Angaben)?

2.1.5.4.5   Bestimmte Fluorarten weisen auf Krankheitsbilder hin, die durch Infektionsge-fahr auch für die pflegerische Versorgung von Bedeutung sind. Ordnen Sie die beiden Listen einander zu und kreuzen Sie bitte die richtige Kombination an!

Liste 1
(A) weißer Fluor
(B) dünnflüssig-schaumiger Fluor
(C) leicht säuerlich riechender Fluor
(D) leicht rötlicher Fluor
(E) blutiger Ausfluss

Liste 2
1. Döderleinsche Stäbchen
2. Candida albicans
3. Zyklusblutung
4. unterschiedliche Erreger und Leukozyten
5. Trichomonaden
(A) A1, B5, C3, D4, E2
(B) A2, B5, C1, D4, E3
(C) A4, B1, C2, D3, E5
(D) A3, B5, C1, D2, E4
(E) A5, B1, C2, D3, E4

II Pflegemaßnahmen

2.1.5.4.6 Frau S., 28 Jahre, liegt bei Ihnen auf Station mit einer akuten Adnexitis. Sie hat 38 °C Temperatur, Puls: 100/min. Der Arzt ordnet Antibiotika als Kurzinfusion an. Beschreiben Sie in Stichworten die Pflegeschwerpunkte!

2.1.5.4.7 Eine pflegerische Maßnahme bei einer Adnexitis akuta ist:

(A) Darmentleerung durch Einläufe
(B) Auflegen einer Eisblase
(C) Verabreichung von Sitzbädern
(D) Durchführung von Vaginalspülungen
(E) lokale Wärmezufuhr

2.1.5.4.8 Die Abspülung der äußeren Genitale nach vaginalem Eingriff

(A) darf nicht bei liegender Tamponade durchgeführt werden
(B) darf nicht öfter als 2 Mal täglich durchgeführt werden, da sonst die Nähte zu sehr belastet werden
(C) darf nicht bei liegendem Dauerkatheter durchgeführt werden
(D) soll so durchgeführt werden, dass nur die kleinen Labien abgespült werden und die Flüssigkeit die großen Labien nicht kontaminiert
(E) erfolgt mit kühler Kamillosanlösung, um eine reaktive Hyperämie zu erreichen

2.1.5.4.9 Wozu dient das Legen eines Dauerkatheters bei einer vaginalen Operation?

2.1.5.4.10 In der postoperativen Phase nach gynäkologischen Operationen sollen alle Patientinnen

(A) eine breite elastische Bauchbinde fest um den Bauch gewickelt bekommen
(B) wegen der Blutungsgefahr erst am 3. postoperativen Tag aufstehen
(C) nur mit korrekt gewickelten Beinen bzw. mit elastischen Stützstrümpfen aufstehen
(D) vier Stunden nach der Operation mit der Frühmobilisation beginnen
(E) ohne Hilfe aufstehen, um die Beckenbodenmuskulatur zu stärken

2.1.5.4.11 Um Infektionen nach gynäkologischen OPs zu vermeiden, ist:

1. peinliche Sauberkeit von Bettwäsche, Pflegemitteln und Hilfsmitteln notwendig

2. prophylaktische Antibiotikagabe erforderlich
3. häufiges Wechseln der Vorlagen nötig
4. exakte Intimpflege wichtig
5. in den ersten 3 postoperativen Tagen alle 2 Stunden eine Vaginalspülung notwendig

(A) 1 + 2 + 3
(B) 1 + 3 + 4
(C) 2 + 3 + 5
(D) alle Aussagen sind richtig
(E) 1 + 4 + 5

2.1.5.4.12 Zur Vorbereitung einer Patientin zur Abrasio auf Grund unregelmäßiger Blutungen nach der Menopause gehören:

1. Rasur der Schamgegend
2. Zystoskopie
3. Patientin nüchtern lassen
4. Vaginalspülungen
5. Rh-Bestimmung
6. Blasenentleerung

(A) 4 + 5 + 6
(B) 1 + 3 + 6
(C) 1 + 3 + 4
(D) 3 + 4 + 6
(E) 2 + 3 + 5

2.1.5.4.13 Nach einer abdominalen Uterusexstirpation sollte postoperativ Folgendes beachtet werden:

1. Die Patientin sollte frühestens nach 24 Stunden das erste Mal aufstehen, um vorher den Beckenboden nicht zu belasten
2. Um Keime aus der Vagina zu entfernen, sollte ein Mal täglich eine Spülung mittels Vago-Clys durchgeführt werden
3. Zur Unterstützung des venösen Rückflusses sollten Antithrombosestrümpfe getragen werden
4. Schmerzfreie Intervalle, z. B. nach Gabe eines Analgetikums, sollten für Atemübungen und Abhusten von Sekreten benutzt werden
5. Nachdem die Patientin abgeführt hat, kann sie wieder feste Nahrung zu sich nehmen

(A) 1 + 3 + 5
(B) 3 + 4 + 5
(C) 2 + 3 + 5
(D) 2 + 4 + 5
(E) 1 + 3 + 4

II Pflegemaßnahmen

2.1.5.4.14   Hysterektomie:

a)   Warum ist eine Nachblutungskontrolle bei Patientinnen nach einer vaginalen Hysterektomie wichtig?
b)   Wie wird die Nachblutungskontrolle vom Pflegepersonal durchgeführt?

2.1.5.4.15   Frau K., 48 Jahre, hatte vor 3 Tagen eine vaginale Hysterektomie mit vorderer Plastik. Sie haben den Blasenverweilkatheter entfernt. Was müssen Sie nun beachten?

2.1.5.4.16   Ordnen Sie bitte die vordringliche Maßnahme aus Liste 2 der entsprechenden speziellen Pflege in Liste 1 zu!

Liste 1
(A) nach Abrasio
(B) bei EPH-Gestose
(C) mit Tokolyse-Behandlung

Liste 2
1.   RR-Kontrolle
2.   Kontrolle auf Nachblutung
3.   Pulskontrolle
(A) A2, B3, C1
(B) A1, B2, C3
(C) A3, B1, C2
(D) A2, B1, C3
(E) A1, B2, C3

2.1.5.4.17   Nennen Sie 5 Zeichen der Brustentzündung!

2.1.5.4.18   Welche Maßnahmen sind bei den ersten Anzeichen einer Mastitis sinnvoll?

1.   Abstillen
2.   vollständige Entleerung der Brust
3.   kühlende Umschläge zwischen den Stillzeiten
4.   Brust mit entzündungshemmender Salbe und elastischen Binden „hochwickeln"
5.   körperliche Schonung
(A) 1 + 2 + 3
(B) 1 + 4
(C) 2 + 3
(D) 2 + 3 + 5
(E) 2 + 3 + 4

2.1.5.4.19   Pflegerische Maßnahmen bei Mastitis sind:

(A) Antibiotikaverabreichung
(B) Rotlicht

(C) Eisblase und Hochbinden der Brust
(D) durchblutungsfördernde Salben auftragen
(E) tägliche Bäder

2.1.5.4.20   Zu den pflegerischen Maßnahmen nach einer Mamma-Ablatio sollten gehören:

1.   Unterstützung der Patientin bei der Auseinandersetzung mit ihrer Krankheit
2.   Verhinderung der Ausbildung eines Lymphödems durch entsprechende Maßnahmen
3.   Aufklärung der Patientin über ihre Lebenserwartung
4.   Patientin nach Möglichkeit früh in die Pflege einbeziehen
(A) 1 + 2 + 4
(B) 1 + 2
(C) 1 + 3 + 4
(D) 2 + 3 + 4
(E) 2 + 3

2.1.5.4.21   Bei Patientinnen mit Mammaamputation:

1.   soll der Schultergürtel für mehrere Tage ruhig gestellt werden, um keinen Zug auf die Narbe auszuüben
2.   soll die aktive, assistierte Bewegungstherapie so früh wie möglich durchgeführt werden
3.   muss der Arm der betroffenen Seite tief gelagert werden
4.   muss auf besonders gute Hautpflege geachtet werden, wenn eine Bestrahlungstherapie angeschlossen werden soll
(A) 1 + 3
(B) 1 + 4
(C) 2 + 3
(D) 2 + 4
(E) 3 + 4

2.1.5.4.22   Welche spezielle Lagerung ist nach einer Mamma-Ablatio richtig und welcher Komplikation können Sie damit entgegenwirken?

2.1.5.4.23   Sie betreuen eine Patientin nach einer Mamma-Ablatio. Welche Maßnahmen zur Verhütung eines Lymphödems führen Sie durch? Welche Maßnahmen dürfen am Arm der betroffenen Seite nicht durchgeführt werden?

II Pflegemaßnahmen

2.1.5.4.24   Pflege nach Mastektomie (mit Lymphknotenausräumung):

Nach einer Mastektomie kann es durch lange Schonstellung zur Versteifung des Schultergelenks auf der operierten Seite kommen. Wie kann einer Versteifung entgegengewirkt werden? Wie kann einem Lymphödem nach Mastektomie vorgebeugt werden?

2.1.5.4.25   Eine Patientin nach Mamma-Ablatio erhält Röntgenbestrahlung. Was beachten Sie bei der Hautpflege?

2.1.5.4.26   Eine Patientin wird nach Mastektomie (mit Lymphknotenausräumung) entlassen. Welche wichtigen Verhaltensregeln/Informationen geben Sie der Patientin im Entlassungsgespräch (5 Angaben)?

2.1.5.4.27   Eine 25-jährige Frau ist zum ersten Mal schwanger. Was sollte sie auf **keinen Fall** während der Schwangerschaft tun?

(A) ihren Beruf ausüben
(B) Diät halten
(C) rauchen
(D) Leistungssport treiben
(E) reisen

2.1.5.4.28   Welche wichtigen Beobachtungen sind bei einer Patientin mit einer Hyperemesis gravidarum erforderlich?

2.1.5.4.29   Bei der Krankenbeobachtung einer Schwangeren mit Verdacht auf Placenta praevia ist zu achten auf:

(A) regelmäßige Harnentleerung
(B) Hautbeschaffenheit
(C) schmerzlose Blutung
(D) regelmäßige Pupillenkontrolle
(E) regelmäßige Pulskontrollen

2.1.5.4.30   Nennen Sie Pflegemaßnahmen bei einer Patientin mit einer akuten EPH-Gestose (Präeklampsie)!

2.1.5.4.31   Der Arzt hat bei einer schwangeren Frau eine EPH-Gestose festgestellt. Auf welche Schwerpunkte richtet sich die Krankenbeobachtung bei dieser Patientin?

2.1.5.4.32   Nennen Sie 3 Pflegeschwerpunkte bei einer Patientin mit drohendem Abort!

2.1.5.4.33   Welche Symptome zeigen eine Überdosierung wehenhemmender Medikamente an?

1.   Pulsrhythmusstörungen
2.   Schlaflosigkeit
3.   Händezittern
4.   Bradykardie
5.   Apathie
(A) 1 + 2 + 3
(B) 1 + 2 + 4
(C) 4 + 5
(D) 1 + 5
(E) 1 + 4 + 5

2.1.5.4.34   Am Ende der Schwangerschaft kann es in Rückenlage der Frau durch den Druck des Uterus auf die Vena cava inferior (untere Hohlvene) zur plötzlichen Ohnmacht kommen. Welche pflegerische Maßnahme hat die beste Wirkung?

2.1.5.4.35   Welche pflegerischen Maßnahmen ergeben sich bei einer Patientin nach der Entbindung?

1.   Kontrolle der Vorlagen auf Menge und Farbe des Lochialsekrets
2.   ein Mal täglich Messung des Bauchumfangs
3.   Maßnahmen zur Thromboseprophylaxe
4.   tägliches Vollbad in Kamille-Lösung
(A) 1 + 2
(B) 1 + 3
(C) 2 + 3
(D) 2 + 4
(E) 3 + 4

2.1.5.4.36   Sie übernehmen in der Nacht eine frisch entbundene Frau aus dem Kreißsaal. Bei der Vitalzeichenkontrolle nach einer Stunde weist die Frau folgende Werte auf: RR: 80/50 mmHg; Puls: 120/min.

Wie sieht Ihre sofortige Vorgehensweise aus?

2.1.5.4.37   Sie haben Nachtdienst auf einer Wochenstation und bekommen aus dem Kreißsaal einen Anruf zur Übernahme einer Wöchnerin auf die Station. Welche Informationen benötigen Sie für die weitere Betreuung? Bitte machen Sie 6 Angaben!

2.1.5.4.38 Nennen Sie 4 wichtige Pflegemaßnahmen, die bei einer Wöchnerin besonders zu beachten sind!

2.1.5.4.39 Was beachten Sie besonders bei
der Pflege einer Wöchnerin?

2.1.5.4.40 Welchen Sinn hat die Wochen-
bettgymnastik?

2.1.5.4.41 Welche (teils physiologischen)
Störungen kommen im Wochenbett häufig
vor?

1. Harnflut
2. Wochenbettobstipation
3. Lochialstauung
4. Harnverhalten
5. Thrombose
(A) 1 + 3 + 5
(B) 2 + 5
(C) 3 + 4
(D) 2 + 3 + 5
(E) alle sind richtig

2.1.5.4.42 Welche Beobachtungen und
Maßnahmen sind notwendig, um Komplikationen im Wochenbett zu vermeiden?

2.1.5.4.43 Die Thromboembolieprophylaxe
bei der Wöchnerin:

1. spielt eine untergeordnete Rolle
2. kann durch frühzeitige und regelmäßige
   Mobilisation erreicht werden
3. kann durch Beckenbodentraining gefördert
   werden
4. ist wichtig, weil nach Entbindung
   der Blutrückstrom im kleinen Becken
   verlangsamt ist
5. ist besonders wichtig bei älteren
   Wöchnerinnen
(A) 2 + 3 + 5
(B) 2 + 3 + 4
(C) 1 + 3
(D) 2 + 4
(E) 3 + 5

2.1.5.4.44 Wie sollte sich eine Wöchnerin
bzw. eine Frau, die ihr Kind stillt, ernähren?

2.1.5.4.45 Nennen Sie 6 Vorteile des Stillens
gegenüber der Flaschenernährung!

2.1.5.4.46 In der Wochenpflege beobachten
wir folgende Symptome bei einer Wöchnerin
mit Lochialstau:

1. Übelkeit
2. gänzliches bzw. teilweises Versiegen der
   Lochien
3. starke Schmerzen im Unterleib
4. erhöhte Körpertemperatur
5. Harnverhalt
(A) 1 + 2 + 3
(B) 2 + 3 + 5
(C) 2 + 4
(D) 1 + 2 + 4
(E) 2 + 3

2.1.5.4.47 Welche Aussagen zum Wochenfluss (Lochien) sind richtig?

1. manchmal kaum oder gar nicht
   vorhanden
2. dauert im Allgemeinen bis zu
   5 Tagen an
3. es ist mit einem Wochenfluss über
   mehrere Wochen zu rechnen
4. am Anfang blutig und wird zum Ende
   hin gelblich, dann mehr oder weniger
   klar
5. hat von Anfang an gelbliches Aussehen
(A) 1 + 5
(B) 2 + 4
(C) 3 + 4
(D) 2 + 5
(E) 3 + 5

2.1.5.4.48 Beschreiben Sie die Veränderungen der Lochien (Lochialsekret, Wochenfluss)!

2.1.5.4.49 Eine Lochialstauung im Wochenbett muss auf jeden Fall verhindert werden.
Mit welchen prophylaktischen Maßnahmen
kann eine Wöchnerin dieser Erkrankung
vorbeugen (4 Angaben)?

2.1.5.4.50 Nach einer Geburt wird der
Zustand des Neugeborenen durch den APGAR-
Index beurteilt. Welche Faktoren werden
bestimmt und registriert?

2.1.5.4.51 Welche Beobachtungen fallen beim
Neugeborenen bezüglich des Gewichts in den
ersten zehn Tagen auf?

II Pflegemaßnahmen

2.1.5.4.52   Welche Aussagen über die Gewichtszunahme eines Neugeborenen sind richtig?

1. Die Gewichtszunahme im ersten Vierteljahr beträgt ca. 100 g pro Tag
2. Das Geburtsgewicht hat sich mit ca. 12 Monaten verdoppelt
3. Die tägliche Gewichtszunahme im ersten Vierteljahr beträgt 25 – 30 g
4. Das Geburtsgewicht hat sich mit ca. 4 – 5 Monaten verdoppelt
5. Das Geburtsgewicht hat sich mit ca. 4 – 5 Monaten verdreifacht
6. Das Geburtsgewicht hat sich mit 12 Monaten verdreifacht

(A) 1 + 2 + 5
(B) 3 + 4 + 6
(C) 3 + 5
(D) 1 + 5 + 6
(E) 2 + 3

2.1.5.4.53   Was muss bei der Pflege eines Neugeborenen mit einer Nabelinfektion beachtet werden?

2.1.5.4.54   Wie muss das Neugeborene gewickelt werden, um einer Hüftgelenkverrenkung vorzubeugen?

2.1.5.5 Pflege Augenheilkunde, HNO, Dermatologie und Anästhesie

2.1.5.5.1   Stellen Sie 3 Besonderheiten beim Umgang mit einem blinden Patienten dar!

2.1.5.5.2   Ordnen Sie den Erkrankungen in Liste 1 bitte die pflegerischen Maßnahmen in Liste 2 zu!

Liste 1
(A) Erysipel der Ohrmuschel
(B) Perichondritis
(C) Entzündung des Gehörgangs

Liste 2
1. gute Pflege des OP-Gebietes bzw. nach Verletzungen gute Pflege der Wunde
2. Einlage mit salbengetränkten Streifen, Infrarotbestrahlung
3. jede Berührung mit der Hand vermeiden, da hohe Infektionsgefahr

(A) A1, B3, C2
(B) A2, B1, C3
(C) A2, B3, C1
(D) A3, B1, C2
(E) A3, B2, C1

2.1.5.5.3   Bitte ordnen Sie die aufgeführten Begriffe der beiden Listen einander zu und kreuzen Sie die richtige Kombination an!

Liste 1
(A) Stomatitis
(B) Mundaphthen
(C) Rhagaden
(D) Herpes labialis
(E) Parotitis

Liste 2
1. Ohrspeicheldrüsenentzündung
2. Schleimhautdefekte
3. Schrunden an Mund- und Nasenwinkel
4. Mundschleimhautentzündung
5. Bläschen in typischer Anordnung

(A) A4, B2, C3, D5, E1
(B) A2, B1, C4, D3, E5
(C) A2, B3, C1, D5, E4
(D) A4, B5, C3, D2, E1
(E) A3, B2, C5, D4, E1

2.1.5.5.4   Den Soor der Mundschleimhaut erkennt man in erster Linie an

(A) kleinen Knötchen an den Zungenpapillen
(B) kleinen Schleimhautdefektionen in der Mundhöhle
(C) Mundtrockenheit
(D) üblem Mundgeruch
(E) einem grau-weiß-fleckigen Belag

2.1.5.5.5   Wie lagern Sie einen Patienten:

a) nach einer Spinalanästhesie?
b) nach einer Periduralanästhesie?

2.1.5.5.6   Welches sind die ersten pflegerischen Informationen und Kontrollen bei der Übernahme eines Patienten aus dem Aufwachraum?

2.1.5.5.7   Nennen Sie 5 Komplikationen bei tracheotomierten Patienten!

2.1.5.5.8   Warum ist es notwendig, für eine gute postoperative Schmerzstillung nach Laparotomie zu sorgen? Nennen Sie 2 Gründe!

2.2 Pflegerische Interventionen unter Berücksichtigung einer unmittelbaren vitalen Gefährdung bei akuten und chronischen Zuständen von Erkrankungen oder bei Behinderung

2.2.1 Ein depressiver Patient äußert auf der Station, dass es ihm sehr schlecht gehe und er sich das Leben nehmen möchte. Wie verhalte ich mich richtig?

(A) Ich beachte die Äußerung des Patienten nicht, denn man weiß aus Erfahrung, „bellende Hunde" beißen nicht

(B) Ich rate dem Patienten von seinem Vorhaben ab und überzeuge ihn, dass es ihm doch sehr gut geht und er sich wohlfühlen müsste

(C) Ich werde meine Beobachtung beim nächsten Teamgespräch einbringen

(D) Ich unterrichte sofort alle anwesenden Mitglieder des Behandlungsteams und intensiviere den Kontakt zum Patienten

(E) Ich lenke den Patienten durch Aktivitäten (gemeinsamer Spaziergang, Cafébesuch usw.) von seinem Vorhaben ab

2.2.2 Welche Maßnahmen halten Sie bei einem suizidgefährdeten Patienten für sinnvoll?

1. Unterbringung in einem Einzelzimmer
2. Unterbringung auf einer geschlossenen Station
3. sehr häufig in das Zimmer des Patienten gehen
4. nicht mit dem Patienten über Suizidgedanken sprechen
5. Gesprächsbereit sein, ohne sich aufzudrängen
6. bei akuter Suizidgefahr bei dem Patienten bleiben

(A) 1 + 3 + 4
(B) 2 + 3 + 4
(C) 2 + 3 + 5 + 6
(D) 1 + 4 + 5 + 6
(E) 2 + 3 + 5

2.2.3 Bitte versuchen Sie sich vorzustellen, dass sich ein Patient auf einer Station das Leben genommen hat. Nennen Sie bitte 3 Möglichkeiten, im Team mit dieser Tatsache umzugehen!

2.2.4 Pflege suizidgefährdeter Patienten:

a) Wie ist „Suizidgefährdung" definiert?
b) Nennen Sie bitte besonders gefährdete Patientengruppen für einen Suizid (4 Angaben)!
c) Welche Anzeichen weisen auf eine erhöhte Suizidgefahr hin (5 Angaben)?
d) Nennen und erklären Sie bei 3 psychiatrischen Krankheitsbildern die kritischen Zeitpunkte für einen Suizid!
e) Nennen Sie 5 pflegerische Ziele und Aufgaben bei der Betreuung suizidgefährdeter Patienten!

2.2.5 Nennen Sie 5 Zeichen einer beginnenden Verwirrung alter Menschen und entsprechende prophylaktische Maßnahmen des Pflegepersonals!

2.2.6 Nennen Sie Zeichen des herannahenden Todes beim Patienten (Vitalzeichen, Aussehen von Gesicht und Extremität, Bewusstseinslage)!

2.2.7 Nennen Sie 5 Strahlenschutzvorschriften für Patienten und Personal!

2.2.8 Auf welche Nebenwirkungen achten Sie bei einer Patientin nach Strahlentherapie und welche entsprechenden pflegerischen Maßnahmen führen Sie durch?

2.2.9 Bei der Pflege eines onkologischen Patienten mit Strahlentherapie ist primär zu achten auf:

(A) Anregung des Appetits
(B) Flüssigkeitsbilanzierung
(C) gezielten Hautschutz im Bereich des Bestrahlungsareals
(D) Verabreichung eines Analgetikums nach der Bestrahlung
(E) tägliche gründliche Körperreinigung

II Pflegemaßnahmen

2.2.10   Eine Patientin mit Radiumeinlage

1. muss vor dem Einlegen den Darm entleeren und einen Dauerkatheter gelegt bekommen
2. muss nüchtern bleiben
3. darf trotz der Isolierung aus humanitären Gründen täglich von einem nahen Angehörigen Besuch haben
4. sollte im Bett gewaschen werden
5. ist nur mit Bleischutz, Abstand und möglichst kurzer Verweildauer im Zimmer zu pflegen

(A) 1 + 2
(B) 3 + 4
(C) 1 + 5
(D) 2 + 3
(E) 1 + 3

2.2.11   Welche pflegerische Maßnahme ist bei einem Patienten mit Zytostatikatherapie richtig?

(A) Patienten während der Therapie über den möglichen Haarausfall unterrichten
(B) orale Flüssigkeitszufuhr wegen der Gabe von Infusionslösungen möglichst reduzieren
(C) Patienten häufig zum Trinken anregen
(D) Mundpflege ist wegen der meist ausgeprägten Stomatitis kontraindiziert

2.2.12   Welche Wirkung soll mit Kopfhauthypothermie im Verlauf einer Zytostatikatherapie erreicht werden?

(A) Erhöhung der Medikamenteneinbaurate in den Haarwurzelzellkern
(B) Vermeidung von Kopfschmerzen durch kurzfristige Kälteanwendung
(C) Vermeidung von Kopfhautulzerationen
(D) Verringerung des anflutenden Zytostatikums
(E) Vermeidung von zerebralen Blutungen

2.2.13   Reanimationsmaßnahmen werden eingeleitet:

(A) mit Volumenersatz
(B) mit äußerer Herzmassage
(C) mit dem Freimachen der Atemwege
(D) mit der Blutdruckmessung

2.2.14   Zur Blutstillung ist bei größeren arteriellen Blutungen

(A) in jedem Fall eine Blutleere anzulegen
(B) die Hochlagerung und Ausstreichung einer Extremität indiziert
(C) empfiehlt sich eine Kompression des verletzten Gefäßes mit anschließendem Anlegen eines Kompressionsverbandes
(D) ist keine besondere Maßnahme erforderlich, da auch größere Blutungen in der Regel spontan zum Stehen kommen

2.2.15   Einem Arbeiter an einem Neubau ist soeben Kalk ins Auge gespritzt. Sie leisten erste Hilfe, indem Sie

(A) den Verletzten so schnell wie möglich in die nächste augenärztliche Praxis bringen
(B) einen Schutzverband anlegen und den Krankenwagen zur Krankenhauseinweisung benachrichtigen lassen
(C) den Patienten hinlegen und bei zurückgeneigtem Kopf Wasser zwischen die gespreizten Lider gießen
(D) das Auge mit einem sauberen Tuch abtupfen und den Patienten auffordern, zum Arzt zu gehen

2.2.16   Bei Verbrühungen ist als erste Hilfe angezeigt:

(A) Verband mit Brandbinde
(B) Anwendung von Haushaltsfett (Öl, Butter etc.)
(C) Übergießen mit kaltem Wasser
(D) Bedecken mit keimfreiem Tuch und wärmender Decke
(E) Kliniktransport

2.2.17   Die Aspirationsgefahr bei einem Bewusstlosen kann verringert werden durch:

(A) stabile Seitenlagerung
(B) Autotransfusionslagerung
(C) Beckenhochlagerung
(D) Rückenlagerung
(E) Bauchlagerung

2.2.18   Welche Sofortmaßnahmen sind bei einem Patienten mit akutem Lungenödem zu ergreifen?

1. Oberkörper hoch lagern
2. Oberkörper tief lagern

3. Sauerstoffgabe
4. kalte Brustwickel

(A) 1
(B) 1 + 2
(C) 1 + 3
(D) 3 + 4
(E) 1 + 3 + 4

2.2.19 Bei Säureverätzung des Auges ist/sind im Rahmen der Ersten-Hilfe welche Maßnahme/n durchzuführen?

(A) Spülung mit kalter Milch
(B) Spülung mit Wasser
(C) Verabreichung von Lauge zur Neutralisation
(D) steriler Verband

2.2.20 Ein Ersthelfer behandelt eine venöse Blutung

(A) durch Abbinden der Extremität
(B) durch Hochlagerung der Extremität und einen Druckverband
(C) durch Stauen der Extremität
(D) mit sterilen Mullkompressen und Tieflagerung der Extremität

2.2.21 Bei einem Schädel-Hirn-Trauma mit bestehender Bewusstlosigkeit führen Sie als erste Maßnahme durch:

1. eine Kopftieflage
2. eine Kontrolle der Atemwege
3. eine Freihaltung der Atemwege
4. eine Pulskontrolle
5. einen Druckverband an den Karotiden, zur Blutstillung
6. einen Ausgleich des Wärmeverlustes durch Anlegen von 2–3 Wärmflaschen

(A) 1 + 2
(B) 2 + 3
(C) 2 + 3 + 4
(D) 3 + 4 + 5
(E) 4 + 5 + 6

2.3 Pflegemaßnahmen im Rahmen der pflegerischen Beziehung

2.3.1 Welche Vorteile bietet die Pflegevisite beim Pflegepersonal? Machen Sie 5 Angaben!

2.4 Planung, Auswahl und Durchführung pflegerischer Maßnahmen unter Einbeziehung der stationären, teilstationären oder ambulanten Versorgung oder weiteren Versorgungsbereichen

2.4.1

Fallbeschreibung: Nahrungsverweigerung
Frau Luise Bretthauer wurde vor 9 Tagen aufgrund wiederkehrender Synkopen aus dem Seniorenheim in die Innere Abteilung des Krankenhauses aufgenommen. Die Patientin ist 82 Jahre alt und wiegt bei einer Körpergröße von 165 cm derzeit 51 kg. Bei Aufnahme wies die Patientin eine Arrhythmie und schwankende Blutdruckwerte, sowie eine Bradykardie (52 Schläge/Minute) auf. Aktuell hat sie nach medikamentöser Einstellung konstante Blutdruckwerte (120/80 mmHg) und einen rhythmischen Puls (70 Schläge/Minute). Synkopen traten im Krankenhaus nicht mehr auf.
Frau Bretthauer ist aufgrund ihrer Problematik in den letzten Monaten mehrfach aus dem Seniorenheim ins Krankenhaus und wieder zurückverlegt worden. Derzeit liegt sie in einem Einzelzimmer. Im Seniorenheim teilt sich die Patientin das Zimmer mit einer Mitbewohnerin und hat dort zahlreiche soziale Kontakte. Frau Bretthauer zeigt sich im Vergleich zu ihrem letzten Klinkaufenthalt zunehmend zeitlich, örtlich und zur Person desorientiert. Insbesondere fällt eine örtliche Desorientierung auf (die Patientin verwechselt häufig Seniorenheim und Krankenhaus).
Die Patientin weist einen reduzierten Hautturgor auf. Es fällt auf, dass sie nur nach Aufforderung Flüssigkeit zu sich nimmt. Frau Bretthauer hat eine gut sitzende Zahnprothese und **keine** Einschränkungen beim Schlucken. Feste Nahrung lehnt die Patientin seit 2 Tagen dennoch konsequent ab. Es ist eine beginnende Muskelatrophie erkennbar, die körperliche Belastbarkeit nimmt ab. Kleinere Strecken kann Frau Bretthauer aber weiterhin ohne Hilfe bewältigen. Die Praktikantin berichtet ihnen, dass sie beim Versuch der

II Pflegemaßnahmen

Patientin das Essen zu reichen „sanfte Gewalt" hätte anwenden müssen. Die Patientin hätte die Lippen fest zusammengepresst und den Kopf immer wieder zur Seite gedreht und versucht den Löffel beiseite zu schlagen, sie habe die Hände von Frau Bretthauer festhalten müssen, um überhaupt einige Löffel „füttern" zu können. Das meiste habe die Patientin jedoch wieder ausgespuckt.

Von medizinischer Seite wird bereits die Anlage einer PEG diskutiert. Des Weiteren beseht bei Frau Brettschneider eine Inkontinenz. Bei stärkerer körperlicher Anstrengung kommt es bei der Patientin häufig zu „Harntröpfeln" und „Harnverlust".

Frau Bretthauer hat insgesamt 5 Kinder geboren. Das engste Verhältnis hat die Patientin zu ihrem letztgeborenen Sohn, der sie häufig besuchen kommt. Vom Sohn der Patientin erfahren Sie noch, dass sich Frau Bretthauer im Seniorenheim sehr wohl fühlt.

Frage 1: Beurteilen Sie den Ernährungszustand der Patientin und begründen Sie ihre Aussagen! Erläutern Sie Möglichkeiten, wie Sie bei Frau Bretthauer eine exakte Bestimmung es Ernährungszustandes durchführen.

Frage 2: Welche mögliche Erklärung haben Sie für das Trinkverhalten der Patientin? Welche pflegetherapeutischen Konsequenzen ergeben sich für Sie diesbezüglich?

Frage 3: Welche Ursachen für die aktuelle Nahrungsverweigerung halten Sie bezüglich des beschriebenen Falles für besonders wahrscheinlich?

Frage 4: Bewerten Sie die Verhaltensweisen der Praktikantin im Umgang mit der Nahrungsverweigerung der Patientin. Begründen Sie ihre Bewertung!

Frage 5: Welche Pflegemaßnahmen würden Sie im konkreten Fall vorschlagen, die das Phänomen Nahrungsverweigerung abmildern, bzw. aufheben könnten? Nennen Sie bitte 4 solcher, Ihnen sinnvoll erscheinender Maßnahmen.

Frage 6: Welche Haltung nehmen Sie bezüglich der Diskussion über die Anlage einer PEG ein? Begründen sie ihre Antwort!

Frage 7: Welche Form der Inkontinenz bzw. welcher Grad der Inkontinenz liegt aus Ihrer Sicht bei Frau Brettschneider vor?

Welche pflegetherapeutischen Maßnahmen halten Sie diesbezüglich für besonders sinnvoll? Begründen Sie ihre Aussage!

2.4.2

Fallbeschreibung: Pneumonie

Frau Clara W., 69 Jahre, wurde vom Hausarzt mit Atemnot und Fieber in die Innere Abteilung eingewiesen. Die verwitwete und kinderlose Frau wurde von einer Nachbarin ins Krankenhaus begleitet. Sie war bisher gesund, ist aber nach einem Autounfall körperlich in ihrer Bewegung durch eine Beinverkürzung links eingeschränkt. Sie benutzt daher einen Gehstock. Seit drei Tagen leidet Frau W. unter einem trockenen Reizhusten, der sie nachts nur unruhig und mit Unterbrechungen schlafen lässt.

Frau W. macht einen abgeschlagenen und müden Eindruck. Sie kann wegen ihrer Luftnot nur abgehackt oder in kurzen Sätzen antworten und muss sich oft beim Luftholen aufstützen. Sie ist fiebrig verschwitzt und gibt an, dass sie bereits seit zwei Tagen Fieber habe und einen banalen grippalen Infekt vermute. Sie äußert, dass sie seit einer Woche schon leichte Kopf- und Gliederschmerzen verspüre und keinen Appetit mehr habe. Sie sei nur auf Anraten ihrer Nachbarin zum Arzt gegangen, weil sie so schlecht aussehe. Dass sie jetzt krank sei gefalle ihr überhaupt nicht, da sie, seit dem Tod ihres Mannes vor einem halben Jahr, zum ersten Mal mit einer Seniorengruppe in den Urlaub fahren wolle.

Frau W. wiegt 61 kg und ist 1,55 m groß. Ihre Haut ist fiebrig heiß und feucht, die Schleimhäute eher trocken, die Zunge belegt, die Lippen zyanotisch. Frau W. hustet stark und unproduktiv.

Der Allgemeinzustand ist durch ihre Schwäche, Abgeschlagenheit, Schmerzen und Appetitlosigkeit stark beeinträchtigt.

Die Atmung ist beschleunigt (30/min.) und flach, die Atemhilfsmuskulatur wird zu Hilfe genommen. Der Puls ist erhöht (108/min.), der Blutdruck ist hypoton bei 95/60 mmHg. Die Temperatur liegt bei 39,2 °C rektal.

Im Verlauf des Aufnahmegesprächs entsteht der Eindruck, dass Frau W. das Geschehen um ihre Person nicht mehr adäquat verfolgen kann und ihre zeitlich-räumliche Orientierung einbüßt.

Frage 1: Frau W. leidet unter Atemnot. Ordnen Sie die Atemnot der Patientin einem Schweregrad zu und begründen Sie Ihre Zuordnung anhand der geschilderten Symptome!

Frage 2: Welche pflegerischen Maßnahmen ergreifen Sie nach der Übernahme von Frau W. auf Ihre Station? Nennen Sie bitte 5!

Frage 3: Welche weiteren aktuellen Probleme ergeben sich bei dieser Patientin? Welche Maßnahmen ergreifen Sie zu 4 der genannten Probleme?

Frage 4: Welche Maßnahmen zur Vorbeugung einer erneuten Pneumonie würden Sie Frau W. empfehlen?

Frage 5: Für den Zeitpunkt nach der Entlassung gibt es 2 Optionen:
- Entlassung in die häusliche Umgebung mit Hilfe durch einen ambulanten Pflegedienst
- Verlegung in eine Reha-Klinik

Welche Option erscheint Ihnen angemessen? Begründen Sie Ihre Entscheidung!

2.4.3

Fallbeschreibung: Herzinfarkt

Sie sind im Rahmen der Bezugspflege für die pflegerische Betreuung der 43-jährigen Klientin Simone A. zuständig.
Frau A. hat vor 8 Tagen einen transmuralen Myokardinfarkt (Vorderwandinfarkt) bei Koronarthrombose erlitten und ist nach 4-tägiger, intensivmedizinischer Behandlung auf die kardiologische Privatstation verlegt worden. Sie ist dort in einem Einzelzimmer untergebracht.
Nach einer in der Akutsituation durchgeführten Lysetherapie (Streptokinase i. v.) wird die Patientin derzeit mit Marcumar behandelt. Röntgenologisch ließ sich die fast vollständige Öffnung des betroffenen Herzkranzgefäßes sowie eine Narbenbildung im Bereich der Vorderwand nachweisen. Zur Sedierung erhält die Patientin Diazepam in Tablettenform.
Der Verlauf war insgesamt komplikationslos. Zwei Tage nach dem akuten Ereignis wies die Patientin eine Körpertemperatur von 38,5 °C und eine erhöhte Blutsenkungsgeschwindigkeit auf. Derzeit befinden sich alle Vitalzeichen (mit Ausnahme der Körpertemperatur, derzeit auf 37,9 °C) im Normbereich. Frau A. ist eine zierliche Klientin, die bei einer Körpergröße von 169 cm derzeit 55 kg wiegt. Als Mutter von 2 Kindern (9 und 13 Jahre) lebt Frau A. in einem stabilen sozialen Umfeld. Die Betreuung der Kinder wird derzeit über den Ehemann und die Schwiegereltern sichergestellt. Frau A. arbeitet als Pädagogin an einer allgemeinbildenden Schule in Vollzeit. Sie wird vom Ehemann als ehrgeizige, willensstarke, erfolgsorientierte Persönlichkeit beschrieben, die ohne ihre Arbeit nicht leben könne. Auch zu Hause könne sie kaum abschalten und arbeite oft, dabei nicht selten unter Zeitdruck, bis in den späten Abend hinein. Als sie vor einem halben Jahr bei der Beförderung übergangen worden sei, habe sie dies als persönliche Niederlage erlebt. Dies habe dazu geführt, dass sie noch mehr arbeite. Zudem sei sie auf regionaler Ebene politisch aktiv. Für das eigentliche Familienleben habe sie immer weniger Zeit gehabt. Weiterhin erfahren sie, dass Frau A. seit ca. 20 Jahren die Antibabypille einnimmt, sich häufig ungesund ernährt und sich aus Zeitmangel vor 5 Jahren aus dem Sportverein (Volleyball) abgemeldet habe. Als Nichtraucherin ist die Klientin sowohl den Rauchgewohnheiten des stark rauchenden Ehemannes als auch der Kollegen im Schulbetrieb ausgesetzt. In Gesprächen macht Frau A. deutlich, dass sie mit der ihr auferlegten Mobilitätsbeschränkung (derzeit Mobilisationsschema Stufe l) nicht gut zurecht kommt. Sie fühle sich stark genug das Bett zu verlassen, um endlich wieder allein zur Toilette gehen zu können. Bei der letzten Visite hätte der behandelnde Arzt etwas von „Rehabilitation" gesagt, aber sie hätte nicht wirklich verstanden, was damit gemeint wäre und was das für sie bedeute. Am liebsten, so sagt Frau A., würde sie so schnell wie möglich wieder nach Hause und zurück an ihre Arbeit.

Frage 1: Beraten und informieren Sie die Klientin über Formen und Phasen der geplanten Rehabilitation.

Frage 2: Welche psychischen und somatischen Gesundheitsrisiken liegen im beschriebenen Fall vor? Zählen Sie diese auf und begründen Sie ihre Aussagen.

Frage 3: Welche gesundheitsfördernden Handlungsstrategien können Sie mit ihrer

Klientin gemeinsam ansprechen um ein psychisches und drei somatische Gesundheitsrisiken zu reduzieren?

Frage 4: Welche Konsequenzen hat die derzeitige medikamentöse Therapie für die Klientin und ihr Verhalten ?

Frage 5: Welche Mobilisationsstufe strebt die Klientin an bzw. welche Stufe halten Sie fürangemessen? Mit wem stimmen Sie das Vorgehen ab?
Begründen Sie Ihre Entscheidung.

Frage 6: Welche Bedeutung messen Sie der erhöhten Körpertemperatur der Klientin bei, erläutern Sie!

2.4.4

Fallbeschreibung: Asthma bronchiale

Frau Maria S., 35 Jahre alt, kam am Abend des 16.12.01 notfallmäßig zur stationären Aufnahme. Der einweisende Notarzt und eine Wohnungsnachbarin waren in ihrer Begleitung. Bei der Aufnahme befand sich Frau S. im Zustand hochgradiger Atemnot, verbunden mit pfeifenden Atemgeräuschen und Hustenanfällen. Sie war schweißgebadet und hustete geringe Mengen zähen Sputums ab. Die Haut war sehr blass und die Lippen zyanotisch. Der Puls war tachykard. Frau S. war nicht in der Lage zu sprechen. Es erfolgte die Einweisung auf die internistische Intensivstation. Auf Befragung des diensthabenden Arztes machte die anwesende Nachbarin folgende Angaben: Sie kennt Frau S. seit 5 Jahren und hat ein freundschaftliches Verhältnis zu ihr. Frau S. lebt mit ihren beiden Kindern seit 6 Monaten getrennt von ihrem Ehemann. Die Tochter ist 13 und der Sohn 9 Jahre alt. Frau S. arbeitet halbtags als Kassiererin in einem Supermarkt. Die beiden Frauen helfen sich gegenseitig bei der Kinderbetreuung. Die Nachbarin berichtet weiter, dass Frau S. sehr häufig erkältet sei. Auch in den Sommermonaten leide sie immer wieder an Husten und Halsschmerzen. Außerdem sei sie starke Raucherin. Das Rauchen verstärke den Husten zeitweise. Einen Atemnotanfall habe sie bislang bei Frau S. noch nicht erlebt. Am späten Nachmittag des 16.12.01 sei der Ehemann überraschend zu Besuch gekommen. Es sei nicht zu überhören gewesen, dass eine lautstarke Auseinandersetzung stattgefun-

den habe. Vor allem die Stimme des Mannes sei deutlich zu hören gewesen. Gegen 19.00 Uhr sei die Tochter Hilfe suchend zu ihr gekommen, weil die Mutter keine Luft mehr bekomme. Der herbeigerufene Notarzt habe unverzüglich die Einweisung ins Krankenhaus veranlasst. Am 17.12.01 erfolgt die Verlegung von der Intensivstation auf eine internistische Normalstation. Frau S. liegt jetzt in einem Zweibettzimmer. Sie wirkt sehr erschöpft und hat ein großes Schlafbedürfnis. Ihr Oberkörper ist leicht erhöht gelagert. Ein Sauerstoffsystem ist angebracht und wird von ihr selbstständig bei Bedarf genutzt; zwischendurch hat sie anfallweise einen trockenen Reizhusten. Frau S. spricht von sich aus sehr wenig, den Kommunikationsversuchen ihrer Bettnachbarin begegnet sie mit Zurückhaltung. Frau S. isst sehr wenig, zeitweise lässt sie die Mahlzeiten unangetastet stehen. Auf den Vorschlag des Stationsarztes, nach dem Krankenhausaufenthalt eine stationäre Rehabilitation anzutreten, reagiert Frau S. mit Ablehnung. Gegenüber dem Pflegepersonal äußerte sie die Befürchtung, dass der Mann ihr die Kinder wegnehmen will. Schon allein deswegen könne sie nicht zur Kur. Die Kinder und die Nachbarin besuchen sie täglich. Beide Kinder machen einen sehr selbstständigen Eindruck.

Frage 1: Untersuchen Sie die Fallbeschreibung auf mögliche Auslösefaktoren für ein Asthma bronchiale!
• Welcher Faktor war am ehesten auslösend für den Asthmaanfall von Frau S.?
• Welche weiteren Asthmaformen müssen diagnostisch ausgeschlossen werden? Benennen Sie 3 Punkte!

Frage 2: Therapeutisch wird bei Frau S. ein cortisonhaltiges Dosieraerosol angeordnet. Erklären Sie Frau S. die korrekte Anwendung des Dosieraerosols mittels Spacer!

Frage 3: Welche Vorteile bietet der Einsatz des Spacers?

Frage 4: Sie stellen wiederholt fest, dass Frau S. tagsüber häufig schläft und dabei die Sauerstoffbrille trägt. Wie reagieren Sie darauf? Begründen Sie Ihre Entscheidung!

Frage 5: Frau S. hat insbesondere wegen der hochgradigen Atemnot Angst vor einem erneuten Auftreten eines Asthmaanfalls. Erklären Sie Frau S., welche Maßnahmen der Atemerleichterung sie bei beginnender Atemnot auch selbst ergreifen kann. Benennen Sie 5 Punkte!

Frage 6: Welche Empfehlungen bezüglich Selbstpflege, Krankheitsbewältigung und Lebensführung können Sie Frau S. für die Zukunft geben (außer atemerleichternde Maßnahmen)? Benennen Sie 7 Punkte und begründen Sie Ihre Angaben!

2.4.5

Fallbeschreibung: Diabetes mellitus

Herr K. ist 60 Jahre alt. Er ist 1,70 m groß und wiegt 90 kg. Er ist Verwaltungsbeamter von Beruf, seine Ehefrau ist Hausfrau. Seit ca. 3 Monaten bemerkt Herr K. ein Nachlassen seiner Leistungskraft, besonders bei seinem Hobby, der Gartenarbeit. Er gibt folgende Symptome an:

- Müdigkeit
- Konzentrationsschwäche
- verstärktes Durstgefühl
- vermehrte Harnausscheidung

Besorgt war er auch über eine kleine, nicht heilende Wunde am linken Großzeh, die ihm zunehmend Schmerzen beim Gehen verursachte. Nachdem sich die beschriebene Symptomatik verstärkte, wies ihn der zu Rate gezogene Hausarzt ins Krankenhaus ein. Am 20.10.1987 übernahm Sr. A. die Pflege des Herrn K. Beim ersten Kontakt fiel ihr auf, dass er sich um seinen Zustand sorgte. Die durchzuführenden diagnostischen Maßnahmen ließ er bereitwillig zu, weil es in seinem Interesse lag, die Ursache seiner Krankheit möglichst schnell zu finden. Die Untersuchungsergebnisse führten zu der Diagnose Diabetes mellitus Typ II. Der Stationsarzt informierte Herrn K. ausführlich über das Krankheitsbild mit den sich daraus ergebenden Konsequenzen wie Einhaltung einer Diät und Insulininjektionen s.c. Bei jeder Gelegenheit sprach Herr K. das Pflegepersonal an, um noch Zusätzliches über die Erkrankung zu erfahren. Er machte sich Gedanken über mögliche Komplikationen, die durch Unachtsamkeit bei der Ernährung und bei der Durchführung der Injektionstechnik auftreten könnten. Außer-

dem bedrückte ihn die Umstellung seiner Lebensweise, die auch Auswirkungen auf sein familiäres und gesellschaftliches Leben haben wird. Nach vier Wochen stationärer Behandlung wurde Herr K. mit ärztlicher Anordnung: Diabetes-Diät 15 BE, morgens 16 IE Depot-Insulin s.c. entlassen. Zur Therapieüberwachung sollte er sich an seinen Hausarzt wenden, der auch die noch bestehende Wunde am Großzeh versorgen wird.

Frage 1: Welche Grundbedürfnisse sind eingeschränkt? Nennen Sie bitte 2!

Frage 2: Welche eigenen Fähigkeiten unterstützen die Pflege? Machen Sie bitte 3 Angaben!

Frage 3: Ermitteln Sie aus dem Fallbeispiel 7 aktuelle Pflegeprobleme!

Frage 4: Ermitteln Sie aus dem Fallbeispiel 3 potenzielle Pflegeprobleme!

Frage 5: Nennen Sie zu den von Ihnen genannten aktuellen Pflegeproblemen die entsprechenden Pflegemaßnahmen!

2.4.6

Inkontinenz

a) Definieren Sie Inkontinenz!
b) Zählen Sie mindestens 5 Ursachen der Harninkontinenz auf!
c) Welche Formen der Harninkontinenz kennen Sie?
d) Durch welche Einflussfaktoren (3) wird eine vorhandene Harninkontinenz noch gesteigert?
e) Nennen Sie 5 pflegerische Maßnahmen bei Harninkontinenz (unter Beachtung der in Punkt b genannten Ursachen)!

2.4.7

Pflege eines Patienten mit Diabetes mellitus

Benennen Sie die Krankheitszeichen, die auf einen Diabetes hinweisen, die Einteilung der verschiedenen Diabetes Typen, Zeichen der Hypoglykämie und der Hyperglykämie sowie die Folgeschäden des Diabetes mellitus!
Zählen Sie die wichtigsten Beobachtungs- und Überwachungsmaßnahmen bei einem Diabetiker im Krankenhaus auf!
Gerade beim Diabetiker ist es besonders wichtig, dass der Patient selbst in der Lage ist,

durch eine entsprechende Lebensführung und eigenverantwortliche Mitarbeit an der Therapie, Komplikationen der Erkrankung zu vermeiden. Für die Pflege ist deshalb die Gesundheitsberatung des Patienten von besonderer Bedeutung. Erläutern Sie die Aufgaben der Gesundheitsberatung hinsichtlich der Lebensführung, der Selbstkontrolle des Diabetikers, der Diät und der Insulininjektionen. Nennen Sie dabei konkrete Beispiele, die Sie dem Diabetiker als Empfehlung für die Lebensführung und die Körperpflege geben!

2.4.8

Pflege von Patienten mit Durchfallerscheinungen

Wann spricht man von Diarrhoe, welche Ursachen führen dazu? Nennen Sie geeignete Beispiele!
Erläutern Sie adäquate Pflegemaßnahmen in Anlehnung an die Auswirkungen der Diarrhoe, berücksichtigen Sie dabei Körperpflege, Prophylaxen, Hygiene, Anwendung von Hilfsmitteln sowie psychische Unterstützung!

2.4.9

Pflege bei akuter Pankreatitis

Stellen Sie anhand des unten aufgeführten Fallbeispiels einen Pflegeplan auf! Beachten Sie auch die Ernährung des Patienten in der folgenden Zeit.
Herr S., 48 Jahre, geschieden, wurde in der letzten Nacht wegen heftiger Oberbauchbeschwerden in die Klinik eingewiesen. Sie erfahren von ihm, dass er abends zu einem ausgedehnten Essen eingeladen war. Dazu trank er 5 Bier und, da das Essen sehr fett war, einige Verdauungsschnäpse. Der Arzt stellte eine akute Pankreatitis fest und ordnete das Legen einer Magensonde an. Zur parenteralen Ernährung erhält der Patient eine Aminosäurelösung und eine 40% Glukoselösung, die über einen zentralen Venenkatheter verabreicht werden. Herr S. hat absolute Nahrungskarenz und absolute Bettruhe. Die Lebensgefährtin berichtet, dass Herr S. regelmäßig Alkohol trinkt, etwa 4 Flaschen Bier täglich und 4 Schnäpse. Sie ist gerade bei ihm. Er liegt seitlich, mit angezogenen Beinen im Bett und

klagt über starke Schmerzen. Herr S. schwitzt stark, seine Temperatur liegt bei 38 °C. Das Abdomen ist stark gebläht, der Arzt konnte nur ganz schwache Darmgeräusche feststellen. Blutdruck: 90/50 mmHg, Puls: 100/min.

2.4.10

Pflege eines Patienten mit Colitis ulcerosa

Ein 36-jähriger Mann wird wegen einer seit 3 Jahren bekannten Colitis ulcerosa auf eine interne Station eingewiesen. Der Patient leidet unter heftigen kolikartigen Bauchschmerzen, massiven Durchfällen, Gewichtsabnahme und Erschöpfung. Er ist von Beruf Schauspieler und macht häufig Diätfehler, da er oft auf Tournee ist. Seine Frau hat sich vor kurzem von ihm getrennt.
Planen Sie die Pflege des Patienten in den ersten 5 Tagen (Unterbringung/Lagerung, Beobachtung, Ernährung, Grundpflege, Prophylaxen, psychische Betreuung)!
Welche Punkte müssen bei der Entlassung des Patienten angesprochen werden?

2.4.11

Pflege bei dekompensierter Leberzirrhose im Präkoma

Der 52-jährige Herr K. wurde mit dekompensierter Leberzirrhose und ausgeprägtem Aszites heute Vormittag ins Krankenhaus aufgenommen. Er ist verheiratet, hat 2 erwachsene Kinder und arbeitet als Maurer. Ein Alkoholabusus ist bekannt. Herr K. ist somnolent, unruhig und zeigt einen leichten Tremor. Bisher hat der Patient nicht geblutet. Sie übernehmen die Pflege von Herrn K. eine Stunde nach seiner Aufnahme auf die Station. Die Aufnahmeformalitäten und -untersuchungen sind abgeschlossen.
Stellen Sie die Pflege (mit Begründungen) für die nächsten Tage dar! Berücksichtigen Sie dabei möglicherweise auftretende Komplikationen.

2.4.12

Obstipation

a) Definieren Sie Obstipation!
b) Welches sind die Leitsymptome der Obstipation?
c) Nennen Sie Begleiterscheinungen!

d) Nennen Sie primäre und sekundäre Ursachen!
e) Welche Personengruppen sind besonders gefährdet?
f) Nennen Sie prophylaktische Maßnahmen!

2.4.13

Pflege eines Patienten mit chronischer Polyarthritis

Welche Pflegeziele verfolgen Sie bei der Pflege von Patienten mit chronischer Polyarthritis? Welche Pflegemaßnahmen erscheinen sinnvoll, um Ihre Pflegeziele zu erreichen? Berücksichtigen Sie auch den Bereich der Rehabilitation.

2.4.14

Pflege bei Infektionserkrankungen

Auf einer internistischen Station soll ein Patient mit einer infektiösen Darmerkrankung aufgenommen werden. Ein Infektionszimmer steht Ihnen nicht zur Verfügung. Sie müssen ein normales Krankenzimmer vorbereiten. Bitte beschreiben Sie Ihr Vorgehen bei der Maßnahme!
Erläutern Sie allgemeine Verhaltensweisen, die Sie auf der Station erhalten, wenn ein solches Zimmer eingerichtet wurde und beschreiben Sie, worüber Sie den Patienten und die Angehörigen aufklären!

2.4.15

Pflege bei Herzinfarkt

Sie sollen einen Patienten mit einem frischen Herzinfarkt pflegen. Bitte formulieren Sie die bei dieser Krankheit zu erwartenden Pflegeprobleme, setzen Sie entsprechende Pflegeziele fest und beschreiben Sie Maßnahmen, mit denen Sie die Ziele erreichen wollen! Berücksichtigen Sie bitte, dass der Patient mit Antikoagulantien behandelt wird.

2.4.16

Pflege bei Asthma bronchiale

Herr K., 32 Jahre alt, wird wiederholt wegen starker, asthmatischer Beschwerden stationär aufgenommen. Die Atemnot ist stärker als beim letzten Krankenhausaufenthalt. Er arbeitet seit ca. 5 Jahren in einem Zementwerk. Zuletzt wurde eine Kalkstaub-Allergie als Ursache des Asthmas diagnostiziert. Sie übernehmen die Pflege von Herrn K. eine Stunde nach der Aufnahme auf Station. Erstellen Sie einen Pflegeplan für die nächsten Tage (mind. 5 Pflegeprobleme/-ziele/-maßnahmen)!

2.4.17

Pflege bei Oberschenkelhalsfraktur

An einem kühlen, regenfeuchten Herbstnachmittag läuft Frau K., 68 Jahre alte Rentnerin, zur Bushaltestelle, um in die Stadt zu fahren. Ihr Mann bleibt in der 3-Zimmer-Wohnung zurück, denn er leidet schon seit über einem Jahr an den Folgen eines apoplektischen Insults. Er muss deshalb größtenteils von seiner Frau versorgt werden. Die Kinder des Ehepaares sind schon länger weiter weg gezogen und haben ihre eigene Familie.
Plötzlich rutscht Frau K. auf einem feuchten Blatt aus und stürzt auf den Boden. Sofort spürt sie einen stechenden Schmerz im rechten Oberschenkel. Sie beißt die Zähne zusammen und versucht aufzustehen – aber es ist ihr nicht mehr möglich. Zum Glück kommen Passanten zu Hilfe.
Eine halbe Stunde später ist Frau K. im Krankenhaus auf der chirurgischen Ambulanz. Beim Röntgen ergibt sich eine komplizierte mediale Oberschenkelfraktur, die nicht einfach reponiert werden kann. Frau K. hat große Angst vor der OP, besonders vor der Narkose. Später wacht Frau K. benommen von der Narkose auf und kann kaum glauben, dass alles schon vorbei ist. Der Bruch wurde wegen der Gefahr einer Hüftnekrose mit einer Totalendoprothese (TEP) versorgt. Frau K. sieht blass aus, ihr Blutdruck ist etwas niedrig. Es laufen Infusionen über den Jugulariskatheter, um den Kreislauf aufzufüllen. Zur Überwachung der Ausfuhr wurde intraoperativ ein Katheter gelegt. Frau K. wird nach dem Aufenthalt im Aufwachraum in einem Zweibettzimmer untergebracht. Frau K. hat Schmerzen, die jedoch durch regelmäßige Gaben von Analgetika in Grenzen gehalten werden. Ihre große Sorge ist die Versorgung ihres Ehemannes. Erstellen Sie konkret bezogen auf die Situation von Frau K. und ihr Krankheitsbild einen Pflegeplan mit:
- Pflegeproblemen
- Pflegezielen
- Pflegemaßnahmen!

2.4.18

Pflege eines Patienten nach einer Gallen-OP

Beschreiben Sie die Pflegeschwerpunkte und postoperativen Maßnahmen mit und ohne Choledochusrevision! Gehen Sie genau auf den Umgang mit der T-Drainage ein!

2.4.19

Pflege nach subtotaler Strumaresektion

Frau M., 24 Jahre alt, ist Mutter einer neun Monate alten Tochter. Zusammen mit ihrem Mann betreibt sie ein Fotogeschäft. Wegen einer seit langem bestehenden hyperthyreoten Struma wurde heute eine subtotale Strumaresektion durchgeführt. Gegen 14.00 Uhr übernehmen Sie Frau M. aus dem Aufwachraum.

Welche Informationen benötigen Sie für die weitere Pflege? Setzen Sie Schwerpunkte für die Pflege in den kommenden 48 Stunden, begründen Sie dabei Ihre geplanten Maßnahmen!

2.4.20

Pflege bei Phlebothrombose

Frau T. ist 33 Jahre alt, Mutter von 2 Kindern, verheiratet und arbeitet als Sekretärin. Sie nimmt seit mehreren Jahren regelmäßig Ovulationshemmer ein und ist Raucherin. Nach Appendektomie entwickelte sich bei Frau T. vor vier Tagen eine Phlebothrombose im rechten Unterschenkel.

Welche akute Gefahr besteht dadurch für die Patientin? Bitte erläutern Sie schwerpunktmäßig die Pflege der Patientin (Lagerung, Beobachtung, psychische Betreuung, Mobilisation, Ziele und Grundsätze der Kompression, Ausscheidung)! Beraten Sie die Patientin bezüglich der Gestaltung ihrer zukünftigen Lebensweise und der Antikoagulantientherapie!

2.4.21

Abdominelle Hysterektomie

a) Erläutern Sie die spezielle postoperative Pflege bei abdominaler Hysterektomie!
b) Welche Bedeutung hat der Organverlust für die Frau?
c) Welche Hilfestellung können Sie ihr bei der Bewältigung des Organverlustes anbieten?

2.4.22

Pflege nach Mammaamputation

Eine 50-jährige Patientin erhielt nach einer Mammaamputation vor einem Jahr mehrere Zytostatikabehandlungen. Sie liegt jetzt mit einer pathologischen Oberschenkelfraktur auf Ihrer Station. Die Fraktur kann wegen des schlechten Allgemeinzustandes der Patientin nicht mehr operativ, sondern nur mit einer Braun'schen Schiene versorgt werden. Gezielte therapeutische Maßnahmen werden auf Wunsch der Patientin nicht mehr durchgeführt. Nach zwei Wochen stirbt die Patientin.

Beschreiben Sie die Pflege und Betreuung der Patientin in den letzten beiden Wochen bis zu ihrem Tod (Unterbringung, Körperpflege, Betten, Lagern, Prophylaxen, Überwachung, Ernährung, therapeutische Maßnahmen, Betreuung)!

2.4.23

Pflege im Wochenbett

Stellen Sie einen Pflegeplan auf, in dem Sie 5 Pflegeprobleme, Pflegeziele und Pflegemaßnahmen aufzeigen!

III Pflegehandeln an pflegewissenschaftlichen Erkenntnissen, Qualitätskriterien, rechtlichen Rahmenbestimmungen sowie wirtschaftlichen und ökologischen Prinzipien ausrichten

Gesetzliche Vorgabe (Anlage 1 zu § 1 Abs.1 KrPflAPrV):
Die Schülerinnen und Schüler sind zu befähigen,
- Sich einen Zugang zu den pflegewissenschaftlichen Verfahren, Methoden und Forschungsergebnissen zu verschaffen
- Pflegehandeln mit Hilfe von pflegetheoretischen Konzepten zu erklären, kritisch zu reflektieren und die Themenbereiche auf den Kenntnisstand der Pflegewissenschaft zu beziehen
- Forschungsergebnisse in Qualitätsstandards zu integrieren
- An der Entwicklung und Umsetzung von Qualitätskonzepten mitzuwirken
- Rechtliche Rahmenbestimmungen zu reflektieren und diese bei ihrem Pflegehandeln zu berücksichtigen
- Verantwortung für Entwicklungen im Gesundheitssystem im Sinne von Effektivität und Effizienz mitzutragen
- Mit materiellen und personalen Ressourcen ökonomisch und ökologisch umzugehen.

3.1 Pflegehandeln an pflegewissenschaftlichen Erkenntnissen ausrichten

3.1.1 Zugang zu pflegewissenschaftlichen Verfahren, Methoden und Forschungsergebnissen

3.1.1.1 Was sind Gegenstandsbereiche der Pflegewissenschaft? Kreuzen Sie die richtige Antwortkombination an!

1. elementare pflegerische Vorgänge, z.B. Kommunikation
2. Arbeitsorganisation
3. Qualitätssicherung
4. Gestaltung des Gesundheitssystems im Ganzen

(A) 1 + 2 + 3
(B) 2 + 3
(C) 2 + 3 + 4
(D) alle Antworten sind richtig

3.1.1.2 Wir unterscheiden qualitative und quantitative Merkmale. Welche der folgenden, bei einer Patientengruppe erhobenen Merkmale sind qualitativ?

1. Vitalkapazität
2. Blutgruppe
3. Serumglucose
4. Kammflimmern

(A) 1 + 2
(B) 1 + 2 + 3
(C) 2 + 3 + 4
(D) 2 + 4
(E) 1 + 2 + 4

3.1.1.3 Der beste Zeitpunkt für die Einschaltung statistischer Methoden bei medizinisch-wissenschaftlichen Untersuchungen liegt im allgemeinen

(A) vor Beginn der Versuche (vor Sammlung der Daten)
(B) unmittelbar nach Abschluss der Datensammlung
(C) nachdem sich herausgestellt hat, dass gewisse auffällige Ergebnisse noch mit statistischen Methoden abgeklärt werden müssen

(D) nach der Interpretation der Versuchsergebnisse
(E) wenn Unterschiede in den Daten mit anderen Methoden nicht mehr zu erkennen sind

3.1.1.4 In der Inneren Klinik A sind 3% aller Patienten männliche Infarktkranke, in Klinik B 10%. Als Ursachen wurden folgende Möglichkeiten in Betracht gezogen:

1. mehr Männer im Einzugsgebiet der Klinik B
2. mehr Ältere im Einzugsgebiet der Klinik B
3. mehr Infarkte im Einzugsgebiet der Klinik B
4. bessere Erkennung der Infarkte in Klinik B
5. frühere Einlieferung der Infarkte in Klinik B

Welche Ursachen können an der Differenz beteiligt sein?
(A) 3
(B) 1 + 3
(C) 1 + 2 + 3
(D) 2 + 4 + 5
(E) alle

3.1.1.5 Man will prüfen, ob sich die Medikamente A und B in ihrer Wirkung unterscheiden. Was bedeutet die Nullhypothese in diesem Test?

(A) A ist besser als B
(B) A ist schlechter als B
(C) zwischen A und B bestehen Unterschiede in der Wirkung
(D) zwischen A und B bestehen keine Unterschiede in der Wirkung
(E) A und B sind überhaupt wirksam

3.1.1.6 Die klinische Prüfung eines neuen Medikaments B gegenüber einem Standardpräparat A ergab, dass der Unterschied bei einer Irrtumswahrscheinlichkeit von 5% signifikant ist. Was bedeutet dieses Testergebnis?

(A) Bei gleicher Wirksamkeit beider Medikamente würde ein noch größerer Unterschied als der beobachtete nur mit einer Wahrscheinlichkeit kleiner als 5% rein zufällig auftreten

(B) Nur 5% der Probanden zeigten unter der Behandlung mit B kein besseres Ergebnis als unter der Behandlung mit A

(C) B wirkt nur mit einer Wahrscheinlichkeit von 5% besser als A

(D) In 5% der zukünftigen Behandlungen wird B voraussichtlich nicht besser wirken als A

(E) Die mittlere Wirksamkeit von B ist um 5% höher als die von A

3.1.1.7 Welche Aussage trifft zu? ICD ist ein Schlüssel für

(A) Operationen
(B) Krebsstadien
(C) Patienten
(D) Medikamente
(E) Krankheiten

3.1.1.8 Welche Aussage trifft zu? Unter Multimorbidität versteht man:

(A) gehäuftes Auftreten von Krankheiten in Bevölkerungsgruppen

(B) häufiges Kranksein (Anfälligkeit) von einzelnen Personen

(C) viele verschiedene Krankheitszeichen (Symptome) bei einem Kranken

(D) das gleichzeitige Vorkommen von verschiedenen Erkrankungen bei einem Kranken

(E) die bei einer Person im Laufe des Lebens beobachteten, nacheinander aufgetretenen Erkrankungen

3.1.2 Pflegehandeln mit Hilfe von pflegetheoretischen Konzepten erklären

3.1.2.1 Welche Erläuterungen zur Bezugspflege sind richtig?

1. Eine Kleingruppe von Pflegekräften betreut und versorgt eine bestimmte Anzahl von Patienten mit allen dazugehörigen Maßnahmen

2. Einzelne Maßnahmen werden von verschiedenen Pflegekräften ausgeführt

3. Eine Pflegekraft versorgt einen Patienten mit allen dazugehörigen Maßnahmen

4. Die zu versorgenden Patienten werden einzelnen Pflegebereichen zugeordnet

(A) 1 + 2
(B) 3 + 4
(C) 1 + 4
(D) alle Antworten sind richtig

3.1.2.2 Was versteht man unter einer Pflegetheorie?

(A) sie beschreibt die normative Vorstellung der einzelnen Pflegenden

(B) sie ist Grundlage zur Planung des Pflegeorganisationssystems

(C) Pflegeinterventionen werden wissenschaftlich beschrieben und begründet

(D) durch sie werden Aufgabenbereiche von Pflegenden abgegrenzt

3.1.2.3 Ordnen Sie die Begriffe der Liste 1 denjenigen der Liste 2 zu und kreuzen Sie die richtige Kombinationsaussage an!

Liste 1
(A) unabhängiger Handlungsbereich
(B) abhängiger Handlungsbereich
(C) interdisziplinärer Handlungsbereich

Liste 2
1. Entscheidungen werden von allen an der Behandlung des Patients beteiligten Personen getroffen

2. Die Entscheidung liegt beim Arzt, das Pflegepersonal unterstützt ihn bei den angeordneten diagnostischen und therapeutischen Maßnahmen

3. Vom Pflegepersonal werden die Bedürfnisse des Patienten wahrgenommen und die sich daraus ergebenden Maßnahmen selbstbestimmend übernommen

(A) A2, B1, C3
(B) A3, B2, C1
(C) A1, B2, C3
(D) A2, B3, C2
(E) A3, B1, C2

3.1.2.4 Ordnen Sie die Begriffe der Liste 1 denjenigen der Liste 2 zu und kreuzen Sie die richtige Kombinationsaussage an!

Liste 1
(A) Funktionspflege
(B) Bezugspflege
(C) allgemeine Pflege
(D) spezielle Pflege

III Pflegehandeln

Liste 2

1. Summe aller Maßnahmen, die ein Gesunder zur Erhaltung seiner Gesundheit selber durchführt (waschen, essen, trinken)
2. eine oder zwei Pflegepersonen sind verantwortlich für eine bestimmte Anzahl von Patienten und zuständig für die Ausführung der Pflege und der ärztlichen Anordnung
3. Maßnahmen, die durch die Krankheit notwendig werden und die der Kranke nicht mehr selber durchführen kann (einreiben, Verband anlegen etc.)
4. Gesamtpflege des Patienten wird von der Stationsleitung an die einzelnen Pflegepersonen in Teilfunktion verteilt (Medizin verteilen, Blutdruck messen etc.)

(A) A1, B2, C3, D4
(B) A4, B2, C1, D3
(C) A2, B3, C1, D4
(D) A3, B2, C4, D1
(E) A4, B3, C1, D2

3.1.2.5 Nennen Sie fünf Merkmale der Gruppenpflege!

3.1.2.6 Bitte ordnen Sie die Begriffe der beiden Listen einander zu und kreuzen Sie die richtige Kombinationsaussage an!

Liste 1

(A) Pflegeanamnese
(B) Pflegeplanung
(C) Pflegebericht
(D) Pflegenachweis
(E) Pflegeziel

Liste 2

1. schriftliche Fixierung der durchgeführten Pflegemaßnahmen
2. Vergleich der Ergebnisse mit dem ursprünglichen Zustand des Patienten
3. umfasst u.a. die Formulierung und schriftliche Fixierung der Ressourcen und der Pflegeprobleme
4. Feststellung der speziellen pflegerischen Bedürfnisse
5. Beschreibung des beim Patienten zu Erreichenden

(A) A3, B5, C1, D4, E2
(B) A4, B3, C2, D1, E5

(C) A1, B2, C5, D3, E4
(D) A2, B4, C1, D3, E5
(E) A3, B2, C1, D5, E4

3.1.2.7 Zu den Vorteilen, die eine Pflegedokumentation bietet, gehören:

1. Leistungsdarstellung und -nachweis der Pflege
2. Kostendämpfung
3. Qualitätsverbesserung und -nachweis der Pflege
4. Wegfallen der mündlichen Übergangsberichte
5. eine für alle Mitarbeiter jederzeit zugängliche Informationssammlung

(A) 1 + 3 + 5
(B) 1 + 2 + 3 + 5
(C) 1 + 2 + 4 + 5
(D) 1 + 4 + 5

3.1.2.8 Zum Krankenpflegeprozess gehören:

1. Ermittlung von Pflegefehlern
2. Planung von Pflegemaßnahmen
3. Überprüfung von Pflegezielen
4. Einhalten der Prüfungsverordnung

(A) 1 + 3
(B) 2 + 3
(C) 1 + 2
(D) alle Antworten sind richtig
(E) 1 + 4

3.1.2.9 Was bedeutet ganzheitliche Pflege?

(A) Körper, Geist und Seele des Menschen sollen in der Pflege als Ganzes berücksichtigt werden
(B) Wenn der Patient schon mal im Krankenhaus ist, soll ihm das gesamte Spektrum der diagnostischen und therapeutischen Möglichkeiten zugute kommen
(C) Eine Pflegeperson darf sich nur ausschließlich um einen Patienten kümmern
(D) Die Versorgung eines Patienten im Krankenhaus durch seine Pflegeperson aus der Sozialstation

3.1.2.10 Funktionspflege bedeutet:

1. alle Pflegepersonen betreuen alle Patienten
2. ganzheitliche Versorgung

3. hierarchisches Prinzip
4. eine oder mehrere Personen betreuen eine Patientengruppe
5. die Pflegeperson führt eine oder mehrere Aufgaben bei allen Patients durch
6. die Absprache über die Aufgabenverteilung im Pflegeteam ist Bedingung

(A) 1 + 2 + 4 + 5
(B) 1 + 4 + 5 + 6
(C) 1 + 3 + 5 + 6
(D) 1 + 3 + 5

3.1.2.11 Unter dem Begriff Krankenpflegeprozess versteht man

(A) die Einbindung des Patienten in den Arbeitsprozess des Pflegepersonals
(B) Krankenpflege in den Phasen der Einschätzung, Planung und Durchführung
(C) die gesundheitliche Entwicklung des Patienten unter einer ganzheitlichen Pflege
(D) nur die Pflegemaßnahmen, die die Grundbedürfnisse des Patienten berücksichtigen
(E) die psycho-soziale Betreuung des Patienten im Krankenhaus

3.1.2.12 Bitte ordnen Sie die Begriffe der beiden Listen einander zu und kreuzen Sie die richtige Kombination an!

Liste 1
(A) Stufe 3 = optimale Pflege
(B) Stufe 2 = angemessene Pflege
(C) Stufe 1 = sichere Pflege
(D) Stufe 0 = gefährliche Pflege

Liste 2
1. Der Patient ist mit dem Nötigsten versorgt, er ist nicht gefährdet
2. Der Patient erleidet Schaden durch Unterlassung oder Pflegefehler
3. Der Patient erhält gezielte Hilfe in seiner Anpassung an veränderte Umstände. Angehörige werden einbezogen
4. Die Bedürfnisse und Gewohnheiten des Patienten finden Berücksichtigung

(A) A3, B4, C1, D2
(B) A3, B2, C1, D4
(C) A1, B2, C3, D4
(D) A4, B1, C3, D4

3.1.2.13 Ordnen Sie den in Liste 1 genannten Problemen die Definition aus Liste 2 zu!

Liste 1
(A) aktuelle Probleme
(B) potenzielle Probleme
(C) verdeckte Probleme
(D) individuelle Probleme
(E) generelle Probleme

Liste 2
1. patientenabhängige Situation
2. Ist-Situation des Patienten
3. krankheitsbedingte Situation des Patienten
4. Risikosituation des Patienten
5. vermutliche Situation des Patienten

(A) A2, B1, C5, D3, E4
(B) A1, B3, C4, D2, E5
(C) A3, B1, C1, D5, E2
(D) A2, B4, C5, D1, E3

3.1.2.14 Grundpflege ist:

(A) Aufrechterhaltung der Vitalfunktionen
(B) Vorbereitung für die Behandlungspflege
(C) ohne ärztliche Anordnung durchzuführen
(D) Motivierung und Aktivierung der Patienten zur Rehabilitation

3.1.2.15 Der Sinn eines Aufnahmegesprächs durch das Pflegepersonal ist:

1. vorhandene Ängste beim Patienten zu erkennen
2. eine positive, zwischenmenschliche Beziehung zu ermöglichen
3. dem ärztlichen Dienst eine wesentliche Aufgabe abzunehmen
4. Probleme des Patienten zu erkennen und zu erfassen
5. die noch vorhandenen Fähigkeiten eines Patienten zu erkennen
6. die Verwaltungsdaten zu vervollständigen
7. den Patienten ausschließlich mit seiner ihm fremden Umgebung vertraut zu machen

(A) 2 + 4 + 6 + 7
(B) 1 + 3 + 4 + 5
(C) 1 + 4 + 5 + 6
(D) 1 + 2 + 4 + 5
(E) 2 + 3 + 4 + 6

III Pflegehandeln

3.1.2.16 Die Pflegeanamnese:

1. ist Grundlage für die Erstellung eines Pflegeplans
2. wird nur vom Arzt erhoben
3. dient statistischen Zwecken
4. dient der Festsetzung von Pflegekategorien
5. dient der Einschätzung der Pflegebedürftigkeit des Patienten
6. dient der Erfassung von Pflegeproblemen und Fähigkeiten des Patienten

(A) 1 + 5 + 6
(B) 2 + 3 + 5
(C) 1 + 3 + 6
(D) 2 + 4 + 5
(E) 1 + 2 + 5

3.1.2.17 Nennen Sie die 6 Schritte des Krankenpflegeprozesses!

3.1.2.18 Erläutern Sie die Stufen der Pflegequalität!

3.1.2.19 Erläutern Sie den Begriff „Progressivpflege"!

3.1.2.20 Was versteht man unter „Ganzheitspflege"?

3.1.2.21 Aus welchem Fachbereich stammen die wissenschaftlichen Begründungen der Kinästhetik?

(A) Pflegewissenschaft
(B) Psychologie
(C) Soziologie
(D) Verhaltenkybernetik
(E) Pflegepädagogik

3.1.2.22 Ordnen Sie die aufgeführten Begriffe der beiden Listen einander zu und kreuzen Sie die richtige Kombination an!

Liste 1
(A) Grundbedürfnismodell – Grundregeln der Krankenpflege
(B) Anpassungsmodell
(C) Modell der Lebensaktivitäten
(D) Erhaltungsmodell oder Erhaltungsprinzipien

Liste 2
1. Myra Levine
2. Nancy Roper
3. Virginia Henderson
4. Callista Roy

(A) A4, B2, C1, D3
(B) A2, B3, C4, D1
(C) A3, B4, C2, D1
(D) A1, B2, C3, D4
(E) A2, B1, C3, D4

3.1.2.23 Der Pflegeprozess orientiert sich

(A) an der Krankheit des Patienten und enthält Arbeitsprogramme für die Krankheit
(B) an den körperlichen, seelischen und sozialen Bedürfnissen des Kranken
(C) an der jeweiligen Organisationsform eines Krankenhauses
(D) an der Arbeitszeit der Mitarbeiter der Diagnostik und Therapie
(E) an den organisatorischen Gegebenheiten der Mahlzeitenverabreichung

3.1.2.24 Unter dem Begriff Krankenpflegeprozess versteht man:

(A) die Einbindung des Patienten in den Arbeitsprozess des Pflegepersonals
(B) Krankenpflege in den Phasen der Einschätzung, Planung und Durchführung
(C) die gesundheitliche Entwicklung des Patienten unter einer ganzheitlichen Pflege
(D) nur die Pflegemaßnahmen, die die Grundbedürfnisse des Patienten berücksichtigen
(E) die psycho-soziale Betreuung des Patienten im Krankenhaus

3.1.2.25 Ordnen Sie die Begriffe der beiden Listen einander zu und kreuzen Sie die richtige Kombination an!

Liste 1
(A) Zimmerpflege
(B) Funktionspflege
(C) Gruppenpflege

Liste 2
1. Die Übersicht über den Pflegebedarf einzelner Patienten ist gewährleistet und eine individuelle Pflege bei guter Planung erreichbar
2. Die einzelne Pflegeperson kann in ihrem abgegrenzten Verantwortungsbereich die umfassende geplante Pflege am gleichen Patienten durchführen
3. Die einzelne Pflegeperson versorgt alle Patienten der ganzen Station mit delegier-

ten Anteilen der Pflege und Therapie, die dann auch sicher ausgeführt wird; ihr Zuständigkeitsbereich ist klein

(A) A1, B3, C2
(B) A2, B3, C1
(C) A2, B1, C3
(D) A3, B2, C1

3.1.2.26   Unter Pflegeplanung ist zu verstehen:

1. zielorientiertes Vorgehen in der Pflege
2. gründlichste Arbeitsteilung unter den Mitarbeitern
3. Einbezug der Patientenbedürfnisse in die Pflege
4. transparentes Arbeiten gegenüber anderen medizinischen Fachbereichen
5. exakte Dokumentation der Pflegearbeit

(A) 1 + 2
(B) 1 + 2 + 3
(C) 2 + 4
(D) 1 + 3 + 4 + 5

3.1.2.27   Wodurch können Sie den Erfolg der Pflege feststellen?

(A) nur durch Beobachtung des Patienten
(B) anhand des Urteils der Ärzte
(C) nur über die Information von anderen Mitgliedern aus dem Pflegeteam
(D) durch den Vergleich der Pflegewirkung mit den Pflegezielen
(E) durch Vergleichen von gemachten Erfahrungen bei anderen Patienten mit der gleichen Erkrankung

3.1.2.28   Der Pflegebericht:

1. wird begleitend zur Pflege erstellt
2. beinhaltet Besonderheiten und Abweichungen vom Pflegeplan
3. muss die Pflegemaßnahme genau beschreiben
4. soll nur von der Krankenschwester/dem Krankenpfleger geschrieben werden
5. dient u. a. dem Beweis, dass eine Pflegemaßnahme durchgeführt wurde

(A) 1 + 2 + 5
(B) 2 + 3 + 4
(C) 1 + 2 + 4 + 5
(D) 1 + 5
(E) alle Antworten sind richtig

3.1.3 Forschungsergebnisse in Qualitätsstandards integrieren

3.1.3.1   Begründen Sie die Notwendigkeit von Forschung in der Pflege!

1. _____
2. _____
3. _____

3.1.3.2   Die Altersstruktur der Bevölkerung verschiebt sich zur Zeit in starkem Ausmaß (Abnahme der jungen Generation – Zunahme der älteren Bevölkerungsschicht). Leiten Sie drei Konsequenzen für die pflegerische Versorgung der Bevölkerung ab!

1. _____
2. _____
3. _____

3.2 Pflegehandeln an Qualitätskriterien, rechtlichen Rahmenbedingungen sowie wirtschaftlichen und ökologischen Prinzipien ausrichten

3.2.1 Qualitätskonzepte

3.2.1.1   Nennen Sie 5 Kriterien/Merkmale, die die Pflegequalität mitbestimmen!

3.2.1.2   Nennen Sie 5 Kriterien/Merkmale der Pflegequalität!

3.2.1.3   Was Sind Pflegestandards?

3.2.1.4   Nennen Sie 5 Bedingungen, die die Pflegequalität mitbestimmen!

3.2.1.5   Nennen Sie die 3 Qualitätsdimensionen nach Donabedian!

3.2.2 Rechtliche Rahmenbedingungen

3.2.2.1 Krankenpflegegeschichte

3.2.2.1.1   Welche Hintergründe führten zur Tötung „lebensunwerten Lebens" in der Zeit des Nationalsozialismus? Warum ist es für uns wichtig, über die Vorgänge in dieser Zeit nachzudenken?

III Pflegehandeln

3.2.2.1.2   Die Ursachen des Kindbettfiebers wurden aufgedeckt von:

(A) Robert Koch
(B) Ignaz Philipp Semmelweis
(C) Ernst Gustav Benjamin von Bergmann
(D) Gerhard Johannes Paul Domagk

3.2.2.1.3   Welche Erreger wurden von Robert Koch entdeckt?

(A) Poliomyelitis-Viren
(B) Choleravibrionen und Tuberkelbazillen
(C) Rickettsien
(D) Tetanuserreger

3.2.2.1.4   Die Antisepsis wurde in der Chirurgie eingeführt von:

(A) Louis Pasteur
(B) Joseph Lister
(C) Ignaz Philipp Semmelweis
(D) Ernst Gustav Benjamin von Bergmann

3.2.2.1.5   Bitte ordnen Sie die Begriffe der beiden Listen einander zu und kreuzen Sie die richtige Kombination an!

Liste 1
(A) Theodor Fliedner
(B) Otto von Bismarck
(C) Frederick Grant Banting und Charles Best
(D) William Harvey

Liste 2
1. Begründer der Sozialversicherung
2. Begründer der Diakonissenanstalt
3. Entdecker des Blutkreislaufs
4. Entdecker des Insulins
(A) A1, B3, C2, D4
(B) A2, B1, C4, D3
(C) A3, B1, C4, D2
(D) A2, B1, C3, D4

3.2.2.1.6   Ordnen Sie die Begriffe beider Listen einander zu und kreuzen Sie die richtige Kombination an!

Liste 1
(A) Kapillaren
(B) Pockenschutzimpfung
(C) Blutkreislauf
(D) Mikroskop

Liste 2
1. William Harvey
2. Marcello Malphigi

3. Antoni van Leeuwenhoek
4. Edward Jenner
(A) A4, B3, C1, D2
(B) A2, B4, C1, D3
(C) A3, B1, C2, D4
(D) A1, B2, C4, D3

3.2.2.1.7   Was versteht man unter der Genfer Konvention?

3.2.2.1.8   Welche Bedeutung hatte Hippokrates für die Entwicklung der Heilkunst und der Pflege? Welche Faktoren waren seiner Meinung nach wichtig für ein gesundes Leben?

3.2.2.1.9   Die künstliche Ernährung des Säuglings wurde grundlegend beeinflusst durch:

(A) Adalbert Czerny
(B) Hildegard Hetzer
(C) Hermann Knaus
(D) Ignaz Philipp Semmelweis

3.2.2.1.10   Welche Motive waren ausschlaggebend für die frühchristliche Krankenpflege?

3.2.2.1.11   Welche Gründe führten dazu, dass die Zeit vom Ende des 17. Jahrhunderts bis zur Mitte des 19. Jahrhunderts als das „dunkle Zeitalter" der Krankenpflege bezeichnet wird?

3.2.2.1.12   Welcher Mönchsorden war im frühen Mittelalter für die Krankenpflege von Bedeutung?

(A) der Benediktiner-Orden
(B) der Franziskaner-Orden
(C) der Dominikaner-Orden

3.2.2.1.13   Beginen waren

(A) Häuser für Obdachlose
(B) Hospitäler
(C) Pflegeschaften, die im Mittelalter entstanden sind
(D) Diakonissen eines bestimmten Mutterhauses

3.2.2.1.14   Wie nennt man den Begründer der Ordenskrankenpflege der „Barmherzigen Schwestern"?

(A) Theodor Fliedner
(B) Vincenz von Paul

(C) Henry Dunant
(D) Kamillus von Lellis

3.2.2.1.15 Florence Nightingale organisierte die Pflege von Kranken und Verwundeten:

(A) im Krimkrieg (1854–1855)
(B) in der Schlacht von Solferino
(C) in russischen Gefangenenlagern des 1. Weltkrieges

3.2.2.1.16 Mit welchem Namen ist die Reform der Krankenpflege in England um die Mitte des letzten Jahrhunderts eng verbunden?

(A) Florence Nightingale
(B) Maria Ward
(C) Prinzessin Viktoria
(D) Virginia Henderson
(E) Nancy Roper

3.2.2.1.17 Die Entwicklung der freiberuflichen Krankenpflege in Deutschland ist ein Verdienst von

(A) Amalie Sieveking
(B) Florence Nightingale
(C) Marie Juchacz
(D) Agnes Karll

3.2.2.1.18 Welche Frau entwickelte das System der freien Krankenpflege mit dem Ziel, die Krankenpflege zum interkonfessionellen, geachteten und finanziell abgesicherten Beruf mit staatlicher Ausbildung und freier Arbeitsplatzwahl zu machen?

(A) Agnes Karll
(B) Florence Nightingale
(C) Amalie Sieveking
(D) Valerie de Gasparin

3.2.2.1.19 Welche Bedeutung hatte das Wirken von Theodor Fliedner für den Fortgang der Krankenpflege?

3.2.2.1.20 Wer gründete das Rote Kreuz und aus welchem Anlass?

3.2.2.1.21 Beschreiben Sie kurz die Aufgaben der Krankenpflege im Nationalsozialismus!

3.2.2.1.22 Die internationalen Grundregeln zur Berufsethik in der Krankenpflege wurden festgelegt von:

(A) dem internationalen Komitee des Roten Kreuzes
(B) dem Weltbund der Krankenschwestern
(C) der Weltgesundheitsorganisation
(D) Agnes Karll

3.2.2.1.23 1928 wurde das Penicillin entdeckt von

(A) Robert Koch
(B) Joseph Lister
(C) Alexander Fleming
(C) Ferdinand Sauerbruch
(E) Paul Ehrlich

3.2.2.1.24 Hippokrates von Kos

(A) wurde als Gott der Heilkunde verehrt
(B) war der Begründer der Tempelmedizin
(C) war ein römischer Arzt
(D) verstand den Menschen in seiner Ganzheit als Teil der Gesamtnatur

3.2.2.1.25 Ordnen Sie die Begriffe beider Listen einander zu, und kreuzen Sie bitte die richtige Kombination an!

Liste 1
(A) Entdecker des ABO-Systems
(B) Begründer der Antisepsis
(C) entwickelte die Schutzimpfung gegen Kinderlähmung

Liste 2
1. Jonas Edward Salk
2. Karl Landsteiner
3. Joseph Lister
(A) A2, B2, C3
(B) A2, B3, C1
(C) A3, B1, C2
(D) A1, B3, C2

3.2.2.1.26 Die erste Antisepsis wurde durchgeführt mit:

(A) Formaldehyd
(B) Alkohol
(C) Chlorkalk
(D) Karbolsäure

3.2.2.1.27   Wer ist Begründer der Bethelschen Anstalten?

(A) Theodor Fliedner
(B) Heinrich Wiehern
(C) Friedrich von Bodelschwingh
(D) Franz Hitze

3.2.2.2 Berufskunde

3.2.2.2.1   Nennen Sie mindestens 4 Leistungen, die der Berufsverband seinen Mitgliedern bietet!

3.2.2.2.2   Nennen Sie die Dachverbände der Berufsorganisation der Krankenpflege und ihre dazugehörigen Internationalen Verbände!

3.2.2.2.3   Nennen Sie die Ziele der meisten Krankenpflegeverbände!

3.2.2.2.4   Welches sind die wichtigsten Krankenpflegeverbände in der BRD?

3.2.2.2.5   Der Deutsche Berufsverband für ~~Krankenpflege~~ (DBfK) *Pflegeberufe*

1. ist 1947 als Ersatz für die NS-Schwesternschaft („braune Schwestern") gegründet worden
2. ist der Dachverband für alle deutschen Krankenpflegeorganisationen/Schwesternschaften
3. ist Mitglied im Weltbund der Krankenschwestern und -pfleger (ICN)
4. gehört dem Deutschen Paritätischen Wohlfahrtsverband an
5. ist kooperatives Mitglied in der Gewerkschaft (ÖTV)

(A) 3 + 5
(B) 2 + 4
(C) 3 + 4
(D) 4 + 5

3.2.2.2.6   Was ist die Liga der Rot-Kreuz-Gesellschaften und welches sind ihre Aufgaben?

3.2.2.2.7   Der internationale Dachverband für das Krankenpflegepersonal ist:

(A) WHO
(B) EG
(C) ADS
(D) ICN

3.2.2.2.8   Was ist der ICN, wann wurde er gegründet? Nennen Sie die Ziele des ICN!

3.2.2.2.9   Krankenschwestern und Krankenpfleger sind in der nachfolgenden internationalen Organisation zusammengeschlossen:

(A) UNO
(B) UNESCO
(C) WHO
(D) IRK
(E) ICN

3.2.2.2.10   Nennen Sie die Fort- und Weiterbildungsmöglichkeiten in der Kinder-/Krankenpflege (mind. 5)!

3.2.2.2.11   Unter Krankenhausträger versteht man

(A) Menschen, die für die Sicherheit im Krankenhaus sorgen
(B) natürliche oder juristische Personen, die ein Krankenhaus betreiben
(C) die Krankenhausleitung und die Chefärzte
(D) kirchliche Institutionen, die eine Partnerschaft für ein Krankenhaus haben
(E) nur private Eigentümer von Krankenhäusern

3.2.2.2.12   Der Krankenhausaufnahmevertrag zwischen Patient und Krankenhausträgern ist von seinem Charakter her ein

(A) Arbeitsvertrag
(B) Werkvertrag
(C) Kaufvertrag
(D) Dienstvertrag

3.2.2.2.13   Das Krankenpflegegesetz ist

(A) ein Landesgesetz
(B) ein Bundesgesetz
(C) ein EU-Gesetz
(D) eine Bestimmung der EU

3.2.2.2.14   Was wird durch das KrPflG geschützt?

(A) die berufliche Weiterbildung
(B) die Berufsordnung
(C) die Berufsausübung
(D) die Berufsbezeichnung

3.2.2.2.15 In Absatz 1 des Krankenpflegegesetzes ist die Berufsbezeichnung unter Schutz gestellt. Was bedeutet das für die Praxis?

3.2.2.2.16 Nennen Sie die Voraussetzungen, die Sie zur Führung der Berufsbezeichnung Krankenschwester/Krankenpfleger, Kinderkrankenschwester/Kinderkrankenpfleger berechtigen!

3.2.2.2.17 Unter welchen Voraussetzungen muss die Erlaubnis, die Berufsbezeichnung Krankenschwester oder Krankenpfleger zu führen (1 Abs. 1 Krankenpflegegesetz), widerrufen werden? Geben Sie eine sinngemäße Erläuterung!

3.2.2.2.18 Welche praktischen Einsatzgebiete sieht das Krankenpflegegesetz in der Ausbildungs- und Prüfungsverordnung für Krankenpflegeschüler vor?

3.2.2.2.19 Welches sind die Ziele der Ausbildung nach dem KrPflG vom 16.7.2003?

3.2.2.2.20 Rotes Kreuz:
a) Skizzieren Sie die Gründungsgeschichte: Gründer, Gründungsjahr, Anlass!
b) Erläutern Sie die Unterscheidung von Schutzzeichen und Kennzeichen!
c) Skizzieren Sie die Organisation des IKRK, nennen Sie vollständigen Namen, Mitglieder, Sitz und Aufgaben!
d) Nennen Sie die nationalen Aufgaben des Deutschen Rotes Kreuzes!

3.2.2.2.21 Deutscher Berufsverband für Krankenpflege (DBfK):

Durch wen und warum wurde die ursprüngliche Organisation des heutigen DBfK gegründet? Schildern Sie kurz die Entwicklung und die heutigen Aktivitäten des Verbandes: Gründung und Entwicklung; Aktivitäten!

3.2.2.2.22 In welchen der aufgeführten Länder gibt es die Kinderkrankenpflege als gesonderte, eigenständige Ausbildung?
1. Frankreich
2. Österreich
3. USA
4. Bundesrepublik Deutschland
5. Schweiz

(A) 1 + 3 + 5
(B) 2 + 4 + 5
(C) 2 + 3 + 4
(D) 3 + 4 + 5

3.2.2.2.23 Die Mitgliedschaft in welchem Berufsverband beinhaltet gleichzeitig die Zugehörigkeit zum ICN?

3.2.2.2.24 Welche Aussagen sind richtig?
1. Die Dokumentation pflegebedürfnisorientierter Pflegemaßnahmen ist nicht erforderlich
2. Der Krankenpflegeprozess beinhaltet den gesamten Vorgang der Problemlösung
3. Das pflegerische Aufnahmegespräch dient der Erfassung der Pflegebedürftigkeit
4. Die Pflegeplanung braucht nur bei Patienten der Intensivstation gemacht zu werden
5. Für die Pflegeplanung sind primär individuelle Probleme des Patienten von Bedeutung
6. Die Pflegeplanung unterliegt keiner Aufbewahrungspflicht

(A) 2 + 3 + 5
(B) 1 + 2 + 4
(C) 2 + 4 + 5
(D) 1 + 3 + 6
(E) 2 + 4 + 6

3.2.2.2.25 Ordnen Sie die Begriffe der beiden Listen einander zu und kreuzen Sie die richtige Kombination an!

Liste 1
(A) Weltbund der Krankenschwestern und Krankenpfleger
(B) Katholischer Weltbund für Krankenpflege
(C) Liga der Rotkreuzgesellschaft
(D) Ökumenischer Bund von Schwesternschaften und Verbänden der Diakonie

Liste 2
1. Verband der Schwesternschaften vom Deutschen Roten Kreuz
2. Caritasschwesternschaft
3. Deutscher Berufsverband für Krankenpflege
4. Kaiserswerther Verband deutscher Diakonissen-Mutterhäuser

(A) A2, B2, C3, D4
(B) A3, B2, C1, D4
(C) A4, B3, C1, D2
(D) A1, B4, C2, D3

3.2.2.2.26   Mit welchem Namen verbindet sich der Begriff der Lebensaktivitäten am ehesten?

3.2.2.2.27   Benennen Sie 4 nationale freiwillige Hilfsorganisationen für allgemeine Hilfs- und Rettungsmaßnahmen!

3.2.2.2.28   Zu den Spitzenverbänden der freien Wohlfahrtspflege gehören:

1. Deutscher Caritasverband
2. Deutsches Rotes Kreuz
3. Deutscher Paritätischer Wohlfahrtsverband
4. Arbeiterwohlfahrt
5. Zentralwohlfahrtsstelle der Juden in Deutschland
6. Diakonisches Werk
7. Müttergenesungswerk
(A) 1 + 2 + 3 + 4 + 5
(B) 1 + 2 + 3 + 6 + 7
(C) 1 + 2 + 3 + 4 + 7
(D) 1 + 2 + 3 + 4 + 6
(E) alle

3.2.2.2.29   Welcher Wohlfahrtsverband hat seinen Ursprung in der deutschen Arbeiterbewegung?

3.2.2.2.30   Die Informationssammlung bei der Aufnahme eines Patienten stellt den ersten Schritt des Krankenpflegeprozesses dar. Nennen Sie 5 Maßnahmen, die eine Krankenschwester/ein Krankenpfleger einsetzen kann, um eine vollständige Informationssammlung zu erhalten!

3.2.2.2.31   Was war der bestimmende Grund, das Krankenpflegegesetz (KrPflG) 1985 zu novellieren (d.h. zu überarbeiten, zu erneuern)?

3.2.2.2.32   Die Pflegeanamnese

1. ist Grundlage für die Erstellung eines Pflegeplans
2. wird nur vom Arzt erhoben
3. dient statistischen Zwecken
4. dient der Festsetzung von Pflegekategorien
5. dient der Einschätzung der Pflegebedürftigkeit des Patienten
6. dient der Erfassung von Pflegeproblemen und Fähigkeiten des Patienten
(A) 1 + 5 + 6
(B) 2 + 3 + 5
(C) 1 + 3 + 6
(D) 2 + 4 + 5
(E) 1 + 2 + 5

3.2.2.2.33   Die Aufgaben für die praktische Prüfung im Krankenpflegeexamen werden gestellt:
(A) von den Fachprüfern, im Einvernehmen mit Stationsleitung und Patienten
(B) von den Mitgliedern der Prüfungskommission in einer vorher anberaumten Sitzung
(C) von den Pflegedienstleitungen der jeweiligen Krankenhäuser, im Einvernehmen mit dem leitenden Arzt
(D) von der Stationsleitung, in Absprache mit dem Prüfling
(E) unmittelbar vor Beginn der Prüfung durch die Fachprüfer

3.2.2.2.34   Ein qualifiziertes Arbeitszeugnis laut Arbeitsvertragsrecht gem. Bürgerlichem Gesetzbuch
(A) muss so abgefasst sein, dass jeder es sofort versteht
(B) darf auch codiert geschrieben werden
(C) wird nur auf ausdrücklichen Wunsch ausgestellt
(D) kann der Arbeitgeber bis zur Erfüllung sämtlicher versprochener Leistungen des Arbeitnehmers zurückbehalten
(E) muss handschriftlich durch den Arbeitgeber geschrieben werden

3.2.2.2.35   Dem Personalrat/Betriebsrat gehören an:
(A) Vertreter der Gewerkschaften
(B) Vertreter des Arbeitgebers
(C) Vertreter des Arbeitgebers und der Arbeitnehmer
(D) Arbeitnehmer des Betriebes
(E) Vertreter der Aufsichtsbehörde

3.2.2.2.36 Ordnen Sie die Begriffe der Liste 1 denjenigen der Liste 2 zu und kreuzen Sie die richtige Kombination an!

Liste 1
(A) Funktionspflege
(B) Bereichspflege
(C) Grundpflege
(D) Behandlungspflege

Liste 2
1. Summe aller Maßnahmen, die ein Gesunder zur Erhaltung seiner Gesundheit selber durchführt (waschen, essen, trinken)
2. Eine oder zwei Pflegepersonen sind verantwortlich für eine bestimmte Anzahl von Patienten und sind zuständig für die Ausführung der Pflege und der ärztlichen Anordnung
3. Maßnahmen, die durch die Krankheit notwendig werden und die der Kranke nicht mehr selber durchführen kann (einreiben, Verband anlegen etc.)
4. Die Gesamtpflege des Patienten wird von der Stationsleitung an die einzelnen Pflegepersonen in Teilfunktionen verteilt (Medizin verteilen, Blutdruck messen etc.)
(A) A1, B2, C3, D4
(B) C1, B2, D3, A4
(C) C1, A2, B3, D4
(D) D1, B2, A3, C4

3.2.2.2.37 Die Genfer Konvention befasst sich mit:
1. der Befreiung politischer Gefangener
2. der Pflege von Verwundeten im Krieg
3. der Behandlung Kriegsgefangener
4. dem Schutz der Zivilbevölkerung in Kriegszeiten
(A) 1 + 3
(B) 2 + 4
(C) 1 + 2
(D) 2 + 3 + 4

3.2.2.3 Arbeitsrechtliche Regelungen

3.2.2.3.1 Welche Voraussetzungen sind für den wirksamen Abschluss eines Vertrages erforderlich?

3.2.2.3.2 Welche Möglichkeiten gibt es, ein Arbeitsverhältnis zu beenden? Nennen Sie mindestens 5!

3.2.2.3.3 Welche Aussagen macht der BAT bezüglich der Probezeit? Nennen Sie bitte mindestens 4 Aussagen!

3.2.2.3.4 Wer ist Versicherungsträger der gesetzlichen Angestelltenversicherung?
(A) Bundesminister für Arbeit und Sozialordnung
(B) Bundesversicherungsanstalt in Berlin
(C) Landesversicherungsanstalten
(D) Bundesknappschaft
(E) RVO-Kassen
(F) Gesundheitsämter

3.2.2.3.5 Welches sind die Rechtsquellen des Arbeitsrechts?

3.2.2.3.6 Welche Pflichten hat der Arbeitnehmer gegenüber dem Arbeitgeber? Nennen Sie mind. 2! Welche Pflichten hat der Arbeitgeber gegenüber dem Arbeitnehmer? Nennen Sie mind. 3!

3.2.2.3.7
a) Erläutern Sie den Begriff Arbeitnehmer!
b) In welche zwei große Gruppen kann man die Arbeitnehmer einteilen?

3.2.2.3.8 Welche Pflichten hat ein Arbeitnehmer bei Krankheit gegenüber dem Arbeitgeber?

3.2.2.3.9 Welche Verpflichtungen bestehen für einen Arbeitnehmer, der arbeitsunfähig geworden ist?
(A) Dem Arbeitgeber innerhalb von 2 Tagen eine ärztliche Arbeitsunfähigkeitsbescheinigung vorzulegen
(B) Den Arbeitgeber unverzüglich zu informieren und innerhalb von 3 Tagen eine „ärztliche Arbeitsunfähigkeitsbescheinigung" vorzulegen
(C) Dem Arbeitgeber innerhalb von 3 Tagen eine ärztliche Bescheinigung vorzulegen, aus der die Art der Erkrankung hervorgeht
(D) Den Arbeitgeber regelmäßig über den Krankheitszustand zu informieren

3.2.2.3.10   Was ist Tarifrecht?

(A) Arbeitsverträge zwischen einzelnen Arbeitgebern und Arbeitnehmern
(B) Vereinbarungen über Lohnerhöhungen
(C) vertraglich geschaffene Rechtsnormen zwischen organisierten Arbeitgebern und organisierten Arbeitnehmern
(D) staatlich geschriebenes Recht

3.2.2.3.11   Definieren Sie folgende Begriffe!

a) Berufsunfähigkeit
b) Erwerbsunfähigkeit

3.2.2.3.12   Welche Personen sind beschränkt geschäftsfähig?

3.2.2.3.13   Was versteht man unter Rechtsfähigkeit und was unter voller Geschäftsfähigkeit?

3.2.2.3.14   Welche Personen sind nach unserer Rechtsordnung geschäftsunfähig?

3.2.2.3.15   Welche Gerichte sind zuständig für Streitigkeiten aus Tarifvertrag und Arbeitsvertrag? Nennen Sie bitte die einzelnen Instanzen!

3.2.2.3.16   Wer handelt die Tarifbestimmungen im öffentlichen Dienst aus?

(A) Krankenhausträger und Gesamtpersonalrat
(B) Gewerkschaften und Arbeitgeber
(C) Gewerkschaft und kommunale Arbeitgeberverbände
(D) Personalrat und Arbeitgeber

3.2.2.3.17   Welche Voraussetzungen müssen erfüllt sein, damit der Arbeitnehmer für einen von ihm verursachten Schaden des Arbeitgebers einzustehen hat?

1. Die Höhe des Schadens darf ein Monatsgehalt nicht übersteigen
2. Der Personalrat muss der Schadensersatzforderung zugestimmt haben
3. Der Vorfall muss einen Grund für eine fristlose Entlassung darstellen
4. Bei gefahrgeneigter Tätigkeit muss der Arbeitnehmer wenigstens grob fahrlässig gehandelt haben

(A) 2 + 4
(B) 1 + 4
(C) 2 + 3 + 4
(D) 3 + 4

3.2.2.3.18   Worin besteht die Fürsorgepflicht des Arbeitgebers?

(A) Schutz für Leben und Gesundheit des Arbeitnehmers
(B) Förderung des Betriebsinteresses
(C) Rücksicht auf Anstand und gute Sitten
(D) Bestimmung des Ortes und der Zeit der Dienstleistung des Arbeitnehmers

3.2.2.3.19   Unfallverhütungsvorschriften werden erlassen von:

(A) Arbeitgebern
(B) Gewerkschaften
(C) Berufsgenossenschaften
(D) Landesversicherungsanstalten

3.2.2.4 Schutzmaßnahmen

3.2.2.4.1   Nennen Sie bitte 4 Schutzgesetze für den Arbeitnehmer!

3.2.2.4.2   Welche Gesetze schränken das Kündigungsrecht des Arbeitgebers ein?

3.2.2.4.3   Welche Rechtsvorschriften sind die Grundlage für die Arbeitssicherheit im Betrieb?

3.2.2.4.4   Die Einhaltung der Arbeitsschutzbestimmungen wird kontrolliert durch:

(A) Berufsgenossenschaften
(B) Gesundheitsämter
(C) Krankenkassen
(D) Gewerkschaften

3.2.2.4.5   Wozu sind die Arbeitnehmer nach der Unfallvorschrift im Hinblick auf Sicherheit und Schutz im Betrieb verpflichtet?

3.2.2.4.6   Wer erstellt die Unfallverhütungsvorschriften für das Personal im Gesundheitswesen?

3.2.2.4.7   Unfallverhütungsvorschriften werden herausgegeben von/vom:

(A) Bundesgesundheitsamt
(B) Ordnungsämtern
(C) Berufsgenossenschaften
(D) Gemeindeunfallversicherungsverbänden

3.2.2.4.8 Nennen Sie bitte die häufig auftretenden Berufskrankheiten im Gesundheitsdienst!

3.2.2.4.9 Das Mutterschutzgesetz bestimmt, dass

(A) die Mutter bis zu 6 Wochen nach der Entbindung nicht beschäftigt werden darf
(B) die werdende Mutter zu achtstündiger Nachtruhe verpflichtet ist
(C) der werdenden Mutter während der Schutzfristen gekündigt werden kann
(D) der Mutter Gelegenheit zum Stillen des Säuglings gegeben werden muss

3.2.2.4.10 Nach dem Mutterschutzgesetz bestehen Beschäftigungsverbote:

1. wenn nach ärztlichem Zeugnis Leben und Gesundheit von Mutter und Kind bei Fortdauer der Beschäftigung gefährdet sind
2. in den letzten 6 Wochen vor der Entbindung, es sei denn, dass die werdende Mutter sich zur Arbeitsleistung bereit erklärt
3. in den letzten 12 Wochen vor der Entbindung, es sei denn, dass die werdende Mutter sich zur Arbeitsleistung bereit erklärt
4. in den letzten 12 Wochen vor der Entbindung bei Mehrlingsschwangerschaften, es sei denn, dass die werdende Mutter sich zur Arbeitsleistung bereit erklärt

(A) 1 + 3
(B) 1 + 2 + 4
(C) 1 + 4
(D) 1 + 2

3.2.2.4.11 Aufsichtsbehörde für die Einhaltung der Bestimmungen des Mutterschutzgesetzes ist

(A) das Gesundheitsamt
(B) die Krankenkasse
(C) der behandelnde Arzt
(D) das Gewerbeaufsichtsamt

3.2.2.4.12 Welche Frauen werden vom Geltungsbereich des Mutterschutzes erfasst?

3.2.2.4.13 Welche Schutzfristen sieht das Mutterschutzgesetz vor und nach der Entbindung vor?

3.2.2.4.14 Der Geltungsbereich des Jugendarbeitsschutzgesetzes umfasst folgenden Personenkreis:

(A) alle Personen zwischen 15 und 18 Jahren
(B) alle Personen zwischen 14 und 18 Jahren
(C) alle Auszubildenden
(D) alle Auszubildenden, die zu Beginn der Ausbildung Jugendliche sind
(E) alle Personen, die noch nicht 18 Jahre alt sind

3.2.2.4.15 Welche Ziele hat das Jugendarbeitsschutzgesetz?

3.2.2.4.16 Welches Amt hat die Aufsicht über die Einhaltung des Jugendarbeitsschutzgesetzes?

3.2.2.4.17 Wie lange ist dem Jugendlichen nach der Beendigung der täglichen Arbeitszeit eine ununterbrochene Freizeit zu gewähren?

(A) 8 Stunden
(B) 10 Stunden
(C) 12 Stunden
(D) 14 Stunden

3.2.2.4.18 Welche Regelungen trifft die neue Ausbildungs- und Prüfungsordnung über den Einsatz der Schüler im Nachtdienst (3 Antworten)?

3.2.2.4.19 Jugendarbeitsschutzgesetz:

Bearbeiten Sie folgende Punkte!

- Bedeutung des Jugendarbeitsschutzgesetzes in Bezug auf Krankenhäuser, Pflege und Altenheime
- Definition der Begriffe „Jugendlicher" und „Arbeitgeber" im Sinne des Gesetzes
- Geltungsbereich
- Dauer der Arbeitszeit
- Regelungen zum Besuch der Berufsschule (2)
- Dauer und zeitliche Lage der Ruhepausen
- Schichtzeit
- tägliche Freizeit
- Regelung der Wochenendarbeit
- Feiertagsruhe

3.2.2.4.20   Mutterschutzgesetz:

Bearbeiten Sie folgende Punkte unter pflegerelevanten Gesichtspunkten!

- Ziel des Gesetzes
- Geltungsbereich
- Beschäftigungsverbote
- Pflichten des Arbeitgebers
- Schutzfristen
- finanzielle Sicherung
- Kündigungsschutz
- Aufsicht und Leistungsträger

3.2.2.5 Rechtliche Vorschriften

3.2.2.5.1   Rechtsfähig ist der Mensch

(A) mit der Geburt
(B) mit 7 Jahren
(C) mit 14 Jahren
(D) mit 18 Jahren

3.2.2.5.2   Mit welchem Recht befasst sich das Bürgerliche Gesetzbuch? Nennen Sie die Teile und jeweils ein Beispiel!

3.2.2.5.3   Wo sind in der BRD die Menschenrechte gesetzlich verankert?

3.2.2.5.4   Das Grundgesetz für die Bundesrepublik Deutschland errichtet einen freiheitlichen Rechtsstaat nach den Grundsätzen

(A) der parlamentarischen Demokratie
(B) der unmittelbaren Demokratie
(C) der Präsidialdemokratie
(D) der „Volksdemokratie"

3.2.2.5.5   Welche Grundrechte werden durch das Grundgesetz der BRD garantiert? Nennen Sie mindestens 5!

3.2.2.5.6   Das Grundgesetz garantiert Recht und Verpflichtungen. Nennen Sie 3 der im Grundgesetz verankerten Verpflichtungen!

3.2.2.5.7   Die Grundrechte können

(A) grundsätzlich nicht beschränkt werden
(B) ohne besondere Ermächtigung auf Grund eines Gesetzes beschränkt werden
(C) nur in ihrem Wesensgehalt beschränkt werden

(D) nur so weit es das Grundgesetz ausdrücklich zulässt, auf Grund eines Gesetzes beschränkt werden

3.2.2.5.8   Welche Bedeutung haben die Grundrechte des Grundgesetzes für den einzelnen Bürger?

1. Die Grundrechte treten für den Einzelnen mit Erreichen der Volljährigkeit (Vollendung des 18. Lebensjahres) in Kraft
2. Grundrechte haben den Charakter von Empfehlungen an den Staat und sind nicht in jedem Fall für den Staat bindend
3. Bei Verletzung von Grundrechten kann der betroffene Bürger den Rechtsweg beschreiten, d. h. vor Gericht klagen
4. Alle staatlichen Organe sind an die Grundrechte gebunden

(A) 2 + 3
(B) 1 + 3
(C) 3 + 4
(D) 1 + 4

3.2.2.5.9   Welche 3 Testament-Formen kennen Sie?

3.2.2.5.10   Die beschränkte Testierfähigkeit bedeutet, nur ein

(A) eigenhändiges Testament errichten zu können
(B) öffentliches Testament errichten zu können
(C) Dreizeugentestament errichten zu können
(D) ordentliches Testament errichten zu können
(E) außerordentliches Testament errichten zu können

3.2.2.5.11   Folgende Aussagen zur Kündigung eines Arbeitsverhältnisses sind korrekt:

1. Die Fristen einer ordentlichen Kündigung sind für beide Vertragspartner gleich
2. Der Arbeitgeber muss die ordentliche Kündigung begründen
3. Der Arbeitgeber muss die außerordentliche Kündigung begründen
4. Betriebsratsmitglieder genießen Kündigungsschutz
5. Die betriebsbedingte Kündigung ist nur mit Zustimmung des Arbeitsamtes gestattet

3.2.2.5.1 A   3.2.2.5.4 A   3.2.2.5.7 D   3.2.2.5.8 C   3.2.2.5.10 B   3.2.2.5.11 B   3.2.2.5.12 B   3.2.2.5.13 D

(A) 1 + 2 + 3
(B) 1 + 3 + 4
(C) 2 + 4 + 5
(D) 1 + 2 + 3 + 5
(E) alle Aussagen sind richtig

3.2.2.5.12 Ein Dreizeugentestament gilt, wenn der Erblasser nicht stirbt:

(A) 4 Wochen
(B) 3 Monate
(C) unbefristet
(D) 1 Jahr

3.2.2.5.13 Wie viele Zeugen müssen bei der Errichtung eines Nottestaments anwesend sein?

(A) 1 Zeuge
(B) 2 Zeugen
(C) 2 Zeugen, einer davon Notar
(D) 3 Zeugen

3.2.2.5.14 Was müssen Sie bei der Anfertigung eines gültigen Nottestaments beachten?

3.2.2.5.15 Das außerordentliche Testament kann errichtet werden:

(A) vor einem Zeugen
(B) vor dem Bürgermeister
(C) vor drei Zeugen, wenn ein Notar nicht mehr geholt werden kann
(D) nur wenn der Notar und Bürgermeister anwesend sind

3.2.2.5.16 Das Personenstandsgesetz befasst sich u. a. mit:

(A) der Erbfolge für Hinterbliebene
(B) Meldevorschriften für Asylanten
(C) Meldevorschriften über Geburt und Tod
(D) Meldevorschriften bei ansteckenden Krankheiten
(E) keine Aussage ist richtig

3.2.2.5.17 Bei welcher Stelle müssen Geburten und Sterbefälle angezeigt werden?

(A) Gesundheitsamt
(B) Landratsamt
(C) Standesamt
(D) Klinikverwaltung

3.2.2.5.18 Wer ist zur Anzeige einer Geburt verpflichtet?

3.2.2.5.19 Innerhalb welcher Zeit muss eine Geburt dem zuständigen Standesamt angezeigt werden?

(A) innerhalb von 48 Stunden
(B) innerhalb von 14 Tagen
(C) innerhalb von 3 Tagen
(D) spätestens am folgenden Werktag
(E) innerhalb einer Woche

3.2.2.5.20 Definieren Sie „Fehlgeburt"!

3.2.2.5.21 Eine Anzeige beim Standesamt ist nicht erforderlich:

(A) bei einer Frühgeburt
(B) bei einer Fehlgeburt
(C) bei einer Totgeburt
(D) bei einer Lebendgeburt

3.2.2.5.22 Eine Totgeburt liegt vor, wenn:

1. das Geburtsgewicht mindestens 1000 g beträgt und keine Merkmale des Lebens gezeigt werden
2. die Leibesfrucht mindestens 35 cm lang ist
3. weder das Herz geschlagen, noch die Nabelschnur pulsiert, noch die natürliche Lungenatmung eingesetzt hat
4. das Kind in der 26. Schwangerschaftswoche geboren wird

(A) 2 + 3
(B) 3 + 4
(C) 1 + 3
(D) 1 + 3 + 4

3.2.2.5.23 Innerhalb welcher Zeit muss ein Todesfall dem zuständigen Standesamt gemeldet werden?

(A) innerhalb von 48 Stunden
(B) innerhalb von 3 Tagen
(C) spätestens am folgenden Werktag
(D) innerhalb einer Woche

3.2.2.5.24 Der Tod eines Menschen ist zu melden beim:

(A) Gesundheitsamt
(B) Einwohnermeldeamt
(C) Standesamt des Geburtsortes
(D) Standesamt des Ortes, an dem der Tod eintritt

3.2.2.5.25   Haftungsrechtliche Verantwortung gegenüber dem Patienten:

Was ist der Unterschied zwischen strafrechtlicher und ziviler Haftung?

3.2.2.5.26   Die Rechtfertigungsgründe einer Straftat laut Strafgesetzbuch sind:

1. verminderte Zurechnungsfähigkeit
2. Einwilligung unter bestimmten Voraussetzungen
3. Notwehr
4. Unmündigkeit
5. übergesetzlicher Notstand

(A) 1 + 2 + 3
(B) 2 + 3 + 4
(C) 2 + 3 + 5
(D) 3 + 4 + 5

3.2.2.5.27   Definieren Sie folgende Begriffe!

a) vorsätzlich
b) fahrlässig

3.2.2.5.28   Wann beginnt die Strafmündigkeit?

(A) mit 18 Jahren
(B) mit 14 Jahren
(C) mit 12 Jahren
(D) mit 7 Jahren

3.2.2.5.29   Was versteht man unter Strafmündigkeit?

3.2.2.5.30   Was ist nach Jugendgerichtsgesetz „Jugendstrafe"?

(A) Jugendarrest
(B) Fürsorgeerziehung
(C) Freiheitsentzug in einer Jugendstrafanstalt
(D) Wiedergutmachung des Schadens

3.2.2.5.31   Im Haftungsrecht kennen wir den Begriff „Organhaftung". Sie beinhaltet im Wesentlichen:

(A) Schadensersatz des behandelnden Arztes gegenüber dem geschädigten Patienten
(B) Schadensersatzpflicht des Krankenhausträgers als Körperschaft, Stiftung oder Anstalt des öffentlichen Rechts gegenüber dem Patienten
(C) Schadensersatzpflicht der Krankenschwester/des -pflegers für ein geschädigtes Organ des Patienten

(D) Haftung des Patienten gegenüber einem Organ des Gesundheitswesens im Falle von selbst herbeigeführter Gesundheitsschädigung

3.2.2.5.32   Wann besteht Behandlungspflicht für einen Erkrankten?

(A) bei jeder lebensbedrohlichen Erkrankung
(B) bei Infektionskrankheiten im Sinne des Bundesseuchengesetzes
(C) bei Geschlechtskrankheiten im Sinne der Bekämpfung von Geschlechtskrankheiten
(D) bei HIV positivem Testergebnis

3.2.2.5.33   Eine gesetzliche Verpflichtung zur ärztlichen Behandlung besteht:

(A) bei Tuberkulose
(B) bei Lues
(C) bei Hepatitis B
(D) bei Dauerausscheidern

3.2.2.5.34   Wie lautet der sinngemäße Inhalt des Gesetzes, das sich mit der unterlassenen Hilfeleistung befasst?

3.2.2.5.35   Bei Unfällen sind zur Hilfe verpflichtet:

(A) nur Personen, die beruflich im Rettungsdienst eingesetzt sind
(B) grundsätzlich jeder nach seinen Kräften und Fähigkeiten
(C) nur, wer zur Hilfeleistung aufgefordert wird
(D) nur Personen, die in der Ersten Hilfe ausgebildet werden

3.2.2.5.36   Für welche Personengruppe trifft der Tatbestand der unterlassenen Hilfeleistung zu?

3.2.2.5.37   Nennen Sie 2 Gründe, die von der Verpflichtung der Hilfestellung entbinden!

3.2.2.5.38   Eine vorsätzliche Körperverletzung durch eine Injektion liegt **nicht** vor, wenn

(A) eine Anordnung des Arztes vorliegt
(B) der Patient seine Einwilligung gibt
(C) die Pflegeperson die Injektion fachgerecht ausführt
(D) die Angehörigen des Patienten einwilligen

3.2.2.5.26 C   3.2.2.5.28 B   3.2.2.5.30 C   3.2.2.5.31 B   3.2.2.5.32 C   3.2.2.5.33 B   3.2.2.5.35 B   3.2.2.5.38 B

3.2.2.5.39   Ein Patient wird nach einem Unfall mit einer Trümmerfraktur des rechten Oberschenkels bewusstlos eingeliefert. Um das Leben des Patienten zu retten, müsste das Bein amputiert werden. Darf die Operation ohne Einwilligung des Patienten durchgeführt werden? Bitte begründen Sie Ihre Antwort! Welcher Tatbestand wird in diesem Fall angewendet?

3.2.2.5.40   In welchem Gesetz ist die ärztliche Schweigepflicht geregelt?

(A) Bürgerliches Gesetzbuch
(B) Strafgesetzbuch
(C) Heilpraktikergesetz
(D) Krankenpflegegesetz

3.2.2.5.41   In welchen Fällen liegt kein Verstoß gegen den § 203 StGB (Schweigepflicht) vor (5Angaben)?

3.2.2.5.42   Welche patientenbezogenen Daten fallen unter die Schweigepflicht?

3.2.2.5.43   Die Schweigepflicht

(A) gilt, solange der Patient im Krankenhaus behandelt wird
(B) gilt nicht, wenn sich der Patient den Anordnungen von Ärzten und Personal widersetzt
(C) gilt über den Tod des Patienten hinaus
(D) gilt nicht, wenn ein Verbrechen aufgeklärt werden soll
(E) gilt nicht gegenüber Berufskolleginnen und -kollegen

3.2.2.5.44   Wer ist befugt, eine Pflegeperson von der Schweigepflicht gegenüber Dritten zu entbinden?

(A) der behandelnde Arzt
(B) die Stationsschwester
(C) die Ehefrau des Patienten
(D) der Patient selbst

3.2.2.5.45   Wann ist ein Arzt oder ein Angehöriger eines Heilberufes zur Durchbrechung des Berufsgeheimnisses verpflichtet?

3.2.2.5.46   Das Betreuungsgesetz regelt:

(A) die Entmündigung
(B) die Pflegschaft

(C) die Wahrnehmung von Interessen betreuungsbedürftiger Personen
(D) die Interessen der betreuenden Pflegekräfte

3.2.2.5.47   Wem unterliegt die Aufsicht über die Tätigkeit des Vormundes?

3.2.2.5.48   Grundgesetz der Bundesrepublik Deutschland:

a) Wann und wo wurde das Grundgesetz der Bundesrepublik beschlossen?
b) Nennen Sie die im Grundgesetz für die Demokratie der Bundesrepublik wichtigen Grundsätze!
c) Nennen Sie die Verfassungsorgane des Bundes!
d) Warum hat man die Grundrechte in der Bundesrepublik an den Anfang des Grundgesetzes gestellt?
e) Nennen Sie mindestens 6 Grundrechte!

3.2.2.5.49   Schweigepflicht:
Bitte bearbeiten Sie folgende Punkte!
• Rechtsgrundlage
• Ziele
• Berufsgruppen im Krankenhaus, die der Schweigepflicht unterliegen (7 Angaben)
• geheimhaltungspflichtige Aussagen
• Personen, an die Auskunft: a) erteilt werden kann; b) nicht erteilt werden kann
• Entbindung von der Schweigepflicht
• Dauer der Schweigepflicht
• Konsequenzen bei Verletzung der Schweigepflicht

3.2.2.5.50   Das Recht ist die Gesamtheit aller Normen für unser Zusammenleben. Die Herkunft der deut-schen Rechtsvorschriften sind das Resultat von:

1. Sittengesetzen, Umgangsformen, Lebensgewohnheiten
2. dem individuellen Gerechtigkeitssinn
3. moralischen Werten
4. gesammelten Überlieferungen und Gewohnheitsrechten
5. dem Versuch, durch Gebote, Verbote und Gewährungen das Zusammenleben der Menschen in einer Gemeinschaft möglich zu machen

(A) 1 + 2 + 3

(B) 3 + 4

(C) 1 + 3 + 5

(D) alle Aussagen sind richtig

3.2.2.5.51   Geschäftsunfähig ist,

(A) wer wegen Geistesschwäche unter Betreuung steht

(B) wer nicht das siebente Lebensjahr vollendet hat

(C) wer auf Grund eines rechtskräftigen Urteils zu einer Freiheitsstrafe von mehr als 10 Jahren verurteilt wurde

(D) wer unter vorläufiger Betreuung steht

3.2.2.5.52   Rechtsfähigkeit bedeutet:

(A) wirksam Rechtsgeschäfte vornehmen

(B) in einem Prozess als Partei auftreten

(C) Träger von Rechten und Pflichten sein

(D) für eine strafbare Handlung bestraft werden

(E) ein Testament erstellen zu können

3.2.2.5.53   Ordnen Sie die aufgeführten Gesetze dem jeweiligen richtig dargestellten Sachverhalt zu und kreuzen Sie die richtige Kombination an!

Liste 1

(A) Strafgesetzbuch

(B) Bürgerliches Gesetzbuch

(C) Krankenpflegegesetz

(D) Grundgesetz

Liste 2

1. schützt bestimmte Berufsbezeichnungen

2. stellt u. a. Verletzung von Brief- und Privatgeheimnissen unter Strafe

3. stellt Familie und Ehe unter den besonderen Schutz der staatlichen Ordnung

4. regelt die Rechtsbeziehungen der Bürger untereinander

(A) A1, B2, C3, D4

(B) A3, B1, C4, D2

(C) A2, B4, C1, D3

(D) A4, B3, C2, D1

3.2.2.5.54   Zur Hilfeleitung bei Unglücksfällen hat der Gesetzgeber verpflichtet:

(A) jeden Bürger

(B) alle Deutschen

(C) die Mitglieder von Hilfsorganisationen

(D) die Angehörigen der Pflegeberufe

(E) die Angehörigen der Bundeswehr

3.2.2.5.55   Die Verletzung der Schweigepflicht:

1. wird immer gerichtlich verfolgt

2. wird nur auf Antrag des Geschädigten (Patienten) verfolgt

3. kann ein Strafmaß bis zu einem Jahr Freiheitsentzug nach sich ziehen

4. wird nicht bestraft, wenn es im Interesse des Geschädigten (Patienten) erfolgt

5. hat ein Berufsverbot zur Folge

(A) 1 + 2 + 5

(B) 2 + 3

(C) 2 + 3 + 4

(D) 1 + 4 + 5

(E) 3 + 4

3.2.2.5.56   Die Geburt eines Kindes ist dem Standesamt zu melden:

(A) nach dem Personenstandsgesetz

(B) nach den Bundesmeldevorschriften

(C) nach der Reichsmeldeordnung

(D) nach dem Ordnungsbehördengesetz

(E) nach den Bestimmungen des DGB

3.2.2.5.57   Eine staatlich anerkannte Krankenschwester darf

(A) grundsätzlich keine intravenösen Spritzen verabreichen

(B) intravenöse Spritzen verabreichen, wenn das Medikament nicht rezeptpflichtig ist

(C) auf ärztliche Anordnung und Verantwortung intravenöse Injektionen vornehmen

(D) nur intramuskuläre und subcutane Injektionen verabreichen

3.2.2.5.58   Die Krankenhausbehandlung des unmündigen Kindes aus geschiedener Ehe wird bestimmt durch:

(A) den Vater

(B) die Mutter

(C) den Vormundschaftsrichter

(D) den Träger der Personensorge

III Pflegehandeln

3.2.2.5.59   Wer ist zur Wahrung von Patientengeheimnissen (Schweigepflicht) gesetzlich verpflichtet?

1. Röntgenassistenten
2. Polizisten
3. Jurastudenten
4. Krankenpflegehelferinnen

(A) 1 + 4
(B) 2 + 3 + 4
(C) 3 + 4
(D) alle Antworten sind richtig

3.2.2.6 Arznei-, Seuchen-, Betäubungsmittelrecht

3.2.2.6.1   Wem obliegt in erster Linie die Aufgabe der Verhütung und Bekämpfung übertragbarer Krankheiten?

(A) dem Gesundheitsamt
(B) dem Gewerbeaufsichtsamt
(C) den Krankenhäusern
(D) dem Regierungspräsidenten

3.2.2.6.2   Wer ist Ausscheider?

(A) eine Person, die ansteckungsverdächtig ist
(B) eine Person, die zeitweilig oder dauernd Krankheitserreger ausscheidet, ohne krank zu sein
(C) eine Person, die Krankheitserreger ausscheidet und zugleich krank ist
(D) eine Person, die an einer übertragbaren Krankheit leidet

3.2.2.6.3   Wer darf laut Betäubungsmittelgesetz Medikamente der BTM-Gruppe verschreiben?

3.2.2.6.4   Welche zentrale Institution ist für die gesamte Kontrolle von Betäubungsmitteln zuständig? Wo befindet sich diese Institution?

3.2.2.6.5   In welcher Form ist über den Verbleib und Bestand der BTM in Krankenhäusern (Stationen) ein Nachweis zu führen?

3.2.2.6.6   Zu den nicht verkehrsfähigen Betäubungsmitteln (Anlage I BtMG) gehören:

1. Haschisch
2. Opium
3. Kokain
4. Heroin
5. LSD

(A) 1 + 2 + 4
(B) 2 + 4 + 5
(C) 1 + 4 + 5
(D) 2 + 3 + 5
(E) alle Aussagen sind richtig

3.2.2.6.7   Zum Schutz des Verbrauchers ist im Arzneimittelgesetz eine umfangreiche Kennzeichnung für Arzneimittel vorgeschrieben. Welche Angaben müssen auf den Verpackungen oder äußeren Umhüllungen der Medikamente enthalten sein?

3.2.2.6.8   Das Arzneimittelgesetz von 1976 i.d.F. vom 20.07.1988:

Bearbeiten Sie folgende Punkte!
• Zweck des Gesetzes
• Arzneimittelbegriff
• Zulassung von Arzneimitteln
• Schutz des Menschen bei der klinischen Prüfung
• Abgabe von Arzneimitteln

3.2.2.6.9   Betäubungsmittel (BTM):

a) Was sind Betäubungsmittel?
b) Was ist der Zweck des Betäubungsmittelgesetzes?
c) Wer darf Umgang mit BTM haben?
d) Wo ist die Verschreibung von BTM geregelt?
e) Welche gesetzlichen Vorgaben sind beim Umgang mit BTM im Krankenhaus zu beachten (7 Aufgaben)?

3.2.2.6.10   Homöopathische Arzneimittel

(A) werden beim Bundesgesundheitsamt registriert, aber nicht zugelassen
(B) werden von der Rudolf-Steiner-Gesellschaft mbH zugelassen
(C) werden nur im homöopathischen Apotheken und Dispensierstuben vertrieben
(D) unterliegen nicht der Apothekenpflicht
(E) werden nur auf Verschreibung abgegeben

III Pflegehandeln

3.2.2.6.11   Ordnen Sie die aufgeführten Begriffe der beiden Listen einander zu und kreuzen Sie die richtigen Kombinationen an!

Liste 1

(A) Bundeszentrale für gesundheitliche Aufklärung

(B) Bundesinstitut für Arzneimittel und Medizinprodukte

(C) Gesundheitsamt

Liste 2

1. Überwachung über den Verkehr von Betäubungsmitteln

2. Herausgabe von Informationsmaterial zur Gesundheitserziehung

3. Ausstellen amtlicher Zeugnisse

(A) A2, B1, C3

(B) A1, B3, C2

(C) A2, B3, C1

(D) A1, B2, C3

(E) A3, B1, C2

3.2.2.7 Sozialversicherung

3.2.2.7.1   Wer ist der Gründer der deutschen Sozialversicherung?

(A) Ebert

(B) Hindenburg

(C) Bismarck

(D) Blüm

3.2.2.7.2   In welche Zweige gliedert sich unsere Sozialversicherung?

3.2.2.7.3   Wer trägt die Beiträge zur gesetzlichen Unfallversicherung?

(A) je zur Hälfte der Arbeitgeber und der Arbeitnehmer

(B) ausschließlich der Arbeitnehmer

(C) der Gemeindeunfallversicherungsverband

(D) ausschließlich der Arbeitgeber

3.2.2.7.4   Was ist unter einem Wegeunfall zu verstehen? Wem muss ein solcher Unfall gemeldet werden?

3.2.2.7.5   Keinen Abzug auf seinem Gehaltsstreifen findet der Arbeitnehmer

(A) bei der Krankenversicherung, bis zu einer bestimmten Bemessungsgrenze

(B) bei der gesetzlichen Unfallversicherung

(C) für die Beiträge zur Bundessozialhilfe laut BSHG

(D) für die Beiträge zur Arbeitslosenversicherung

(E) für die Beiträge zur gesetzlichen Rentenversicherung

3.2.2.7.6   Träger der gesetzlichen Unfallversicherung sind

(A) die Verbände der freien Wohlfahrtspflege

(B) die Arbeitsämter

(C) die Berufsgenossenschaften

(D) die Krankenversicherungsträger

3.2.2.7.7   Der Arbeitgeber muss den vollen Betrag leisten für die:

(A) Rentenversicherung

(B) Krankenversicherung

(C) Unfallversicherung

(D) Arbeitslosenversicherung

3.2.2.7.8   Wohin muss ein Arbeitsunfall gemeldet werden?

(A) dem Träger der Rentenversicherung

(B) dem zuständigen Sozialamt

(C) der Berufsgenossenschaft

(D) der Bundesanstalt für Arbeit

3.2.2.7.9   Träger der Rentenversicherung für Arbeiter ist/sind:

(A) die Landesversicherungsanstalt

(B) die Berufsgenossenschaften

(C) die Bundesanstalt für Arbeit

(D) die Gewerkschaften

3.2.2.7.10   Wer ist der Träger der Rentenversicherung für Angestellte?

(A) Landesversicherungsanstalt in Stuttgart

(B) Bundesversicherungsanstalt in Berlin

(C) Angestelltenkrankenkasse

(D) Berufsgenossenschaften

3.2.2.7.11   Was sind die Aufgaben bzw. Leistungen der gesetzlichen Krankenversicherung? Zählen Sie auf!

3.2.2.7.12   Wer hat die Mittel (in %) für die Krankenversicherung einer im Krankenhaus angestellten Krankenschwester aufzubringen?

3.2.2.7.13   In welchem Versicherungszweig gibt es die Möglichkeit der Höherversicherung?

(A) Krankenversicherung
(B) Rentenversicherung
(C) Arbeitslosenversicherung
(D) Unfallversicherung

3.2.2.7.14   Welche Vorsorgeuntersuchungen zur Früherkennung von Krankheiten gewährt die Krankenkasse?

3.2.2.7.15   Was versteht man in der gesetzlichen Krankenversicherung unter dem Begriff Familienhilfe?

3.2.2.7.16   Unfallversicherung:

a)   Nennen Sie die Aufgaben der Unfallversicherung und erläutern Sie die daraus resultierenden Maßnahmen!
b)   Nennen Sie die Punkte, die zum Schutz vor einer Kontamination mit AIDS besonders zu beachten sind (mind. 4 wichtige Punkte)!

3.2.2.7.17   Krankenversicherung:

Machen Sie Angaben zu folgenden Punkten!

• Aufgabe
• pflichtversicherte Personen
• Finanzierung bzw. Beiträger
• Leistungen
• Versicherungsträger

3.2.2.7.18   Gesetzliche Unfallversicherung:

a)   Nennen Sie:
    – Träger
    – Beitragszahler
    – Leistungen!
b)   Beschreiben Sie die Unfallverhütungsvorschriften im Krankenhaus!

3.2.2.7.19   Nach dem Bundessozialhilfegesetz wird u. a. Hilfe zum notwendigen Lebensunterhalt gewährt. Was gehört dazu? Machen Sie mind. 6 Angaben!

3.2.2.7.20   Welche 2 Hauptleistungen sieht das Bundessozialhilfegesetz vor?

3.2.2.7.21   Der Bedürftige hat Anspruch auf Hilfe zum Lebensunterhalt. Wer ist der Träger der Sozialhilfe?

(A) Krankenkasse
(B) Gesundheitsamt
(C) kommunale Sozialbehörde
(D) Berufsgenossenschaft

3.2.2.7.22   Sozialhilfe nach dem BSHG wird gewährt in Form von:

(A) Beratung, finanziellen Leistungen, Wohngeld
(B) finanziellen Leistungen, Sachleistungen, Wohngeld
(C) Beratung, Sachleistung
(D) Sachleistungen, Beratung, finanzielle Leistungen
(E) Wohngeld, Beratung

3.2.2.7.23   Was bedeutet das Nachrangigkeitsprinzip im Rahmen des BSHG?

3.2.2.7.24   Wer ist schwerbehindert im Sinne des Schwerbehindertengesetzes und welche Behörde stellt den Grad der Behinderung fest?

3.2.2.7.25   Außerordentliche Nachuntersuchungen erfolgen nach den Bestimmungen des Jugendarbeitsschutzgesetzes:

1.   alle 12 Monate während der Ausbildung
2.   vor Beginn des nächsten Ausbildungsjahres
3.   bei gesundheitsgefährdenden Tätigkeiten
4.   bei einem ärztlichen Nachweis des Zurückbleibens im körperlichen oder geistigen Entwicklungsstand

(A) 2 + 3
(B) 1 + 4
(C) 2 + 4
(D) 3 + 4
(E) 4

3.2.2.7.26   Die Beiträge für die gesetzliche Unfallversicherung werden aufgebracht durch:

(A) die Arbeitnehmer
(B) einen Sonderfond der Rentenversicherung
(C) Arbeitgeber und Arbeitnehmer zu gleichen Teilen
(D) die Arbeitgeber alleine
(E) das Mehrwertsteueraufkommen

3.2.2.7.27   Die Sozialversicherung gliedert sich in mehrere Versicherungszweige. Welche Aussage ist richtig?

(A) Krankenversicherung, Rentenversicherung, Sozialhilfe, Kriegsopferversicherung
(B) Kriegsopferversicherung, Rentenversicherung, Beamtenversorgung, Krankenversicherung
(C) Krankenversicherung, Arbeitslosenversicherung, Unfallversicherung, Rentenversicherung
(D) Krankenversicherung, Sozialhilfe, Arbeitslosenversicherung, Unfallversicherung

3.2.2.7.28   Anspruch auf Berufsunfähigkeitsrente besteht frühestens nach einer Wartezeit von:

(A) 124 Monaten
(B) 160 Monaten
(C) 190 Monaten
(D) 120 Monaten
(E) 150 Monaten
(F) 180 Monaten

3.2.2.8 Sozialstaat

3.2.2.8.1   Wie heißen die Spitzenverbände der freien Wohlfahrtspflege (mind. 4)?

3.2.2.8.2   Freie Wohlfahrtspflege:
Bearbeiten Sie folgende Punkte!
• Definition
• geschichtliche Wurzeln
• Träger heute
• Bedeutung für den Staat und den Bürger
• Zusammenarbeit der öffentlichen und der freien Wohlfahrtspflege
• Dienste
• Finanzierung

3.2.2.8.3   Bundessozialhilfegesetz:
Bearbeiten Sie folgende Punkte!
• Aufgaben und Ziel des BSHG
• Grundprinzipien der Sozialhilfe (mind. 3)
• Formen, Arten und Träger der Sozialhilfe

3.2.2.8.4   Die Hilfe in besonderen Lebenslagen im Sinne des BSHG (Bundessozialhilfegesetzes) umfasst:

1. Ausbildungshilfe
2. Kosten für angemessene Alterssicherung
3. Bestattungskosten
4. Tuberkulosehilfe
5. Hilfe zur Pflege
(A) 1 + 2
(B) 3 + 4
(C) 2 + 4
(D) 1 + 4 + 5
(E) alle Aussagen sind richtig

3.2.2.9 Staatsbürgerkunde

3.2.2.9.1   Nennen Sie die durch Artikel 20 des Grundgesetzes unveränderlichen Grundsätze für das politische System der Bundesrepublik Deutschland!

3.2.2.9.2   Ordnen Sie den Begriffen der Liste 1 diejenigen der Liste 2 zu, und kreuzen Sie die richtige Kombination an!

Liste 1
(A) Monokratie
(B) Aristokratie
(C) Demokratie

Liste 2
1. Volksherrschaft
2. Einherrschaft
3. Mehrherrschaft
(A) A3, B2, D1
(B) A2, B1, D3
(C) A2, B3, C1
(D) A3, B1, D2

3.2.2.9.3   Das Prinzip der Sozialstaatlichkeit der Bundesrepublik Deutschland ist verankert im

(A) Artikel 1 Grundgesetz
(B) Bürgerlichen Gesetzbuch
(C) Sozialgesetzbuch (SGB)
(D) Artikel 20 Grundgesetz
(E) Bundessozialhilfegesetz (BSHG)

3.2.2.9.4   Nennen Sie 3 Grundsätze (Merkmale) einer Demokratie!

3.2.2.9.5 Welche politischen Mitwirkungsmöglichkeiten hat der einzelne Staatsbürger in einer Demokratie (4 Angaben)?

3.2.2.9.6 Welche Merkmale müssen vorliegen, damit man von einem Staat sprechen kann?

3.2.2.9.7 Welche grundlegenden Elemente kennzeichnen einen Staat?

3.2.2.9.8 Was versteht man unter einem Bundesstaat?

3.2.2.9.9 Der Föderalismus in der BRD wird verwirklicht durch:

1. den bundesstaatlichen Aufbau
2. die Mitwirkung der Länder bei der Gesetzgebung
3. die Gewaltenteilung
4. die unabhängige Gerichtsbarkeit
(A) alle Antworten sind richtig
(B) 1 + 3 + 4
(C) 2 + 3
(D) 1 + 2
(E) 1 + 2 + 4

3.2.2.9.10 Was bedeutet „Föderalismus"?

3.2.2.9.11 Wie ist das Prinzip der Gewaltenteilung in der Bundesrepublik Deutschland verwirklicht?

3.2.2.9.12 Was versteht man unter dem Prinzip der Gewaltenteilung?
(A) Die Verteilung der Zuständigkeit zwischen Bund und Ländern
(B) Die Ausübung der Staatsgewalt durch besondere Organe der Gesetzgebung, der vollziehenden Gewalt und der Rechtsprechung
(C) Die Abgrenzung der Kompetenzen zwischen Bundespräsident und Bundeskanzler
(D) Die Regelung der Befehls- und Kommandogewalt über die Streitkräfte

3.2.2.9.13 Wie setzt sich die Gewaltenteilung in der BRD zusammen? Geben Sie die Fachausdrücke an!

3.2.2.9.14 Ordnen Sie jeder Staatsgewalt das richtige Bundesorgan zu!

3.2.2.9.15 Welchen Rang nimmt die Judikative unter den drei Bereichen der Staatsgewalt ein?
(A) Sie steht über Legislative und Exekutive
(B) Sie ist gleichrangig zu Legislative und Exekutive
(C) Sie ist abhängig von Legislative und Exekutive
(D) Sie steht rangmäßig zwischen Legislative und Exekutive

3.2.2.9.16 Wer ist bei der Gewalteneinteilung für die „Exekutive" zuständig?
(A) Bundespräsident
(B) Bundesregierung
(C) Bundesrat
(D) Bundesversammlung

3.2.2.9.17 Welchen speziellen Namen hat der deutsche Bundestag als Organ im Rahmen der Gewaltenteilung und wie heißt dieser Begriff im Deutschen als Teil der politischen Gewalt?

3.2.2.9.18 Die Vertreter der Landesregierungen bilden
(A) den Bundestag
(B) das Kabinett
(C) den Bundesrat
(D) eine Fraktion
(E) den Ältestenrat

3.2.2.9.19 Definieren Sie den Begriff Partei!

3.2.2.9.20 Träger der Staatsgewalt in einer Demokratie ist
(A) der Bundespräsident
(B) das Volk
(C) der Bundeskanzler
(D) der Bundestag

3.2.2.9.21 Der Bundesrat ist einer der 5 Bundesorgane. Nennen Sie die anderen 4!

3.2.2.9.22 Die legislative Gewalt auf Bundesebene liegt bei/beim
(A) Bundeskanzler
(B) Bundespräsidenten

III Pflegehandeln

(C) Bundestag und Bundesregierung

(D) Bundestag und Bundesrat

(E) Bundeskanzler und Bundesregierung

3.2.2.9.23   Wie lauten die 5 Wahlgrundsätze?

3.2.2.9.24   Nach welchen Wahlrechtsgrundsätzen werden die Abgeordneten des Deutschen Bundestages gewählt?

3.2.2.9.25   Welches Wahlverfahren wird bei der Bundestagswahl angewendet?

(A) Mehrheitswahl

(B) Verhältniswahl

(C) Mischung von Mehrheits- und Verhältniswahl

(D) Listenwahl

3.2.2.9.26   Die Wahlen zum „Deutschen Bundestag" sind u. a. folgenden Grundsätzen unterworfen:

(A) allgemein, verbindlich, geheim, verpflichtend

(B) allgemein, frei, unmittelbar, gleich

(C) gleich, mittelbar, unverbindlich, offen

(D) frei, geheim, gleich, mittelbar

3.2.2.9.27   Nennen Sie jeweils 3 Vor- bzw. Nachteile bei einem reinen Mehrheits- bzw. Verhältniswahlsystem!

3.2.2.9.28   Unter einer absoluten Mehrheit bei Abstimmungen versteht man

(A) Zustimmung von mehr als der Hälfte der anwesenden Abgeordneten

(B) Zustimmung von 2/3 der anwesenden Abgeordneten

(C) Zustimmung von 2/3 der gesetzlichen Mitgliederzahl

(D) Zustimmung von mehr als der Hälfte der gesetzlichen Mitgliederzahl

3.2.2.9.29   Wie lange ist der Zeitabstand zwischen den Bundestagswahlen und wie wird die Amtszeit des Bundestages genannt?

3.2.2.9.30   Was beinhaltet die 5%-Klausel und welchem Zweck dient sie?

3.2.2.9.31   Wie lange dauert die Legislaturperiode üblicherweise und welche Abweichungen gibt es davon?

3.2.2.9.32   Was versteht man unter Legislaturperiode?

(A) Amtszeit des Bundespräsidenten

(B) Amtsdauer einer Volksvertretung

(C) Gesetzgebung

(D) Amtszeit eines Abgeordneten

3.2.2.9.33   Die Bundesregierung setzt sich zusammen aus:

(A) Bundeskanzler und Bundesministern

(B) Bundespräsident und Bundeskanzler

(C) Bundestag und Bundesrat

(D) Bundestag und Bundeskanzler

3.2.2.9.34   Wer bestimmt in der Bundesregierung die Richtlinien der Politik?

3.2.2.9.35   Der Bundeskanzler der BRD wird gewählt vom:

(A) Volk direkt

(B) Bundestag

(C) von der Bundesversammlung

(D) Bundesrat

3.2.2.9.36   Wie nennt sich die Abwahl des Bundeskanzlers durch die Mehrheit der Mitglieder des Deutschen Bundestages und welcher Tatbestand folgert sich daraus?

3.2.2.9.37   Was versteht man unter dem konstruktiven Misstrauensvotum?

(A) Die Niederlage bisheriger Regierungsparteien bei Bundes- bzw. Landtagswahlen

(B) Ein Mehrheitsbeschluss des Bundestages gegen die Bundesregierung durch gleichzeitige Wahl eines anderen Bundeskanzlers

(C) Die Entlassung eines Bundesministers und die sofortige Bestimmung eines Nachfolgers durch den Bundeskanzler

(D) Die Wahl eines anderen Bundesministers durch den Bundestag; der bisherige Amtsinhaber wird durch den Bundespräsidenten entlassen

(E) Die Niederlage des Bundeskanzlers bei einer Vertrauensfrage im Bundestag

3.2.2.9.38   Nennen Sie mind. 5 Aufgaben des Bundestages!

3.2.2.9.39 Nennen Sie 3 Aufgaben, mit denen der Bundestag die Bundesregierung kontrollieren kann!

3.2.2.9.40 Nennen Sie 2 Möglichkeiten, eine Sitzung des Deutschen Bundestages einzuberufen!

3.2.2.9.41 Wie setzt sich das Präsidium des Deutschen Bundestages zusammen und welche Aufgaben hat es?

3.2.2.9.42 Wer leitet die Plenarsitzungen des Bundestages?

(A) der Bundeskanzler
(B) der Vorsitzende der stärksten Fraktion
(C) der Bundestagspräsident
(D) der Alterspräsident (der an Lebensjahren älteste Abgeordnete)

3.2.2.9.43 Wer übt im Bundestag das Hausrecht und die Polizeigewalt aus?

3.2.2.9.44 Die Bundestagsabgeordneten sind Vertreter des ganzen Volkes. Woran sind sie gebunden bzw. wem sind sie unterworfen?

(A) Aufträge aus ihrem Wahlkreis
(B) Weisungen des Berufsstandes, dem sie angehören
(C) dem Fraktionszwang
(D) ihrem Gewissen

3.2.2.9.45 Das im Grundgesetz verankerte Recht der Immunität bewahrt den Bundestagsabgeordneten

(A) grundsätzlich vor strafrechtlicher Verfolgung
(B) vor Angriffen in Presse, Rundfunk und Fernsehen
(C) vor Zwischenrufen bei Reden im Parlament
(D) vor Parteiausschluss bei Verstoß gegen die Fraktionsdisziplin

3.2.2.9.46 Was versteht man unter der Immunität eines Abgeordneten?

3.2.2.9.47 Woraus setzt sich der Bundesrat zusammen?

3.2.2.9.48 Wesentliche Aufgaben des Bundesrates sind:

1. Wahl des Bundeskanzlers
2. Mitwirkung bei der Gesetzgebung
3. Mitwirkung bei der Wahl der Mitglieder des Bundesverfassungsgerichtes
4. Entlassung der Bundesminister
5. Interessenvertretung der Länder gegenüber dem Bund

(A) 1 + 2 + 3
(B) 4 + 5
(C) 2 + 5
(D) 2 + 3 + 5
(E) 1 + 4

3.2.2.9.49 Welches Organ ist auf Bundesebene außer dem Bundestag an der Gesetzgebung beteiligt?

3.2.2.9.50 Die Deutsche Staatsangehörigkeit:

1. ist nach dem Abstammungsprinzip geregelt
2. kann man durch den Erwerb einer ausländischen Staatsangehörigkeit (auf Antrag) verlieren
3. ist Voraussetzung für eine Einberufung zur Bundeswehr
4. darf an Gastarbeiter nicht verliehen werden
5. verlieren deutsche Frauen bei Heirat mit einem Ausländer

(A) 1 + 2 + 5
(B) 3 + 4 + 5
(C) 2 + 3 + 5
(D) 1 + 2 + 3
(E) 1 + 4 + 5

3.2.2.9.51 Was bedeuten beim Wahlsystem der BRD zur Bundestagswahl die Erststimme und die Zweitstimme?

(A) Die Erststimme gibt man dem bevorzugten Kandidaten, die Zweitstimme einem anderen aufgestellten Kandidaten
(B) Die Zweitstimme bekommt die Landesliste der Partei, die Erststimme der Bundeskanzlerkandidat
(C) Die Erststimme ist für den Wahlkreiskandidaten, die Zweitstimme für die Landesliste der Partei
(D) Die Erststimme ist für die bevorzugte Partei, die Zweitstimme für eine andere Partei
(E) Die Erststimme ist für die Landesliste der Partei, die Zweitstimme für den bevorzugten Kandidaten

III Pflegehandeln

3.2.2.9.52 Der Bund hat im Bereich der konkurrierenden Gesetzgebung die Befugnis zur Gesetzgebung, wenn

(A) die Länder sich ausdrücklich damit einverstanden erklären
(B) der Bundespräsident hierzu seine Zustimmung erteilt
(C) der Vermittlungsausschuss das Gesetz mit 2/3 Mehrheit beschließt
(D) ein Bedürfnis nach bundesrechtlicher Regelung besteht, weil zum Beispiel die Wahrung der Rechts- und Wirtschaftseinheit sie erfordert

3.2.2.9.53 Aufgaben des Bundespräsidenten sind:

1. Ernennung von Bundestagsabgeordneten
2. Ausfertigung von Gesetzen
3. Ernennung von Bundesbeamten
4. Oberbefehl über die Bundeswehr
5. Auflösung des Bundestages in bestimmten Fällen
(A) 1 + 2 + 3
(B) 2 + 3 + 5
(C) 1 + 3 + 5
(D) 2 + 3 + 4

3.2.2.9.54 Welcher der nachfolgenden Begriffe bildet den Gegenbegriff zum Begriff des Einheitsstaates?

(A) Demokratie
(B) Rechtsstaat
(C) Sozialstaat
(D) Bundesstaat

3.2.2.9.55 Der Ältestenrat des Bundestages besteht aus

(A) den an Lebensjahren ältesten Abgeordneten
(B) den „dienstältesten“, d. h. den an Zugehörigkeit zum Bundestag ältesten Abgeordneten
(C) in der Parlamentsarbeit erfahrenen Abgeordneten sowie dem Bundestagspräsidenten und seinem Stellvertreter
(D) den Vorsitzenden aller Fraktionen des Bundestages

3.2.2.9.56 Ein Staat wird definiert durch:

1. Staatsvolk
2. Staatsgebiet
3. Staatsmonopole
4. Staatsanwaltschaft
5. Staatsgewalt
(A) 3 + 4 + 5
(B) 2 + 4
(C) 1 + 2 + 5
(D) 1 + 3
(E) alle Aussagen sind richtig

3.2.2.9.57 Die absolute Mehrheit des Bundestages ist erforderlich für:

(A) die Änderung des Grundgesetzes
(B) die Wahl des Bundeskanzlers im 1. Wahlgang
(C) die Wahl der Bundesminister
(D) die Verabschiedung von einfachen Gesetzen

3.2.2.9.58 Die Gewaltenteilung schützt den Bürger vor Zusammenballung staatlicher Macht in einer Hand. Welche Aussage ist richtig?

(A) Der Bundesrat übt die exekutive Gewalt aus
(B) Das Parlament übt die legislative Gewalt aus
(C) Die Polizei übt die judikative Gewalt aus
(D) Das Bundesverfassungsgericht übt die exekutive Gewalt aus

3.2.2.9.59 Welches Verfassungsorgan wird durch allgemeine Wahl besetzt?

(A) Bundespräsident
(B) Bundesregierung
(C) Bundesverfassungsgericht
(D) Bundesrat
(E) Bundestag

3.2.2.9.60 Bundesgesetze werden unterschrieben:

1. von dem jeweils zuständigen Ressortminister
2. immer vom Justizminister
3. vom Bundespräsidenten
4. vom Bundestagspräsidenten
5. vom Bundeskanzler

(A) 1 + 3
(B) 1 + 2 + 4
(C) 3 + 4
(D) 1 + 3 + 5

3.2.2.9.61   Eine politische Partei:

1. hat auf die politische Willensbildung Einfluss zu nehmen
2. soll den Willen erkennen lassen, an der politischen Repräsentation des Volkes teilzunehmen
3. kann bei gegebenem Anlass durch das Bundesverfassungsgericht verboten werden
4. muss aus einzelnen Mitgliedern bestehen und eigenständige Organisation besitzen
5. soll in der Öffentlichkeit hervortreten
(A) 1 + 2 + 4 + 5
(B) 2 + 3 + 4 + 5
(C) 1 + 3 + 4 + 5
(D) alle Antworten sind richtig

3.2.2.9.62   Welche Aussagen treffen auf das Bundesverfassungsgericht zu?

1. Die Richter kommen aus den Reihen der Bundestagsabgeordneten
2. Es besteht aus dem 1. und 2. Senat
3. Die Richter werden gewählt, ernannt und vereidigt
4. Es ist allen übrigen Verfassungsorganen gegenüber selbstständig
5. Der Bundesjustizminister ist weisungsbefugt gegenüber den Verfassungsrichtern
6. Die Wahl der Richter erfolgt durch die Mitglieder des Bundestages
(A) 1 + 3 + 5 + 6
(B) 2 + 3 + 4
(C) 3 + 4 + 6
(D) 2 + 3 + 5
(E) 4 + 5

3.2.2.9.63   Welche Aussagen zum Deutschen Bundestag sind korrekt?

1. Der Bundestag ist eine Volksvertretung
2. In den Bundestag kann jeder deutsche Staatsangehörige ab dem vollendeten 24. Lebensjahr gewählt werden
3. Parteien, die weniger als 5% der Zweitstimmen erhalten, werden bei der Sitzverteilung im Bundestag nicht berücksichtigt

4. Über die Zusammensetzung des Bundestages entscheiden die Zweitstimmen bei der Wahl
5. Eine Legislaturperiode dauert i. d. R. 4 Jahre
(A) 1 + 3 + 5
(B) 2 + 4 + 5
(C) 1 + 2 + 5
(D) 1 + 4 + 5
(E) alle Antworten sind richtig

3.2.2.9.64   Wie kann in der Legislative ein Gegengewicht zum Bundestag geschaffen werden?

3.2.2.9.65   Wovon ist das Stimmenverhältnis der Länder im Bundesrat abhängig?

3.2.2.9.66   Wer entscheidet über eine Mitgliedschaft im Bundesrat?

3.2.2.9.67   Auf welche Dauer wird der Bundesratspräsident gewählt?

3.2.2.9.68   Nennen Sie mindestens 2 Befugnisse des Bundesratspräsidenten!

3.2.2.9.69   Was unterscheidet Bundesrat und Bundestag (je 3 Merkmale)?

3.2.2.9.70   Von wem wird der Bundespräsident gewählt und wie lange ist seine Amtszeit?

3.2.2.9.71   Welche Aufgaben hat die Bundesversammlung?

(A) die Wahl der Bundesminister
(B) die Wahl des Bundespräsidenten
(C) die Verabschiedung neuer Gesetze
(D) die Rechtsprechung zu ordnen

3.2.2.9.72   Wer ist der Vertreter des Bundespräsidenten?

(A) der Bundeskanzler
(B) der Bundestagspräsident
(C) der Bundesratspräsident
(D) der Bundesaußenminister

3.2.2.9.73   Der Bundespräsident:

1. bestimmt die Richtlinien der Politik
2. steht als Staatsoberhaupt an der Spitze der BRD
3. wird von der Bundesversammlung gewählt
4. hat eine 5-jährige Amtszeit
5. wird vom Bundestagspräsidenten vertreten

III Pflegehandeln

(A) 1 + 3 + 4 + 5
(B) 2 + 4 + 5
(C) 3 + 4 + 5
(D) 2 + 3 + 4

3.2.2.9.74   Zustimmungspflichtige Bundesgesetze werden verabschiedet von:

(A) Bundestag und Bundespräsident
(B) Bundesrat und Bundespräsident
(C) Bundestag und Bundesrat
(D) Bundesrat und Bundeskabinett

3.2.2.9.75   Welche Mehrheit des Bundestages ist für eine Änderung des Grundgesetzes erforderlich?

(A) einfache Mehrheit
(B) absolute Mehrheit
(C) 2/3 Mehrheit
(D) 3/4 Mehrheit

3.2.2.9.76   Welche Aussage ist richtig?

(A) Das Bundesverfassungsgericht entscheidet u. a. bei Streitigkeiten über die Auslegung des Grundgesetzes, Verfassungswidrigkeiten von Parteien, verfassungsrechtliche Streitigkeiten
(B) Das Bundesverfassungsgericht ist die oberste Instanz der ordentlichen Gerichtsbarkeit
(C) Der Bundesgerichtshof entscheidet bei Streitigkeiten zwischen einzelnen Bürgern und einer Behörde
(D) Ein Richter muss seine Entscheidungen nach der derzeit gültigen politischen Richtung und der öffentlichen Meinung treffen

3.2.2.9.77   Wer hat das Recht zur Gesetzesinitiative?

3.2.2.9.78   Auf welche Weise können die Länder des Bundes an der Gesetzgebung und der Verwaltung des Bundes mitwirken?

3.2.2.9.79   Was verstehen Sie unter dem Begriff der konkurrierenden Gesetzgebung?

3.2.2.9.80   So genannte Zustimmungsgesetze können

(A) durch Zustimmungsverweigerung durch den Bundesrat trotzdem mit 2/3 Mehrheit des Bundestags verabschiedet werden
(B) bei Zustimmungsverweigerung durch den Bundesrat durch Beschluss des Vermittlungsausschusses in Kraft treten
(C) bei Zustimmungsverweigerung durch den Bundesrat überhaupt nicht in Kraft treten
(D) bei Zustimmungsverweigerung des Bundesrates durch Beschluss der Mehrheit der Mitglieder des Bundestags in Kraft treten

3.2.2.9.81   Eine Rechtsverordnung

(A) ist dasselbe wie ein Gesetz
(B) kann auf Grund eines Gesetzes erlassen werden
(C) durchläuft, bevor sie wirksam wird, denselben Weg wie ein Gesetz
(D) gibt nur Empfehlungen und ist daher unverbindlich

3.2.2.9.82   Bundestag:

Bearbeiten Sie folgende Punkte!
• Stellung innerhalb der Gewaltenteilung
• Wahlperiode und Möglichkeiten der Auflösung
• Aufbau
• Aufgaben und Rechte
• Rechtsstellung des Abgeordneten
• Wahlsystem der BRD
• Überhangmandate

3.2.2.9.83   Bundespräsident:

Bearbeiten Sie folgende Punkte!
• Wählbarkeit
• Wahl
• Amtsdauer
• Stellung in der Bundesrepublik Deutschland
• Aufgaben

3.2.2.9.84   Die Bundesrepublik Deutschland ist ein Bundesstaat. Das bedeutet:

(A) Die Bundesländer haben einen Teil ihrer Souveränität an den Bund übertragen
(B) Alle Bundesländer haben in allen Bereichen die gleichen Gesetze

(C) Die Bundesregierung hat bei Gesetzesänderungen der Länder beratende Funktion
(D) Jedes Bundesland hat seine eigene Vertretung im Ausland

3.2.2.9.85 Für eine Grundgesetzänderung zuständig ist:

(A) die Bundesregierung
(B) der Bundestag
(C) die Bundesversammlung
(D) der Bundespräsident

3.2.2.9.86 Ordnen Sie den Begriffen der Liste 1 diejenigen der Liste 2 zu und kreuzen Sie die richtige Kombination an!

Liste 1
(A) geheime Wahl
(B) freie Wahl
(C) gleiche Wahl

Liste 2
1. jede Stimme hat den gleichen Wert
2. der Wähler kann ohne Zwang, Drohung oder sonstige Beeinflussung wählen
3. die Wahlentscheidung des einzelnen Wählers darf nicht festzustellen sein
(A) A1, C2, B3
(B) C1, A2, B3
(C) B3, C2, A1
(D) C1, B2, A3

3.2.2.9.87 Ordnen Sie den Begriffen der Liste 1 diejenigen der Liste 2 zu und kreuzen Sie die richtige Kombination an!

Liste 1
(A) aktives Wahlrecht
(B) passives Wahlrecht
(C) Mehrheitswahlrecht

Liste 2
1. Recht zu wählen
2. Fähigkeit gewählt zu werden
3. Personenwahl
(A) A1, B2, C3
(B) C2, A2, B3
(C) B3, C2, A1
(D) C1, B2, A3

3.2.3 Effizienz und Effektivität im Gesundheitssystem

3.2.3.1 Welche Aufgaben haben die Gesundheitsämter?

3.2.3.2 Was gehört **nicht** zu den Aufgaben des Bundesgesundheitsamtes?

(A) Überwachung des Verkehrs mit Betäubungsmitteln
(B) Forschungen auf dem Gebiet der öffentlichen Gesundheitspflege
(C) Überwachung des Verkehrs mit Sera und Impfstoffen
(D) Zulassung von Arzneimitteln nach dem AMG

3.2.3.3 Die Bundeszentrale für gesundheitliche Aufklärung hat ihren Sitz in

(A) Bonn
(B) Düsseldorf
(C) Köln
(D) Berlin

3.2.3.4 Welche Aufgaben hat die WHO?

3.2.3.5 Wie wird laut WHO der Begriff Gesundheit definiert?

3.2.3.6 Laut Krankenhausgesetz NRW besteht die Krankenhausleitung aus:
1. dem Vorsitzenden des Krankenhausausschusses
2. dem leitenden Arzt
3. dem leitenden Techniker
4. der leitenden Pflegekraft
5. dem Vorsitzenden des Personal-/Betriebsrats
6. dem Leiter des Wirtschafts- und Verwaltungsdienstes
7. dem Vorsitzenden der Hygienekommission
(A) 1 + 2 + 4
(B) 2 + 4 + 6
(C) 2 + 5 + 7
(D) 3 + 4 + 6
(E) 2 + 3 + 5

III Pflegehandeln

3.2.3.7 Wodurch können Sie den Erfolg der Pflege feststellen?

(A) nur durch Beobachtung des Patienten
(B) anhand des Urteils der Ärzte
(C) nur über die Information von anderen Mitgliedern aus dem Pflegeteam
(D) durch den Vergleich der Pflegewirkung mit den Pflegezielen
(E) durch Vergleichen von gemachten Erfahrungen bei anderen Patienten mit der gleichen Erkrankung

3.2.4 Ökonomischer und ökologischer Umgang mit materiellen und personellen Ressourcen

3.2.4.1 Zur rückenschonenden Arbeitsweise gehören:

1. Standfläche vergrößern
2. in Arbeitsrichtung stehen
3. große Muskulatur benutzen
4. Lasten so nahe wie möglich am Körper bewegen und tragen
5. angebotene Hilfsmittel benutzen

(A) 1 + 2
(B) 2 + 3
(C) 4 + 5
(D) 1 + 4
(E) alle Aussagen sind richtig

3.2.4.2 Nennen Sie Vorteile von Pflegestandards im Krankenhaus, machen Sie 5 Angaben!

1. _____
2. _____
3. _____
4. _____
5. _____

Kommentarteil

IV Pflegesituationen bei Menschen aller Altersgruppen erkennen, erfassen und bewerten

1 Pflegerische Kenntnisse der Bezugswissenschaften

1.1 Anatomie

1.1.1 Zelle und Gewebe

1.1.1.1   E ist richtig

Im Zellkern jeder Einzelzelle ist die gesamte genetische Information des Makroorganismus gespeichert. Im Kern, der von einer Kernmembran umgeben ist, werden die DNS *(Desoxyribonucleinsäure)* und die RNS *(Ribonucleinsäure)* synthetisiert. Über Letztere werden die Zellfunktionen gesteuert.

1.1.1.2   D ist richtig

Ribosomen, Mitochondrien und Vesikel zählen zu den Zellorganellen (andere Zellorganellen sind Zellkern, Golgi-Apparat, endoplasmatisches Reticulum).
Ribosomen sind RNA-reiche Partikel, an denen Proteine synthetisiert werden.
Mitochondrien werden als Kraftwerke der Zelle bezeichnet, in ihnen wird bei der Oxidation energiereicher Moleküle ATP gewonnen.
Vesikel (Bläschen) können unterschiedliche Substanzen enthalten und dienen der Speicherung oder dem intrazellulären Transport dieser Substanzen.

1.1.1.3   A ist richtig

Mikrovilli sind kleine zytoplasmatische Fortsätze, die der Oberflächenvergrößerung der Zelle dienen. Dadurch wird die Fähigkeit, Flüssigkeiten und gelöste Substanzen zu resorbieren, deutlich gesteigert. Mikrovilli kommen z. B. bei Darm- und Nierenepithelzellen vor.
Bei Flimmerepithelien dienen die Zilien auf der Oberfläche zum Transport von Substanzen (z. B. Tracheal- und Eileiterepithelien).

1.1.1.4

Zu den Grundgewebearten gehören:
- Binde- und Stützgewebe
- Epithelgewebe
- Muskelgewebe
- Nervengewebe.

1.1.1.5   E ist richtig

Man findet mehrschichtiges unverhorntes Plattenepithel dort, wo es zu mechanischen Belastungen kommt, z. B. in Mundhöhle, Ösophagus und Vagina. Das Plattenepithel hat keine Sekretions-, sondern eine Schutzfunktion für das darunter liegende Gewebe.

1.1.1.6   A ist richtig

Myoglobin ist eine dem Hämoglobin verwandte Substanz, die Sauerstoff in den Muskelzellen speichern kann. Bei plötzlicher starker körperlicher Belastung setzt das Myoglobin den vorher gebundenen Sauerstoff frei, sodass die Muskelzelle länger im aeroben Bereich (und damit effektiver) arbeiten kann.
Am Knochen wird eine äußere dichte Schicht *(Compacta)* von einer inneren Geflechtschicht *(Spongiosa)* unterschieden. Durch die Gitterbauweise verleiht die Spongiosa dem Knochen bei relativ geringem Gewicht gute physikalische Festigkeit.
Schwann-Zellen haben eine Stütz-, Ernährungs- und Schutzfunktion für periphere Nerven. Sie bilden die Nervenscheiden von peripheren myelinisierten Nervenfasern.

1.1.1.7   A ist richtig

Einschichtiges Plattenepithel findet sich beispielsweise in den Alveolen, in Blutgefäßen, am Brust- und Bauchfell sowie als Endothel am Herzen.
Den besten Schutz gegen mechanische, chemische und thermische Einflüsse bietet das mehrschichtige, verhornende Plattenepithel.
Der Resorption von Stoffen dient am besten das einreihige Zylinderepithel mit oberflächlichen Mikrovilli.

1.1.1.8   D ist richtig

Das Übergangsepithel stellt eine Sonderform des mehrreihigen Epithels dar. Man findet es v. a. in Harnleiter und Harnblase. Obwohl das

Übergangsepithel mehrreihig erscheint, haben alle Zellen mit dünnen Ausläufern Kontakt zur Basalmembran. Lösen sich die „Deckzellen" der obersten Schicht aus dem Verband, so kann man die feinen plasmatischen Ausläufer der Zellen erkennen. Im Urinsediment sieht man dann sogenannte „geschwänzte Epithelien".

1.1.1.9   D ist richtig

In der Trachea (wie in den Eileitern) findet man *Flimmerepithel.* Der stetige Flimmerschlag der Zilien dient dem Weitertransport von festen Teilchen, z. B. Staubpartikeln in Bronchien oder der Eizelle in der Tube.

1.1.1.10   D ist richtig

Man unterscheidet hyalinen, elastischen und kollagenen (Faser-)Knorpel: *Hyaliner Knorpel* bildet den Gelenkflächenüberzug, Kehlkopf und Trachea sowie Bronchien- und Rippenknorpel. Aus *elastischem Knorpel* bestehen die Ohrmuschel, kleine Bronchiolen, Epiglottis und die Ohrtrompete.
Meniskus, Bandscheiben, Symphyse und Gelenklippen bestehen aus *kollagenem Faserknorpel.*

1.1.1.11   B ist richtig

Knochen besteht aus Osteozyten, zu denen die Osteoklasten und Osteoblasten zählen, aus kollagenen Fibrillen und der verkalkten Interzellularsubstanz. Die anorganischen Salze, die dem Knochen seine Härte geben, sind v. a. kohlensaurer und phosphorsaurer Kalk.

1.1.1.12   B ist richtig

Ein lebender Knochen befindet sich in ständigem Auf- und Abbau. *Osteoblasten* bauen Knochensubstanz auf und *Osteoklasten* bauen sie ab.

1.1.13   B ist richtig

Die größte Zelle des menschlichen Körpers ist die Eizelle.

1.1.1.14   E ist richtig

Die Hauptaufgabe des Zellkerns ist die Speicherung der Erbsubstanz. Die Energie wird von den Mitochondrien, den *Kraftwerken der Zelle,* erzeugt. Die Kontrolle der Zusammensetzung

des Cytoplasmas sowie des Salzhaushalts erfolgt über chemisch-osmotische Prozesse. Eine *Zellwand* findet man nur bei pflanzlichen Zellen – beim Menschen (und beim Tier) spricht man von der *Zellmembran.*

1.1.1.15   C ist richtig

Gewebe ist ein Zellverband, der gleich aufgebaut ist und die gleiche Funktion erfüllt. Es werden vier Grundgewebe unterschieden: Epithelgewebe, Binde- und Stützgewebe, Muskelgewebe sowie Nervengewebe.

1.1.1.16   B ist richtig

Das Unvermögen des Muskels, sich beliebig lange zu kontrahieren, nennt man muskuläre Ermüdung. Sie wird hervorgerufen durch die ungenügende Sauerstoffzufuhr, die Anhäufung von Kohlensäure, die Erschöpfung der Glykogenreserven sowie den Anstieg der Milchsäure.

1.1.2 Fortpflanzung, Wachstum, Reifung

1.1.2.1   C ist richtig

Ein Gen ist eine bestimmte DNA-Sequenz, die für ein spezifisches Merkmal eines Lebewesens den Code enthält. Die DNA eines Menschen ist in den *Chromosomen* komprimiert. Diese befinden sich im Zellkern. Mitochondrien sind Zellorganellen, die eine eigene DNA besitzen, also sind auch hier Gene lokalisiert. Diese codieren jedoch nur für Funktionen und Vermehrung der Mitochondrien selbst.

1.1.2.2   B ist richtig

Der normale, diploide (doppelte) Chromosomensatz besteht aus 46 Chromosomen, davon 44 sogenannte Autosomen und 2 Geschlechtschromosomen (XX bei der Frau, XY beim Mann). Einen *haploiden* (einfachen) Satz findet man in den Eizellen und Spermien vor der Befruchtung. Er besteht aus 22 Autosomen und einem Geschlechtschromosom (dieses ist in der Eizelle immer ein X-Chromosom, kann in den Spermien aber ein X- oder ein Y-Chromosom sein).

IV Kommentare: Pflegesituationen

1.1.2.3 ☞ **1.1.2.4**

| **1.1.2.4** | **E ist richtig** |

Lerntext Zellteilung

Die Mitose ist die Zellteilung, bei der jede Tochterzelle einen vollständigen Chromosomensatz erhält. Die Mitose geht also mit einer Verdoppelung der DNS in der Mutterzelle einher.

1) In der *Prophase* beginnen die Chromosomen sich zu spiralisieren. Die Kernmembran löst sich auf.
2) In der *Metaphase* ist die Spiralisierung der DNS zu Chromosomen abgeschlossen. Es erfolgt nun die DNS-Duplikation. Die Chromosomenpaare ordnen sich dann einander gegenüber in der Äquatorialebene an.
3) In der *Anaphase* weichen die Chromosomen auseinander. Sie werden dabei durch eine Verkürzung der Spindelfasern an beiden Centromeren auseinander gezogen.
4) In der *Telophase* wird die Teilungsform der DNS wieder in die Arbeitsform zurückgeführt: Die Chromosomen entspiralisieren sich. Die Kernmembranen beider Tochterzellen werden gebildet, der Zellleib schnürt sich ein.

| **1.1.2.5** | **D ist richtig** |

Die Meiose oder Reduktionsteilung findet in den Keimzellen statt. Sie führt zur Halbierung des normalen diploiden Chromosomensatzes auf den haploiden Satz. Man unterscheidet die 1. und die 2. Reifeteilung. Die 1. Reifeteilung gleicht der Mitose. Erst in der 2. Reifeteilung werden die Chromatiden (halber DNA-Strang) getrennt, sodass jede Keimzelle einen halbierten Chromosomensatz erhält. In der Meiose entstehen also aus einer Zelle vier Keimzellen. Die Aussage 4) ist spitzfindig: Die Geschlechtschromosomen X und Y beim Mann sind *nicht* homolog, deshalb erhält nicht jede Keimzelle nur eines der homologen Chromosomen. Eigentlich müsste die Antwort A auch als richtig gewertet werden.

| **1.1.2.6** | **B ist richtig** |

Die Spermiogenese, also die Entwicklung reifer Spermien aus den Keimzellen (*Spermatogonien*) beginnt in der Pubertät unter dem Einfluss des Testosterons. Dabei wird der doppelte Chromosomensatz normaler Zellen in der Meiose halbiert, Spermien haben also einen haploiden Chromosomensatz.
Die Reifung der Leydig-Zwischenzellen erfolgt unter dem Einfluss eines Hypophysenhormons.

| **1.1.2.7** | **D ist richtig** |

Ein *haploider* (einfacher) Chromosomensatz besteht aus 23 Chromosomen. Dabei handelt es sich um 22 Autosomen und ein Geschlechtschromosom. Er findet sich in reifen Eizellen und in Spermien vor der Befruchtung.
In der befruchteten Eizelle sowie in allen anderen Zellen des menschlichen Körpers findet sich ein *diploider* (doppelter) Chromosomensatz, der aus 46 Chromosomen besteht.

1.1.3 Bewegungsapparat

| **1.1.3.1** | **B ist richtig** |

Eine Halsrippe ist eine vom 7. Halswirbel ausgehende kleine Rippe, die durch Druck auf den oberen Teil des Plexus brachialis bzw. auf die Arteria subclavia zu Störungen der Arminnervation und -durchblutung führen kann.

| **1.1.3.2** | **E ist richtig** |

Als Merkspruch für die Handwurzelknochen gilt (von radial nach ulnar und von proximal nach distal):
Erste Reihe: Ein Kahn, der fuhr im Mondenschein im Dreieck um das Erbsenbein.
Zweite Reihe: Vieleck groß, Vieleck klein, der Kopf, der muss am Haken sein.

| **1.1.3.3** | **A ist richtig** |

Das radio-ulnare Gelenk am Ellenbogen ist ein *Radgelenk;* das Radiusköpfchen kann sich wie eine Scheibe („Rad") auf der und um die Ulna drehen.
Ein Beispiel für ein *Sattelgelenk* ist das Daumengrundgelenk des Metacarpale I mit der Handwurzel. *Kugelgelenke* sind z.B. Schultergelenk und Hüftgelenk, ein *Scharniergelenk* ist z.B. das humero-ulnar-Gelenk.

| **1.1.3.4** | **D ist richtig** |

Der knöcherne Thorax wird von Brustwirbeln, Rippen und Sternum gebildet. Er stellt einen

Schutzraum für die empfindlichen Thorax-
organe dar. Die Schulterblätter *(Scapulae)*
und Schlüsselbeine *(Claviculae)* gehören zum
knöchernen Schultergürtel und dienen der
Beweglichkeit der oberen Extremität.

1.1.3.5   D ist richtig

Das Zwerchfell *(Diaphragma)* ist eine Muskel-
platte, die die Thoraxhöhle vom Bauchraum
trennt. Es besteht aus drei Anteilen:
- Die *Pars sternalis* entspringt vom Sternum
- Die *Pars costalis* entspringt von den Rippen
- Die *Pars lumbalis* entspringt von den
  Lendenwirbeln.

Bei Kontraktion des Zwerchfells senken sich die
Zwerchfellkuppeln, sodass die Brusthöhle
vergrößert wird und Luft in die Lungen strömt
(Inspiration). Das Zwerchfell ist der wichtigste
Atemmuskel. Das Ausmaß der Brusthöhlenver-
größerung durch die costale (Rippen-)Atmung
ist eher gering.

1.1.3.6   D ist richtig

Im Zwerchfell befinden sich drei größere
Öffnungen, die den Durchtritt von Strukturen
des Brust- und Bauchraumes erlauben.
1) Durch den *Hiatus aorticus* ziehen die Aorta
   und dahinter der *Ductus thoracicus,* der die
   Lymphflüssigkeit der unteren Körperab-
   schnitte zur *Vena subclavia sinister* transportiert.
2) Der *Hiatus oesophageus* dient dem *Oesopha-
   gus* und dem *N. vagus* zum Durchtritt.
3) Das Foramen venae cavae enthält die Vena
   cava inferior und einen Ast des N. phrenicus.

1.1.3.7   B ist richtig

Die *Linea alba* (weiße Linie) ist ein bindegewebiger Streifen zwischen Schwertfortsatz des
Sternums und der Symphyse. Hier verflechten
sich die Sehnender seitlichen Bauchmuskeln
(Mm. obliqui). Die Linea alba wird zu beiden
Seiten von den Scheiden des M. rectus abdo-
minis begrenzt.

1.1.3.8

Mögliche Bruchpforten sind an der Bauchwand
überall dort, wo Muskelschichten dünn sind
oder Lücken für den Durchtritt von anatomischen Strukturen aufweisen:

- Nabelbereich: *Nabelhernie*
- Linea alba: *Rectusdiastase* (Auseinanderwei-
  chen der Muskelbäuche an der Linea alba)
- Leistenkanal: *Leistenhernie* an der Durch-
  trittsstelle des Samenstranges
- Leistenbereich: *Schenkelhernie* im Bereich
  des Durchtritts der Femoralgefäße
- Narbenhernie: Im Bereich von Narben.

1.1.3.9

Die Wirbelsäule besteht aus 33–34 Wirbeln,
davon 24 freie oder echte Wirbel: *7 Halswirbel*
(Darunter atlas und Axis), *12 Brustwirbel,*
5 Lendenwirbel. Die Wirbel des Kreuz- und
Steißbeins sind jeweils miteinander verschmol-
zen. Sie werden im Gegensatz zu den freien
Wirbeln als „falsche Wirbel" bezeichnet:
5 Kreuzwirbel (Os sacrum), 4–5 Steißwirbel
(Os coccygis). Im Wirbelkanal verlaufen das
Rückenmark mit den Rückenmarkshäuten,
der Liquor cerebrospinalis und Blutgefäße,
die Wirbelsäule und Rückenmark versorgen.

1.1.3.10 ☞ 1.1.3.9   C ist richtig

Die Zwischenwirbelscheiben *(Disci interverte-
brales)* bestehen aus Faserknorpel, in dessen
Mitte ein gallertartiger Kern, der Nucleus
pulposus, eingelagert ist. Die gesunde Wirbelsäule besitzt eine Brust- und Sakralkyphose
sowie eine Hals- und Lendenlordose. Seitliche
Achsenabweichungen sind dagegen als pathologisch zu werten. Man spricht von einer
Skoliose.

1.1.3.11

Ein Bewegungssegment der Wirbelsäule besteht
aus zwei benachbarten Wirbelkörpern, den
verbindenden kleinen Wirbelgelenken, der
Bandscheibe und den verbindenden Bändern.
Die Beweglichkeit der Wirbelsäule ist zwischen
dem 11. Brustwirbel und dem 2.–3. Lendenwirbel am größten, sodass bei einem Trauma die
Verletzungen der Wirbelsäule und des Rückenmarks in diesem Bereich am häufigsten
auftreten und am schwersten sind.

1.1.3.12   D ist richtig

Der Atlas ist durch ein Eigelenk mit dem
Os occipitale verbunden und nach dem
griechischen Gott Atlas benannt, der in der
Mythologie das Himmelsgewölbe trägt.

IV Kommentare: Pflegesituationen

1.1.3.13   **C ist richtig**

Der wichtigste Beuger im Hüftgelenk ist der
M. iliopsoas. Weitere Hüftbeuger sind der
M. glutaeus medius, M. glutaeus minimus,
M. obturatorius externus, M. rectus femoris,
M. sartorius, M. pectineus, M. adductor longus
und der *M. tensor fasciae latae.*
Der *M. biceps femoris, M. semitendinosus* und
M. glutaeus maximus sind Strecker des
Hüftgelenkes.
Der M. biceps brachii ist ein Beuger des
Ellenbogengelenkes.

1.1.3.14   **D ist richtig**

Hauptstrecker im Kniegelenk ist der *M. quadri-*
ceps femoris. Er wird nur unwesentlich durch
den *M. tensor fasciae latae* unterstützt.

1.1.3.15   **B ist richtig**

Die Tibia bildet am proximalen Ende mit dem
Femur das Kniegelenk, am distalen Ende
gemeinsam mit der Fibula die Malleolengabel
für das obere Sprunggelenk.
Der Innenknöchel wird von der Tibia gebildet,
der Außenknöchel von der Fibula!
Die Fibula verläuft an der Unterschenkelaußenseite und ist mit Ausnahme des Fibulaköpf-
chens und seinem Anteil an der Malleolengabel
von Muskeln bedeckt.

1.1.3.16   **D ist richtig**

Das *Lig. deltoideum* und das *Lig. calcaneofibu-*
lare sind Bänder des oberen Sprunggelenkes.
Das *Lig. deltoideum* besteht aus drei Anteilen:
- Lig. tibionavicularis
- Lig. tibiotalaris
- Lig. tibiocalcanearis.

Es verbindet am Innenknöchel das Schienbein
mit den Fußwurzelknochen.
Das *Lig. calcaneofibulare* ist ein Band des
Außenknöchels. Es ist bei Suppinationstrau-
men im oberen Sprunggelenk *(Distorsion)* von
Überdehnung und Zerreißung am häufigsten
betroffen.
Die *Syndesmose* verbindet Tibia und Fibula
fast auf der gesamten Länge. Im Bereich der
Malleolengabel ist sie durch das Lig. tibiofibu-
lare anterior und posterior verstärkt.

1.1.3.17   **C ist richtig**

Kurze wie lange Röhrenknochen werden als
„lange Knochen" bezeichnet. Im Gegensatz
dazu gibt es „kurze Knochen" (wie Hand-
und Fußwurzelknochen) und „flache/platte
Knochen" (wie Schädelknochen und Schulter-
blatt).

1.1.3.18   **D ist richtig**

Muskelarbeit wandelt chemische Energie in
mechanische Energie und Wärmeenergie um.
Die Energie, die im Oxidationsstoffwechsel aus
Glukose gewonnen wird, wird in Form von ATP
als chemische Energie bereitgestellt. Die
unmittelbare Energiequelle für die Muskelarbeit
ist das ATP. Die ATP-Bildung ist im Muskelgewebe auf vier verschiedenen Wegen möglich:
1) Oxidation von Glukose aus Glykogen
2) Oxidation von Fettsäuren aus Glykogen
3) Phosphorylierung von ADP aus Kreatin-
   phosphat
4) anaerobe Glykolyse.

Fette und Proteine müssen erst in der Leber in
einen der oben genannten Stoffe umgewandelt
werden, bevor sie für den Energiestoffwechsel
der Muskelzelle zur Verfügung stehen.

1.1.3.19   **D ist richtig**

Eine Aponeurose ist eine flächige Sehnenplatte
aus kollagenen Fasern, z.B.:
- Zwerchfellaponeurose
- Palmaraponeurose
- Plantaraponeurose.

Eine Neurose ist eine psychiatrisches Krankheitsbild.

1.1.3.20

Es werden Gelenke unterschieden, die einen
kontinuierlichen Kontakt zwischen den
Gelenkflächen aufweisen und eine geringe
Beweglichkeit haben (Synarthrosen) von denen
mit Gelenkspalt (echtes Gelenk, Diarthrose)
und Bewegungsmöglichkeiten in mindestens
einer Ebene.
Ein echtes Gelenk wird von zwei Knochen
gebildet, deren Gelenkflächen mit Gelenk-
knorpel überzogen sind. Zwischen den beiden
Gelenkflächen ist der Gelenkspalt. Die Gelenk-
höhle wird von der Gelenkkapsel allseitig
umschlossen. Die innere Schicht der Gelenk-

kapsel besteht aus lockerem Bindegewebe. Diese produziert die Synovia („Gelenkschmiere") zur Ernährung des gefäßlosen Gelenkknorpels.
Die äußere Schicht der Gelenkkapsel besteht aus kollagenen Fasern und Bändern. Im Gelenk können sich außerdem Bänder und Gelenkscheiben (Menisci) befinden.

1.1.3.21 — A ist richtig

Der M. deltoideus entspringt mit drei Anteilen von der lateralen Clavicula, dem Acromion und der Spina scapulae. Alle drei Anteile setzen an der Tuberositas deltoidea an. Die drei Anteile des Muskels wirken zum Teil synergistisch, zum Teil antagonistisch. Der M. deltoideus ist der wichtigste Abduktor im Schultergelenk. Die Abduktion bis etwa 90 Grad wird im Wesentlichen von ihm durchgeführt.

1.1.3.22 — A ist richtig

Beispiel für ein Scharniergelenk ist das Ellenbogengelenk zwischen Humerus und Ulna. Es ist einachsig und erlaubt nur zwei Hauptbewegungen:
- Flexion und Extension.

Ein Kugelgelenk erlaubt sechs Hauptbewegungen in drei Achsen:
- Flexion und Extension
- Abduktion und Adduktion
- Innen- und Außenrotation.

Alle diese Bewegungen sind auch kombinierbar. Das Eigelenk (z.B. proximales Handwurzelgelenk) erlaubt dieselben Bewegungen wie ein Kugelgelenk außer der Rotationsbewegung, also Bewegungen in zwei Achsen und damit vier Hauptbewegungen.

1.1.3.23 — C ist richtig

1. Lendenwirbel
2. Darmbein
3. Kreuzbein
4. Steißbein
5. Schambein
6. Sitzbein.

Bewertung:
6 richtige Antworten	2 Punkte
4–5 richtige Antworten	1 Punkt
weniger Antworten	0 Punkte

1.1.3.24 ☞ 1.1.3.15 — B ist richtig
1.1.3.25 — A ist richtig

Das proximale Handgelenk ist ein Eigelenk. In ihm sind Flexion, Extension, Abduktion und Adduktion möglich.
Ein Sattelgelenk (z.B. Daumengrundgelenk) hat Gelenkflächen, die die Form eines Sattels besitzen. In ihm sind Bewegungen um eine Gelenkachse möglich.
Bei einem Scharniergelenk (z.B. Ellenbogengelenk, Finger- und Zehengelenke, oberes Sprunggelenk) wird eine nach außen gewölbte Gelenkfläche in Rollenform von einer nach innen gewölbten Gelenkfläche schalenförmig umgriffen. In ihm sind Flexion und Extension möglich.
Ein Rad- oder Zapfengelenk (z.B. Radioulnargelenk, Atlantoaxialgelenk) ähnelt im Aufbau einem Scharniergelenk. Es sind Drehbewegungen um eine Achse möglich.
Ein Kugelgelenk (z.B. Hüftgelenk, Schultergelenk) hat einen kugelförmigen Gelenkkopf mit entsprechend geformter Gelenkpfanne. In ihm sind Außen- und Innenrotation, Flexion und Extension sowie Abduktion und Adduktion möglich.

1.1.3.26 ☞ 1.1.3.25 — D ist richtig
1.1.3.27 — C ist richtig
1.1.3.28

1. Ringknorpel (Os hyoideum)
2. Kehldeckel (Epiglottis)
3. Schildknorpel (Cartilago thyroidea)
4. Ringknorpel (Cartilago cricoides)
5. Knorpelring der Trachea (Cartilago trachealis).

Bewertung:
5 richtige Antworten	2 Punkte
3–4 richtige Antworten	1 Punkt
weniger Antworten	0 Punkte

1.1.4 Herz- und Gefäßsystem

1.1.4.1

Die Erregung entsteht normalerweise im Sinusknoten („Schrittmacher" des Herzens) und wird über die Vorhofmuskulatur zum AV-Knoten (Atrioventrikularknoten), der sich in der Klappenebene des Herzens befindet, weitergeleitet. Von dort aus läuft die elektrische Erregung über ein spezielles Leitungssystem: über das His-Bündel in den linken und den rechten Tawaraschenkel, dann als Purkinjesche Fasern ins Arbeitsmyokard.

1.1.4.2

- Die *Aortenklappe* liegt zwischen linkem Ventrikel und Aorta
- Die *Pulmonalklappe* liegt zwischen rechtem Ventrikel und Pulmonalarterie
- Die *Mitralklappe* liegt zwischen linkem Vorhof und Ventrikel
- Die *Trikuspidalklappe* liegt zwischen rechtem Vorhof und rechtem Ventrikel.

Aorten- und Pulmonalklappe sind dreiteilige Taschenklappen; Mitral- und Trikuspidalklappe sind Segelklappen mit zwei (Mitralis) bzw. drei (Tricuspidalis) Anteilen.

1.1.4.3   E ist richtig

Das Herz ist ein Hohlmuskel, der aus Muskelgewebe *(Myokard)* besteht und von einem Herzbeutel *(Perikard)* umgeben ist. Innen ist das Herz mit einer Epithelschicht *(Endokard)* ausgekleidet. Dieses Epithel überzieht sowohl den Herzmuskel als auch die Klappen. Das Myokard ist im Bereich der Ventrikel am stärksten (am breitesten). Im Bereich der Vorhöfe ist es dagegen schwächer (dünner).

1.1.4.4

Direkt nach der Aortenklappe zweigen die zwei Hauptstämme der Herzkranzgefäße ab:
- Arteria coronaria dexter
- Arteria coronaria sinister.

Der linke Hauptstamm verzweigt sich nach kurzer Strecke in den Ramus circumflexus der A. coronaria sinister und in den Ramus interventricularis anterior.

1.1.4.5   A ist richtig

Das durchschnittliche Herzschlagvolumen beträgt beim Erwachsenen in körperlicher Ruhe ca. 70 ml. Das sind bei einer Herzfrequenz von 70/Min. ca. 5 l/Min. und 300 l/Stunde. Am Tag pumpt das Herz also ca. 7000 l Blut durch den Körper!

1.1.4.6   B ist richtig

Das Gesamtblutvolumen eines Erwachsenen beträgt etwa 5–6 l. Hiervon befinden sich ca. 85 % im Körperkreislauf, 9 % im Lungenkreislauf und 6 % im Herzen.
Auf das venöse oder Kapazitätssystem entfallen 75 % des Gesamtvolumens, während im arteriellen Gefäßsystem nur ca. 20 % des Blutvolumens zu finden sind. Das Gefäßsystem ist in der Lage, das gesamte Blutvolumen des Menschen aufzunehmen.

1.1.4.7   C ist richtig

Den größten Einfluss auf den Blutdruck haben die Arteriolen. Die Kontraktion der Gefäßmuskulatur bewirkt eine Verengung ihres Innendurchmessers, dadurch steigen Widerstand und Blutdruck an. Die Kapillaren und Koronararterien nehmen praktisch nicht an der Blutdruckregulation teil. Eine arteriosklerotisch veränderte, starre Aorta führt zu systolischen Druckspitzen, der Tonus der Aorta hat aber kaum Einfluss auf den Blutdruck. Der Tonus der unteren Hohlvene, v. a. aber der Venolen (venöse Kapazitätsgefäße), hat nach dem der Arteriolen den zweitgrößten Einfluss auf die Blutdruckregulation.

1.1.4.8   B ist richtig

Während der Herzaktion findet ein ständiger Wechsel zwischen Systole und Diastole statt. In der Systole kontrahiert sich der Herzmuskel und treibt das Blut aus. Durch die Herzklappen wird die Richtung des Blutausstoßes gesteuert. In der Diastole erschlafft der Muskel wieder, sodass sich die Kammern mit Blut füllen.
In der Vorhofsystole pumpen die Vorhöfe durch die *Segelklappen* Blut in die Ventrikel, in der nachfolgenden Kammersystole erschlaffen sie (Vorhofdiastole).
Im gesunden Herzen eines Erwachsenen besteht keine Verbindung zwischen rechtem und linkem Herzen. In der Fetalzeit allerdings bildet das Foramen ovale (bis zur Geburt) einen Shunt zwischen rechtem und linkem Vorhof. Verschließt sich dieses Loch nicht nach der Geburt mit Entfaltung der Lunge, so resultiert ein ASD: Atriumseptumdefekt *(Vorhofseptumdefekt)*.

1.1.4.9   A ist richtig

Lerntext Blutkreislauf

Sauerstoffarmes „venöses" Blut strömt aus dem Körperkreislauf über die obere und untere Hohlvene *(V. cava superior und inferior)* in den rechten Vorhof, durch die Trikuspidalklappe in den rechten Ventrikel, durch die Pulmonalklappe in den Truncus pulmonalis und die Arteriae pulmonales (diese führen also „venöses" Blut) in die Lungenkapillaren. In den Lungenkapillaren nimmt das Blut Sauerstoff auf und gibt Kohlendioxid ab. Anschließend fließt das arterialisierte (mit Sauerstoff angereicherte) Blut zurück über die Lungenvenen (die also „arterielles" Blut führen) in den linken Vorhof, durch die Mitralklappe in den linken Ventrikel, durch die Aortenklappe in den Körperkreislauf. Aus dem arteriellen System des Körperkreislaufes gelangt das Blut in die Kapillaren, wo es Kohlendioxid aufnimmt und den Großteil des Sauerstoffs an das Gewebe abgibt. Von dort fließt das Blut in die Venolen und von dort in die Hohlvenen.

Fällt der Sinusknoten aus, der in Ruhe eine Erregungsfrequenz von ca. 60–90/Min. produziert, springt der AV-Knoten als sekundäres Erregungszentrum ein. Die Erregungsfrequenz des AV-Knotens liegt bei ca. 40–50/Min.

1.1.4.10

Während der Kammersystole sind Aorten- und Pulmonalklappe geöffnet und die Segelklappen (Trikuspidal- und Mitralklappe) geschlossen. Dadurch wird das Blut in Körperkreislauf und Lunge gepumpt und ein Blutrückfluss in die Vorhöfe verhindert.

1.1.4.11   D ist richtig

Es gibt im Herzzyklus zwei Momente, in denen Mitral- und Aortenklappe gleichzeitig geschlossen sind:
1) Wenn die Vorhofsystole abgeschlossen ist, die Kammersystole aber noch nicht zu einem Blutauswurf durch die Aortenklappe geführt hat: *Anspannungsphase* des Ventrikels
2) Wenn die Kammerdiastole beginnt, die Vorhofsystole aber noch nicht begonnen hat

Das EKG zeigt während der Kammersystole eine T-Welle, zu diesem Zeitpunkt ist die Aortenklappe geöffnet.
Der steile Druckanstieg des Karotispulses ist ebenfalls durch den Blutauswurf während der Kammersystole bedingt.
Die Aortenklappe öffnet sich in dem Moment, in dem der ansteigende Ventrikeldruck den Aortendruck übersteigt.

1.1.4.12   C ist richtig

Fasern des N. vagus erreichen das Herz praktisch nur auf der Vorhofebene. Hier bewirkt die Vagusreizung eine Verlangsamung der Herzfrequenz. Die Effekte des Vagus auf die Kontraktionskraft und das Herzminutenvolumen sind indirekter Art und eher gering.

1.1.4.13

Mechanismen des venösen Rücktransportes des Blutes zum Herzen:
- Sogwirkung des Herzens während der Systole
- Sogwirkung des Thorax während der Inspiration (Unterdruck im Brustraum)
- Venöser Druck (nachwirkender Druck der Arterien und von außen aus dem Gewebe auf die Venen einwirkender Druck)
- Venenklappen
- Muskelpumpe.

1.1.4.14   D ist richtig

Die Koronardurchblutung (bzw. der arterielle Bluteinstrom in die Koranararterien) ist in der Ventrikeldiastole am größten. Die Myokarddurchblutung macht ca. 5–10 % des Herzzeitvolumens aus. Das HZV beträgt ca. 5 l/Min. (70 Schläge à 70 ml); 5 % davon sind also 250 ml/Min. Bei einem durchschnittlichen Herzgewicht von 300 g entspricht das ca. 80 ml pro 100 g Herzmuskelgewebe!
Bei körperlicher Belastung kann die Koronardurchblutung auf das bis zu vierfache der Ruhedurchblutung ansteigen. Da bei Belastung auch das HZV deutlich ansteigt, behält die Regel, dass die Koronardurchblutung 5–10 % des HZV beträgt, ihre Gültigkeit.

1.1.4.15   E ist richtig

Der Gasaustausch zwischen Einatemluft und Blut findet in den Alveolen bzw. den Alveolar-

IV Kommentare: Pflegesituationen

kapillaren, der Gasaustausch zwischen Blut und Gewebe in den Gewebekapillaren statt. Nur an diesen beiden Stellen sind die Diffusionsstrecken und die Gefäßwände so dünn, dass in kurzer Zeit eine effektive Gasdiffusion möglich ist.

1.1.4.16   A ist richtig

Arterien sind Gefäße, die Blut vom Herzen weg transportieren. Im Körperkreislauf transportieren sie sauerstoffreiches („arterielles"), im kleineren Lungenkreislauf sauerstoffarmes („venöses") Blut.

1.1.4.17

Die Wand einer Arterie ist in drei Schichten aufgebaut:

- *Intima:* innere Schicht, Epithelgewebe
- *Media:* mittlere Schicht, Muskelgewebe
- *Adventitia:* äußere Schicht, Bindegewebe.

In der Adventitia großer Arterien verlaufen noch kleinere Arterien, die die Versorgung der Gefäßwand mit Blut sicherstellen, sogenannte Vasa vasorum.

1.1.4.18   C ist richtig

Die Arteria pulmonalis beginnt hinter der Pulmonalklappe am rechten Ventrikel und transportiert sauerstoffarmes und CO_2-reiches Blut in die Lunge.

1.1.4.19   A ist richtig

Venen sind Gefäße, die Blut zum Herzen hinführen, durch Arterien wird das Blut vom Herzen in die Peripherie gepumpt. Lungenvenen transportieren also in den Alveolen mit Sauerstoff angereichertes Blut zum Herzen zurück. Mit den Bezeichnungen „arterielles" und „venöses" Blut ist ein hoher oder niedriger Sauerstoff- bzw. Kohlendioxid-Gehalt gemeint. Die Bezeichnungen sind etwas unglücklich, weil sie nur für den großen Kreislauf zutreffen. Im Lungenkreislauf verhält es sich genau umgekehrt.

1.1.4.20 ☞ 1.1.4.9   A ist richtig
1.1.4.21

Vier Arterien versorgen den Magen mit Sauerstoff und Nährstoffen:
Die arterielle Blutversorgung des Magens erfolgt über den *Truncus coeliacus,* der aus der

Aorta entspringt. Der Truncus coeliacus verzweigt sich in die *A. gastrica sinister,* die A. hepatica und die A. lienalis. Aus der A. hepatica entspringt wiederum die *A. gastrica dexter* und *A. gastroepiploica dexter.* Aus der A. lienalis entspringt die *A. gastroepoploica sinister.*
Der venöse Abstrom erfolgt zum größten Teil über die *Vena gastrica dexter* und *V. gastroepiploica dexter* in die Pfortader. Nur ein kleiner Teil des venösen Blutes fließt über die *Vv. gastricae breves* und den Plexus oesophageus in die *V. brachiocephalica.*

1.1.4.22   A ist richtig

Gemessen wird der Druck, der nötig ist, um das Gefäß zu komprimieren. Damit ist der Blutdruck ein Maß für den Druck des Blutes auf die Gefäßwand.

1.1.4.23   D ist richtig

Die Arteria brachialis *(Armschlagader)* ist die Fortsetzung der A. axillaris und verzweigt sich in Ellenbogenhöhe in die A. radialis und A. ulnaris. Sie zieht hinten um den Humerus herum, wo sie bei einer Humerusschaftfraktur leicht verletzt werden kann.

1.1.4.24

Der Puls wird durch die Druckwelle hervorgerufen, die vom Herzen durch den Blutauswurf in die Aorta ausgelöst wird. Man kann den Puls überall dort tasten, wo sich Arterien nahe an der Körperoberfläche befinden:

- A. carotis (Hals)
- A. radialis und A. ulnaris (Handgelenk)
- A. femoralis (Leiste)
- A. poplitea (Kniekehle)
- A. tibialis posterior (Fußinnenknöchel)
- A. dorsalis pedis (Fußrücken).

1.1.4.25

Lerntext Fetaler Kreislauf

Über die Plazenta nimmt der Fetus Sauerstoff und Nährstoffe auf und gibt Kohlendioxid und andere Stoffwechselprodukte ab. Die Aufgaben von Lunge (Gasaustausch) und Leber (Stoffwechselaktivität, Entgiftung) werden also pränatal zum größten Teil von der Mutter übernommen.

Leber und Lunge werden deshalb im fetalen Kreislauf durch Blutkurzschlüsse bzw. Abkürzungen umgangen: Der *Ductus venosus arantii* bildet das Umgehungsgefäß der Leber und der *Ductus arteriosus botalli* das der Lunge. Einen weiteren Kurzschlussweg zur Umgehung der Lunge stellt das offene *Foramen ovale* (zwischen rechtem und linkem Vorhof) dar.

Fetaler Kreislauf

Sauerstoff- und nährstoffreiches Blut fließt über die *Vena umbilicalis* (Nabelvene) zur Pfortader des Feten und von dort unter Umgehung der Leber durch den Ductus venosus arantii direkt in die *Vena cava inferior* (untere Hohlvene). Von dort fließt das Blut über den rechten Vorhof durch das offene *Foramen ovale* in den linken Vorhof: Die Lunge wird so umgangen. Vom linken Vorhof geht es über den Ventrikel in die *Aorta* und dann in den großen Körperkreislauf.

Das venöse Blut aus der oberen Körperhälfte fließt über die *Vena cava superior* in den rechten Vorhof, von dort in den rechten Ventrikel und in die *Arteria pulmonalis*. Dabei kreuzen sich der Blutstrom aus der Vena cava superior und V. cava inferior im rechten Vorhof. Das sauerstoffarme Blut der oberen Körperhälfte fließt dann über den *Ductus arteriosus botalli* unter Umgehung des Lungenkreislaufes in die *Aorta* und mischt sich dort mit dem sauerstoffreichen Blut, das ursprünglich aus der Nabelvene kam.

Nach der Geburt wird durch die mit dem ersten Schrei einsetzende Atmung die Lunge entfaltet. Durch die Änderung der Druckverhältnisse schließt sich das Foramen ovale mechanisch (Kulissenverschluss). Der Ductus arteriosus und der Ductus venosus verschließen sich innerhalb der ersten Lebenstage durch die Kontraktion der Gefäßmuskulatur.

1.1.4.26 ☞ **1.1.4.25**   **A ist richtig**
1.1.4.27 ☞ **1.1.4.25**   **B ist richtig**

1.1.4.28

1. Obere Hohlvene = V. cava superior
2. Aorta
3. Lungenschlagader = Truncus pulmonalis
4. Untere Hohlvene = V. cava inferior
5. Herzbeutel = Pericard.

1.1.4.29

1. Obere Hohlvene = V. cava superior
2. Lungenschlagader = Truncus pulmonalis
3. Tricusspidalklappe
4. Mitralklappe
5. Herzscheidewand = Septum.

1.1.4.30   **B ist richtig**

Zu A) Die Trikuspidalklappe ist die *rechte* Atrioventrikularklappe.

Zu B) Die Trikuspidalklappe besteht aus drei mit Endokard überzogenen Segelklappen. Diese Antwort ist korrekt.

Zu C) Der Sinusknoten liegt in der Wand des *rechten* Vorhofs.

Zu D) Die Grenze zwischen rechter und linker Herzkammer wird *Septum* genannt.

Zu E) Die Mitralklappe ist die *linke* Atrioventrikularklappe und besteht aus zwei mit Endokard überzogenen Segelklappen.

1.1.4.31   **A ist richtig**

Die Nieren werden durch die A. renalis dexter bzw. sinister, die Nebennieren durch die A. suprarenalis media, die Hoden bzw. Ovarien durch die A. testicularis bzw. A. ovarica und der Dickdarm durch die A. mesenterica superior versorgt. Alle Arterien entspringen unmittelbar aus der Aorta.

Die Milz wird von der A. lienalis versorgt, diese entspringt aus dem Truncus coeliacus.

1.1.4.32   **B ist richtig**

Venenklappen sind ins Gefäßlumen hineinragende Falten der Tunica interna, die sich in der Regel paarweise gegenüber stehen. Sie funktionieren nach Art eines Einwegventils: Bei herzwärts gerichtetem Blutfluss weichen sie auseinander, einen Blutrückfluss verhindern sie durch Klappenschluss.

1.1.4.33   **A ist richtig**

Über die *Lungenarterien* gelangt *sauerstoffarmes* und kohlendioxidreiches Blut vom rechten Herzen zur Lunge. Dort wird es mit Sauerstoff angereichert und anschließend über die *Lungenvenen* von der Lunge zum linken Herzen geleitet. Nun kann der Körperkreislauf mit sauerstoffreichem Blut versorgt werden.

IV Kommentare: Pflegesituationen

Im Körperkreislauf enthalten jedoch die *Arterien* das sauerstoffreiche und die *Venen* das sauerstoffarme Blut.

Der Aufbau des Blutkreislaufs beim Fetus ist durch Kurzschlüsse gekennzeichnet und nicht direkt mit dem Blutkreislauf nach der Geburt zu vergleichen.

1.1.4.34   C ist richtig

Kapillaren dienen dem Stoffaustausch zwischen Blut und Interstitium. Voraussetzung dafür ist eine große Oberfläche innerhalb des Kapillarnetzes, die durch die starke Verzweigung der Arterien und Arteriolen erreicht wird. Der Gesamtquerschnitt der Blutbahn weist daher in den Kapillaren ein Maximum auf. Folge ist eine sehr niedrige Strömungsgeschwindigkeit des Blutes, die wiederum den Stoffaustausch in den Kapillaren unterstützt.

1.1.4.35 ☞ 1.1.4.25   A ist richtig

Beim Feten werden die Aufgaben der Lunge und der Leber bis zur Geburt durch die Plazenta wahrgenommen. Daher gibt es einige Besonderheiten im *fetalen Blutkreislauf*:
O_2-reiches Blut gelangt über die *Nabelvene* aus der Plazenta unter Umgehung der Leber in die untere Hohlvene und von dort in den rechten Herzvorhof des Kindes. Daneben besteht eine Verbindung zur Pfortader.

Weiterhin besteht eine Kurzschlussverbindung zwischen A. pulmonalis und Aorta, der so genannte *Ductus arteriosus Botalli*.
O_2-armes Blut wird über *zwei Nabelarterien* zur Plazenta transportiert.

Das *Foramen ovale* ist ein Loch in der Vorhofscheidewand des Feten. Das O_2-reiche Blut aus der Nabelvene kann daher direkt aus dem rechten Vorhof in den linken Vorhof und von hier in den Körperkreislauf gelangen.

1.1.4.36   E ist richtig

Bei Arterien und Venen werden drei Wandschichten unterschieden:
- Tunica interna (Endothel)
- Tunica media (Media)
- Tunica externa (Adventitia).

Klappen finden sich nur in Venen und nicht in Arterien. Als *Epikard* wird die Außenhaut des Herzens bezeichnet. Das *Endokard* (Innenhaut) kleidet das Herz aus.

1.1.5 Blut und Lymphe

1.1.5.1

Erythrozyten:
1) Hauptaufgabe: Sauerstoff- und Kohlendioxidtransport von den Lungenalveolen zu den Zellen in der Körperperipherie und umgekehrt
2) Bildungsort: rotes Knochenmark
3) Gestalt: scheibenförmig, eingedellt, kernlos
4) Anzahl: 4,2–5,4 Mio/mm³
5) Lebensdauer: ca. 120 Tage; Abbau vorwiegend in der Milz.

1.1.5.2 ☞ 1.1.5.1

1.1.5.3 ☞ 1.1.5.1   C ist richtig

1.1.5.4 ☞ 1.1.5.6   B ist richtig

1.1.5.5   B ist richtig

1.1.5.6   C ist richtig

Erythrozyten sind hämoglobinhaltige kernlose Zellen mit einer Größe von ca. 7 µm. Sie werden (wie auch die weißen Blutzellen!) im roten Knochenmark aus kernhaltigen Vorstufen gebildet und als sogenannte Retikulozyten in die freie Blutbahn abgegeben. Diesen Vorgang nennt man Erythropoese.

Retikulozyten enthalten im Gegensatz zu Erythrozyten noch Zellorganellen zur Synthese des Hämoglobins, die in der Färbung als dunkle Netze erkennbar sind und der Zelle ihren Namen gegeben haben (rete: Netz).

Aufgabe der Erythrozyten ist der Gastransport. Weiße Blutzellen, z. B. Makrophagen, sind zur Diapedese, d. h. zur aktiven Fortbewegung fähig.

Netzhautzellen sind Stäbchen und Zapfen.

1.1.5.7   A ist richtig

Physiologischerweise kommen beim gesunden Erwachsenen im peripheren Blut vor:
- Leukozyten: 6000–8000/mm³
- Thrombozyten: 150 000–400 000/mm³
- Erythrozyten: 4,2–5,4 Mio/mm³.

1.1.5.8   A ist richtig

Man unterscheidet rotes und gelbes Knochenmark. Das gelbe Knochenmark erhält seine Farbe durch den hohen Gehalt an Fettzellen, das sogenannte Fettmark.

Das rote Knochenmark ist Bildungsort fast aller Blutzellen:

- Erythropoese: rote Reihe
- Granulopoese: weiße Reihe
- Thrombozytopoese: Plättchen.

1.1.5.9   E ist richtig

Im Differenzialblutbild des Gesunden findet man:

- 40–80% neutrophile Granulozyten
- 20–50% Lymphozyten
- 2–11% Monozyten
- 2–4% eosinophile Granulozyten
- 0–2% basophile Granulozyten.

1.1.5.10   A ist richtig

Phagozytose ist die Aufnahme von Zelltrümmern, Bakterien und winzigen Fremdkörpern in bestimmte Leukozyten. Makrophagen (z. B. Kupffersche Sternzellen in der Leber) und neutrophile Granulozyten sind zur Phagozytose befähigt. Die durch Phagozytose in die Zelle aufgenommenen Partikel werden durch Enzyme zersetzt.

1.1.5.11   C ist richtig

Die Blutbildung geht von pluripotenten Stammzellen aus. Diese differenzieren sich dann zu Vorläuferzellen der Erythro-, Leuko- oder Thrombopoese weiter.
Monozyten sind keine Vorläuferzellen sondern eine eigene Zellklasse.
Myeloblasten sind Vorläuferzellen der Granulopoese, die nur bei krankhaften Prozessen, z. B. bei bestimmten Leukämieformen im peripheren Blut vorkommen.

1.1.5.12   B ist richtig

Die pluripotente Stammzelle differenziert sich in:

- Vorläuferzellen der weißen Blutbildung
  - Monoblast
  - Myeloblast
  - Lymphoblast
- Vorläuferzellen der roten Blutbildung:
  - Proerythroblast
- Vorläuferzellen der Thrombopoese:
  - Megakaryoblast.

Thrombozyten entstehen durch Abschnürung von Zytoplasmateilen eines Megakaryozyten. Sie sind demnach kernlos.

1.1.5.13

Die Blutstillung hat drei Komponenten:

- *Gefäßkomponente:* Verletzte Gefäße kontrahieren sich
- *Zellkomponente:* Thrombozyten lagern sich an Gewebsdefekte und Gefäßverletzungen an und bilden dort einen Thrombus
- *Plasmatische Komponente:* Gerinnung des Blutes über die Gerinnungsfaktorenkaskade.

1.1.5.14   D ist richtig

Zur Bestimmung des Hämatokritwertes (Hkt) zentrifugiert man Vollblut in einer Kapillare und misst dann den prozentualen Anteil der abgesetzten Blutbestandteile (Zellen). Die Erythrozyten machen den größten Anteil des Hkt aus.

1.1.5.15

Transportfunktion: Das Blut transportiert Gase (Sauerstoff und Kohlendioxid) von der Lunge zu den Geweben und umgekehrt. Es nimmt Nährstoffe aus dem Darm auf und bringt sie zu den Zellen, transportiert von dort Abfallstoffe des Zellstoffwechsels zu den Ausscheidungsorganen (Leber, Niere).
An der Regulation des Wärmehaushaltes ist der Blutkreislauf wesentlich beteiligt. Das Blut übernimmt den Wärmetransport und -ausgleich zwischen den verschiedenen Körperteilen.
Blutzellen und bestimmte Serumproteine spielen eine unverzichtbare Rolle bei der Abwehrreaktion des Organismus
Die Pufferfunktion des Blutes gewährleistet, dass das Säure-Basen-Gleichgewicht konstant im schwach alkalischen Bereich gehalten wird. Das Blut schützt mit seinen Thrombozyten und Gerinnungsfaktoren den Körper vor Blutverlusten.

1.1.5.16   C ist richtig

Normalerweise wird der Eiweißgehalt des Blutes nicht in % sondern in g/dl angegeben. Der Gesamteiweißgehalt des Serums beträgt 6,5–8,5 g/dl. In der Eiweißelektrophorese kann das Eiweiß in einzelne Fraktionen aufgetrennt werden: Albuminfraktion, α1- und α2-, β- und γ-Globuline. Die Proteine unterscheiden sich in Größe (Molekulargewicht), elektrischer

Ladung, Herkunft und Funktion. Der größte Teil von ihnen wird in der Leber synthetisiert.

1.1.5.17   E ist richtig

Der kolloidosmotische Druck im Blut wird v. a. durch die Konzentration der Plasmaproteine bestimmt. Im Zusammenspiel mit dem Blutdruck ist er für den Wasserein- und -ausstrom aus den Kapillaren ins Gewebe und umgekehrt verantwortlich. Bei einem niedrigen kolloidosmotischen Druck infolge einer Hypoproteinämie kommt es zu einem verstärkten Wasserausstrom aus den Kapillaren ins Gewebe. Es entwickeln sich Ödeme und das zirkulierende Blutvolumen wird verringert, wie z. B. bei der Leberzirrhose. Je höher der kolloidosmotische Druck ist, desto mehr Wasser strömt aus dem Gewebe in die Kapillaren zurück: Das Blutgefäßsystem wird mit Gewebeflüssigkeit „aufgefüllt".

1.1.5.18

Elektrolyte sind chemische Elemente oder chemische Verbindungen, die in wässriger Lösung (Blut) in Form von Ionen vorliegen. Im Blut sind das v. a.:
- Natrium, Kalium, Kalzium, Magnesium
- Chlorid, Phosphat.

1.1.5.19   B ist richtig

Der Hämatokritwert wird durch Zentrifugieren von Vollblut gewonnen. Er gibt in Prozent den Volumenanteil aller Zellen am Blutvolumen an. Plasma ist das nicht-zelluläre Restvolumen. Nach Entfernen des (geronnenen) Fibrins bleibt das Serum über. Serum ist also nicht mehr gerinnbar.
Der Blutkuchen entsteht, wenn Vollblut gerinnt: Es entsteht ein Blutgerinnsel, bestehend aus den abgesunkenen Blutzellen und einem Fibrinnetz. Der flüssige Überstand ist das Serum.

1.1.5.20   C ist richtig

Lerntext BGA

Mit der BGA (Blutgasanalyse) werden die Partialdrücke von Sauerstoff (pO_2) und Kohlendioxid (pCO_2) im Blut, der pH-Wert und der Basenüberschuss (BE) sowie das Standard-Bikarbonat bestimmt. Respiratorische und metabolische Störungen, die den Gas- und Säurebasen-Haushalt des Körpers beeinflussen, können in der BGA erkannt und differenziert werden.
Normalwerte der BGA:

pO_2	> 70 mmHg
pCO_2	40 mmHg ± 4 mmHg
PH-Wert	7,4 ± 0,04
BE	0 ± 2
Bikarbonat	24 mmol

1.1.5.21   C ist richtig

HbE ist der Hämoglobingehalt des einzelnen Erythrozyten (26,5 – 33,5 pg).
Hb in g/dl ist der Hämoglobingehalt aller Erythrozyten in 100 ml Blut (12 – 18 g/dl).
MCV in fl oder μm^3 ist das Durchschnittsvolumen des einzelnen Erythrozyten (83 – 94 fl).
Die Anzahl der Erythrozyten pro ml Blut beträgt normalerweise 4,2 – 5,4 Millionen.

1.1.5.22   C ist richtig

Beim Abbau von Erythrozyten wird indirektes Bilirubin freigesetzt. Dieses wird in der Leber zu direktem Bilirubin konjugiert. Die Begriffe direkt und indirekt beziehen sich auf die laborchemischen Nachweismethoden, die angewandt werden, wenn man das gesamte Bilirubin aufschlüsseln will.
Eselsbrücke: „*Direktes* Bilirubin wird *direkt* von der Leber über die Gallenflüssigkeit ausgeschieden!"

1.1.5.23 ☞ 1.1.5.24   D ist richtig
1.1.5.24   C ist richtig

Die Blutgruppe bezeichnet das Vorhandensein oder Fehlen der Antigeneigenschaften A oder B auf der Erythrozytenoberfläche. Träger von nur einer dieser Antigeneigenschaften bilden gegen die ihm fehlenden Antigene Antikörper, die im Serum zirkulieren.
Hat jemand allerdings die Blutgruppe AB, so bildet er keine Antikörper, da diese ja seine eigenen Erythrozyten agglutinieren würden. Diese Antikörper können Zellen fremder Antigenität, z. B. bei einer Bluttransfusion, zerstören.
Erythrozyten eines Trägers der Blutgruppe 0

besitzen weder das Antigen A noch B. Dafür enthält sein Serum Antikörper gegen beide Antigene, also Anti-A und Anti-B.

1.1.5.25   D ist richtig

Neben dem AB0-Blutgruppensystem gibt es noch zahlreiche weitere Blutgruppensysteme. Für den klinischen Alltag ist dabei das *Rhesussystem* von größter Bedeutung. Ein großes D bedeutet das Vorhandensein des „Rhesusantigens", ein kleines d bedeutet das Fehlen desselben. Ein Träger der Blutgruppe AB Rh-positiv hat also die Blutkörpercheneigenschaften (Antigene): A, B und D und im Serum keine Antikörper gegen A, B oder D, da diese sich gegen sein eigenes Blut richten würden.

1.1.5.26   E ist richtig

Im Serum eines Menschen mit der Blutgruppe 0 befinden sich Anti-A und Anti-B-Antikörper. Also werden alle Erythrozyten, die eines der beiden Merkmale (oder sogar beide Blutgruppenmerkmale gleichzeitig) tragen, durch dieses Serum agglutiniert.

1.1.5.27 ☞ 1.1.5.13   D ist richtig

Blutstillung:
- Vasokonstriktion
- Thrombozytenaggregation.

Blutgerinnung:
- Gerinnungsfaktorenkaskade mit Fibrinbildung aus Fibrinogen
- Kalzium ist ein Kofaktor (Nummer V) der Blutgerinnung.

1.1.5.28   A ist richtig

Der Quicktest (Prothrombinzeit) ist ein Gerinnungstest, der die Funktion der Gerinnungsfaktoren des sogenannte extrinsischen Systems überwacht. Dazu gehören die Faktoren X, VII, V, II, I. Der Quicktest fällt z.B. bei Vitamin-K-Mangel oder Marcumartherapie pathologisch aus. Der Normwert beträgt ca. 70–100 %.
Der Anteil der Blutzellen im Vollblut ist der Hämatokrit.
Das Vorhandensein des intrinsic factors (zur Vit. B_{12}-Resorption) kann mit dem Schillingtest geprüft werden.

1.1.5.29 ☞ 1.1.5.31   D ist richtig
1.1.5.30

Die zwei Hauptlymphgefäße heißen Ductus thoracicus und Ductus lymphaticus und münden im Venenwinkel. Siehe auch Lerntext zu 1.1.5.31.

1.1.5.31   A ist richtig

Lerntext Lymphsystem

Lymphe ist „Gewebewasser", welches aus den Kapillaren ins Gewebe abgegeben wurde und nicht im venösen Schenkel der Kapillaren wieder resorbiert worden ist. Lymphe enthält:
- Wasser
- Eiweiße
- Elektrolyte
- Lymphozyten (ansonsten keine Blutzellen!)
- Fette.

Lymphe wird durch feinste Lymphgefäße aus den Körpergeweben gesammelt und zu größeren Lymphgefäßen transportiert. Diese vereinigen sich zu immer größeren Lymphgefäßen. Die drei großen Lymphgefäße der unteren Körperhälfte, der Truncus lumbalis dexter und sinister und der Truncus intestinalis vereinigen sich mit einer Erweiterung, der Cisterna chyli, zum Ductus thoracicus. Dieser mündet in den Venenwinkel der oberen Körperhälfte. Der Venenwinkel ist die Vereinigung von V. jugularis interna und V. subclavia. Im Darmtrakt werden die Fette über die Lymphe resorbiert, sodass die Lymphe dieser Körperregion auch Fette enthält. Die großen Lymphgefäße besitzen eine Muskelschicht und transportieren die Lymphflüssigkeit durch peristaltische Kontraktionswellen weiter. Lymphgefäßklappen verhindern einen Rückfluss der Lymphe. Im Verlauf der Lymphgefäße sind Lymphknoten als sogenannte „regionäre" oder Sammellymphknoten zwischengeschaltet. In ihnen wird die Lymphe filtriert.

1.1.5.32

Der Thymus ist ein Organ des lymphatischen Systems. Im Thymus werden während der Embryonalzeit die T-Lymphozyten geprägt, d.h. sie „lernen" körpereigenes Gewebe zu erkennen und zu tolerieren und eine Abwehrfunktion nur gegen körperfremde Antigene zu entwickeln. Die Thymusdrüse liegt retrosternal im vorderen oberen Mediastinum. Im Laufe des Jugendalters atrophiert der Thymus.

1.1.5.33

Primäre Lymphorgane sind antigenunabhängig:
- Thymus
- Knochenmark.

Sekundäre Lymphorgane sind antigenabhängig:
- Tonsillen
- Lymphknoten
- Milz
- Darm-assoziiertes Gewebe (Peyersche Plaques)
- Bronchien-assoziiertes Gewebe.

1.1.5.34

Lerntext Milz

Die Milz ist ein ca. 10 cm langes und ca. 7 cm breites Organ, das in seiner Form einer Kaffeebohne ähnelt. Es liegt im linken Oberbauch unter dem Zwerchfell parallel zur 10. Rippe. Am *Milzhilus* treten die A. lienalis ein und die V. lienalis aus. Schneidet man das Organ durch, so findet man rote Bezirke (ca. 77 % des Organvolumens), sogenannte *rote Pulpa* und weiße Bezirke, die sogenannte *weiße Pulpa*. Die rote Pulpa entspricht den Milzsinus. Diese ähneln kleinen Gefäßen und Kapillaren. Die weiße Pulpa besteht zum größten Teil aus Lymphfollikeln.
Aufgaben der Milz:
- In der Milz werden überalterte Erythrozyten abgebaut
- Die Milz ist ein Immunorgan, welches zum lymphatischen System gehört
- Bei Knochenmarkinsuffizienz kann die Milz die Granulo- und Erythropoese (teilweise) übernehmen
- Die Milz kann als Speicherorgan, z. B. für Eisen dienen.

1.1.5.35   B ist richtig

Zu A) Die Differenzierung der weißen Blutkörperchen im Blutausstrich wird *Differenzialblutbild* genannt.
Zu B) Die Bildung der Leukozyten *(Leukopoese)* findet im Knochenmark statt.

Zu C) Die amöbenartige Bewegung der Leukozyten nennt man *Diapedese*.
Zu D) Eine Leukozytenvermehrung über 10 000/ccm Blut wird *Leukozytose* genannt.

1.1.5.36   D ist richtig

Thrombokinase ist ein Prothrombin-Aktivator. Sie befindet sich im Gewebe und in den Thrombozyten.

1.1.5.37   B ist richtig

Zu A) *Albumin* besitzt ein hohes Wasserbindungsvermögen und ist damit an der Aufrechterhaltung des kolloidosmotischen Drucks beteiligt.
Zu B) *Fibrinogen* spielt eine wesentliche Rolle bei der Blutgerinnung.
Zu C) *Globuline* (Immunglobuline) sind an der Infektabwehr beteiligt.

1.1.5.38   C ist richtig

Innerhalb der Gerinnungskaskade entsteht aus Prothrombin Thrombin. Thrombin wiederum führt Fibrinogen in Fibrin über. Calcium wird an verschiedenen Stellen der Gerinnungskaskade als Kofaktor benötigt. Faktor VIII ist ein Gerinnungsfaktor des endogenen Systems. Er ist bei der Hämophilie erniedrigt.

1.1.5.39   C ist richtig

Die Normalwerte des roten Blutbildes betragen:

	Mann	Frau
Hämoglobin (g/100 ml)	14 – 18	12 – 16
Erythrozyten (Mio./µl)	4,5 – 6,0	4,2 – 5,4
Hämatokrit (%)	42 – 52	36 – 46

1.1.5.40   D ist richtig

Das Blut setzt sich zusammen aus 40 – 45 % Blutkörperchen *(Hämatokrit)* und 55 – 60 % Blutplasma.

1.1.6 Atmungssystem

1.1.6.1

Unter äußerer Atmung versteht man die Atemmechanik und den Gasaustausch in den Lungen. Innere Atmung ist die biochemische

Zellatmung, bei der Energie in Form von ATP, CO_2 und Wasser entsteht.

1.1.6.2

Die Inspiration ist die Einatmung:
Der Brustraum wird durch die Bewegung des Zwerchfells nach kaudal (und durch die Kontraktion der Zwischenrippenmuskulatur) erweitert. Dadurch entsteht kurzzeitig ein Unterdruck in der Lunge: Luft strömt über die Trachea und die Bronchien bis in die Alveolen ein.
Die Exspiration ist die Ausatmung:
Wenn das Zwerchfell (und die Zwischenrippenmuskulatur) erschlafft, führen der intraabdominelle Druck und elastische Kräfte der Lunge dazu, dass der intrathorakale Raum kleiner wird: Das Zwerchfell bewegt sich nach kranial und die Luft strömt wieder aus. Bei der forcierten Exspiration wird durch die Bauchpresse der Atemstrom aktiv beschleunigt, indem in der Lunge ein Überdruck erzeugt wird. Die normale Exspiration dagegen ist passiv.

1.1.6.3   D ist richtig

Die äußeren Zwischenrippenmuskeln (Musculi intercostales externi) führen bei einer Kontraktion zu einer Anhebung der nächsttieferen Rippe. Dadurch werden die Rippen insgesamt waagerechter gestellt, die Zwischenrippenräume werden breiter und der Thorax erweitert sich. Dadurch sinkt der Druck in der Lunge und Luft strömt ein: Inspiration.
Der wichtigste Inspirationsmuskel ist aber das Zwerchfell.

1.1.6.4   D ist richtig

Die Vitalkapazität ist das Volumen, das nach maximaler Inspiration (*inspiratorisches Reservevolumen*) maximal ausgeatmet werden kann (*Atemzugvolumen* und *exspiratorisches Reservevolumen*).
Als Residualkapazität wird das Volumen bezeichnet, das nach maximaler Exspiration noch in der Lunge verbleibt, also nicht ausgeatmet werden kann.
Vitalkapazität und Residualkapazität ergeben damit zusammen die Totalkapazität.
Die funktionelle Residualkapazität ist das Volumen, das nach einer normalen Exspiration

in der Atemmittellage noch in der Lunge verbleibt. Sie setzt sich also aus dem exspiratorischen Reservevolumen und dem Residualvolumen zusammen.

1.1.6.5   D ist richtig

Der Gasaustausch in der Lunge findet während der gesamten Kontaktzeit der Atemluft mit der Alveolarmembran statt. Da ständig Luft in der Lunge verbleibt (funktionelle Residualkapazität), findet also ständig Gasaustausch statt. Dabei diffundiert Kohlendioxid aus den Alveolarkapillaren in das luftgefüllte Innere der Alveolen und (300 mal schlechter) Sauerstoff aus dem alveolären Gasgemisch in die Kapillaren. Dort wird der Sauerstoff an das Hämoglobin der Erythrozyten gebunden.
Die Bronchien und Bronchiolen nehmen nur am Gastransport zu den Alveolen teil: Die Grenzschicht zwischen Luft und Blut ist hier zu dick, als dass ein Gasaustausch möglich wäre.
Osmose bezeichnet die Diffusion von Wasser durch eine semipermeable Membran zum Konzentrationsausgleich unterschiedlich konzentrierter Lösungen.

1.1.6.6   B ist richtig

Bei einer Azidose liegt der pH-Wert im sauren Bereich, bei einer Alkalose im basischen Bereich.
Der Norm-pH-Wert des Blutes beträgt 7,4 +/− 0,04 und wird durch die Puffersysteme des Blutes normalerweise konstant gehalten. Bei Störungen des Stoffwechsels oder der Atmung reicht die Kapazität der Puffer nicht mehr aus, um einen konstanten pH zu halten: es kommt zu metabolisch oder respiratorisch bedingten pH-Verschiebungen im Sinne einer Alkalose oder Azidose.
Bei einer Azidose liegt der pH-Wert unter dem Normwert von 7,36. Ist die Azidose respiratorisch bedingt, so wurde zu wenig CO_2 abgeatmet; das heißt, dass der pCO_2 erhöht ist.

1.1.6.7   D ist richtig

Neben den Puffersystemen des Blutes sind zwei wesentliche Mechanismen an der Regulation des pH-Wertes beteiligt:
1) Durch vermehrte oder verminderte CO_2-Abatmung können metabolisch bedingte

Störungen des Säure-Basen-Haushaltes kompensiert werden.

2) Durch vermehrte oder verminderte H$^+$-Ionenausscheidung in der Niere können respiratorisch bedingte Störungen kompensiert werden.

An der Regulation des pH-Wertes sind also Lunge und Niere beteiligt.

1.1.6.8

Der Kehlkopf spannt die Stimmbänder, die durch den Luftstrom in Schwingungen versetzt werden und bei unterschiedlicher Spannung Töne in verschiedener Höhe erzeugen.
Der Kehldeckel (Epiglottis) verschließt beim Schluckakt reflektorisch den oberen Kehlkopfeingang. Dadurch wird verhindert, dass Speisen in die Luftröhre gelangen.

1.1.6.9

Das Kehlkopfskelett wird von fünf großen Knorpeln gebildet:
- Ringknorpel
- Schildknorpel
- zwei Stellknorpel
- Kehldeckel.

1.1.6.10

1. Kehlkopf (Larynx)
2. Schilddrüse
3. Alveole
4. Zwerchfell (Diaphragma)
5. Linker Hauptbronchus.

1.1.6.11   C ist richtig

Zur Atemmuskulatur gehören:
- Zwerchfell: Wichtigster Atemmuskel; bei Kontraktion senkt es sich nach kaudal, so dass Luft in die Lunge einströmen kann; die rechte Kuppel steht normalerweise höher als die linke Kuppel
- Intercostalmuskeln (Zwischenrippenmuskeln): Mm. intercostales externi, Mm. intercostales interni
- Atemhilfsmuskulatur: Mm. serratus posterior superior und posterior inferior, Mm. scaleni, M. sternocleidomastoideus, Mm. pectorales major und minor, M. serratus anterior.

1.1.7 Verdauungssystem

1.1.7.1

Zähne: Mechanische Speisevorbereitung für den Angriff der Verdauungsenzyme (abbeißen, zerkleinern, zermahlen)
Zunge:
1) Die Zunge ist ein Sinnesorgan: Tasten, Temperatur-, Schmerzempfindung; Geschmackswahrnehmung (süß, sauer, salzig, bitter)
2) Die Zunge hilft beim Speisentransport zum oberen Ösophaguseingang
3) Die Zunge dient der Artikulation beim Sprechen.

Speicheldrüsen, produzieren den Speichel:
1) Befeuchten der zerkauten Nahrungsmittel
2) Lösung von Substanzen, die eine Geschmackswahrnehmung erlauben
3) Beginn der Kohlenhydratverdauung durch die Amylasen.

1.1.7.2

Im Ösophagus gibt es drei physiologische Engstellen, an denen z. B. zu große Speisebrocken stecken bleiben können.
1. Die *obere Enge* liegt in Höhe des Ringknorpels und ist die engste Stelle (ca. 14 mm im Durchmesser).
2. Die *Enge* entsteht durch die Kreuzung mit dem Aortenbogen und der Trachealbifurkation.
3. Die *untere Enge* ist die sogenannte Zwerchfellenge im Hiatus oesophageus und entsteht durch den Verschlussmechanismus des unteren Ösophagus.

1.1.7.3   A ist richtig

Der Magen besteht aus drei Regionen:
- Fundus (Magenkuppel)
- Corpus (Magenkörper)
- Antrum (Magenausgangsregion).

Der obere Mageneingang wird als Cardia bezeichnet, der Magenausgang heißt Pylorus.
Die Begriffe „große und kleine Kurvatur" bezeichnen die Rundungen des Magens und sind hauptsächlich dem Corpus zuzurechnen.

1.1.7.4   B ist richtig

In der Wand des gesamten Magen-Darm-Traktes befinden sich glatte Muskelfasern. Die Muskularis des Magens ist aus drei Schichten aufgebaut (im übrigen Verdauungskanal finden sich lediglich zwei Schichten): Die innerste Schicht mit schrägen Muskelfasern (Fibrae obliquae), die innere Schicht besteht aus Ringmuskulatur (Stratum circulare), die äußere Schicht aus Längsmuskulatur (Stratum longitudinale) Die Frage ist unglücklich formuliert: Wenn man so will, ist auch die Muskularis mucosae der Muskosa eine ganz dünne „Muskelschicht". Sie kommt ebenfalls im gesamten Magen-Darm-Trakt vor. Will man diese Schicht mitzählen, so hat der Magen vier, der übrige Verdauungstrakt drei Muskelschichten.

1.1.7.5 ☞ 1.1.7.7   D ist richtig
1.1.7.6 ☞ 1.1.7.7
1.1.7.7

Lerntext Magen

Die täglich sezernierte Menge an „Magensaft" beträgt ca. 1,5 l. Im Magensaft sind unterschiedliche Sekrete vermischt, die aus verschiedenen Drüsenzellen stammen. Die Magendrüsen des Corpus und Fundus enthalten verschiedene Zellarten:

- *Hauptzellen*, die Pepsinogen zur Eiweißverdauung bilden
- *Belegzellen*, die H^+ (für Salzsäure) und Intrinsic factor produzieren
- *Nebenzellen*, die einen sauren Schleim bilden.

In den Magendrüsen der Kardia überwiegen die Nebenzellen, sodass hier vorwiegend Schleim produziert wird. Im Corpus kommen hauptsächlich Belegzellen vor, also überwiegt hier die Salzsäureproduktion.
In der Antrumschleimhaut wird außerdem unter dem Einfluss des N. vagus, bei Dehnungsreiz und wenn der pH-Wert des Magensaftes über 2,5 ansteigt, Gastrin gebildet. Gastrin hat drei Wirkungen:

- Steigerung der Salzsäureproduktion durch Anregung der Belegzellen
- Anregung der Magenperistaltik
- Anregung der Pankreas- und Gallesekretion.

Der Magen liegt intraperitoneal, das Duodenum teilweise retroperitoneal. Überall im Magen-Darm-Trakt werden die Muskelschichten aus glatter Muskulatur gebildet.

1.1.7.8   B ist richtig

Wasser hat mit ca. 10 – 20 Min. die kürzeste Verweildauer im Magen. Fette bleiben bis zu 4 Stunden, Eiweiße 2 – 3 Stunden und Kohlenhydrate ca. 1 – 2 Stunden im Magen. Die Dauer des Aufenthaltes hängt wesentlich von der Partikelgröße ab. Unverdauliches (Knochen, Fremdkörper) kann ca. 6 Stunden im Magen verbleiben.

1.1.7.9   A ist richtig

Brunner-Drüsen sind nur im Duodenum zu finden. Es sind verzweigte aufgeknäuelte Drüsen, die in der Submukosa liegen. Sie produzieren einen neutralisierenden Schleim, der die Schleimhaut des Duodenums vor dem Angriff des sauren Magensaftes schützt.

1.1.7.10 ☞ 1.1.7.11   C ist richtig
1.1.7.11

Gallenflüssigkeit wird in der Leber gebildet und dann über den *Ductus hepaticus communis* (1) und den davon abzweigenden *Ductus cysticus* (3) der Gallenblase zugeleitet. Die Gallenblase dient als Reservoir. Bei fettreichen Mahlzeiten kontrahiert sich die Gallenblase (u. a. unter dem Einfluss des Gastrins) und entleert die Gallenflüssigkeit über den *Ductus choledochus* (2) und die *Papilla vateri* in das Duodenum. An der Papilla vateri mündet meist auch der *Ductus pancreaticus,* der die Pankreasenzyme (Amylase, Lipasen und Chymotrypsin) dem Darm zuleitet.
Nur sehr selten findet man zwei getrennte Ausführungsgänge für den Ductus choledochus und den Ductus pancreaticus.

1.1.7.12   B ist richtig

Am Ausgleich einer Azidose sind die Lunge (Abatmung von CO_2) und die Niere (Ausscheidung von H^+-Ionen) beteiligt. In der Leber werden Gerinnungsfaktoren gebildet, jedoch keine Thrombozyten.

IV Kommentare: Pflegesituationen

1.1.7.13

1. Magenmund *(Cardia)*
2. Magengrund *(Fundus)*
3. Magenkörper *(Corpus ventriculi)*
4. Vorraum des Pförtners *(Antrum pyloricum)*
5. Pförtner *(Pylorus)*.

Bewertung:

5 richtige Antworten	2 Punkte
3 – 4 richtige Antworten	1 Punkt
weniger Antworten	0 Punkte

1.1.7.14   **C ist richtig**

Durch schwere Leberkrankungen wird die Entgiftungsfunktion sehr wohl eingeschränkt.

1.1.7.15   **D ist richtig**

Die Kupffer-Sternzellen (benannt nach Karl von Kupffer) nehmen pathologische Blutbestandteile auf, indem sie diese phagozytieren. Gallebildung ist Aufgabe der Leberzellen, die die Gallenflüssigkeit dann in die Gallenkapillaren abgeben. Von dort aus wird sie in einem eigenen Gallengefäßsystem gesammelt und schließlich in der Gallenblase gespeichert. Kupfer hat in zahlreichen Enzymen des Körpers eine wichtige Aufgabe und kann bei bestimmten, seltenen Erkrankungen (M. Wilson) über eine vermehrte Speicherung die Leber schädigen. Das hat aber nichts mit den Kupffer-Sternzellen zu tun.

1.1.7.16 ☞ **1.1.7.11**   **A ist richtig**

Das Epithel der Gallenblase sezerniert keine Stoffe, sondern resorbiert Wasser. Die *Gallensäuren* erzeugen im Darm eine Fettemulsion mit kleinsten Fetttröpfchen, den sogenannte Mizellen. Diese Mizellen werden dann dem Angriff der Lipasen ausgesetzt. Die Lipasen spalten Fette zu Glyzerin und Fettsäuren.

1.1.7.17   **D ist richtig**

Die Oberfläche des Dünndarms wird durch Kerckring-Falten, Zotten und die Mikrovilli der einzelnen Zellen vergrößert. Kerckring-Falten sind ca. 1 cm in das Darmlumen vorragende Auffaltungen der Mukosa und Submukosa. Auf den Kerckring-Falten befinden sich die ca. 1 mm hohen Dünndarmzotten, die durch Ausstülpungen des Epithels

gebildet werden. Allein durch die Falten und Zotten wird die Dünndarmoberfläche auf das ca. sechsfache vergrößert.

1.1.7.18

Der Dünndarm ist ca. 3 m lang. Ohne dass es möglich wäre, absolut scharfe Grenzen zu ziehen, unterscheidet man:
- Zwölffingerdarm *(Duodenum)*: 20 cm lang
- Leerdarm *(Jejunum)*: ca. 1,3 m lang
- Krummdarm *(Ileum)*: ca. 1,5 m lang.

1.1.7.19   **A ist richtig**

Das Meckel-Divertikel ist eine fingerförmige Ausstülpung am Ileum, etwa einen Meter oberhalb der Einmündung in den Dickdarm. Es handelt sich um ein Relikt aus der Embryonalzeit und kann z. B. durch Entzündungen oder Blutungen symptomatisch werden.

1.1.7.20

Die Abschnitte des Dickdarmes heißen:
- Blinddarm mit Wurmfortsatz: Zoekum mit Appendix
- Aufsteigender Dickdarm: Colon ascendens
- Querer Dickdarm: Colon transversum
- Absteigender Dickdarm: Colon descendens
- Sigmaschleife: Colon sigmoideum
- Enddarm (Mastdarm): Rectum.

1.1.7.21   **B ist richtig**

Im Kolon ist die Darmlängsmuskulatur in drei sogenannte 1 cm breite Taenien angeordnet. Die dazwischenliegenden Ausbuchtungen werden Haustren genannt. Beim Transport des Darminhaltes „wandern" die Haustren durch die Peristaltik des Darmrohrs.
Kerckring-Falten und Zotten finden sich im Dünndarm, wo sie die Oberfläche vergrößern.
Krypten sind eingesenkte Drüsen, die im gesamten Darm vorkommen.

1.1.7.22

1. Zahnschmelz
2. Zahnbein *(Dentin)*
3. Zahnfleisch *(Gingiva)*
4. Zahnzement *(Cementum)*
5. Zahnhöhle *(Pulpa)*.

Bewertung:

5 richtige Antworten	2 Punkte
3–4 richtige Antworten	1 Punkt
weniger Antworten	0 Punkte

1.1.7.23

Funktionen des Speichels sind:
- Erhöhung der Gleitfähigkeit der Nahrung
- Reinigung der Mundhöhle durch Spülung
- Leicht keimtötende Wirkung
- Einleitung der Kohlenhydratverdauung durch Speichelamylasen
- Lösen von Geschmacksstoffen.

1.1.7.24 ☞ 1.1.7.7   B ist richtig

Pepsin, Trypsin und Chymotrypsin spalten Proteine in verschieden große Bruchstücke: Oligo- und Polypeptide.
Pepsin ist ein Verdauungsenzym, das in Form von Pepsinogen in den Hauptzellen der Magenschleimhaut gebildet wird. Im sauren Milieu des Magensaftes wird Pepsinogen dann zu Pepsin umgewandelt.
Gastrin wird in Schleimhautzellen des Antrums gebildet.
Kohlenhydrate werden bereits von den Speichelamylasen angedaut.

1.1.7.25   E ist richtig

Die Kohlenhydratverdauung beginnt schon in der Mundhöhle durch Speichelamylasen.
Das Bikarbonat des Pankreassaftes neutralisiert den *sauren* Speisebrei aus dem Magen.
Die Salzsäure des Magens hat:
- Eine bakterizide Wirkung (keimtötend)
- Eine Bedeutung bei der Umwandlung von Pepsinogen zu Pepsin
- Eine proteindenaturierende Wirkung (erster Schritt der Eiweißverdauung).

1.1.7.26   D ist richtig

Sekretin ist ein in der Duodenalschleimhaut gebildeter Gegenspieler des Gastrins. Funktionen des Sekretins sind:
- Hemmung der Magensäureproduktion an den Belegzellen
- Steigerung der Bikarbonatausschüttung des Pankreas (Neutralisierung der Magensäure im Duodenum)
- Steigerung der Galleproduktion in der Leber
- Reiz zur Kontraktion der Gallenblase.

Die Hauptzellen des Magens produzieren Pepsinogen. Sie werden durch Sekretin angeregt!

1.1.7.27   D ist richtig

Das Pankreassekret besteht aus Wasser, Bikarbonat, Lipase, Amylase, Trypsinogen und Chymotrypsinogen. Pepsinogen und Intrinsic factor werden in der Magenschleimhaut gebildet.

1.1.7.28   D ist richtig

Die Fette der Nahrung werden durch Gallensäuren zu Mizellen emulgiert und durch Pankreaslipasen in Glycerin und Fettsäuren zerlegt. Ptyalin ist ein Enzym der Kohlenhydratverdauung.

1.1.7.29   C ist richtig

Eiweiße werden durch Pepsin, Trypsin und Chymotrypsin zu Oligo- und Polypeptiden gespalten. Die Peptidasen zerlegen dann die Oligopeptide in einzelne Aminosäuren, die nur in dieser Form in die Blutbahn aufgenommen werden können.
Die Enterokinase ist ein Enzym, das in der Duodenalschleimhaut gebildet wird und Trypsinogen zu Trypsin aktiviert. Lipasen dienen der Fettverdauung. Ptyalin, Maltase, Laktase und Sucrase sind Enzyme der Kohlenhydratverdauung.

1.1.7.30

Unsere Nahrung setzt sich aus Kohlenhydraten, Proteinen und Fetten zusammen. Außerdem enthält sie Ballaststoffe (schwer- oder unverdauliche Bestandteile wie Zellulose), Vitamine, Spurenelemente, Elektrolyte und natürlich Wasser.
Idealerweise sollten 50–55% des Energiebedarfs aus Kohlenhydraten, 15–20% aus Proteinen und 30% aus Fetten gedeckt werden.

1.1.7.31

Bestandteile des Stuhles (Faeces):
- 70–75% Wasser
- Ballaststoffe (Zellulose)
- Schleim
- Abgeschilferte Epithelzellen des Darmes
- 10–30% Bakterien
- Sterkobilin (Farbe!).

1.1.7.32   **E ist richtig**

Der Ductus choledochus entsteht aus Zusammenfluss von Ductus cysticus und Ductus
hepaticus und mündet gemeinsam mit dem
Ductus pancreaticus an der Papilla Vateri ins
Duodenum.

1.1.7.33   **A ist richtig**

Zu den Aufgaben der Leber gehören die
Bildung von Gallensaft, Gerinnungsfaktoren
wie Prothrombin und Fibrinogen, Bildung
von Albumin, Globulinen, verschiedenen
Hormon(vorstufen) sowie der Abbau von
Ammoniak zu Harnstoff und Hämoglobin
zu Bilirubin, Speicherung von Glycogen und
Triglyzeriden.
Insulin wird in den B-Zellen des Pankreas
gebildet, Gastrin in den G-Zellen des Magens.

1.1.7.34   **C ist richtig**

Das Pankreas liegt retroperitoneal auf Höhe
des 1. Lendenwirbels. Es verläuft quer vom
Duodenum (rechts), das sich hufeisenförmig
um den Pankreaskopf legt, bis zur Milz (links).
Dabei liegt das Pankreas jedoch vor und nicht
unterhalb der Milz.

1.1.7.35   **C ist richtig**

In der Darmwand bilden vegetative Nerven
den Auerbach-Plexus. Diese Nerven versorgen die Muskulatur des Darmrohres und
steuern die Persistaltik des Magen-Darm-
Traktes, indem sie abwechselnde Kontraktionen
und Erschlaffungen der Muskelschicht des
Darmes in verschiedenen Darmabschnitten
bewirken.

1.1.7.36   **B ist richtig**

Bei der Magenentleerung nehmen peristaltische Wellen (Kontraktionen der Magenwand)
ihren Ausgang vom Antrum und befördern
den Nahrungsbrei Richtung Duodenum.
Der Pylorus (Magenausgang) und das obere
Duodenum erschlaffen dabei kurzzeitig, damit
die Nahrung den Magenausgang passieren und
vom Duodenum aufgenommen werden kann.

1.1.7.37

1. Vesica fellea (Gallenblase)
2. Ductus cysticus (Gallenblasengang)
3. Ductus hepaticus (Lebergang)
4. Ductus pancreaticus (Bauchspeicheldrüsen-
   gang).
5. Papilla vateri (Vater-Papille)
6. Ductus choledochus (Gallengang).

Bewertung:
6 richtige Antworten	2 Punkte
4–5 richtige Antworten	1 Punkt
weniger Antworten	0 Punkte

1.1.8 Endokrines System

1.1.8.1

In der Schilddrüse werden gebildet:
- Trijodthyronin (T_3)
- Tetrajodthyronin (T_4, Thyroxin)
- Kalzitonin.

In der Nebenschilddrüse wird gebildet:
Parathormon.

1.1.8.2   **A ist richtig**

Thyroxin entspricht Tetrajodthyronin (T_4).
TRH (Thyreotropes Releasing Hormon)
stammt aus dem Hypothalamus.
Adrenalin wird im Nebennierenmark gebildet.
Testosteron ist ein männliches Geschlechts-
hormon, das in den Testes (Hoden) und der
Nebenniere gebildet wird.
ACTH ist ein Hypophysenhormon, welches an
der Nebenniere die Produktion von Kortiko-
steroiden anregt.

1.1.8.3   **C ist richtig**

Der Blutkalziumspiegel wird durch Parathormon (aus der Nebenschilddrüse), Kalzitonin
(aus den C-Zellen der Schilddrüse) und
Vitamin-D reguliert.
Parathormon steigert den Blutkalziumspiegel
durch Aktivierung der Osteoklasten (Knochen-
abbau) und erhöhte Kalzium-Reabsorption in
den Nierentubuli.
Kalzitonin senkt den Blutkalziumspiegel, indem
die Kalziumfreisetzung aus dem Knochen
gehemmt wird.
Vitamin-D steigert die Kalzium-Absorption
im Darm und fördert die Mineralisierung des
Knochens.

1.1.8.4   **C ist richtig**

1.1.8.5

Lerntext Hypophyse

Die Hypophyse ist ein wichtiges Steuerungsorgan in den Regelkreisen der hormonproduzierenden Organe. Es wird der Hypophysenvorder- und -hinterlappen unterschieden. Im Hypophysenvorderlappen (Adenohypophyse) werden unter dem Einfluss von Releasinghormonen aus dem Hypothalamus solche Hormone gebildet, die die Hormonproduktion peripherer endokriner Organe anregen oder hemmen:

- TSH (Thyroideastimulierendes Hormon): regt die Schilddrüse zur Trijodthyroninproduktion an
- ACTH (Adrenocorticotropes Hormon): regt die Produktion von Kortikosteroiden in der Nebennierenrinde an
- LH (Luteinisierendes Hormon) und FSH (Follikelstimulierendes Hormon): steuern die Produktion der Geschlechtshormone und den weiblichen Menstruationszyklus
- STH (Somatotropes Hormon): Wachstumshormon (reguliert Wachstum und Entwicklung vor allem bei Kindern und Jugendlichen), erhöht den Blutzuckerspiegel
- Prolaktin: steuert die Laktation der Brustdrüse
- MSH (Melanozytenstimulierendes Hormon): ist an der Steuerung der Melaninproduktion in der Haut beteiligt.

Im Hypophysenhinterlappen (Neurohypophyse) werden Hormone ausgeschüttet, die im Hypothalamus gebildet wurden und direkt am Erfolgsorgan wirken:

- Oxytocin: Kontraktion des Uterus
- ADH (Antidiuretisches Hormon) bzw. Adiuretin: Wasser-Rückresorption in den Nierentubuli.

1.1.8.6 ☞ **1.1.8.5**   **A ist richtig**

1.1.8.7 ☞ **1.1.8.5**   **C ist richtig**

1.1.8.8   **A ist richtig**

ADH steigert die Wasserrückresorption in den Nierentubuli. Bei fehlendem ADH scheidet ein Patient deshalb täglich bis zu 30 l Urin aus (Diabetes insipidus).

Die Adiuretinsekretion wird ihrerseits durch Osmorezeptoren gesteuert Wird das Blut durch ungenügende Wasserzufuhr hyperton („eingedickt"), bewirkt die erhöhte ADH-Ausschüttung, dass mehr Wasser in der Niere zurückgehalten wird.

1.1.8.9   **B ist richtig**

Das antidiuretische Hormon (ADH) wird im Hypophysenhinterlappen gebildet und erhöht die Wasserrückresorption in der Niere. Fehlt ADH, so steigt die Wasserausscheidung (Diurese), wie z. B. beim Diabetes insipidus. Aldosteron steuert die Natrium- und Kaliumausscheidung. Dabei steigert es die Natriumrückresorption und die Kaliumausscheidung. Durch das Renin-Angiotensin-Aldosteronsystem wird der Blutdruck auch renal beeinflusst.

1.1.8.10   **B ist richtig**

Glukagon ist einer der Gegenspieler des Insulins. Es hebt den Blutzucker-Spiegel an, indem unter seinem Einfluss das Glykogen in der Leber wieder zu Glukosemolekülen gespalten wird. Diese Glukose wird dann in die Blutbahn abgegeben und steht dem Energiestoffwechsel zur Verfügung. Injiziert man einem Patienten im hypoglykämischen Koma (z. B. nach Insulinüberdosierung) Glukagon i. m., so steigt der BlutzuckerZ-Spiegel wieder an, der Patient wacht auf. *Insulin* senkt den Blutzucker-Spiegel unter anderem durch vermehrten Glykogenaufbau aus Glukose in der Leber (Unterscheide Glykogen und Glukagon!).

1.1.8.11   **C ist richtig**

Die Nebennieren können als „Hormonfabriken" bezeichnet werden. Im Nebennierenmark werden Adrenalin und Noradrenalin gebildet. In der Nebennierenrinde werden Glukokortikoide (z. B. Kortisol), Mineralokortikoide (z. B. Aldosteron) und Geschlechtshormone (u. a. Androgene wie Testosteron) produziert. Insulin und Glukagon werden im Pankreas gebildet, Parathormon in der Nebenschilddrüse.

1.1.8.12   **B ist richtig**

Wichtigster Vertreter der Mineralokortikoide
ist das Aldosteron. Aldosteron wird in der
Nebennierenrinde gebildet und bewirkt in der
Niere (tubulär) eine verstärkte Natriumrückresorption und erhöhte Kaliumausscheidung.
Durch die vermehrte Natriumrückresorption
wird auch Wasser im Körper zurückgehalten,
sodass das zirkulierende Blutvolumen und der
Blutdruck steigen.
Das klinische Bild einer autonomen Überproduktion von Aldosteron wird Conn-Syndrom
genannt.

1.1.8.13   **B ist richtig**

Endokrine Drüsen produzieren Hormone, die
ihr Erfolgsorgan auf dem Blutweg erreichen. Sie
werden in Regelkreisen mit positiver und
negativer Rückkopplung gesteuert.
Exokrine Drüsen dagegen produzieren Enzyme
und Sekrete, die an die „Außenwelt" abgegeben
werden. Zur Außenwelt zählt auch der Verdau-
ungstrakt.
Beispiele für exokrine Drüsen:
- Speicheldrüsen
- Schweiß-, Talg-, Duftdrüsen der Haut
- Tränendrüsen
- Milchdrüsen
- Prostata
- Verdauungsenzymproduzierende Drüsen.

1.1.8.14   **A ist richtig**

ACTH wird im Hypophysenvorderlappen
gebildet, Aldosteron wird in der Nebennierenrinde gebildet, Renin wird im juxtaglomeru-
lären Apparat der Niere gebildet. Es ist an der
Blutdruckregulation beteiligt (Renin-Angio-
tensin-Aldosteron-Mechanismus).

1.1.8.15 ☞ **1.1.8.5**   **C ist richtig**

Adrenalin wird in Stresssituationen vermehrt
aus dem Nebennierenmark ausgeschüttet. Es
bewirkt eine gesteigerte Leistungsfähigkeit
u. a. durch Steigerung der Glykogenolyse, der
Lipolyse, der Herzfrequenz und Kontraktionskraft des Herzens, Durchblutung des Herzens,
der Muskulatur und der Lunge, Weitstellung
der Bronchien.
T_3 und T_4 sind Schilddrüsenhormone die eine
Stoffwechselaktivierung verursachen (u. a.

Steigerung des Energieumsatzes, Stimulation
des Kohlenhydratstoffwechsels und der
Lipolyse).

1.1.8.16

Insulin senkt den Blutzuckerspiegel.
Glukagon, Kortikosteroide und Adrenalin
heben ihn an.
Das Wachstumshormon (STH oder auch GRH
genannt) senkt bei einmaliger kurzfristiger
Ausschüttung den Blutzuckerspiegel anfangs
ab, nach Stunden kommt es dann aber zum
Blutzuckeranstieg.

1.1.8.17   **A ist richtig**

Die Langerhans-Inseln bilden den *endokrinen
Anteil* des Pankreas. Die verschiedenen Zell-
typen sezernieren:
- A-Zellen: Glukagon
- B-Zellen: Insulin
- D-Zellen: Somatostatin.

Die *exokrinen* Anteile des Pankreas bilden den
Pankreassaft.

1.1.8.18   **D ist richtig**

Drüsen sondern ihr Sekret nach außen auf
Oberflächen *(exokrin)* oder nach innen in
das Gefäßsystem *(inkretorisch, endokrin)* ab.
Sekrete endokriner/inkretorischer Drüsen sind
Hormone, Sekrete exokriner Drüsen sind z. B.
Schweiß oder Schleim.

1.1.8.19   **D ist richtig**

In der Prostata *(Vorsteherdrüse)* wird ein trübes
dünnflüssiges Sekret gebildet und in die
Harnröhre abgegeben. Es stellt den Hauptbe-
standteil der Samenflüssigkeit dar. Hormone
werden in der Prostata nicht gebildet.

1.1.9 Harnsystem

1.1.9.1   **C ist richtig**

Durch Ausscheidung oder Rückresorption
von anorganischen und organischen Säuren
und Basen sind die Nieren neben der Lunge
an der Erhaltung eines konstanten pH-Wertes
im Blut beteiligt. Sie liegen retroperitoneal.
Der Primärharn beträgt ca. 180 l pro Tag.
Durch die Autoregulation der Nierendurchblutung wird diese zwischen systolischen Blut-

drücken von 80–180 mmHg praktisch konstant gehalten. Fällt der systolische Blutdruck
im Schock unter 80 mmHg, so nimmt die
Nierendurchblutung und damit ihre Funktion
rasch ab, sodass ein akutes Nierenversagen
(Schockniere) resultiert.

1.1.9.2   **C ist richtig**

Lerntext Niere

Die funktionelle Einheit der Niere ist das
Nephron:
Den Beginn des Nephrons stellt das Glomerulum dar; hier wird das Blut filtriert: es entsteht
der sogenannte *Primärharn.* Dieser hat
naturgemäß eine ähnliche Zusammensetzung
wie das Blut, allerdings enthält er keine Zellen
und (fast) keine Proteine.
Der Primärharn wird im Kapselraum, der
durch die Bowmann-Kapsel gegen die Umgebung abgegrenzt ist, gesammelt und fließt von
dort in den Tubulus (Harnkanälchen). Im
Bereich der Henle-Schleife wird der größte
Teil des Filtrats wieder rückresorbiert, andere
Substanzen werden hier von den Tubuluszellen
aktiv in den Harn sezerniert. Der so entstandene *Endharn* wird dann über die Sammelrohre
ins Nierenbecken geleitet und über die Blase
ausgeschieden.

1.1.9.3 ☞ **1.1.9.4**   **B ist richtig**
1.1.9.4   **D ist richtig**

Die Nierendurchblutung beträgt ca. 20 % des
Herzzeitvolumens, das sind 1500–1700 l pro
Tag.
Der Primärharn entspricht dem Glomerulum-
filtrat und beträgt ca. 180 l pro Tag.
Distal der Glomerula wird der Primärharn
durch Rückresorption von Wasser und anderen
Harnbestandteilen zum Sekundärharn (End-
harn) konzentriert (ca. 1,5 l/Tag, entspricht 1 %
der Primärharnmenge)

1.1.9.5

Daten zum Endharn:
• Menge: 1–2 l pro Tag
• Farbe: hell- bis dunkel-gelb, abhängig vom
  Grad der Konzentration
• Reaktion: leicht sauer (pH-Wert ca. 5,5)
• Spezifisches Gewicht: 1015–1025, abhängig
  vom Grad der Konzentration

• Zusammensetzung: Wasser (95 %), Elektrolyte, Harnstoff, Harnsäure, Kreatinin,
  organische Säuren (z. B. Oxalsäure), Hormone und Hormonabbauprodukte, Enzyme,
  Vitamine (wasserlösliche), Farbstoffe
  (Urobilin u. a.).

1.1.9.6   **B, C, D sind richtig**

Zucker und geringe Mengen kleinmolekularen
Eiweißes gehören zu den Stoffen, die im
Primärharn enthalten sind, weil sie zum Teil
filtriert werden. In den Tubuli und der Henle-
Schleife werden sie jedoch rückresorbiert und
erscheinen deshalb nicht im Endharn des
gesunden Menschen.
Übersteigt die Blutzuckerkonzentration einen
bestimmten Wert (180 mg% bei Diabetes
mellitus), so wird die Resorptionskapazität
überschritten und Glukose mit dem Urin
ausgeschieden.
Bei Defekten am Glomerulum (z. B. Glomerulonephritis) oder den Tubuli (z. B. interstitielle
Nephritis) können auch Erythrozyten und
Eiweiße im Urin nachgewiesen werden. Eine
Erythrozyturie ist außerdem auch bei Infektionen des Urogenitaltraktes oder bei Harnsteinen
und Tumoren nachweisbar.

1.1.9.7   **B ist richtig**

Die Ureteren reichen vom Nierenbecken bis zur
Blase, wo sie an den Ostien münden. In ihnen
wird der Endharn teils der Schwerkraft folgend,
teils aktiv durch peristaltische Wellen transportiert.
In Nierenbecken, Ureteren und Blase werden
weder Wasser noch harnpflichtige Substanzen
resorbiert. Die Ureteren liegen ebenso wie die
Niere retroperitoneal.

1.1.9.8   **B ist richtig**

Die Innervation der Harnblase erfolgt überwiegend durch parasympathische Nervenfasern. Der Sphinkter (Schließmuskel) wird
dagegen sympathisch innerviert. Bei der
Muskulatur der Harnblase handelt es sich um
glatte Muskulatur.

1.1.9.9   **D ist richtig**

Zu 1) Adiuretin fördert die Wasserrückresorp-
     tion aus dem distalen – nicht proximalen –
     Tubulussystem.

Zu 2) Die glomeruläre Filtrationsrate beträgt beim Mann ca. 125 ml/min, bei der Frau 110 ml/min. Auf den Tag umgerechnet sind dies etwa 180 Liter.

Zu 3 und 6) Im Primärharn, also im Glomerulumfiltrat, werden kleinmolekulare Stoffe bis zur Größe des Insulinmoleküls filtriert. Insbesondere sind kleinmolekulare Substanzen wie Zucker, Aminosäuren und Elektrolyte normalerweise im Primärharn vorhanden. Sie werden im Tubulussystem, in der Henle-Schleife rückresorbiert.

Zu 4) Einige Substanzen, z. B. Kreatinin und Kalium, werden aktiv in das Tubulussystem sezerniert.

Zu 5) Aldosteron fördert die Natrium- und Wasserrückresorption in der Niere und steigert die Kaliumausscheidung mit dem Urin.

1.1.9.10 ☞ 1.1.9.6   A ist richtig

1.1.9.11   D ist richtig

Der Primärharn ist normalerweise zellfrei und enthält Ionen und kleine Moleküle entsprechend der Zusammensetzung des Blutplasmas. Albumin und Prothrombin sind zu groß, um den glomerulären Filter passieren zu können.

1.1.9.12   C ist richtig

Niere = Ren
Harnblase = Vesica urinaria
Harnröhre = Urethra
Harnleiter = Ureter.

1.1.9.13

1. Zuführende Arteriole (Vas afferens)
2. Bowmann-Kapsel
3. Glomerulum (Kapillaren des Glomerulums)
4. Henle-Schleife
5. Distaler Tubulus.

Bewertung:

5 richtige Antworten	2 Punkte
3–4 richtige Antworten	1 Punkt
weniger Antworten	0 Punkte

1.1.10 Genitalsystem

1.1.10.1

Das Ovar erfüllt zwischen Pubertät und Wechseljahren zwei Aufgaben:

1) *Keimzellbildung* bzw. Follikelreifung der in der Embryonalzeit bereits angelegten Keimzellen
2) *Hormonbildung:* Östrogen (Follikelhormon), Progesteron (Gelbkörperhormon).

1.1.10.2   E ist richtig

Den Eisprung bezeichnet man als Ovulation. Die Monatsblutung heißt Menstruation. Unmittelbar vor dem Eisprung nennt man den reifenden Follikel Tertiärfollikel. Der Tertiärfollikel enthält das von Granulosazellen umgebene Ei und Flüssigkeit. Nach der Ovulation wandelt sich der Follikel zum Gelbkörper *(Corpus luteum)*. Dieser Gelbkörper produziert dann Progesteron. Im Falle einer Schwangerschaft gibt er bis zur Geburt geringe Mengen Progesteron ab, der größte Teil der Progesteronproduktion zum Erhalt der Schwangerschaft wird aber ab ca. der *6. Schwangerschaftswoche* von der Plazenta übernommen.
Die Progesteronbildung des Gelbkörpers ist von der hypophysären LH-Sekretion abhängig.

1.1.10.3   C ist richtig

Nach dem Eisprung wird das Ei vom Fimbrientrichter des Eileiters aufgefangen und durch peristaltische Wellen einerseits und den Schlag des Flimmerepithels andererseits zum Uterus transportiert. Dieser Weg nimmt ca. vier Tage in Anspruch.

1.1.10.4   B ist richtig

Die Befruchtungsfähigkeit der Eizelle besteht nach dem Eisprung für ca. 12 Stunden. Spermien sind im weiblichen Genitaltrakt ca. zwei Tage befruchtungsfähig. Die Befruchtung findet im Eileiter statt. (Zur Erinnerung: die Wanderung der Eizelle vom Ovar zum Uterus dauert vier Tage!) Um das Eindringen des Spermiums in die Eizelle zu ermöglichen, setzt der Spermienkopf bei Kontakt mit dem Ei Enzyme frei, die die schützende Zellschicht des Eis auflösen.
Auch die ersten Zellteilungen des befruchteten Eis vollziehen sich noch in der Tube. Wenn der Keim den Uterus erreicht, ist er im Blastozystenstadium.

1.1.10.5 ☞ **1.1.10.6**   **C ist richtig**

1.1.10.6   **C ist richtig**

Lerntext Menstruationszyklus

Der Menstruationszyklus wird in drei Phasen eingeteilt.

1) Die *Menstruationsphase* (1.–4. Tag) ist gekennzeichnet durch Abstoßung der reifen Uterusschleimhaut und wird durch den Ausfall des Progesterons (Gelbkörperhormons) verursacht.
2) In der *Proliferationsphase* (5.–15. Tag) findet der Aufbau der Uterusschleimhaut durch die Östrogenwirkung statt. Am Ovar geht diese Phase mit der Follikelphase (Follikelreifung) einher. Die Proliferationsphase endet mit dem Eisprung (Ovulation).
3) Die *Sekretionsphase* (15.–28. Tag) wird auch Corpus-luteum-Phase genannt. Der Follikel wandelt sich zum Gelbkörper (Corpus luteum) um, welcher Progesteron abgibt. Das Progesteron sorgt für den Erhalt der Uterusschleimhaut und eine vermehrte Sekretion des Endometriums. Die Phase endet, wenn keine Befruchtung eingetreten ist und der Gelbkörper seine Hormonproduktion nach ziemlich genau 12 Tagen einstellt.

1.1.10.7   **A ist richtig**

Mit dem Ausdruck „*Gonaden*" werden die sogenannten Keimdrüsen bezeichnet. Männliche Gonaden sind also die Hoden *(Testes)*, weibliche Gonaden die Eierstöcke *(Ovarien)*.

1.1.10.8   **C ist richtig**

Die Prostata liegt am unteren Blasenpol unterhalb des inneren Blasensphinkters. Sie ist dem Rektum benachbart und kann bei der digitalen, rektalen Untersuchung von dort aus getastet werden.

1.1.10.9   **B ist richtig**

Der Leistenkanal zieht in der vorderen Bauchwand von oben lateral nach unten medial. In ihm befindet sich der Samenstrang, der von einer Faszie mit dem M. cremaster umhüllt ist und verschiedene Strukturen enthält, nämlich:
- Samenleiter (Ductus deferens) mit A. und V. ductus deferentis

- Hodenarterie und -vene (Plexus paminiformis mit A. und V. testicularis)
- Lymphgefäße des Hodens
- Vegetative Nervenfasern.

Weiterhin verläuft im Leistenkanal der N. ilioinguinalis und der R. genitalis des N. genitofemoralis.
Bei der Frau enthält der Leistenkanal das Lig. teres uteri, den N. ilioinguinalis und den R. genitalis des N. genitofemoralis.
Der Nebenhoden liegt dem Hoden „mützenartig" auf.

1.1.10.10   **D ist richtig**

Die Spermien gelangen nach ihrer Bildung im Hoden über das Nebenhodenhaupt (Caput epididymidis) in den Nebenhodenschweif (Cauda epididymidis), wo sie gespeichert werden.
Über den *Samenleiter* (Ductus deferens) (s. o.) gelangen sie in einem gemeinsamen Ausführungsgang (Ductus ejaculatorius) mit den *Samenbläschen* (Vesiculae seminales) innerhalb der Prostata in den inneren Teil der Harnröhre.
Die *Prostata* produziert ein schwach alkalisches, dünnflüssiges Sekret, das mit dem Sekret der Samenbläschen zusammen das Hauptvolumen der Samenflüssigkeit (Ejakulat) ausmacht.
Im Hoden liegen zwischen den Zellen der Spermienentwicklung (Spermatogonien) die *Leydig-Zwischenzellen,* die Geschlechtshormone, v. a. Testosteron produzieren.

1.1.10.11   **B ist richtig**

Testosteron wird in den Leydigschen Zwischenzellen des Hodens gebildet. Seine Ausschüttung wird durch das LH des Hypophysenvorderlappens gesteuert.

1.1.10.12

1. Eierstock (Ovar)
2. Fimbrien, Fimbrientrichter
3. Gebärmutter (Uterus)
4. Harnblase
5. Douglas-Raum.

Bewertung:

5 richtige Antworten	2 Punkte
3–4 richtige Antworten	1 Punkt
weniger Antworten	0 Punkte

IV Kommentare: Pflegesituationen

1.1.11 Zentrales und peripheres Nervensystem

1.1.11.1   E ist richtig

Zum zentralen Nervensystem gehören die Teile, die von den Hirnhäuten umgeben sind: Rückenmark und Gehirn.

1.1.11.2   A ist richtig

Im *verlängerten Mark* (Medulla oblongata) liegen die Zentren zur Steuerung vegetativer Funktionen wie Herzaktion, Blutdruckregulation, Verdauung und das Atemzentrum. Das *Kleinhirn* (Cerebellum) ist für die Koordination, den Muskeltonus und die Abstimmung der Feinmotorik zuständig. Die *Großhirnrinde* (Cortec cerebri) ist der entwicklungsgeschichtlich jüngste Teil des Gehirns. Sie ist für höhere geistige Funktionen wie Gedächtnis, Sprache und kognitive Prozesse verantwortlich.

1.1.11.3   B ist richtig

Die Nervenbahnen für Motorik und Sensibilität kreuzen teils in Höhe des Hirnstammes, teils auf tieferen Ebenen des Rückenmarks. Im Gyrus präcentralis (vordere Zentralwindung) sind die Zentren für Motorik für die jeweils gegenseitige Körperhälfte lokalisiert. Deshalb ist bei einem linkshirnigen Apoplex die rechte Körperhälfte betroffen und umgekehrt beim rechtshirnigen Apoplex die linke Seite betroffen. Im Gyrus postcentralis (hintere Zentralwindung) liegen die Zentren der Sensibilität.

1.1.11.4   B ist richtig

Die Medulla oblongata ist bei erhöhtem Hirndruck in Gefahr, im Foramen magnum der Schädelbasis eingeklemmt zu werden. Es kommt dann zu Atemstörungen bis hin zum Atemstillstand, zu Blutdruck- und Herzfrequenzentgleisungen (zunächst Tachykardie und Hypertonie, später Bradykardie und Hypotonie) sowie zu Übelkeit und Erbrechen (Brechzentrum).

1.1.11.5

Die Pyramidenbahn enthält Nervenfasern, die von der Hirnrinde (genauer: dem Gyrus präcentralis) absteigen und in Höhe der Medulla oblongata auf die gegenüberliegende Seite kreuzen. Die von ihnen fortgeleiteten Impulse der Willkürmotorik unterliegen u.a. der Modifikation durch die Funktionen des Kleinhirns, welches die Stütz- und Zielmotorik koordiniert.

1.1.11.6   C ist richtig

Die Pyramidenbahnkreuzung liegt an der Grenze zwischen Medulla oblongata (zum Hirnstamm gehörig) und dem Rückenmark. Hier kreuzen die motorischen Bahnen, die von der Hirnrinde zu den Motoneuronen des Rückenmarks ziehen.
Die Sehnervenkreuzung (Chiasma opticum) liegt an der Basis des Gehirns in unmittelbarer Nachbarschaft zur Hypophyse. Bei Hypophysentumoren kann es deshalb zu typischen Mustern von Gesichtsfeldausfällen kommen, so genannte Scheuklappenblindheit.

1.1.11.7 ☞ 1.1.11.8   D ist richtig
1.1.11.8   B ist richtig

Lerntext ZNS und Liquorräume

Das ZNS ist von einer klaren Flüssigkeit, dem Liquor cerebrospinalis umspült. Er wird in den Plexus choroidii der Seitenventrikel I und II gebildet und fließt dann durch das Foramen interventrikulare (Foramen Monroi) in den dritten Ventrikel des Zwischenhirns. Von hier aus gelangt er durch den Aquaeductus cerebri (Sylvii) in den vierten Ventrikel (der vor dem Kleinhirn liegt). Aus dem vierten Ventrikel fließt der Liquor über die Foramina Luschkae und Magendii in die äußeren Liquorräume. Die äußeren Liquorräume werden von Pia mater und Arachnoidea begrenzt. In den Arachnoidalzotten wird der Liquor teilweise ins venöse Gefäßsystem resorbiert.

1.1.11.9   B ist richtig

Der *N. phrenicus* entspringt aus den Spinalwurzeln C3–C5 und versorgt das Zwerchfell. Der *N. vagus* ist der X. Hirnnerv und versorgt die inneren Organe parasympathische. Der *N. recurrens* ist ein Ast des N. vagus. Er versorgt die Trachea sowie die Muskeln der Stellknorpel motorisch und hat deshalb durch die Modifikation der Stimmbandspannung Einfluss auf die

Tonentwicklung im Kehlkopf. Bei Schilddrüsenoperationen wird dieser Nerv gelegentlich verletzt, weil er sehr nah an der Schilddrüse vorbeizieht. Eine einseitige Läsion des Nerven hat Heiserkeit zur Folge, beidseitige Läsion führt zur Stimmbandlähmung.

Der *N. abducens* ist der VI. Hirnnerv. Er versorgt den gleichnamigen äußeren Augenmuskel.

Der *N. hypoglossus* ist der XII. Hirnnerv und versorgt die Zungenmuskulatur.

1.1.11.10   **B ist richtig**

Der N. ischiadicus ist ein gemischt sensorischmotorischer Nerv, der im Plexus sacralis entspringt und einen Großteil der Unterschenkel- und Fußmuskulatur motorisch versorgt. Sensibel versorgt er die Haut der Unterschenkels und des Fußes.

1.1.11.11 ☞ **1.1.7.35**   **C ist richtig**

1.1.11.12   **A ist richtig**

Der Grenzstrang (Sympathikus) gehört zum sympathischen Anteil des vegetativen Nervensystems. Die Grenzstrangfasern entspringen im Thorakal- und Lumbalbereich aus dem Rückenmark. Die meisten dieser präganglionären Fasern enden in den Grenzstrangganglien und werden dort auf die postganglionären Nervenfasern umgeschaltet, die das Erfolgsorgan erreichen.

1.1.11.13

Die Herzfrequenz wird von der Frequenz des Sinusknotens im rechten Vorhof bestimmt. Der Sinusknoten unterliegt Einflüssen des vegetativen Nervensystems:

a) Der Sympathikus wird sowohl bei körperlichem als auch bei psychischem Stress aktiviert und bewirkt eine Beschleunigung der Herzfrequenz.

b) Die Fasern des Parasympathikus erreichen das Herz mit dem N. vagus. Der N. vagus führt zu einer Verlangsamung der Herzfrequenz.

1.1.11.14   **B ist richtig**

Stark vereinfacht kann man sich die Funktionen des Sympathikus und Parasympathikus Folgendermaßen vorstellen:

Der Sympathikus vermittelt solche Reaktionen, die für Kampf- oder Fluchthandlungen benötigt werden, wenn der Organismus unter physischen oder psychischen Stress gerät:
- Anstieg von Herzfrequenz, Kontraktionskraft und erregungsleitungsgeschwindigkeit
- Blutdrucksteigerung

Steigerung der Muskeldurchblutung
- Erschlaffung der Bronchialmuskulatur
- Verminderung von Tonus und Peristaltik im Megen-Darm-Trakt
- Verminderte Sekretion der Verdauungs- und Speicheldrüsen
- Pupillenerweiterung.

Der Parasympathikus vermittelt dagegen solche Reaktionen, die körperliche Ruhe ermöglichen und die Verdauung begünstigen:
- Abnahme von Herzfrequenz, Kontraktionskraft und Erregungsleitungsgeschwindigkeit
- Steigerung der Magen-Darm-Motilität
- Steigerung der Magensäureproduktion und Sekretion anderer Verdauungssäfte
- Verengung der Bronchien
- Pupillenverengung.

1.1.11.15 ☞ **1.1.11.14**   **D ist richtig**

An der Pupille bewirkt der Sympathikus eine Pupillenerweiterung (Fernsicht bei Flucht), der Parasympathikus dagegen eine Verengung der Pupille (nahes Sehen im entspannten Zustand).

1.1.11.16   **C ist richtig**

Eselsbrücke: Bei Kampf und Flucht wird der Darm „nicht gebraucht", also wird er ruhig gestellt. Muskeln und Haut werden jedoch benötigt und werden besser durchblutet!
Der Sympathikus bewirkt an den Gefäßen des Magen-Darm-Traktes eine Engstellung, an denen der Muskeln eine Weitstellung. Ziel ist eine Umverteilung des verfügbaren Blutes in die Organe, die bei körperlicher Hochleistung am stärksten beansprucht werden.

1.1.11.17   **B ist richtig**

Ein *Reflex* ist eine willkürlich kaum zu beeinflussende Reaktion eines Organs auf einen bestimmten Reiz (Reflexauslöser).
Im *Reflexbogen* wird dabei der Reiz von dem entsprechenden Sinnesorgan (afferentes Neuron) aufgenommen und über eine mehr

IV Kommentare: Pflegesituationen

oder weniger direkte Umschaltung auf das efferente Neuron in eine Reizantwort umgewandelt. Durch diese schnelle Weiterleitung der Nervenimpulse erfolgt die Reflexantwort wesentlich schneller, als bei einer willkürlichen Reaktion.

Bei den sogenannten *Eigenreflexen* erfolgen Reizwahrnehmung und Reizantwort im selben Organ, z. B. Achillessehnenreflex, Patellarsehnenreflex, Bicepssehnenreflex.

Beim *Fremdreflex* sind die Sinnesrezeptor und das Erfolgsorgan räumlich getrennt, z. B.:

- Speichelsekretion bei Geruch von bestimmten Nahrungsmitteln
- Lidschluss bei Berührung der Cornea
- Tränensekretion bei Fremdkörpern im Auge
- Würgen bei Berührung der Rachenhinterwand.

1.1.11.18   C ist richtig

Bei einer Hypoxiezeit von wenigen Minuten. sind an den Nervenzellen irreversible Schädigungen bis hin zum Zelltod zu erwarten. Bei einer Hypoxie infolge eines Herzkreislaufstillstandes sind deshalb die Erfolgsaussichten auf eine folgenlose Wiederherstellung des Allgemeinzustandes davon abhängig, ob die Hypoxiezeit des ZNS überschritten wurde oder nicht.

1.1.11.19   D ist richtig

Das Rückenmark endet beim Erwachsenen in Höhe des 1./2. Lendenwirbels. Weiter kaudal ziehen im Wirbelkanal die Nervenwurzeln aus den unteren Abschnitten des Rückenmarks als Cauda equina zu ihren Zwischenwirbellöchern.

1.1.11.20   D ist richtig

Die graue Substanz besteht aus Nervenzellkörpern und Dendriten. Sie bilden verschiedene Kerne und Rindenfelder, die in den Großhirnrinden die äußere Schicht bilden und im Rückenmark zentral liegen.

1.1.11.21   ☞ 1.1.11.2   A ist richtig

Eine wichtige Struktur des Zwischenhirns (Diencephalon) ist neben Thalamus und Hypophyse der Hypothalamus. Er nimmt auf zahlreiche Funktionen des Körpers Einfluss: Hormonhaushalt, Konstanthaltung der

Körpertemperatur (Wärmezentrum), Wasserhaushalt, Kreislauffunktion, Nahrungsaufnahme, Gefühlsentstehung.

1.1.11.22   ☞ 1.1.11.14   C ist richtig
1.1.11.23   ☞ 1.1.11.14   B ist richtig
1.1.11.24

1. I. und II. Ventrikel/Seitenventrikel
2. III. Ventrikel
3. Aquädukt
4. IV. Ventrikel
5. Zentralkanal.

Bewertung:

5 richtige Antworten	2 Punkte
3–4 richtige Antworten	1 Punkt
weniger Antworten	0 Punkte

1.1.12 Sinnesorgane

1.1.12.1

- Nasenmuscheln: Vergrößerung der Nasenhaupthöhlenoberfläche; Anwärmung der Atemluft
- Nasenschleimhaut: Befeuchtung der Atemluft
- Kinozilien der Schleimhaut: Reinigungsfunktion durch Rücktransport von kleinen Partikeln
- Riechzellen: Wahrnehmung von Geruchsreizen (Nahrung?, Gefahr?, Sexualbotenstoffe?), Lokalisation in den Kuppeln der Nasenhöhle, Gerüche werden über den N. olfactorius zum Gehirn geleitet.

1.1.12.2   D ist richtig

Die inneren Seitenwände der Nasenhöhle werden durch drei Nasenmuscheln in drei Nasengänge unterteilt.

- In den oberen Nasengang münden die hinteren Siebbeinzellen (Cellulae ethmoidales)
- In den mittleren Nasengang münden Stirnhöhle (Sinus frontalis), Kieferhöhle (Sinus maxillaris) und die vorderen Siebbeinzellen (Cellulae ethmoidales)
- In den unteren Nasengang mündet der Tränenkanal.

Die Nase ist innen von einem zweischichtigen Flimmerepithel ausgekleidet. Dieses Epithel sorgt für den Weitertransport von Staubpartikelchen in Richtung Rachen.

Das Riechepithel befindet sich in der Kuppel der Nasenhöhle.

1.1.12.3 ☞ **1.1.12.6**	**C ist richtig**
1.1.12.4 ☞ **1.1.12.6**	**D ist richtig**
1.1.12.5 ☞ **1.1.12.6**	**C ist richtig**
1.1.12.6	**D ist richtig**

Lerntext Hör- und Gleichgewichtsorgan

Das Mittelohr wird durch das Trommelfell vom äußeren Gehörgang abgegrenzt.

Es besteht aus der Paukenhöhle und den darin befindlichen Gehörknöchelchen.

Die *Gehörknöchelchen* (Hammer, Amboss und Steigbügel) dienen der Schallweiterleitung und -verstärkung. In die *Paukenhöhle* mündet auch die Ohrtrompete (Tuba auditiva), die für den Druckausgleich zwischen Mittelohr und Nasengang bzw. Außenwelt verantwortlich ist.

Gehör- und Gleichgewichtsorgan bilden gemeinsam einen Komplex, das Innenohr. Sie liegen im Felsenbein (Os petrosum) des Schläfenbeins (Os temporale). Die *Cochlea* (Schnecke) ist das eigentliche Hörorgan. Das Gleichgewichtsorgan ist aus Sacculus, Utriculus und Bogengängen aufgebaut. Es registriert die Stellung des Kopfes im Raum und nimmt außerdem Dreh- und Kippbewegungen war.

1.1.12.7

Lerntext Farbsehen

In der Retina (Netzhaut) gibt es zwei Arten von Sinneszellen: *Stäbchen* (Anzahl ca. 120 Millionen) und *Zapfen* (Anzahl ca. 6 Millionen). Die Stäbchen dienen der Hell-Dunkel-Unterscheidung, die Zapfen dienen der Farbwahrnehmung. Die Zahl der Zapfen ist im gelben Fleck *(Makula)* am höchsten und nimmt zur Peripherie hin ab. Außerdem sind in der Peripherie mehrere Zapfen mit einer Nervenzelle verbunden. Am gelben Fleck ist jeder einzelne Zapfen mit einer eigenen bipolaren Nervenzelle zur Reizweiterleitung verbunden. Hier ist deshalb die Stelle des schärfsten Sehens.

Der *blinde Fleck* ist die Austrittsstelle des Sehnerven (N. opticus). Hier befinden sich weder Stäbchen noch Zapfen, weshalb hier auch keine Lichtreizwahrnehmung möglich ist.

1.1.12.8

Bei der Kurzsichtigkeit werden die einfallenden Lichtstrahlen *vor* der Retina zu einem scharfen Bild vereinigt, weil die Brechung der Strahlen im Auge zu stark oder der Augapfel zu lang ist. Diese Fehlsichtigkeit kann mit einer Zerstreuungslinse korrigiert werden.

Bei der Weitsichtigkeit ist der Augapfel zu kurz: Die Lichtstrahlen würden sich *hinter* der Netzhaut vereinigen. Da die Brechkraft der Linse also (relativ) zu gering ist, kann diese Fehlsichtigkeit mit einer Sammellinse korrigiert werden.

1.1.12.9

- Augenlider: Verhindern das Eindringen von Fremdkörpern, der Lidschlag verteilt den Tränenfilm gleichmäßig, Lidreflex
- Die *Tränenflüssigkeit* verhindert die Austrocknung der Binde- und Hornhaut, hat eine Spülfunktion zum Entfernen von Fremdkörpern, bzw. zum Verdünnen von schädigenden Flüssigkeiten. Tränenflüssigkeit enthält außerdem Enzyme, die bakterienabtötende Wirkung haben
- Die *Brauen* und *Wimpern* verhindern, das Stirnschweiß in die Augenläuft.

1.1.12.10   B ist richtig

Zum *Mittelohr* gehören die Paukenhöhle, in der die Gehörknöchelchenkette (Hammer, Amboss, Steigbügel) liegt und die Ohrtrompete (Eustachische Röhre), die die Verbindung vom Mittelohr zum Rachenraum darstellt.

Der äußere Gehörgang gehört zum *äußeren Ohr*, die Schnecke zum *Innenohr*.

1.1.12.11   C ist richtig

Das Kammerwasser wird im Ziliarkörper gebildet. Es befindet sich im Raum vor der Linse, der so genannten vorderen und hinteren Augenkammer. Das Kammerwasser ernährt Hornhaut und Linse. Über den Schlemm-Kanal fließt es in das venöse System ab.

IV Kommentare: Pflegesituationen

1.1.12.12   **B ist richtig**

Anatomisch wird der Augapfel in drei Hüllen (äußere, mittlere, innere Augenhaut) und drei Räume (vordere, hintere Augenkammer, Glaskörperraum) eingeteilt.

Die *äußere Augenhaut* besteht aus
- Hornhaut (Kornea)
- Lederhaut (Sklera).

Die *mittlere Augenhaut* besteht aus
- Regenbogenhaut (Iris)
- Ziliarkörper (Corpus ciliare)
- Aderhaut (Choroidea).

Die *innere Augenhaut* entspricht der Netzhaut (Retina).

1.2 Allgemeine und spezielle Krankheitslehre

1.2.1 Allgemeine Krankheitslehre

1.2.1.1

Eine Regenerationsheilung liegt vor, wenn das normale Gewebe wieder völlig hergestellt wird (dies ist z. B. bei der primären Knochenheilung der Fall). Bei einer Degenerationsheilung oder Reparationsheilung wird das normale ortsständige Gewebe durch Bindegewebe ersetzt, z. B. bei der Narbenbildung.

1.2.1.2

Eine Nekrose ist ein Gebiet, in dem die ortsständigen Zellen abgestorben sind. Die Schädigung ist möglich durch:
- Sauerstoffmangel im Gewebe
- Thermische Einflüsse: Verbrennung, Erfrierung
- Physikalische Einflüsse: Ionisierende Strahlung
- Chemische Einflüsse: Säuren, Laugen u. a.
- Mechanische Einflüsse: Druck, Reibung, Fremdkörper
- Mikroorganismen

1.2.1.3

Eine Thrombose ist eine Blutgerinnselbildung in einem Gefäß, meist sind die tiefen Beinvenen und Beckenvenen betroffen. Begünstigende Faktoren sind:

- Verlangsamte Blutströmung
- Gefäßwandschäden
- Erhöhte Gerinnbarkeit des Blutes.

Symptome einer Thrombose sind:
- Schwellung bzw. Ödem der Extremität
- Livide Verfärbung
- Vermehrte Füllung der oberflächlichen Venen (Umgehungskreisläufe!)
- Schmerzen im Venenverlauf, dies v. a. beim Gehen, Druck auf Fußsohle und Wade
- Leichtes Fieber
- Geringgradige Tachykardie.

Komplikationen
- Lungenembolie
- Postthrombotisches Syndrom mit Ulcus cruris.

1.2.1.4   **C ist richtig**
1.2.1.5

Die TNM-Einteilung von Tumoren ist ein Hilfsmittel zur Abschätzung der Prognose einer Tumorerkrankung und hilft bei der Festlegung der günstigsten Therapie. T steht für Tumorgröße, N für Lymphknotenmetastasen (Noduli), M für Metastasen.

T_0	Primärtumor nicht nachweisbar
T_1	Kleiner Tumor
T_2	Großer, jedoch auf eine Organ beschränkter Tumor
T_3	Tumor hat Organgrenzen überschritten
T_4	Tumor, welcher die Nachbarorgane infiltriert
N_0	Lymphknotenmetastasen sind nicht nachweisbar
N_1–N_3	Zunehmender Befall regionärer Lymphknoten
M_0	Keine Metastasen nachweisbar
M_1	Hinweise auf Metastasen

1.2.1.6

Gutartige Tumoren sind Neubildungen mit folgenden Kennzeichen:
- Meist langsames Wachstum
- Verdrängendes Wachstum, keine Infiltrationen in Nachbarorgane
- Keine Metastasenbildung
- Nach Entfernung keine Rezidivneigung
- Keine Allgemeinsymptome.

Bösartige Tumoren wachsen häufig schnell und können in Nachbarorgane infiltrieren. Sie metastasieren sowohl lymphogen als auch hämatogen und neigen auch nach Entfernung zur Rezidivbildung. Typisch sind Allgemeinsymptome wie Nachtschweiß, Fieber, Leistungsknick und Gewichtsabnahme.

1.2.1.7

Gutartige Tumoren sind Polypen (z. B. Kolonadenom), Lipome, Fibrome, Adenome, Myome (z. B. im Uterus), Hämangiome.

1.2.1.8

Bei einer *Epidemie* kommt es zu einem räumlich und zeitlich gehäuften Auftreten einer Infektionskrankheit, z.B: Choleraepidemie. Bei einer *Endemie* tritt eine Infektionskrankheit in einem bestimmten Gebiet zeitlich unbegrenzt immer wieder auf. Es besteht ein hoher „Durchseuchungsgrad" der Bevölkerung, z. B. Masern in Europa. Bei einer *Pandemie* breitet sich eine Epidemie räumlich über ganze Kontinente aus.

1.2.2 Innere Medizin

1.2.2.1 Herz-Kreislauferkrankungen

1.2.2.1.1

Lerntext Koronare Herzkrankheit

Die koronare Herzkrankheit (KHK) ist eine ischämische Herzerkrankung. Hierbei reicht die Durchblutung des Herzmuskels über die Herzkranzgefäße (Koronararterien) nicht aus, um den Sauerstoffbedarf des Muskels zu decken. Die KHK ist in Industrieländern die häufigste Todesursache. Typische Risikofaktoren sind:

- Fettstoffwechselstörungen
- Zigarettenrauchen
- Bluthochdruck
- Diabetes mellitus
- Körperliche Inaktivität
- Herzinfarkte in der Familie
- Übergewicht.

Klinisches Leitsymptom ist die Angina pectoris, außerdem äußert sich die chronische Sauerstoffmangelversorgung des Herzmuskels oft in einer Herzinsuffizienz oder in Herzrhythmusstörungen.

Die **Therapie** besteht aus operativen und aus medikamentösen Verfahren. Bei kurzstreckigen Verengungen der Koronarstämme besteht die Möglichkeit, die Stenosen mittels eines Ballonkatheters (Ballondilatation, PTCA) aufzudehnen. Bei längerstreckigen Stenosen kann eine Bypass-OP sinnvoll sein. Ergänzt werden diese Verfahren durch die medikamentöse Behandlung, die auch bei inoperablen Patienten oder im fortgeschrittenen Stadium die einzige Therapiemethode darstellen kann. **Komplikationen** bzw. Folgen der KHK sind neben dem Herzinfarkt und Rhythmusstörungen die Herzinsuffizienz.

1.2.2.1.2 ☞ 1.2.2.1.1

1.2.2.1.3

Der Angina-pectoris-Anfall ist Symptom einer akuten Minderdurchblutung des Herzmuskels. Bei der KHK besteht chronisch ein vermindertes Sauerstoffangebot durch eine Verengung der Koronarien. Die Beschwerden treten dann auf, wenn es zu einem erhöhten Sauerstoffbedarf kommt, z. B. durch körperliche Arbeit, Tachykardie, Blutdruckkrise oder psychische Belastung. Es kommt zu retrosternalen Schmerzen und Brennen, evtl. mit Ausstrahlung in den Hals, Schultern, Rücken oder Arme (meist in den linken Arm bis in die Fingerspitzen). Gelegentlich findet man vegetative Begleitsymptome wie Schwitzen, Übelkeit, Erbrechen und Schwindel.

1.2.2.1.4   **B ist richtig**

Zu 1) Im Gegensatz zum Herzinfarkt geht beim Angina-pectoris-Anfall kein Herzmuskelgewebe zugrunde. Nach Beendigung der auslösenden Ursache sind die Symptome rückläufig, weil das Verhältnis von Sauerstoffangebot und -bedarf wieder in den unkritischen Bereich gelangt.

Zu 2) Im akuten Angina-pectoris-Anfall können (müssen aber nicht unbedingt) EKG-Veränderungen nachgewiesen werden. Diese Veränderungen sind nach dem Anfall häufig rückläufig und haben keinen so typischen phasenhaften Verlauf, wie ihn ein Infarkt zeigt.

Zu 3) Nitrolingualspray oder -kapseln erweitern hauptsächlich die venösen Kapazitätsgefäße. Dadurch sinken die Vorlast und die diastolische Wandspannung des Herzens, sodass die Durchblutung im Herzmuskel verbessert wird. Die Symptome verschwinden einige Minuten nach Medikamenteneinnahme vollständig.

Zu 4) Da bei körperlicher Belastunf der Sauerstoffbedarf des Herzens steigt, nehmen die Symptome eines Angina-pectoris-Anfalles zu. Sie bessern sich in körperlicher Ruhe.

1.2.2.1.5

Lerntext Herzinfarkt

Ein Herzinfarkt ist eine ischämische Herzmuskelnekrose, die meist auf dem Aufbrechen eines arteriosklerotischen Plaques in einer verengten Koronararterie beruht. An die so entstandene raue Stelle der Arterienwand lagern sich Thrombozyten an, sodass es akut zum Verschluss eines Koronargefäßes kommt.

Die **Symptomatik** ist durch langanhaltende Angina-pectoris-Schmerzen ohne Besserung auf Glyceroltrinitrat (Nitroglyzerin als Nitrolingual®) gekennzeichnet. Außerdem kommt es zu Angst- und Vernichtungsgefühl, Schweißausbruch, Übelkeit, Erbrechen, Herzrhythmusstörungen und evtl. zu einer akuten Herzinsuffizienz mit Schocksymptomatik.

Die **Ursachen** des Infarktes gleichen denen der KHK (☞ 1.2.2.1.1). Unmittelbar auslösend sind meist starke körperliche Belastung oder Stresssituation, seltener Tachykardien, hohes Fieber oder eine akute Anämie.

Komplikationen: Der Herzinfarkt ist eine akut lebensbedrohliche Erkrankung, die meisten Todesfälle treten in den ersten 72 Stunden auf. Schon kleine Infarkte können zu bedrohlichen Herzrhythmusstörungen wie z.B. Kammerflimmern führen. Bei ausgedehnteren Infarkten mit großen Nekroseealen kann eine akute Herzinsuffizienz mit kardiogenem Schock (RR-Abfall durch Vorwärtsversagen) oder Lungenödem (Rückwärtsversagen) auftreten. Selten kommt es zur Herzruptur mit Herzbeuteltamponade oder zur akuten Ventrikelseptumruptur. Ebenfalls lebensbedrohlich können die Spätkomplikationen sein: Perikar-

ditis, späte Herzrhythmusstörungen, Herzinsuffizienz, Herzwandaneurysma mit Thrombenbildung und folgenden Embolien.

1.2.2.1.6   ☞ 1.2.2.1.5

1.2.2.1.7   ☞ 1.2.2.1.5

1.2.2.1.8

Das Typ-A-Verhalten oder die Typ-A-Persönlichkeitsstruktur zeichnet sich durch besonders ausgeprägten Ehrgeiz, (unterschwellige) Aggressivität und hektische Reaktionen auf psychische Beanspruchung aus. „Man schenkt sich und anderen nichts! Man schont sich und andere nicht!" Ein solches Verhalten kann zum akuten Auslöser eines Infarktes werden.

1.2.2.1.9   D ist richtig

In der akuten Therapie des Herzinfarktes spielen eine Rolle:
- Oberkörper hoch und Beine tief zur Vorlastsenkung
- Sauerstoffzufuhr, z.B. über Nasensonde
- Psychische Abschirmung und Sedierung
- Bettruhe zur Entlastung von Herz und Kreislauf
- Medikamentöse Therapie
  1. Glyceroltrinitrat (Nitroglyzerin)-Infusion zur Vorlastsenkung
  2. Schmerzbekämpfung mit Opiaten
  3. Antikoagulation mit Heparin i.v., ASS zur Thrombozytenaggregationshemmung
  4. Lysetherapie bei fehlenden Kontraindikationen
- Frühzeitige Therapie von Komplikationen (z.B. Lidocain bei Rhythmusstörungen, Diuretika bei Lungenödemen). Dies setzt das rechtzeitige Erkennen voraus, also intensivmedizinische Überwachung.

Zu 1) Überwachung und Monitoring sind streng genommen keine Therapie!

Zu 4) Ein ZVD von 8 cm wäre schon *hoch-normal* (Normwert 2–12 cm Wassersäule). Ziel ist gerade eine Vorlastsenkung, sodass man anfangs mit der Flüssigkeitszufuhr eher vorsichtig sein sollte.

Zu 5) Kontraindikationen für eine Lysetherapie sind solche Erkrankungen und Störungen, die mit einem erhöhten Blutungsrisiko einhergehen: vorbestehende

Blutgerinnungsstörungen, Magen-/
Duodenalgeschwüre, Ösophagusvarizen,
Tumoren, Nierensteine, kurz zurückliegende
Operationen oder Schlaganfälle, schwerster
arterieller Hypertonus (Hirnblutungs-
gefahr), Pankreatitis, Schwangerschaft.

1.2.2.1.10   C ist richtig

Die medikamentöse Therapie des akuten
Herzinfarktes umfasst:

Zu 1) Schmerzbehandlung. Dies lindert die
Schmerzen und entlastet den Patienten
psychisch. So sinkt der hohe Sympathiko-
tonus, sodass der Patient weniger tachykard
und hyperton wird.

Zu 3) Streptokinase, rt-PA, rt-PA-Abkömm-
linge und APSAC werden zur Lysetherapie
des Infarktes eingesetzt. Der Plaque und die
Stenose in der Herzkranzarterie bleiben zwar
bestehen, aber das aufgelagerte thrombo-
tische Material wird so aufgelöst.

Zu 5) Sedativa erreichen ebenso wie Schmerz-
mittel eine psychische Abschirmung und
damit eine indirekte „Ruhigstellung" des
Herzens. Weiterhin werden Nitrate, ASS,
Clopidogrel, β-Blocker, Heparin und evtl.
Diuretika gegeben.

Zu 2) und 3) Antihistaminika können zur
Behandlung von Allergien (H_1-Blocker)
oder zur Ulkustherapie und -prophylaxe
(H_2-Blocker) eingesetzt werden. Patienten
auf der Intensivstation erhalten oft Antacida
(säurebindende Mittel: anti = gegen, acid =
Säure) und H_2-Blocker zur Stressulkuspro-
phylaxe. Dies dient jedoch nicht der direkten
Infarkttherapie.

1.2.2.1.11   E ist richtig

Lerntext Herzinsuffizienz

Als Herzinsuffizienz bezeichnet man das
Unvermögen des Herzens, das zur Versorgung
des Körpers notwendige Blutvolumen (bei
normalem enddiastolischen Ventrikeldruck) zu
fördern. Ursache ist eine Funktionsstörung des
Herzens, die zu einer verminderten körperlichen Belastbarkeit führt.
Je nachdem, welche Herzkammer vorwiegend
betroffen ist, sind Rechtsherz-, Linksherz-
oder Globalherzinsuffizienz zu unterscheiden.
Außerdem können ein Vorwärtsversagen,

bei dem die Peripherie nicht mehr ausreichend
mit Blut versorgt wird, z. B. beim kardiogenen
Schock, und ein Rückwärtsversagen unterschieden werden. In diesem Fall staut sich das Blut
vor dem Herzen und führt zu Ödemen:
Beinödeme, Aszites oder *Lungenödem.* Mögliche
Ursachen einer Herzinsuffizienz sind:

- Direkte Schädigungen des Herzmuskels
selbst, z. B. KHK, Herzinfarkt, Kardiomyo-
pathien und Myokarditis. Dadurch ist die
systolische Funktion beeinträchtigt
- Klappenfehler können bei Klappeninsuffizienz durch „Pendelblut", bei Klappenstenose
durch Druckbelastung des Herzmuskels zur
Herzinsuffizienz führen
- Beim Panzerherz oder der Herzbeuteltamponade ist die diastolische Füllung
der Ventrikel beeinträchtigt, sodass
die Auswurfleistung vermindert wird.
Hier liegt also eine diastolische Funktionsstörung vor
- Herzrhythmusstörungen behindern
eine ungestörte Funktion sowohl dann,
wenn das Herz zu bradykard, als auch
wenn es zu tachykard schlägt.

In Frage 1.2.2.1.11 sind sowohl systolische
Funktionsstörungen (Herzinfarkt, Myokarditis,
Klappenfehler) als auch diastolische Funktions-
störungen, die die normale Füllung des
Herzens behindern (Panzerherz) als auch die
Herzrhythmusstörungen als mögliche Ursache
der Herzinsuffizienz genannt.

1.2.2.1.12

Bei der dekompensierten Linksherzinsuffizienz
mit *Rückwärtsversagen* kommt es zum Lungenödem. Der Patient ist nicht mehr belastbar, sitzt
im Bett, evtl. hört man ein brodelndes Geräusch über der Lunge (Distanzrasseln), er ist
tachykard, zyanotisch und oft kaltschweißig.
Beim *Vorwärtsversagen* steht die Leistungsminderung mit Schwächegefühl, niedrigem
Blutdruck, evtl. Verwirrtheitszuständen
(zerebrale Minderdurchblutung bei älteren
Patienten), rückläufige Urinausscheidung und
schließlich der kardiogene Schock im Vordergrund der Symptomatik.

IV Kommentare: Pflegesituationen

1.2.2.1.13

Wenn möglich, sollte die Ursache der Herzinsuffizienz beseitigt werde (kausale Therapie), z. B. durch Punktion eines Perikardergusses (Hämoperikards), Operation eines Klappenfehlers oder medikamentöse Einstellung des Herzrhythmus. Die symptomatische Therapie stützt sich auf:

1. Körperliche Schonung
2. Diät: ggf. Gewicht reduzieren, Trinkmenge einschränken, kleine Mahlzeiten, salzarme Kost
3. Medikamentöse Therapie: ACE-Hemmer (ersatzweise AT1-Rezeptorblocker), β-Blocker, Diuretika, Aldosteronantagonisten, Herzglykoside4. Bei therapierefraktärer Herzinsuffizienz als letztes Mittel die Herztransplantation.

1.2.2.1.14   B ist richtig

Digitalis zählt zu den positiv inotropen, d. h. herzkraftsteigernden Medikamenten. Diuretika werden zur Vorlastsenkung in der Dauertherapie und hochdosiert bei akuter dekompensierter Herzinsuffizienz mit Rückwärtsversagen eingesetzt.

Zu 1) Bei dekompensierter Herzinsuffizienz sollte Bettruhe eingehalten werden.
     Bei stabiler Herzinsuffizienz sollte dagegen ein ärztlich kontrolliertes sporttherapeutisches Trainingsprogramm durchgeführt werden.
Zu 2) Die Flüssigkeitszufuhr wird eingeschränkt, weil durch Erhöhung der Vorlast die Insuffizienzsymptome wie Ödeme noch verschlimmert werden können.
Zu 4) Hochlagerung der Beine kann die Rückbildung peripherer Ödeme fördern. Gleichzeitig wird dadurch aber die Vorlast erhöht und damit die Herzleistung verschlechtert.

Bemerkung: Bei nicht eindeutigen Antworten sollte man taktisch vorgehen. Das „Richtigste" zuerst auf Kombinationsmöglichkeiten in den Antworten überprüfen. So kann in diesem Fall nur B richtig sein.

1.2.2.1.15

Digitalis hat eine geringe therapeutische Breite. Deshalb kann es relativ leicht zu Überdosierungen kommen, die sich durch bestimmte Symptome bemerkbar machen. Die Schwerpunkte der Beobachtung dieser Patienten sind deshalb Folgende:
- Appetit, Essverhalten, Übelkeit oder Erbrechen
- Herzfrequenz und Herzrhythmus (Bradykardie, Bigeminus)
- Evtl. Farbsehstörungen.

Bei Patienten, die Diuretika erhalten, wird täglich eine Einfuhr-/Ausfuhrbilanz erstellt, das Gewicht regelmäßig kontrolliert und der Hautturgor beurteilt (Ödeme? Exsikkose?). Erhöhte Elektrolytausscheidungen können Elektrolytverschiebungen im Blut verursachen, die zu Herzrhythmusstörungen führen. Deshalb muss auch Herzfrequenz und -rhythmus kontrolliert werden.

1.2.2.1.16 ☞ 1.2.2.1.15   A ist richtig

Durchfälle kommen bei einer Digitalisüberdosierung sehr selten vor. Tachykardien können bei Vorhofflattern mit 2 : 1-Überleitung auftreten, gelten jedoch auch nicht als typisch. Typisch ist die Bradykardie.
Ein retrosternaler Schmerz kann bei extremen Rhythmusstörungen und vorbestehender KHK mitunter auftreten, ist jedoch ebenfalls kein typisches Symptom.

1.2.2.1.17

Lerntext Herzrhythmusstörungen

Als Herzrhythmusstörungen werden alle Abweichungen vom normalen Herzrhythmus bezeichnet. Physiologischerweise entsteht die Erregung im Sinusknoten (rechter Vorhof), wird durch die Vorhöfe über den AV-Knoten und das His-Bündel zu den Kammern geleitet und löst bei Erreichen des Myokards eine Muskelkontraktion aus.
Man unterscheidet *Reizbildungsstörungen* (z. B. SVES, VES) und *Reizleitungsstörungen* (z. B. AV-Blöcke, Schenkelblöcke). Ursachen für Herzrhythmusstörungen können entweder
- Im Herzen selbst liegen
- Durch Störungen im Kreislauf oder
- Extrakardial bedingt sein.

Ursachen einer Tachykardie (Herzfrequenz > 100/min)

- Herzinsuffizienz, KHK, Infarkt, Myokarditis
- Volumenmangelschock, septischer Schock, Herzklappenfehler, Anämie
- Fieber, körperliche oder psychische Belastung, Elektrolytstörungen, Schilddrüsenüberfunktion, Medikamente und bestimmte Genussmittel wie Kaffee u. a.

Ursachen einer Bradykardie (Herzfrequenz < 60/Min.)

- KHK, Herzinfarkt, Syndrom des kranken Sinusknotens, „Sportlerherz"
- Unterkühlung, Elektrolytstörung, Schilddrüsenunterfunktion, Medikamente, Hirndruck u. a.

1.2.2.1.18

Lerntext Entzündungen des Herzens

Entzündliche Erkrankungen des Herzens werden in *Perikarditis*, *Myokarditis* und *Endokarditis* differenziert.

Die **Perikarditis** ist eine Entzündung des Herzbeutels. Sind angrenzende Muskelschichten mitbefallen sprocht man von einer Perimyokarditis. Die Entzündung kann infektiös bedingt sein (Viren, seltener Bakterien), immunologisch ausgelöst werden (z. B. rheumatisches Fieber, Lupus erythematodes, allergische Perimyokarditis) im Rahmen eines Herzinfarktes (Dressler-Syndrom) oder bei Urämie auftreten. Eine Komplikation ist die *Herzbeuteltamponade*.

Bei der **Myokarditis** ist der Herzmuskel selbst betroffen. Auch hier sind Viren die häufigsten Auslöser, gelegentlich Bakterien, Pilze oder Parasiten. Wichtige Komplikationen sind hier Herzrhythmusstörungen und eine akute Herzinsuffizienz.

Mit **Endokarditis** bezeichnet man eine Entzündung der Herzinnenschicht und/oder der Herzklappen, die vom Endokard gebildet werden. Diese Entzündung kann nicht-infektiös (z. B. beim rheumatischen Fieber: allergische Pankarditis) oder infektiös, dann meist bakteriell ausgelöst sein. Durch Re- und Degenerationsprozesse kann es zu Herzklappenfehlern kommen. Das rheumatische Fieber ist die häufigste Endokarditisursache. Hierbei handelt es sich um eine streptokokkenallergische Zweiterkrankung, die 10–20 Tage nach einem Streptokokkeninfekt auftritt. Das rheumatische Fieber befällt das ganze Herz: also Peri-, Myo- und Endokard.

Beim Klappenbefall ist in 80% der Fälle die Mitralklappe betroffen; im Laufe von 10–20 Jahren resultiert eine Mitralinsuffizienz oder Mitralstenose.

1.2.2.1.19   A ist richtig

Zu 1) ☞ 1.2.2.1.18

Zu 2) Bei der Endokarditis polyposa lagert sich auf die entzündlich geschädigte Klappe thrombotisches Material auf. Löst sich das Gerinnsel ab, so verursacht es eine arterielle Embolie.

Zu 3) Angina pectoris ist das typische Symptom der KHK.

Zu 4) Ein Ventrikelaneurysma ist eine pathologische Ausbuchtung eines umschriebenen Herzmuskelbezirks in einer Herzkammer. Dies kann nach einem Herzinfarkt auftreten.

Zu 5) AV-Blockierungen kommen in drei Schweregraden (1.–3. Grades) bei verschiedenen Krankheiten vor, z. B. bei der KHK, dem Infarkt oder der Myokarditis. Die Endokarditis betrifft weder Reizleitungssystem noch Herzmuskel.

1.2.2.1.20   A ist richtig

Lerntext Herzklappen

Die Herzklappen bestehen aus einer Bindegewebsschicht und sind von beiden Seiten mit Endokard überkleidet. Die Segelklappen (Trikuspidal- und Mitralklappe) liegen zwischen Vorhöfen und Kammern. Die Taschenklappen (Pulmonal- und Aortenklappe) sitzen am Beginn der Pulmonalarterie bzw. der Aorta. Herzklappenfehler können angeboren oder erworben sein. Es wird eine Schlussunfähigkeit *(Klappeninsuffizienz)* von einer Verengung der Klappen *(Klappenstenose)* unterschieden.

90% der erworbenen Klappenfehler sind Folge einer Endokarditis, entweder einer abakteriellen (rheumatisches Fieber) oder einer bakteriellen. Erworbene Klappenfehler können außerdem auf einer Herzdilatation mit relativer Mitral- oder Trikuspidalinsuffizienz beruhen oder sehr selten auf einem Sehnenfadenabriss, z. B. beim Herzinfarkt.

Zu B) und C) ☞ 1.2.2.1.18

Zu D) und E) Die Cholezystitis (Gallenblasenentzündung) und Dermatitis (Hautentzündung) können im schlimmsten Fall zur Sepsis führen, in deren Rahmen sich auch Bakterien an den Klappen ansiedeln können. Folge wäre evtl. eine Endokarditis.

1.2.2.1.21   A ist richtig

Lerntext Aortenklappeninsuffizienz

Bei der Aortenklappeninsuffizienz ist ein vollständiger Klappenschluss während der Diastole nicht mehr möglich. Die Taschenklappenränder legen sich nicht mehr dicht aneinander und durch den verbleibenden Spalt fließt ein Teil des zuvor in der Systole ausgeworfenen Blutvolumens zurück in die linke Herzkammer. Durch dieses Pendelblut resultiert eine Volumenbelastung des linken Ventrikels. Bei einer *Klappenstenose* kommt es dagegen zu einer Druckbelastung, weil der Ventrikel gegen einen erhöhten Widerstand arbeiten muss.

Zu 1) Auf Grund ihrer höheren mechanischen Beanspruchung sind sowohl beim rheumatischen Fieber als auch bei der Endokarditis häufiger die Klappen des linken Herzens betroffen. Mitral- und Aortenklappenfehler sind häufig miteinander kombiniert.

Zu 2) Durch die Volumenbelastung des linken Ventrikels und eine stark verminderte „Windkesselfunktion" der Aorta (dies setzt nämlich einen guten Klappenschluss voraus) kann bei einer hämodynamisch relevanten Aorteninsuffizienz regelmäßig eine hohe Blutdruckamplitude (z. B. 180/40 mmHg) gemessen werden. Diese hohe Blutdruckamplitude kann äußerlich sichtbar werden:
– Sichtbare Karotispulse
– Sichtbarer Kapillarpuls, z. B. am Nagelbett
– Pulssynchrones Kopfnicken.

Zu 3) Das Pendelblutvolumen spielt hämodynamisch eine erhebliche Rolle: je größer das zurückfließende Volumen (und später: je geringer die Herzleistung), desto ausgeprägter wird der Grad der Herzinsuffizienz.

Zu 4) In der Carotispulskurve bezeichnet die sog. Inzisur (Einschnitt) die Stelle des Aortenklappenschlusses. Ist der Klappenschluss unvollständig, so ist die Inzisur abgeflacht oder fehlt sogar ganz.

Zu 5) Das kritische Herzgewicht liegt bei ca. 500 g. Jenseits dieses Gewichtes entwickelt sich eine relative Koronarinsuffizienz und Gefügedilatation des Herzens. Dadurch wird die Herzinsuffizienz noch verstärkt. Im Rahmen der Aorteninsuffizienz kommt es durch die Volumenbelastung zu einer exzentrischen Hypertrophie des linken Ventrikels.

1.2.2.1.22

Ursachen: Eine Mitralklappeninsuffizienz kann angeboren oder erworben sein. Bei den erworbenen Mitralklappenfehlern liegt häufig ein rheumatisches Fieber, eine bakterielle Endokarditis oder seltener ein Herzinfarkt mit Mitralfadenabriss zu Grunde. Außerdem kann es bei einem dilatierten Herzen zu einer relativen Mitralinsuffizienz kommen.

Symptome: Durch die Schlussunfähigkeit der Mitralklappe kommt es zu Pendelblut zwischen linkem Vorhof und Kammer. Es resultiert eine Volumenbelastung des linken Herzens mit Hypertrophie und Symptomen der Herzinsuffizienz, z. B. Lungenödem, Dyspnoe usw. Bei Überschreiten des kritischen Herzgewichts tritt auch Angina pectoris auf. Der systolische Blutrückfluss in den linken Vorhof führt zu einer Vorhofdilatation mit der Gefahr von Herzrhythmusstörungen, z. B. Vorhofflimmern. Bei Versagen des linken Herzens erzeugt der Blutrückstau in den Lungenkreislauf zusätzlich eine Belastung des rechten Herzens → Rechtsherzinsuffizienz mit peripheren Ödemen.

Komplikationen: In den erweiterten Herzhöhlen können sich Thromben bilden und eine Embolie verursachen. Häufigste Komplikation ist jedoch die Linksherzinsuffizienz mit Lungenödem und kardiogenem Schock.

1.2.2.1.23   D ist richtig

Es kommt auf die mehrfache Messung des Blutdruckes an. Anderenfalls würde man einen situationsbedingten Stresshochdruck unter Umständen falsch bewerten.

Zu A) ☞ Lerntext Hypertonie

Zu B) Übergewichtige leiden häufiger an Bluthochdruck als Normalgewichtige, ein *Beweis* für eine Hypertonie ist das Übergewicht aber nicht.

Zu C) Bei körperlicher oder psychischer Belastung kann der Blutdruck physiologisch erhöht sein, ohne dass diesem Einzelwert eine Krankheitsbedeutung zukommt.

Zu E) Beinödeme kommen u. a. bei Rechtsherzinsuffizienz, bei chronisch venöser Insuffizienz oder bei Leber- und Nierenerkrankungen vor.

Lerntext Hypertonie

Ein Hypertonus liegt dann vor, wenn bei wiederholten Messungen der systolische Wert über 140 mmHg oder der diastolische Wert über 90 mmHg liegt. Bei Werten von 130–139 mmHg systolisch und Werten von 85–89 mmHg diastolisch spricht man von einem hochnormalen Blutdruck. **Ursachen** eines Hypertonus:

- Essenzieller oder primärer Hypertonus (90 % der Hypertoniker): Die Ursache der Hypertonie ist nicht geklärt
- Sekundäre Hypertonieformen (10 % der Hypertoniker): Der Hypertonus ist Folge einer anderen organisch fassbaren Erkrankung. Man unterscheidet
  - Renale Hypertonie bei Nieren- und Nierengefäßerkrankungen
  - Endokrine Hypertonie, z. B. Phäochromozytom, Hyperthyreose, M. Cushing, M. Conn
  - Vaskuläre Hypertonie der oberen Extremität, z.B bei Aortenisthmusstenose
  - Schlafapnoe-Syndrom mit nächtlicher Hypertonie
  - Schwangerschaftsinduzierter Hypertonus, z. B. bei EPH-Gestose (E = Edema, engl. für Ödeme, P = Proteinurie, H = Hypertonie).

1.2.2.1.24   **A ist richtig**

Ursachen der sekundären Hypertonie s. o.

Zu 4) Beim Volumenmangelschock ist der Blutdruck erniedrigt, weil das HZV wegen einer mangelhaften Herzfüllung vermindert ist.

Zu 5) Die Nebenniereninsuffizienz (M. Addison) führt zu erniedrigten Blutdruckwerten. Bei einer Nebennierenüberfunktion (M. Cushing) dagegen ist der Blutdruck erhöht.

1.2.2.1.25   **D ist richtig**

Zu 1) Bei der Aortenstenose ist der Blutdruck normal (kompensierte Aortenstenose) oder erniedrigt. Anders ist das bei der Aortenisthmusstenose: hier liegt die Verengung im Aortenbogen *hinter* dem Abgang der Carotiden und der Armarterien. *Vor* der Stenose ist der Blutdruck erhöht, also an den Armarterien, wo normalerweise der Druck gemessen wird. *Hinter* der Stenose ist der Blutdruck erniedrigt: Bein- und Fußpulse sind nicht tastbar.

Zu 5) Eine intrazerebrale Massenblutung kann Folge eines exzessiv gesteigerten Blutdruckes sein. Unter der ständig zu hohen mechanischen Beanspruchung der Gefäße können diese reißen. Andererseits kann die Massenblutung selbst im Verlauf zu einer temporären Blutdrucksteigerung führen, weil die zentralnervöse Blutdruckregulation durch den Hirndruck beeinträchtigt wird. Hier würde man aber nicht von einer arteriellen Hypertonie sprechen.

1.2.2.1.26   **F ist richtig**

Der arterielle Hypertonus ist ein wesentlicher Risikofaktor für die Arteriosklerose. Damit sind Schlaganfall, KHK und Herzinfarkt Folgekrankheiten des Bluthochdrucks.

Zu 2) Varizen sind erweiterte Venen, meist der Beine und liegen im „Niederdrucksystem" des Blutkreislaufes.

Zu 4) Eine Leberentzündung (Hepatitis) kann viral, bakteriell, autoimmun oder toxisch bedingt sein und hat mit einem arteriellen Hypertonus nichts zu tun.

1.2.2.1.27

Die Behandlung des arteriellen Hypertonus ist bei der primären und sekundären Form unterschiedlich. Bei den sekundären Formen sollte die renale, endokrine oder vaskuläre Grundkrankheit behandelt werden. Meist verschwindet dann auch der arterielle Hypertonus. Beim essenziellen oder primären

IV Kommentare: Pflegesituationen

Hypertonus steht die Umstellung von Ernährungs- und Bewegungsverhalten im Vordergrund:

- Gewichtsabnahme
- Salzarme Ernährung
- Ausreichende körperliche Betätigung
- Nikotin, Kaffee und Alkohol meiden.

Die Medikamente zur Behandlung des Hypotonus können einzeln oder in Kombination eingesetzt werden: β-Blocker, Diuretika, Kalziumantagonisten, ACE-Hemmer, α_1-Blocker und zentral wirkende Antihypertonika.

1.2.2.1.28   A ist richtig

1) Der Herzinfarkt führt zum Vernichtungsschmerz, der auf Glyceroltrinitrat (Nitroglyzerin als Nitrolingual®) nicht rückläufig ist.
2) Das Lungenödem ist ein Symptom der akuten Linksherzinsuffizienz mit Rückwärtsversagen.
3) Kammerflimmern führt zu einem „hyperdynamen" Kreislaufstillstand. Die Behandlung besteht immer in der Defibrillation.
4) Eine Angina pectoris bessert sich auf die Gabe von Nitroglyzerin.

1.2.2.2 Gefäße

(☞ 1.2.3.4, Gefäßchirurgie)

1.2.2.3 Blutkrankheiten

1.2.2.3.1

Lerntext Anämie

Als Anämie bezeichnet man unabhängig von der Ursache eine Verminderung der Erythrozyten im Verhältnis zum gesamten Blutvolumen, d.h. die Erythrozytenzahl pro mm³, der Hämoglobingehalt des Blutes oder der Hämatokrit liegen unterhalb der Normwerte. Normwerte:

	Frauen	Männer
Erys in Mio./mm³	4,2–5,5	4,5–6,3
Hb in g/dl	12–16	13–17
Hkt in %	38–48	40–50

Ursachen von Anämien:

1) *Bildungsstörungen:* Bei normaler Erythrozyten-Überlebens- und -Zirkulationszeit werden zu wenig Erythrozyten gebildet, z.B. bei Knochenmarkskrankheiten, Eisen- und Vitamin- oder Folsäuremangel, Erythropoetinmangel bei Nierenerkrankungen.
2) Akute und chronische *Blutungsanämien:* Erythrozyten gehen auf Grund von akuten oder chronischen Blutungen schneller verloren als sie ersetzt werden können.
3) *Hämolytische Anämien:* Die Bildung der Erythrozyten ist normal oder sogar gesteigert, sie sind jedoch durch Erkrankungen der Zellen selbst oder andere Krankheiten in ihrer Überlebenszeit vermindert.

Symptome einer Anämie:

- Blässe von Haut und Schleimhäuten
- Müdigkeit, Abgeschlagenheit, verminderte Leistungsfähigkeit
- Evtl. Luftnot bei Belastung
- Tachykardie bei normalem oder leicht vermindertem Blutdruck.

1.2.2.3.2 ☞ 1.2.2.3.1

1.2.2.3.3   C ist richtig

Die Eisenmangelanämie gehört zu den Anämien, die auf einer Erythrozytenbildungsstörung beruhen. Dabei sind die Erythrozyten kleiner (mikrozytär) und enthalten weniger Hämoglobin als normal (hypochrom).

Zu A) Der Intrinsic factor wird in der Magenschleimhaut gebildet und ermöglicht die Resorption von Vitamin B_{12} im terminalen Ileum. Bei Mangel an Intrinsic factor resultiert deshalb – wie bei der Vitamin B_{12}-Mangelanämie – eine hyperchrome makrozytäre Anämie.

Zu B) Der Hb E ist der Hämoglobingehalt pro Erythrozyt. Dieser Wert ist bei hypochromen Anämien wie der Eisenmangelanämie erniedrigt.

Zu D) Eine parenterale Eisengabe ist nur in absoluten Ausnahmefällen nötig! In den allermeisten Fällen ist die orale Eisensubstitution mit 100–200 mg Fe II pro Tag ausreichend und sinnvoller (weniger Nebenwirkungen!).

1.2.2.3.4   B ist richtig

Eine Eisenmangelanämie kann durch ungenügende Eisenaufnahme (Fehlernährung oder Resorptionsstörungen) oder einen gesteigerten Eisenverlust (chronische Blutungen) verursacht sein. Der Eisenbedarf beträgt 1–2 mg pro Tag und kann bei Schwangeren, in der Stillperiode oder während des Wachstums erhöht sein.

Zu 3) Störungen der Erythropoese (Erythrozyten-Bildung) sind Folge und nicht Ursache der Eisenmangelanämie! Andere Erythrozytenbildungsstörungen liegen vor bei

- Vitamin-B_{12}-Mangel, Folsäuremangel, Intrinsic-factor-Mangel
- Erythropoetinmangel bei Nierenerkrankungen
- Knochenmarkkrankheiten, z. B. Osteomyelofibrose.

Zu 5) Bei der Thalassämie ist die Hämoglobinsynthese qualitativ gestört. Auch hier kommt es zu einer mikrozytären hypochromen Anämie, obwohl der Serumeisenspiegel normal ist.

1.2.2.3.5

Bei einer perniziösen Anämie liegt ein Mangel an Vitamin B_{12} vor ☞ 1.2.2.3.3.

1.2.2.3.6   B ist richtig

☞ 1.2.2.3.3 und 1.2.2.3.4.
Bei der akuten Blutungsanämie sind die Erythrozyten unverändert. Sie sind normochrom, weil sich Veränderungen in der Erythrozytengröße und im Hb-Gehalt erst bei länger dauernden Störungen in der Neuproduktion manifestieren.

1.2.2.3.7   B ist richtig

Anämie heißt für sich genommen, dass die Erythrozytenzahl vermindert ist. Hypochrom bedeutet, dass der absolute Hb-Gehalt pro Erythrozyt vermindert ist.

Zu A) verminderte Erythrozytenzahl bei normalem Hb-Gehalt des Blutes ist nur bei hyperchromen Erythrozyten theoretisch möglich, z. B. megaloblastäre hyperchrome Anämie.

Zu C) Das ist keine Anämie, sondern eine Hypoxämie.

Zu D) Bei einer verminderten Erythrozytenzahl mit erhöhtem Hb-Gehalt des einzelnen Erythrozyten liegt eine hyperchrome Anämie vor, z. B perniziöse Anämie.

Zu E) Verminderte Erythrozytenzahl und verminderter Hb-Gehalt liegen bei einer normochromen Anämie, z. B. bei akuter Blutung, vor.

1.2.2.3.8   B ist richtig

Eselsbrücke: Die Bezeichnung direktes und indirektes Bilirubin geht auf die laborchemische Bestimmung der Bilirubinfraktionen des Gesamtbilirubins zurück. Das Bilirubin ist ein Abbauprodukt des Hämoglobins und bei Hämolysen sowie Lebererkrankungen erhöht. Das indirekte Bilirubin entsteht bei Abbau oder Zerstörung von Erythrozyten, wird in der Leber chemisch an Glukuronsäure gebunden (Konjugation) und so *direkt* als direktes Bilirubin ausgeschieden.

Eine Erhöhung des indirekten Bilirubins ist bei Hämolysen, gleich welcher Ursache, zu finden. Bei Leberparenchymkrankheiten, z. B. Hepatitis, sind sowohl direktes als auch indirektes Bilirubin erhöht. Beim posthepatischen Gallenabflussstau (z. B. extrahepatischer Gallengangsverschluss durch Pankreastumor oder Steine) ist v. a. das direkte, also bereits in der Leber konjugierte Bilirubin erhöht.

1.2.2.3.9

Lerntext Agranulozytose

Bei einer Agranulozytose sinkt die Granulozytenzahl unter 500/µl und die Leukozytenzahl unter 1000/µl. Ursachen ist meist eine medikamentöse Schädigung des Knochenmarkes, die entweder toxisch (z. B. Zytostatika) oder allergisch (z. B. Metamizol) verursacht ist. Erythrozyten und Thrombozyten sind normal. Durch das Fehlen der Granulozyten ist die zelluläre Immunantwort des Körpers auf eindringende Keime erheblich gestört, sodass es zu schweren Infektionen bis hin zur Sepsis kommen kann. Nach Absetzen des auslösenden Medikamentes kann sich die Granulozytenpopulation durch Neubildung innerhalb einer Woche erholen.

1.2.2.3.10 ☞ **1.2.2.3.9**

1.2.2.3.11

Lerntext Leukämie

Leukämien sind bösartige Erkrankungen der Leukozyten, bei denen sich diese Zellen im Knochenmark oder auch im lymphatischen Gewebe unkontrolliert vermehren. Abhängig vom Zelltyp unterscheidet man lymphatische Leukämien (Entartung von Vorstufen der Lymphozyten) und myeloische Leukämien (Entartung von Vorstufen anderer Blutzellen im Knochenmark).

Nach ihrem klinischen Verlauf ohne Therapie werden die Leukämien in *akute* und *chronische* Leukämien unterteilt. Darüber hinaus gibt es eine Vielzahl von histologischen und klinischen Unterscheidungen und Stadien.

Die akute Leukämie tritt mit zwei Erkrankungsaltersgipfeln als akute lymphatische Leukämie (ALL) im Kindesalter und als akute myeloische Leukämie (AML) im Erwachsenenalter auf.

Das klinische Bild der akuten Leukämie ist von rasch auftretenden allgemeinen Symptomen wie Fieber, Nachtschweiß und Abgeschlagenheit gekennzeichnet. Außerdem kommt es gehäuft zu bakteriellen Infekten, weil funktionstüchtige Leukozyten von den entarteten Zellen verdrängt werden. Diese Verdrängung kann auch die Bildung von Erythrozyten und Thrombozyten beeinträchtigen, sodass es zur Anämie (Blässe, Tachykardie, Hypotonie, Leistungsknick) und Thrombopenie (gehäufte petechiale, d. h. punktförmige Blutungen) kommen kann. Gelegentlich treten Lymphknotenschwellungen, Leber- und Milzvergrößerung oder Knochenschmerzen auf.

1.2.2.3.12

Die akute lymphatische Leukämie tritt meist im Kindesalter auf, während die chronisch lymphatische Leukämie hat ihren erkrankungsgipfel zwischen dem 50. und 60. Lebensjahr.

1.2.2.3.13

Bei der **Hämophilie A,** die weit häufiger ist (85%), fehlt der Blutgerinnungsfaktor VIII ganz oder ist zumindest in der Plasmakonzentration erheblich vermindert. Sie ist eine

X-chromosomal rezessiv vererbte Krankheit, an der praktisch nur männliche Individuen erkranken, weil Frauen zwei X-Chromosome haben. Bei Frauen kompensiert das gesunde X-Chromosom die fehlende Erbanlage des kranken X-Chromosoms.

Bei der **Hämophilie B** ist der Faktor IX (Christmas-Faktor) in der Aktivität erheblich vermindert.

Beide Formen werden mit der parenteralen Substitution des fehlenden Gerinnungsfaktors behandelt. Dieser muss je nach Schweregrad nur vor operativen Eingriffen oder in schweren Fällen regelmäßig zugeführt werden.

1.2.2.3.14   **B und C sind richtig**

Der Morbus Hodgkin ist eine anfangs auf die Lymphknoten beschränkte Erkrankung. Im fortgeschrittenen Stadium ist es eine Systemerkrankung. Die sich auch an extralymphatischen Organen wie Knochenmark und Leber manifeatiert. Es erkranken vorwiegend Menschen des dritten und sechsten Lebensjahrzehntes.

Zu B) und C) In den Stadien I–II wird eine Polychemotherapie mitBestrahlung der befallenen Lymphknotenregionen durchgeführt. In den Stadien III und IV) wird ebenfalls eine Polychemotherapie durchgeführt, ein Restlymphom wird bestrahlt.

Zu D) Die Prognose ist je nach Krankheitsstadium insgesamt günstig. Allerdings besteht ein erhöhtes Risiko für Zweittumoren aufgrund der hohen Toxität der Chemo- und Bestrahlungstherapie

Zu A) Eine Neck-dissection, d. h. möglichst vollständige Entfernung sämtlicher Halslymphknoten, ist bei Kehlkopftumoren indiziert. Bei Hodgkin-Lymphomen werden lediglich zur histologischen Diagnosesicherung einzelne Lymphknoten entfernt.

1.2.2.3.15   **E ist richtig**

Das Plasmozytom zählt zu den Non-Hodgkin-Lymphomen. Es beruht auf einer ungehemmten Vermehrung eines B-Zellklons, der vollständige oder auch nur Teile von Immunglobulinen (Antikörpern) produziert. Plasmozytomzellen verdrängen das normale Knochenmark und führen so zu Anämie und erhöhter Infektanfälligkeit.

Zu 3) Die Tumorzellen aktivieren die Osteoklasten, sodass es zu lokalen Osteolysen oder auch zur generalisierten Osteoporose kommt. Beides birgt die Gefahr von Frakturen (oft spontan) in sich.

Zu 5) Die Immunglobuline und Leichtketten (Antikörperteile) sind nephrotoxisch, d.h. mit der Zeit schädigen sie die Niere bis hin zur chronischen Niereninsuffizienz.

Zu 1–3) Leberzirrhose, Ulkus und Herzinfarkt gehören nicht zu den typischen Komplikationen eines Plasmozytoms.

1.2.2.4 Lunge

1.2.2.4.1

Definitionsgemäß liegt eine chronische Bronchitis vor, wenn während zweier aufeinander folgender Jahre für mindestens drei Monate pro Jahr produktiver Husten besteht. Symptom einer chronischen Bronchitis ist im Wesentlichen das oft morgendliche Abhusten von Sputum. Bei bakterieller Infektion ist das Sputum gelb-grünlich, sonst klar oder gräulich. Eine lang bestehende chronische Bronchitis kann in eine chronisch obstruktive Bronchitis übergehen. Spätkomplikationen sind die chronisch obstruktive Lungenerkrankung mit Emphysem, respiratorischer Insuffizienz und Cor pulmonale (Rechtsherzbelastung).

1.2.2.4.2

Lerntext Pneumonie

Eine Pneumonie ist eine Entzündung der Lunge, die entweder vorwiegend den Alveolarraum, das Interstitium oder beides betrifft. Pneumonien können nach Verlauf (akute und chronische), nach Ausdehnung (Lobär- oder Bronchopneumonie), nach der Ursache oder unter Berücksichtigung von Vorerkrankungen eingeteilt werden. Als **Erreger** kommen in Betracht:

1. Bakterien, z.B. Pneumokokken, Hämophilus influenza, Mykoplasmen, Tbc
2. Pilze (Pneumocystis carinii, Candida albicans)
3. Viren (RS-, Zytomegalie- oder Herpesviren)
4. Parasiten.

Eine Pneumonie kann auch chemisch (z.B. Reizgase, Magensäure), physikalisch (Bestrahlung) oder bei Kreislaufstörungen (Infarktpneumonie bei Lungenembolie) ausgelöst werden.

1.2.2.4.3 A ist richtig

Primäre Pneumonien treten spontan, ohne vorherige Lungenerkrankung auf, sekundäre Pneumonien hingegen als Folge einer Herz- oder Lungenerkrankung, z.B.

- Pneumonien nach Lungenembolie oder Lungenödem
- Poststenotische Pneumonien bei Bronchialkarzinom
- Pneumonie bei Bronchiektasen
- Bakterielle Superinfektion, z.B. nach Influenzainfektion
- Aspirationspneumonie: Die Aspiration von saurem Magensaft führt zu einer chemischen Schädigung der Alveolen (sog. Mendelson-Syndrom). Hierauf pfropft sich dann eine bakterielle Infektion in den vorgeschädigten Bezirken auf.

Zu B) Eine Pleuritis sicca ist eine trockene Rippenfellentzündung.

Zu C) Bakterielle Pneumonien sind meist primäre Pneumonien.

Zu D) Eine Pneumokoniose ist eine durch chronische Staubinhalation ausgelöste Lungenerkrankung, z.B. Silikose als Werkarbeiterlunge.

Zu E) Eine Lungentuberkulose ist in aller Regel eine primäre Pneumonie.

1.2.2.4.4 C ist richtig

Zu 1) Asthma bronchiale ist eine anfangs anfallsartig auftretende Verengung (Obstruktion) der tieferen Atemwege durch erhöhte Erregbarkeit (Hyperreagibilität) des Bronchialsystems und/oder Entzündung der Bronchien. Die Verengung der Bronchien ist durch drei Ursachen bedingt:
a) Hypersekretion eines zähen Schleims
b) Kontraktion der Bronchialmuskulatur
c) Entzündliches Ödem der Bronchialschleimhaut.

Das Asthma bronchiale ist allergisch (10%) oder nicht allergisch (10%) bedingt oder eine

IV Kommentare: Pflegesituationen

Mischform aus beidem (80%). Asthma kann zur akuten Ateminsuffizienz führen, wobei CO_2 nicht ausreichend abgeatmet und O_2 in zu geringer Menge ins Blut aufgenommen wird (globale Ateminsuffizienz).

Zu 2) Nicht die Ateminsuffizienz, sondern die im späteren Krankheitsverlauf ständige Bronchialobstruktion, ist die Ursache der Lungenüberblähung (Emphysem).

1.2.2.4.5 ☞ 1.2.2.4.4

1.2.2.4.6   C ist richtig

Das Leitsymptom des Asthma bronchiale ist die anfangs anfallsartig auftretende Luftnot, später, bei Ausbildung eines Emphysems und globaler Ateminsuffizienz, kann die Luftnot auch permanent bestehen. Dabei ist v. a. die Ausatmungsphase erschwert und deshalb verlängert.

Zu A) Die „große und tiefe" Atmung ist die Kussmaul-Atmung, die z. B. beim ketoazidotischen Koma eines Diabetikers auftritt.

Zu B) Eine Verlängerung der Einatmungsphase tritt bei Verengung der oberen Luftwege, z. B. beim Krupp-Syndrom oder Epiglottitis auf.

Zu D) Blutungsneigung kann viele Ursachen haben. Asthma gehört nicht dazu.

Zu E) Bei Bronchialinfekten ist die Gefahr eines Asthmaanfalls entsprechend disponierter Patienten erhöht. Die Leukozytose ist jedoch kein Symptom dse Asthmas!

1.2.2.4.7   C ist richtig

Lerntext Lungenemphysem

Ein Lungenemphysem ist eine irreversible Erweiterung der Lufträume jenseits der kleinsten Bronchien durch Zerstörung von Alveolarwänden. Dadurch wird die zum Gasaustausch zur Verfügung stehende Atemfläche verkleinert. Man unterscheidet das primäre – sog. atrophische Altersemphysem – vom sekundären Emphysem. Beim sekundären Emphysem ist die Lungenüberblähung Folge einer chronisch obstruktiven Bronchitis, eines Asthma bronchiale, eines angeborenen α_1-Antitrypsin-Mangels oder narbiger Lungenveränderungen. Der Patient versucht durch Verschiebung der Atemmittellage in den tiefen

Inspirationsbereich die Gasaustauschfläche zu vergrößern. Folge ist ein sog. Fassthorax. Auf dem Röntgenbild sieht man unter anderem tiefstehende Zwerchfelle.

1.2.2.4.8 ☞ 1.2.2.4.7   D ist richtig

Zu 2) Weit häufiger als das normale Altersemphysem ist das sekundäre Emphysem infolge chronisch obstruktiver Bronchitis und Asthma bronchiale.

Zu 4) und 5) Durch die Verkleinerung der Alveolaraustauschfläche steigt auch der Druck im kleinen Kreislauf an. Folge ist ein Cor pulmonale mit Rechtsherzbelastung.

Zu 6) Die Prognose hängt natürlich wesentlich von der Therapie der Grundkrankheit ab. Da das Emphysem jedoch auf einer irreversiblen Zerstörung der Alveolarwände beruht, kann man die Prognose nicht als günstig bezeichnen.

1.2.2.4.9

Lerntext Lungenembolie

Unter einer Lungenembolie versteht man den akuten Verschluss einer Pulmonalarterie oder eines Pulmonalarterienastes. Meist wird das Gefäß durch einen Embolus aus dem Stromgebiet der unteren Hohlvene verschlossen. Je nach Größe der verschlossenen Pulmonalarterie werden verschiedene Schweregrade unterschieden. Akute **Symptome** sind:

- Luftnot, Tachypnoe
- (Atemabhängige) thorakale Schmerzen
- Blutdruckabfall, Tachykardie
- Zyanose
- Husten (später evtl. blutiger Auswurf)
- Obere Einflussstauung
- Angst, Schweißausbruch, Synkope.

Die Symptome nach Überleben der Akutphase leiten sich aus den möglichen **Komplikationen** her:

- Infarktpneumonie mit Fieber etc.
- Rippenfellentzündung, evtl. mit Pleuraerguss: Dyspnoe
- Rechtsherzversagen
- Lungeninfarkt mit blutigem Auswurf.

1.2.2.4.10

Hauptursache einer Lungenembolie ist eine Venenthrombose, meist in den tiefen Bein- oder Beckenvenen. Deshalb sind alle Risiko-Patienten für Thrombosen auch für Lungenembolien prädestiniert:

- Immobile Patienten
- Postoperative Patienten, v. a. nach Eingriffen im kleinen Becken und an den unteren Extremitäten
- Frauen, die Antikonzeptiva einnehmen, post partum
- Übergewichtige Patienten
- Patienten mit Varizen
- Patienten mit bösartigen Erkrankungen
- Patienten mit erhöhter Blutgerinnbarkeit.

1.2.2.4.11   C ist richtig

Zu 1) ☞ 1.2.2.4.9

Zu 2) In der Akutbehandlung wird für sieben bis zehn Tage eine Vollheparinisierung zur Prophylaxe und Therapie von weiteren Lungenembolien durchgeführt. Danach für ca. 1/2 Jahr eine Marcumar-Einstellung.

Zu 3) Bei Verschluss einer Pulmonalarterie gelangt ein Teil des Blutes über arteriovenöse Shunts direkt zum linken Herzen, ohne am Gasaustausch teilzunehmen. Deshalb kann der pCO_2 ansteigen und der pO_2 abfallen.

Zu 4) Bei einer Lungenembolie größeren Ausmaßes sind im EKG Zeichen der akuten Rechtsherzbelastung zu sehen. Ohne Vergleich mit einem Vor-EKG sind diese Veränderungen jedoch nicht so charakteristisch, dass hieraus eine Diagnose gestellt werden könnte.

1.2.2.4.12

Die Mukoviszidose ist eine der häufigsten Erbkrankheiten Europas. Durch einen Gendefekt wird in allen exokrinen Drüsen ein zu zähes Sekret abgesondert. Davon sind v. a. die Bronchien, Pankreas, Dünndarm und Gallenwege betroffen. Der Sektretstau in den Atemwegen führt zu gehäuften Infekten, Bronchiektasen (Aussackungen der Bronchien), einem Lungenemphysem, Cor pulmonale und Ateminsuffizienz. Die symptomatische Behandlung zielt auf eine Verflüssigung des Schleims durch Inhalationstherapie, Mukolyse

und Drainage des Schleims (z. B. Draineinlage, Knie-Ellenbogenlage etc.) sowie eine konsequente Therapie aller Atemwegsinfekte.

1.2.2.4.13

Das Bronchialkarzinom ist der häufigste Tumor bei Männern. Hauptrisikofaktor und für ca. 85 % der Bronchialkarzinome verantwortlich ist das Zigarettenrauchen. Andere Risikofaktoren sind karzinogene (d. h. krebserzeugende) Arbeitsstoffe wie Asbest oder radioaktive Stoffe. Im Frühstadium sind die Symptome eher unspezifisch: Husten, evtl. Luftnot oder thorakale Schmerzen. Später treten je nach Lokalisation des Tumors auf:

- Bluthusten (Hämoptysen)
- Pleuraerguss
- Rezidivierende Pneumonien
- Phrenikuslähmung mit Zwerchfellhochstand
- Symptome der Metastasen, z. B. Knochenschmerzen, Frakturen, Krampfanfälle.

1.2.2.4.14

Hauptsächlich ist der röntgenologische Lungenrundherd verdächtig auf ein Bronchialkarzinom. Außerdem kommen in Betracht:

- Metastase
- Abszess
- Pneumonie
- Tuberkulose
- Gekammerter Erguss.

1.2.2.4.15   D ist richtig

Alle genannten Krankheitsbilder können zu einem produktiven Husten führen. Das dreischichtige Sputum (Schaum, Schleim, Eiter) setzt größere Mengen voraus. Es ist typisch für Bronchiektasen. Bronchiektasen sind zylindrische oder sackförmige irreversible Ausweitungen der Bronchien. Sie können zur Verengung des Bronchiallumens (Obstruktion) führen und fallen oft durch gehäufte Bronchitiden auf.

1.2.2.4.16   A ist richtig

Ein Chylothorax ist eine seltene Sonderform des Pleuraergusses. Die Lymphe der unteren Körperhälfte (also auch des Abdominalraumes) gelangt über den Ductus thoracicus in die linke Vena subclavia. Bei Verletzung des D. thoracicus oder bei malignen Lymphknotenprozessen in diesem Bereich kann mit Fetten gesättigte Lymphe in den Pleuraspalt austreten (Chylothorax).

Zu B) Der Fassthorax ist typisch für ein Lungenemphysem.

Zu D) Der Röntgen-Thorax mit Breischluck wird zur Beurteilung von Speiseröhre und Magen durchgeführt.

1.2.2.5 Verdauungssystem

1.2.2.5.1

Unter Dysphagie versteht man das Empfinden einer schmerzlosen Schluckstörung bei Passagebehinderung der Speisen. Mögliche Ursachen sind:

- Ösophaguskarzinom
- Entzündliche Stenose des Ösophagus, z. B. bei Refluxkrankheit
- Achalasie, d. h. fehlende untere Ösophagussphinktererschlaffung
- Verengung des Ösophagus durch Druck von außen, z. B. retrosternale Struma, Mediastinaltumoren.

1.2.2.5.2   A ist richtig

Lerntext Ulcus duodeni und Ulcus ventriculi

Das Ulcus duodeni ist ca. dreimal häufiger als das Ulcus ventriculi. Ein *Ulcus* ist ein Substanzdefekt, der tiefer als in die Muscularis mucosae reicht. Im Gegensatz dazu ist bei der *Erosion* nur die Schleimhaut selbst betroffen. **Ursächlich** liegt ein Ungleichgewicht zwischen Schutzmechanismen der Schleimhaut und aggressiven Faktoren vor, wie z. B. bei:

- Befall der Magenschleimhaut mit Helicobacter pylori
- Stress (psychisch wie körperlich)
- Genetischer Disposition
- Nikotin- und Alkoholmissbrauch
- Medikamenten, z. B. Kortikoide und NSAR.

Protektive Faktoren sind die normale Schleimhautregeneration, Schleim- und Bikarbonatsekretion.

Symptomatik:

Beim *Ulcus duodeni* findet man einen Nüchternschmerz, der bei Nahrungsaufnahme (durch Bindung bzw. Neutralisierung der Magensäure) verschwindet. Beim *Ulcus*

ventriculi besteht meist ein Dauerschmerz, der sich evtl. nach Nahrungsaufnahme noch verstärkt (Anregung der Säureproduktion). Für das Ulcus ventriculi ist die Möglichkeit einer Entartung gegeben. Dies ist für das Ulcus duodeni nicht beschrieben.

Mögliche **Komplikationen** des Magen- und Duodenalulcus:

- Blutungen
- Perforation in die freie Bauchhöhle
- Penetration in die Nachbarorgane
- Narbige Verziehung des Ulcus mit Stenose und Passagebehinderung
- Beim Magenulcus: Entartung.

1.2.2.5.3 ☞ auch 1.2.2.5.2   D ist richtig

Kolikartige Schmerzen, v. a. nach dem Essen fetter Speisen, Ausstrahlung in den Rücken und in die rechte Schulter sind typisch für eine Gallenkolik.

1.2.2.5.4 ☞ 1.2.2.5.2

1.2.2.5.5 ☞ 1.2.2.5.2   E ist richtig

Zu 3) *Kolikartige* Schmerzen treten z.B bei einer Gallenkolik auf. Beim Zwölffingerdarmgeschwür treten Spät-, Nacht- und Nüchternschmerzen auf.

1.2.2.5.6 ☞ 1.2.2.5.2   E ist richtig

1.2.2.5.7   D ist richtig

Bei Verdacht auf ein Magenkarzinom (und dieser Verdacht besteht bei allen Magenbeschwerden, die trotz medikamentöser Therapie länger als drei Wochen anhalten!) ist eine Gastroskopie indiziert. Aus allen verdächtigen Bezirken müssen mehrfache Biopsien zur histologischen Untersuchung entnommen werden.

Zu A) Ultraschall ist für das „Staging", d.h. Suche und Lokalisation von Metastasen in Lymphknoten und Leber im Vorfeld einer Operation notwendig. Dadurch wird aber keine Diagnose gesichert.

Zu B) Vor Einführung der Gastroskopie (anfang der 70er-Jahre und früher) wurde die Röntgen-Magen-Darm-Passage zur Diagnosestellung herangezogen. Es war aber oft schwierig, ein kleines Karzinom überhaupt zu erkennen oder von einem Ulkus zu unterscheiden. Heute gehört das

Magenröntgen nicht mehr zu den gängigen Diagnoseverfahren, weil die Fehlerquellen zu gravierend sind.

Zu C) und E) Durch ein Klysma oder Stuhluntersuchungen auf pathologische Zellen ist eine Diagnosesicherung nicht möglich.

1.2.2.5.8   A ist richtig

Zu den Risikoerkrankungen, die die Wahrscheinlichkeit eines bösartigen Tumors im Magen-Darm-Trakt erhöhen, gehören:

Magen:
- Atrophische Gastritis (autoimmun)
- Helicobacter pylori-Gastritis mit Metaplasie des Epithels
- Riesenfaltenmagen (Morbus Ménétrier)
- Adenomatöse Magenpolypen
- Zustand nach Magenteilresektion.

Darm:
- Colitis ulcerosa
- Polyposis des Kolons, z. B. Peutz-Jeghers-Syndrom
- Morbus Crohn
- Familiäre adenomatöse Polyposis.

Divertikulose, erosive Gastritis und chronische Pankreatitis können schwere Komplikationen auslösen. Eine Entartung kommt hierbei jedoch nicht vor!

1.2.2.5.9

Lerntext Gastritis

Man unterscheidet die akute von der chronischen Gastritis (Magenschleimhautentzündung). Die *akute Gastritis* wird meist durch äußere Noxen, z. B. Alkoholexzess, Nikotin, Medikamente wie ASS, Kortison oder Zytostatika, ausgelöst. Auch Stress (z. B. Intensivstation, Polytrauma, Schock) kann zur akuten Gastritis führen. Der Patient ist dann appetitlos, hat (epigastrische) Oberbauchschmerzen, die sich nach Nahrungsaufnahme noch verstärken, gelegentlich leidet er unter Übelkeit und Erbrechen. Gefährlich kann die akute Gastritis dann werden, wenn es bei Schleimhauterosionen zu Magenblutungen kommt. Die **Therapie** besteht in den meisten Fällen im Vermeiden der Auslöser, evtl. Gabe von Antazida, H$_2$-Blockern. Bei der *chronischen Gastritis* werden drei Formen unterschieden:

- Die A-Form ist eine Autoimmunkrankheit
- Die B-Form ist durch das Bakterium Helicobacter pylori bedingt
- Die C-Form ist chemisch induziert (Gallereflux, NSAR).

Die Typ B-Gastritis wird mittels einer Triple-Therapie (Protonenpumpenhemmer + zwei Antibiotika) über sieben Tage behandelt.

1.2.2.5.10   C ist richtig

Sodbrennen ist ein Symptom, das bei Reflux von saurem Mageninhalt in die Speiseröhre ausgelöst wird. Der Rückfluss tritt meist nach umfangreichen Mahlzeiten, im Liegen oder bei Hiatushernien auf. Durch Gabe von Antazida, H$_2$-Blockern oder Protonenpumpenhemmern wird das Symptom gebessert. Daneben können motilitätssteigernde Medikamente wie Paspertin, Propulsin und andere evtl. Abhilfe schaffen. Gelegentlich ist eine Operation notwendig.

Zu A) Die Symptome des Magenkarzinoms treten meist spät auf und sind unspezifisch. Dazu gehören u. a. Gewichtsverlust, Widerwille gegen Fleisch, Druckgefühl im Oberbauch, Leistungsknick, subfebrile Temperaturen.

Zu B) Magenpolypen machen meist keine Symptome. Lediglich große Polypen, die den Magenein- oder -ausgang verlegen, können zu „Füllungs-" oder Entleerungsstörungen führen. Gelegentlich führen Magenpolypen zu Blutungen.

Zu D) Ösophagusdivertikel (z. B. Zenker-Divertikel) können dazu führen, dass ein Teil der geschluckten Speisen im Divertikel liegen bleibt. Die Folge können Mundgeruch, Fremdkörpergefühl im Hals oder Erbrechen von unverdauten Speisen sein.

Zu E) Bei Anazidität, also fehlendem Säuregehalt des Magens, kann Sodbrennen nicht auftreten. Anazidiät macht meistens keine Symptome.

1.2.2.5.11   C ist richtig

Anazidität heißt Fehlen von freier Salzsäure im Magensaft. Dies ist in der Regel Folge einer chronisch atrophischen Gastritis vom Typ A (wie **a**utoimmun). Durch Zerstörung der Belegzellen wird zunehmend weniger, schließlich gar keine Salzsäure mehr abgegeben.

IV Kommentare: Pflegesituationen

Die chronisch atrophische Gastritis ist eine Präkanzerose und außerdem mit einer perniziösen Anämie (Mangel an Intrinsic factor zur Vitamin-B12-Resorption) vergesellschaftet.

Zu A) Eine Erhöhung der Gesamtazidität des Magensaftes kommt beim Zollinger-Ellison-Syndrom (tumoröse Überproduktion von Gastrin) vor.

Zu B) Ein *verminderter* Gehalt an freier Salzsäure heißt Hypoazidität oder Hypochlorhydrie.

1.2.2.5.12   A ist richtig

Eine Magenblutung kommt bei erosiver Gastritis, Ulcus ventriculi und Magenkarzinom vor. Typisches Symptom ist Bluterbrechen (Hämatemesis). Je nachdem, wie lange das Blut im Magen war, ist es hell-rot (kurzer Kontakt zur Salzsäure) oder kaffeesatzartig (angedautes Blut mit langer Einwirkungszeit der Salzsäure). Zweites Kardinalsymptom ist Teerstuhl. Bei starken, akuten Blutungen sind die Patienten normochrom normozytär anämisch. Bei chronischen Sickerblutungen bildet sich eine hypochrome mikrozytäre Eisenmangelanämie aus (☞ 1.2.2.3).

Zu B) Druckschmerz am McBurney-Punkt tritt bei der Appendizitis auf.

Zu C) Hämaturie (Blut im Urin) kann bei entzündlichen oder tumorösen Erkrankungen des Harntraktes, sowie bei Steinen, Blutgerinnungsstörungen usw. auftreten.

Zu D) Eine Leukozytopenie hat vielfältige Ursachen, z. B. (Virus-) Infektionen, (toxische) Knochenmarkschädigung, Leukämie.

1.2.2.5.13

Lerntext Kolonkarzinom

Das Kolonkarzinom ist das zweithäufigste Karzinom bei Männern wie bei Frauen. Meist handelt es sich um ein Adenokarzinom, das zu über 75% der Fälle im Rektum oder Sigma lokalisiert ist. **Symptome** sind:

- Blutbeimengungen zum Stuhl
- Änderung der „Stuhlgewohnheiten", Wechsel von Obstipation und Diarrhoe, Symptom des „falschen Freundes", d. h. gleichzeitiger Stuhl- und Windabgang

- Chronische Blutungsanämie (hypochrom, mikrozytär)
- Unspezifische Symptome wie Leistungsknick, Fieber, Gewichtsverlust
- Spätsymptom: Ileus.

Zur **Diagnostik** gehört neben der klinischen Untersuchung

- Rektal-digitale Untersuchung
- Hämokkult-Test
- Koloskopie mit Biopsie
- Kolondoppelkontrasteinlauf
- Sonographie des Abdomens, CT (v. a. zur Metastasensuche!).

Die **Metastasierung** erfolgt frühzeitig lymphogen, sowie hämatogen in Leber, Lunge und später in andere Organe.

1.2.2.5.14 ☞ 1.2.2.5.13   C ist richtig

Zu A) und B) Auch entzündliche Dickdarmerkrankungen wie Morbus Crohn und Colitis ulcerosa können zu Blut im Stuhl und Diarrhoen führen. Das Erkrankungsalter von 65 Jahren wäre aber für diese Krankheiten *sehr* untypisch.

Zu D) Eine Sigmadivertikulitis (Entzündung von Ausstülpungen der Kolonschleimhaut im Sigma) kann ähnliche Symptome hervorrufen. Umso besser für den Patienten, wenn sich herausstellt, dass es „nur" eine Divertikulitis war.

1.2.2.5.15

Morbus Crohn und Colitis ulcerosa sind entzündliche Darmerkrankungen. Als Ursache wird eine Störung der Immunregulation vermutet bei familiärer Häufung. Die Colitis betrifft nur das Kolon und breitet sich meist kontinuierlich vom Rektum zu den höher gelegenen Darmabschnitten aus. Der Morbus Crohn wird auch Ileitis terminalis genannt, weil er häufig das Kolon am ileozökalen Übergang betrifft. Es können alle Abschnitte des Verdauungskanals betroffen sein. Die Erkrankung breitet sich segmental aus. Die Symptomatik ist bei beiden Krankheiten von blutigen bis schleimigen Durchfällen gekennzeichnet, die auch sehr schmerzhaft sein können.

Typische Komplikationen der Colitis ulcerosa sind:

- Maligne Entartung
- Massive Blutung
- Toxisches Megakolon
- Malabsorptionssyndrom mit Wachstumsstörungen bei Kindern.

Komplikationen des Morbus Crohn:

- Malabsorption mit Gewichtsverlust, megaloblastärer Anämie
- Darmstenosen, Ileus
- Darmfisteln
- Abszessbildung

1.2.2.5.16 ☞ **1.2.2.5.15**

1.2.2.5.17

Ein Ileus ist ein Darmverschluss, der
1) mechanisch sein kann, z. B. durch Briden (Verwachseungen), Tumoren, Polypen, Würmer, Kotmassen, Kotsteine, Gallensteine
2) paralytisch sein kann, z. B. bei Peritonitis oder Mesenterialgefäßverschluss.
Ein *mechanischer Ileus* führt typischerweise zu akut auftretenden, heftigen Schmerzen, hoch gestellten Darmgeräuschen auf Grund vermehrter Peristaltik, Meteorismus und Stuhlverhalt, später zu Miserere (Koterbrechen). Schmerzen sind beim mechanischen Ileus meist stärker ausgeprägt als beim paralytischen Ileus. Ein *paralytischer Ileus* geht meist mit sich langsam entwickelnden Schmerzen, ebenfalls Meteorismus und Stuhlverhalt einher. Die Darmgeräusche fehlen: Totenstille im Bauchraum.
Gelegentlich tritt frühzeitig Erbrechen auf. Die Hauptgefahren bestehen in einer Perforation des Darmes oder einer Durchwanderungsperitonitis. Bei der Auskultation des Abdomens sind beim mechanischen Ileus hoch gestellte, metallisch klingende Darmgeräusche zu hören, beim paralytischen Ileus herrscht die sog. „Totenstille" im Bauchraum. Das Röntgenbild zeigt Spiegelbildungen.

1.2.2.5.18 ☞ **1.2.2.5.17**

1.2.2.5.19 ☞ **1.2.2.5.17**

1.2.2.5.20   B ist richtig

1.2.2.5.21 ☞ **1.2.2.5.17**

1.2.2.5.22   C ist richtlg

Zu 1) und 2) ☞ 1.2.2.5.17
Zu 3) und 4) Symptome eines paralytischen Ileus sind Totenstille im Bauchraum (der Darm ist ja gelähmt) und Meteorismus.
Zu 5) Teerstuhl ist das typische Symptom der oberen gastrointestinalen Blutung.

1.2.2.5.23   D ist richtig

Bei chronischen Leberkrankheiten, gleich welcher Ursache, können sog. Leberhautzeichen beobachtet werden:

- Palmarerythem
- Spider naevi
- Bauchglatze
- Evtl. Ikterus der Haut.

Durch verminderte Proteinsynthese sinkt der Eiweißgehalt des Blutes und damit der onkotische Druck: Folge sind Wasseransammlungen im Gewebe, z. B. Ödeme, Anasarka und Aszites.
Zu 2) und 4) Dies sind typische Zeichen chronischer Lungenerkrankungen!

1.2.2.5.24

Lerntext Leberzirrhose

Die Leberzirrhose ist ein bindegewebiger Umbau des Lebergewebes mit Folge einer Funktioneinschränkung des Organs und eines portalen Hypertonus. Die häufigste Ursache ist in Mitteleuropa der chronische Alkoholmissbrauch (ca. 50% aller Leberzirrhosen sind hierauf zurückzuführen). Weitere **Ursachen:**

- Chronische Virushepatitis (B, C, D); ca. 30%
- Autoimmunhepatitis
- Kardiale Zirrhose bei schwerster Rechtsherzinsuffizienz
- Eisen- und Kupferspeicherkrankheiten: Siderosen, Morbus Wilson
- Medikamente
- Tropenkrankheiten.

Komplikationen sind:

- Portaler Hypertonus mit Ösophagus- oder Fundusvarizenblutung, Aszites
- Syntheseleistungsstörung mit Anasarka, Ödemen, Blutgerinnungsstörungen

- Entgiftungsstörungen mit hepatischer Enzephalopathie und Leberausfallskoma
- Hepatorenales Syndrom
- Leberzellkarzinom.

1.2.2.5.25

Eine Fettleber ist durch eine diffuse Ablagerung von Fetttröpfchen in den Leberzellen gekennzeichnet. Ursachen sind:

- Alkohol
- Toxische und medikamentöse Ursachen
- Adipositas
- Eiweißmangelernährung
- Diabetes mellitus
- Hyperlipidämien (Fettstoffwechselstörungen).

1.2.2.5.26   E ist richtig

Cholelithiasis bezeichnet das Vorhandensein von Steinen in der Gallenblase oder in den Gallenwegen. Eine mit Gallensteinen gefüllte Gallenblase kann in die freie Bauchhöhle oder in den Darm perforieren, v. a. wenn sie entzündet ist. Folge ist eine Pertonitis bzw. ein Gallensteinileus. Bei wandernden Gallensteinen können diese den Ausführungsgang des Pankreas verlegen, sodass es zur Pankreatitis kommt. Der chronische Reiz an der Gallenblasenwand begünstigt die Entstehung eines Gallenblasenkarzinoms.

1.2.2.5.27   C ist richtig

Typisches Symptom des Gallenblasen- oder Gallengangtumors ist der schmerzlose Ikterus. Ein durch Steine oder Entzündungen verursachter Gallestau ist dagegen meist schmerzhaft und mit Koliken verbunden. Die Schmerzlosigkeit der Tumorleiden birgt leider oft ein (zu) spätes Erkennen der Erkrankung in sich, das gilt besonders für Gallenwegstumoren. Die Prognose ist außerordentlich schlecht, die Fünfjahresüberlebensrate beträgt weniger als 5%.
Gallenkoliken treten meist dann auf, wenn ein Stein zu wandern beginnt. Da dies mit Komplikationen verbunden ist, sollte bei Koliken die Gallenblase entfernt werden, zumal es sich um einen relativ ungefährlichen Eingriff mit geringer Letalität handelt.
Wenn die Gallenblase in die freie Bauchhöhle

perforiert, kommt es zur galligen Peritonitis, die lebensbedrohlich ist. Oder sie perforiert in den Darm, sodass eine chologene Fistel entsteht. Auch dies führt zu Entzündungen, die sehr gefährlich werden können.

1.2.2.5.28   D ist richtig

Bei einer extrahepatischen Cholestase sind die großen Gallenwege erweitert, was in der Sonographie des Oberbauchs darstellbar ist. Bei der intrahepatischen Cholestase liegt der Stopp in den kleinsten Gallenwegen, die sonographisch nicht darstellbar sind. Das Bild ist dann unauffällig.
Ursachen der *intrahepatischen Cholestase* sind Leberzirrhose und sklerosierende Cholangitis. Ursachen der *extrahepatischen Cholestase* sind Steine, Tumoren und entzündliche Stenosen. Zur Unterscheidung wird als gängigste Untersuchung das direkte und indirekte Bilirubin bestimmt. Bei der extrahepatischen Cholestase ist v. a. das direkte Bilirubin erhöht, bei der intrahepatischen Cholestase sind beide Fraktionen gleichermaßen erhöht.

1.2.2.5.29

Es gilt die (englische) Regel der „fünf F's"
- Fat = fett
- Female = weiblich
- Fair = hellhäutig
- Fertile = fruchtbar, mehrgebärend
- Forty = 40 oder älter

Bei Patienten mit Hämolyse fällt naturgemäß mehr Bilirubin an, sodass das empfindliche Gleichgewicht in der Gallenflüssigkeit gestört wird. Die Gallenflüssigkeit besteht aus Cholesterinen, Bilirubinen und Gallensäuren. Eine aus dem Gleichgewicht geratene Gallenflüssigkeit kristallisiert zu Steinen.

1.2.2.5.30

Gallenkoliken treten meist ca. eine halbe bis vier Stunden nach einer fettreichen Mahlzeit auf, weil das Fett der Nahrung einen Reiz auf die Gallenblase ausübt, die sich zusammenzieht. Dadurch können kleinere Gallensteine in Bewegung geraten. Die Muskelkontraktionen, die die Steine weiterbewegen sollen, verursachen den typischen wellenförmigen Schmerzcharakter der Koliken.

1.2.2.5.31 ☞ **1.2.2.5.28**   **C ist richtig**

1.2.2.5.32   **B ist richtig**

Zum Verschlussikterus kommt es bei stenosierenden Prozessen im Gallengangsbereich, z. B. bei Steinen, bei entzündlichen Verengungen, Gallenblasen-, Gallengangs- oder Pankreastumoren. Da Bilirubin dann nicht mehr mit dem Stuhl ausgeschieden werden kann, wird dieser hell (zementfarben, acholisch). Der steigende Bilirubingehalt des Blutes führt durch Ablagerung in der Haut zu der gelben Skleren- und Hautfärbung (Ikterus). Da Bilirubin vermehrt renal ausgeschieden wird, resultiert ein sog. „bierbrauner", dunkler Urin.
Zu A) und C) Aszites und Ödeme sind Symptome eines portalen Hypertonus z. B. bei Leberzirrhose oder eines Eiweißmangels.

1.2.2.5.33

Lerntext Pankreas

Das Pankreas liegt quer im Oberbauch, der Pankreaskopf wird vom Zwölffingerdarm umschlossen, der Pankreasschwanz reicht bis an die Milzpforte. Die Bauchspeicheldrüse hat zwei wesentliche Funktionen:
- Exokrine Funktion mit Sezernierung von Verdauungsenzymen, Ionen und Wasser
- Endokrine Funktion mit Abgabe von Insulin und Glukagon.

Ursachen einer akuten Pankreatitis sind:
- Übermäßiger Alkoholkonsum
- Gallengangssteine und Stenose des Ausführungsganges
- Trauma
- Virale Pankreatitis
- Medikamentöse Pankreatitis.

Man kann eine Pankreatitis als Selbstverdauung des Organs begreifen. Es kommt zu
- Akut auftretenden, oft gürtelförmigen Schmerzen
- Übelkeit und Erbrechen
- Meteorismus
- Paralytischer Ileus
- Hypotonie und Tachykardie → Schock
- Fieber
- Aszites
- Anstieg der Lipase und Amylase im Serum und Urin
- Pleuraergüssen.

1.2.2.5.34 ☞ **1.2.2.5.33**

1.2.2.5.35   **E ist richtig**

Gegenüberstellung M. Crohn und Colitis ulcerosa in Stichworten:
1. *M. Crohn:* Lokalisation im gesamten Verdauungstrakt; histologisch gesamte Darmwand befallen, Epitheloidzellgranulome; Durchfälle selten blutig; im Röntgen Fissuren, segmentäre kurze Darmeinengung; Fisteln und Abszesse als Komplikationen; kaum maligne Entartung.
2. *Colitis ulcerosa:* Lokalisation Kolon; histologisch Schleimhaut betroffen, Kryptenabszesse; Durchfälle oft blutig; im Röntgen Zähnelung, Haustrenschwund, langes starres Rohr; toxisches Megacolon und maligne Entartung als Komplikation.

1.2.2.5.36

Öl- und salbenartige Fettstühle treten auf, wenn das Fett der Nahrung nicht resorbiert wird. Dies kann an einer Minderfunktion der Darmschleimhaut liegen (z. B. Sprue), oder an einem Mangel der an der Fettverdauung beteiligten Enzyme:
- Mangel an Gallensäuren, z. B. bei Gallenwegsverschluss
- Mangel an Lipase, z. B. bei exokriner Pankreasinsuffizienz.

Eine endokrine Pankreasinsuffizienz kann sich als Diabetes mellitus äußern.

1.2.2.5.37   **A ist richtig**

Kaffesatzartiges Erbrechen (Hämatemesis) ist ein Symptom für eine obere gastrointestinale Blutung, z. B.:
- Ösophaguskrankheiten, z. B. Varizenblutung
- Magengeschwür, erosive Gastritis, Magenkarzinom
- Duodenalgeschwüre, Tumoren.

Das Blut wird durch die Magensäure angedaut und erscheint deshalb schwarz. Bei massivsten oberen gastrointestinalen Blutungen (z. B. Ösophagusvarizen) kann das erbrochene Blut auch hellrot sein, die Einwirkungszeit der Magensäure war dann kurz.

IV Kommentare: Pflegesituationen

1.2.2.5.38   D ist richtig

Mit Miserere bezeichnet man Koterbrechen. Dies kommt beim Ileus mit retrograder (rückwärts gerichteter) Peristaltik vor und ist ein sehr ernst zu nehmendes Symptom.
Zu C) Kaffeesatzerbechen entspricht Hämat-emesis.

1.2.2.5.39

Eine chronische Obstipation kann bei Darm-trägheit, z. B. als Folge von Abführmittelmiss-brauch, faserarme Ernährung oder geringer Flüssigkeitsaufnahme auftretenWeitere Ursachen sind Tumoren oder entzündliche Stenosen bei Divertikulitis, Hypothyreose, M. Parkinson, schmerzhafte Hämorrhoiden oder Analfissur mit Unterdrückung des Defäkationsreizes, Medikamente (Antide-pressiva, Opiate, Antazida).

1.2.2.6 Niere

(☞ Urologie 1.2.3.5)

1.2.2.7 Stoffwechselerkrankungen

1.2.2.7.1

Vitamin-C-Mangel führt zu Skorbut mit den Symptomen:
- Abgeschlagenheit
- Abwehrschwäche
- Zahnfleischbluten und Zahnausfall
- Haarausfall
- Petechiale Hautblutungen.

1.2.2.7.2   E ist richtig

Vitamin K ist ein fettlösliches Vitamin, welches hauptsächlich über grünes Gemüse, Kohl aufgenommen wird. Bei Vitamin-K-Mangel werden in der Leber einige Gerinnungsfaktoren nur in funktionsunfähigen Vorstufen gebildet, was zur erhöhten Blutungsneigung führt.

1.2.2.7.3   B ist richtig

Vitamin D ist wesentlich am Kalzium- und Knochenstoffwechsel beteiligt. Es wird in Vorstufen mit der Nahrung aufgenommen und durch Sonnenbestrahlung (UV-Licht) in der Haut in die aktive Form umgewandelt. Vita-min-D-Mangel führt zu unzureichender

Mineralisierung des Knochens, er wird weich und verbiegbar. An den Epiphysenfugen wird das Knochenwachstum gehemmt (Rachitis). Die Rachitisprophylaxe sollte deshalb schon kurz nach der Geburt beginnen.

1.2.2.7.4 ☞ 1.2.2.7.5   B ist richtig
1.2.2.7.5

Die perniziöse Anämie ist eine megaloblastäre hyperchrome Anämie, die auf einem Vitamin-B_{12}-Mangel beruht, ☞ 1.2.2.3.3). Vitamin-B_{12}-Mangel kann außerdem zentralnervöse Störungen mit Gangataxie und anderen neurologischen Ausfällen nach sich ziehen.
- Vitamin-A-Mangel führt zu Nachtblindheit
- Vitamin-K-Mangel führt zu Gerinnungs-störungen
- Vitamin-D-Mangel führt zu Rachitis
- Vitamin-C-Mangel führt zu Skorbut.

1.2.2.7.6

Symptome einer Hypokaliämie sind:
- Allgemein verminderte muskuläre Erreg-barkeit
- Schwäche bis zur Lähmung
- Adynamie bis Koma
- Obstipation bis Ileus
- Reduzierte Reflexe
- Herzrhythmusstörungen

1.2.2.7.7

Ursache der Gicht: Purinstoffwechselstörung mit Ablagerung von Harnsäurekristallen und -salzen in den Gelenken, im Gewebe und in den Harnwegen. Typische Symptome eines akuten Gichtanfalls sind plötzlich einsetzende heftige Schmerzen (häufig nachts) in einem Gelenk (meist Großzehengrundgelenk). Dabei ist das Gelenke teigig geschwollen, gerötet und überwärmt. Es können allgemeine Symptome wie Fieber und Tachykardie hinzutreten.

1.2.2.8 Endokrines System

1.2.2.8.1 ☞ 1.2.2.8.2
1.2.2.8.2

Lerntext Diabetes mellitus

Beim Diabetes mellitus liegt eine Störung des Kohlenhydratstoffwechsels miterhöhten Blutzuckerspiegeln vor.

Dem *Typ-I-Diabetes* liegt ein absoluter Insulinmangel zu Grunde, weil die Langerhans-Zellen im Pankreas Insulin nicht mehr in ausreichender Menge produzieren. Beim *Typ-II-Diabetes* ist die Insulinproduktion zunächst normal oder sogar erhöht. Es liegen jedoch Rezeptordefekte an den glukoseaufnehmenden Zellen vor, sodass das Insulin nicht mehr ausreichend *wirken* kann. Diese Rezeptordefekte entstehen meist bei älteren und adipösen Menschen. Der Krankheitsbeginn ist im Gegensatz zum Typ-I-Diabetiker langsam und schleichend. Die Klinik des Typ-II-Diabetes ist anfangs recht unspezifisch und hängt vom Schweregrad der Erkrankung ab, z. B. Durst, Polyurie, Gewichtsverlust, Sehstörungen, Wadenkrämpfe, vermehrte Hautinfektionen und vieles andere mehr.

Folgeschäden eines langjährigen Diabetes mellitus:

- Mikro- und Makroangiopathie mit KHK, pAVK, Schlaganfall
- Diabetische Nephropathie mit Niereninsuffizienz
- Diabetische Retinopathie und Katarakt
- Diabetische Polyneuropathie mit Sensibilitätsstörungen, motorischen Störungen, sowie Störungen der Kreislaufregulation und der Magen-Darm-Funktion.

1.2.2.8.3   A ist richtig

Die Therapie des Diabetes mellitus ist vom jeweiligen Typ des Diabetes abhängig. Der Typ-I-Diabetiker wird mit Insulin behandelt.
Der Typ-II-Diabetiker sollte möglichst sein Gewicht normalisieren (oft erübrigt sich dann eine weitere Behandlung!), für ausreichend Bewegung sorgen (das erhöht den Zuckerverbrauch!) und je nach Krankheitsstadium orale Antidiabetika einnehmen oder (zusätzlich) Insulin spritzen. Außerdem werden, falls nötig, die Komplikationen behandelt.

1.2.2.8.4 ☞ 1.2.2.8.5   E ist richtig
1.2.2.8.5

Eine Hypoglykämie kann spontan im Anfangsstadium des Typ-II-Diabetes oder als Folge einer Übertherapie bzw. starker körperlicher Belastung bei Diabetikern auftreten, die mit Antidiabetika oder Insulin therapiert werden. Symptome:

- Heißhunger, Übelkeit
- Schweißige Haut
- Tachykardie
- Zittern, Unruhe
- Aggressivität, Verwirrtheit
- Somnolenz, Koma, Krämpfe.

Die Therapie besteht in sofortiger Glukosezufuhr, solange dies möglich ist oral, sonst intravenös. Ist der Patient komatös und hat keinen venöse Zugang, ist auch eine Glukagon-Gabe i. m. sinnvoll.

1.2.2.8.6

Ursache einer diabetischen Nephropathie ist eine Mikroangiopathie mit Verdickung der Basalmembran und folgender Glomerulosklerose. Symptome sind eine Albuminurie, abnehmende glomeruläre Filtrationsrate mit Niereninsuffizienz und arterielle Hypertonie.

1.2.2.8.7

Eine Hyperthyreose äußert sich klinisch, als ob der Mensch auf „Hochtouren" liefe:

- Schwitzen, Tremor, Wärmeintoleranz
- Tachykardie, Vorhofflimmern
- Haarausfall und dünnes Haar
- Unruhe
- Diarrhoe
- Gewichtsabnahme.

1.2.2.8.8   C ist richtig

Der primäre Hyperparathyreoidismus ist eine primäre Erkrankung der Nebenschilddrüsen mit vermehrter Parathormonbildung. Ursachen sind hauptsächlich Adenome der Nebenschilddrüsen. Zum klinischen Bild gehören:

- Nierenmanifestation (40–50%) mit Nephrolithiasis und Polyurie
- Knochenmanifestationen mit Osteopenie
- Gastrointestinale Manifestationen mit Appetitlosigkeit, Übelkeit, seltener Ulcera ventriculi oder duodeni.

Von der klassischen Symptomentrias „Stein-, Bein-, Magenpein" spielt die Steinpein mit Nephrolithiasis die dominierende Rolle.

IV Kommentare: Pflegesituationen

1.2.2.8.9   E ist richtig

Die Hormonüberproduktion bei der Hyperthyreose kann auf einer diffusen Autonomie oder einem dekompensierten autonomen Adenom beruhen. In seltenen Fällen kann auch in der übergeordneten Hypophyse durch TSH-Überproduktion die Ursache liegen.

Zu A) Eine Struma ist eine vergrößerte Schilddrüse. Ursache der Hyperthyreose ist häufig eine Jodmangelstruma, aber auch ein autonomes Adenom ohne Vorliegen einer Struma kann eine Hyperthyreose verursachen

Zu B) Eine Struma kommt endemisch in Jodmangelgebieten vor, sog. Jodmangelstruma.

Zu C) Der TRH-Test ist in diesem Fall supprimiert, d. h. nach TRH-Gabe steigt das TSH *nicht* an.

Zu D) Im Anfangsstadium, also einer *akuten* Hashimoto-Thyreoiditis kann auch eine Hyperthyreose vorliegen. Bei chronischer Thyreoiditis resultiert oft eine Hypothyreose. In einigen Fällen heilt sie folgenlos aus.

1.2.2.8.10   C ist richtig

Ein *kalter Knoten* ist ein im Szintigramm nicht speichernder Bezirk, der hochgradig verdächtig auf ein Karzinom ist. Ein *heißer Knoten* dagegen entspricht meist einem autonomen Adenom. Beim *Schilddrüsenkarzinom* muss die gesamte Schilddrüse operativ entfernt werden.

1.2.2.8.11   D ist richtig

Bei der Struma maligna durchbricht das Karzinomgewebe die Schilddrüsenkapsel und wächst in benachbarte Strukturen ein: z.B. in den Nervus recurrens mit folgender Heiserkeit. Werden die Halsvenen komprimiert, kommt es zur oberen Einflussstauung. Die Struma maligna ist nicht mehr schluckverschieblich. Die Stoffwechsellage selbst kann noch lange Zeit normal sein.

1.2.2.8.12

Lerntext Nebenniere

Die Nebenniere ist ein paarweise angelegtes kleines, den Nieren mützenartig aufsitzendes, Organ, welches aus Mark und Rinde besteht. Im Nebennierenmark werden Adrenalin und Noradrenalin gebildet. In der Nebennierenrinde werden Kortikosteroide, Mineralokortikoide sowie Geschlechtshormone (Testosteron und Östrogene) gebildet.

Ein Nebennierenmarktumor, der Hormone produziert, wird **Phäochromozytom** genannt. Ein Nebennierenrindentumor mit Überproduktion von Kortikosteroiden führt zum **Morbus Cushing** mit folgenden Symptomen:

- Übergewicht, Vollmondgesicht, Stammfettsucht
- Diabetogene Stoffwechsellage
- Striae rubrae, Akne, Furunkel, Ulzera
- Abwehrschwäche/Infektionen
- Osteoporose
- Muskelschwund, Adynamie
- Hypertonie
- Psychische Veränderungen.

Ein Nebennierenrindentumor mit Überproduktion von Aldosteron führt zum **Conn-Syndrom.** Symptome sind:

- Hypertonie
- Polyurie und Polydipsie
- Hypokaliämie.

Eine Unterproduktion von Nebennierenrindenhormonen führt zum **Addison-Syndrom.**

1.2.2.8.13

Bei überschießender Bildung des Wachstumshormons STH (GH) kommt es zur **Akromegalie:**

- Verstärktes Wachstum von Händen, Füßen, Zunge und Schädel, auch inneren Organen, z.B. Herz
- Diabetogene Stoffwechsellage
- Evtl. Karpaltunnelsyndrom
- Einschränkung des Gesichtsfeldes.

Ursache ist meist ein Tumor des Hypophysenvorderlappens, der vermehrt STH produziert. Die **Therapie** besteht in operativer Tumorentfernung, evtl. Bestrahlung oder medikamentöser GH-Hemmung.

1.2.2.9 Autoimmunkrankheiten und Allergien

1.2.2.9.1

Bei *Autoimmunkrankheiten* richtet sich die körpereigene Abwehr gegen Organe oder Bestandteile des eigenen Organismus, z. B. systemischer Lupus erythematodes, multiple Sklerose, Typ-I-Diabetes, Sklerodermie.

Bei einer *Immunschwäche* reicht die körpereigene Abwehr nicht aus, um mit normalen Bagatellinfektionen fertig zu werden, z. B. AIDS, Leukämien.

Zu den maligne Erkrankungen des Immunsystems gehören z. B. Morbus Hodgkin, akute und chronische lymphatische Leukämie, akute und chronische myeloische Leukämie (☞ 1.2.2.3.11).

1.2.2.10 Infektionskrankheiten

1.2.2.10.1   D ist richtig

Erreger der Gürtelrose bzw. des Herpes zoster ist das Varizella-Zoster-Virus. Dieses Virus gehört zur Gruppe der Herpesviren und kann bei Erstkontakt Windpocken auslösen. Persistierende Viren führen bei ungünstiger Abwehrlage des Wirtes dann zur Gürtelrose.

Zu A) Scharlach wird durch Streptokokken ausgelöst.

Zu B) Erreger der Malaria sind verschiedene Plasmodien (Einzeller).

Zu C) und E) Die Erreger von Tbc und Lepra sind verwandt, es handelt sich um säurefeste Stäbchen: Mykobakterium tuberkulosis und Mykobakterium leprae.

1.2.2.10.2   B ist richtig

Zum Nachweis von Virusinfektionen sind serologische Verfahren gebräuchlich. Virusisolierung, Kultur oder mikroskopische Nachweise spielen praktisch keine Rolle.

Zu C) Jede der genannten Hepatitisformen kann leicht oder schwer verlaufen, sodass die Höhe der Transaminasen über den Erreger nichts aussagt.

1.2.2.10.3

Der typische Infektionsweg der Hepatitis A verläuft fäkal-oral durch Aufnahme von lebensfähigen Viren mit Lebensmitteln, die über Stuhl- oder Urin-Schmierinfektion kontaminiert sind.

1.2.2.10.4

Opportunistische Infekte treten bei einer geschwächten Immunabwehr auf und werden duch Erreger hervorgerufen, die ansonsten keinen Krankheitswert besitzen (apathogen sind). Zu den fakultativ pathogenen Erregern, die bei Abwehrschwäche (z. B. AIDS) am häufigsten zu opportunistischen Infektionen führen, gehören:

- Pneumocystis carinii → Pneumonie
- Candida albicans → Candidose
- Toxoplasma gandii → Toxoplasmose (→ ZNS-Infektion)
- Pseudomonas aeruginosa → Pneumonie

1.2.2.10.5   D ist richtig

Hepatitis B- und HI-Viren werden häufig durch Blutprodukte oder Geschlechtsverkehr übertragen; dies gilt auch für Hepatitis C und D wie auch für die typischen Geschlechtskrankheiten (Tripper, Lues etc.). Hepatitis A- und E-Viren sowie Salmonellen werden auf fäkaloralem Infektionsweg durch Schmierinfektion verbreitet.

1.2.2.10.6   A ist richtig

Der grippale Infekt ist eine Virusinfektion (Erreger, z. B. Adeno-, Rhino-, Echo-, RS-Viren), der vorwiegend den oberen Respirationstrakt betrifft. Mit Influenzaviren haben die Erreger des grippalen Infektes nichts zu tun. Die Symptome sind Husten, Schnupfen, Heiserkeit, Fieber, gelegentlich Durchfälle und Erbrechen, sowie Gliederschmerzen. Wie bei allen viralen Infekten sind Antibiotika hier nicht wirksam.

1.2.2.10.7   D ist richtig

Masernexanthem: beginnend an der Mundschleimhaut (Koplikflecken), dann hinter den Ohren über Hals, Gesicht und Rumpf auf den ganzen Körper sich ausbreitend; meist großfleckig konfluierend.

Rötelnexanthem: Schwellung der Nackenlymphknoten, mittel- bis hellrötliche Flecken an Kopf, Hals und Rumpf.

Windpocken: linsengroße, hell-rote Flecken mit zentralem Bläschen, stark juckend, „Sternkartenbild".

1.2.2.10.8

Erreger der Gürtelrose ist das Varizella-Zoster-Virus. Im Kindesalter führt das Virus zu Windpocken. Die Symptome einer Gürtelrose sind:

- Gruppiert auftretende Bläschen gürtelförmig entlang der Hautsegmente des Rumpfes (seltener im Gesicht)
- Starke Schmerzen mit Sensibilitätsstörungen
- Leichtes Fieber.

1.2.2.10.9 ☞ 1.2.2.10.10   A ist richtig
1.2.2.10.10   A ist richtig

Scharlach ist eine Infektion mit Streptokokken der Gruppe A. Die Inkubationszeit beträgt zwei bis sieben Tage. Wie bei allen Streptokokkeninfekten sind nach einem symptomfreien Intervall Folgekrankheiten möglich, im Sinne einer Autoimmunreaktion auf körpereigenes Gewebe: rheumatisches Fieber mit Pankarditis (Myo-, Epi- und Endokarditis) oder Glomerulonephritis.

1.2.2.10.11   D ist richtig

Typhös heißt „benebelt", die an Typhus abdominalis erkrankten Patienten sind benommen. Erreger ist Salmonella typhi, die Übertragung erfolgt über Schmierinfektion fäkal-oral. Die Inkubationszeit beträgt 1–3 Wochen, meist ca. 14 Tage. Der Krankheitsbeginn ist schleichend mit Fieberanstieg. Erst ab der 2. Krankheitswoche treten erbsbreiartige Durchfälle auf.

1.2.2.10.12   A ist richtig

Gasbrand ist eine Wundinfektion durch Clostridium perfringens. Es kommt zu einem lokalen Ödem, starken Wundschmerzen, Austritt von trüber und übelriechender Flüssigkeit, auf Druck entweichen Gasblasen → Knistern der Wunde. Es kommt zu Gangrän und toxischen Allgemeinsymptomen.
Zu B) und C) Dies wären Symptome einer Tetanusinfektion (Clostridium tetani).
Zu E) Charakteristische Hustenanfälle treten z. B. bei Keuchhusten (Bordetella pertussis) auf.

1.2.2.10.13   B ist richtig

Erreger der Tbc ist das Mycobakterium tuberculosis. Es handelt sich um eine Infektionskrankheit, die in den meisten Fällen zunächst die Lunge befällt. Es sind aber Erstinfektionen des Darmes (Darm-Tbc) oder der Haut möglich. Bei Lungenbefall kann man zunächst einen Primärkomplex (Lungenherd und Hiluslymphknoten) beobachten. Jahre später kann es im Rahmen einer Immunschwäche zur Ausbreitung auf die übrige Lunge, Pleura oder andere Organe kommen. Eine hämatogene Streuung der Erreger nennt man Miliar-Tbc. Mikroskopisch findet man typische sog. „verkäsende" Granulome.

1.2.2.10.14 ☞ 1.2.2.10.16   A ist richtig
1.2.2.10.15 ☞ 1.2.2.10.16   C ist richtig
1.2.2.10.16   C ist richtig

Lerntext Tetanus

Tetanus oder Wundstarrkrampf ist eine akute, schwer verlaufende Infektionskrankheit, die durch das Toxin des Clostridium tetani hervorgerufen wird. Der Erreger gelangt über Bagatellwunden in den Körper. Das von ihm produzierte Toxin führt zu einer massiv gesteigerten Erregbarkeit der Muskulatur. Inkubationszeit: ca. 4–14 Tage.

Symptomatik:

- Tonische Krämpfe der Kiefer- und Zungenmuskulatur: Trismus, mit typischem Gesichtsausdruck, sog. Risus sardonicus
- Später Krämpfe der Nacken- und Rückenmuskulatur: Opisthotonus
- Krämpfe der Bauchmuskeln und des Zwerchfells: Ateminsuffizienz.

Therapie:

Eine passive Immunisierung ist mit Gammaglobulinen (Tetagam®) möglich. Zur aktiven Immunisierung wird das Toxoid in geringer Dosis zugeführt (Tetanol®). Bei Trauma ohne Impfschutz wird eine Simultanimpfung mit beiden Impfstoffen gleichzeitig durchgeführt. Die aktive Immunisierung muss nach dem Durchimpfen mit dreimaliger Toxoidgabe alle zehn Jahre aufgefrischt werden.
Vom Wundstarrkrampf muss die ungefährliche *Tetanie*, z. B. bei Hyperventilation, unterschieden werden. Ursache der Tetanie ist ein relativer Mangel an *ungebundenem* Kalzium.

1.2.2.10.17   B ist richtig

Lerntext Entzündung

Abszess: eitrige abgekapselte Gewebeeinschmelzung, wodurch es zur Ausbildung einer pathologischen neuen Körperhöhle kommt, z. B. Schweißdrüsenabszess, Spritzenabszess, Leberabszess. Die Therapie besteht in der operativen Spaltung des Abszesses.

Empyem: eine Eiteransammlung in einer Körperhöhle, z. B. in Gelenk oder Pleurahöhle.

Phlegmone: eine durch Streptokokken ausgelöste, sich flächenhaft diffus ausbreitende eitrige Entzündung der Cutis und Subcutis. Auch hier besteht die Therapie in chirurgischer Inzision.

Erysipel: durch Streptokokken hervorgerufene, nicht eitrige Entzündung der Haut mit flächenhafter, scharf begrenzter Rötung; Eintrittspforte meist Bagatellverletzung. Die Therapie besteht in Ruhigstellung der betroffenen Extremität und Gabe von Antibiotika.

Furunkel: Durch Staphylokokken ausgelöste, meist von einem Haarbalg ausgehende eitrige Entzündung. Verschmelzen mehrere benachbarte Furunkel zu einer großflächigen abzedierenden Entzündung, so spricht man von einem *Karbunkel.*

Zu 4) Die eitrige Kniegelenksentzündung nennt man Knieempyem oder Gonarthritis. Eine Coxitis ist eine Entzündung des Hüftgelenks.

1.2.2.10.18   D ist richtig

Influenza und Tetanus sind weltweit vorkommende Infektionskrankheiten ohne besondere regionale Häufung. Poliomyelitis, Hepatitis A und Cholera sind dagegen Infektionskrankheiten, die bei schlechten hygienischen Verhältnissen leichter auftreten und sich ausbreiten.

1.2.2.11 Rheumatische Erkrankungen

1.2.2.11.1

Lerntext rheumatisches Fieber und rheumatoide Arthritis

a) Das *rheumatische Fieber* ist eine Zweit- oder Folgekrankheit nach einem Streptokokkeninfekt. Nach ca. 10–20 Tagen kommt es durch Kreuzantigenität mit körpereigenen Geweben zu einer allergischen Systemerkrankung mit:

- Fieber
- Gelenkbeschwerden einzelner, großer Gelenke
- Hauterscheinungen (Erythema nodosum)
- Herzbeteiligung mit Peri-, Myo- und Endokarditis
- Bewegungsstörungen: Chorea minor.

b) Die *rheumatoide Arthritis* ist eine autoimmun ausgelöste, chronische Gelenkerkrankung. Zunächst ist die Gelenkschleimhaut (Synovia) betroffen, später kommt es zur Arthritis, Bursitis und Tendovaginitis. Meist sind anfangs die *kleinen Finger- und Fußgelenke* betroffen. Andere Organmanifestationen mit Herzklappenveränderung, Pleuritis, Vaskulitis u. a. kommen vor.

1.2.2.11.2 ☞ 1.2.2.11.3   C ist richtig
1.2.2.11.3   C ist richtig

Lerntext Morbus Bechterew

Der Morbus Bechterew zählt zu den Krankheiten des rheumatischen Formenkreises. Bei der **Entstehung** spielt eine genetische Disposition (HLA-B-27) eine Rolle. Typisch sind nächtliche und morgendliche Rückenschmerzen durch Entzündung der Sakroiliakalgelenke und der kleinen Wirbelgelenke. Im Verlauf wird die Wirbelsäule durch die chronische Entzündung verknöchert und versteift. Der Versteifungsprozess beginnt im Sacroiliacalbereich und schreitet von dort nach cranial fort. Im Röntgenbild erkennt man im Spätstadium eine sog. Bambusstabwirbelsäule.

1.2.2.12 Alterskrankheiten

1.2.2.12.1

Das Durstgefühl wird vom zentralen Nervensystem gesteuert. Bei alten Patienten ist die Erregbarkeit dieses Zentrums deutlich vermindert, sodass sie zu wenig trinken, während der Wasserverlust über Schweiß- und Urinproduktion zunächst noch normal bleibt.

1.2.2.12.2

Typische Erkrankungen des höheren Lebensalters sind:

- Arteriosklerose mit Herz- und Kreislauf-erkrankungen, Hypertonus
- Typ-II-Diabetes
- Osteoporose
- Morbus Parkinson
- Morbus Alzheimer
- Katarakt
- Chronisch degenerative Erkrankungen des Bewegungsapparates.

1.2.2.12.3

Ursache eines Verwirrtheitszustandes beim älteren Menschen kann sein:
- Hypertensive Krise
- TIA und Apoplex bei zerebralen Durch-blutungsstörungen
- Linksherzinsuffizienz
- Morbus Alzheimer
- Schwere Infektionen
- Psychiatrische Erkrankungen.

1.2.2.13 Pharmakologie

1.2.2.13.1   A ist richtig

Nebenwirkungen einer Kortikosteroidbehand-lung sind:
- Abwehrschwäche
- Blutzuckerentgleisung
- Osteoporose
- Ulcus ventriculi und duodeni
- Wundheilungsstörungen
- Blutbildveränderungen
- Hypertonus.

Zu 3) Asthma bronchiale gehört zu den Krankheiten, die durch Kortikosteroide günstig beeinflusst werden können.

1.2.2.13.2

Mit Antikoagulanzien wird behandelt bei:
- Herzinfarkt
- Thromboseprophylaxe
- Tiefe Venenthrombose
- Lungenembolie
- Gefahr arterieller Embolien, z.B. bei Vorhofflimmern mit Vorhofthromben.

1.2.3 Chirurgie, Orthopädie, Urologie

1.2.3.1 Allgemeine Chirurgie

1.2.3.1.1

Bei einer kurativen Behandlung (curare = heilen) ist die Zielsetzung eine *Heilung* des Patienten, z.B. Appendektomie bei Appen-dizitis.
Bei einer palliativen Operation ist die Ziel-setzung die *Linderung* von Beschwerden, z.B. Operation eines Magenkarzinoms, welches eine Ausgangsstenose aufweist, ohne gleich-zeitig die nachgewiesenen Leber- und Lymph-knotenmetastasen zu entfernen oder Anlage eines Kolostomas bei Kolonkarzinom, ohne den Tumor zu entfernen.

1.2.3.1.2

Möglichkeiten einer chirurgischen Blutstillung sind:
- Ligatur
- Umstechung
- Gefäßclip
- Elektrokoagulation
- Laserkoagulation
- Tamponade.

1.2.3.1.3

Allgemeines Operationsrisiko: Wundinfektion, Fieber, Nachblutung, Heilungsstörung, Nahtinsuffizienz.
Risiko durch Immobilisation: Thrombose, Lungenembolie, Pneumonie, Ateminsuffizienz.
Vegetative Störungen: Miktionssperre, Darm-atonie.

1.2.3.1.4   B ist richtig

Wird ein Fremdkörper, z.B. eine Endoprothese, operativ in den Körper eingebracht, so spricht man von *Implantation*.
Bei Einpflanzung eines Organs oder Gewebes von anderen Spenderpersonen oder eigenen anderen Körperstellen spricht man von *Transplantation*.
Eine *Extirpation* ist die Entfernung eines Organs oder Organ- bzw. Gewebeteils, z.B. Lymphknotenextirpation.
Eine *Extension* ist eine mechanische Streckung, z.B. nach einer Fraktur.

1.2.3.1.5   C ist richtig

Ein primärer Wundverschluss ist möglich, wenn es sich um eine frische, nicht stark verschmutzte Wunde mit möglichst glatten Wundrändern handelt. Die Größe der Wunde oder das Vorliegen weiterer Verletzungen, z. B. Frakturen, hat auf diese Entscheidung keinen großen Einfluss. Eine Tetanusprophylaxe sollte bei allen offenen Verletzungen erfolgen, wenn kein ausreichender Impfschutz besteht.

1.2.3.1.6   A ist richtig

Von primärer Wundheilung spricht man, wenn die Wundränder glatt und dicht aneinander liegen, sodass unter geringster Bindegewebsauffüllung die Wunde geschlossen wird. Dies ist bei Schnitt- oder OP-Wunden der Fall.
Bei der sekundären Wundheilung werden die größeren Defekte durch Bindegewebe aufgefüllt, sodass eine breitere Narbe entsteht.
Dies ist bei Riss-, Biss-, Quetsch- und Schusswunden der Fall.

1.2.3.1.7   D ist richtig

Allgemeine Faktoren, die Wundheilungsstörungen verursachen können, sind:
- Alter und damit verbundene schlechte Durchblutung
- Eiweißmangel
- Stoffwechselerkrankungen, z. B. Diabetes mellitus
- Anämie
- Vitaminmangel (z. B. Vitamin C)
- Chronische Infektionen (z. B. Tbc, Lues)
- Medikamente (z. B. Kortison, Antibiotika, Zytostatika).

Lokale Faktoren sind:
- Fremdkörper in der Wunde
- Hohlräume und Taschenbildung
- Hämatom und Ödemansammlung im Wundbereich
- Mangelhafte Ruhigstellung.

1.2.3.1.8

Primäre Wundheilung
1. Exsudationsphase: Der Wundraum füllt sich mit Fibrinkoageln, Leukozyten und Erythrozyten, Dauer ca. 2 Tage.
2. Proliferationsphase (2.–4. Tag): Kapillaren sprossen in die Wundhöhle ein und Makrophagen und Fibroblasten vermehren sich.
3. Reparations- oder Regenerationsphase (4.–20. Tag): Kollagenfaserbildung, der Defekt wird mit Epithel von den Seiten aus bedeckt.

1.2.3.1.9   ☞ 1.2.3.1.7

1.2.3.1.10   B ist richtig

Ein primärer Wundverschluss ist bei nichtinfizierten Wunden möglich, die innerhalb von 6–8 Stunden versorgt werden. Bisswunden gelten immer als infiziert, sie dürfen nie primär verschlossen werden! Schürfwunden werden in der Regel offen behandelt, ggf. werden desinfizierende (Jod) oder austrocknende Substanzen aufgetragen.

1.2.3.1.11   B ist richtig

Bisswunden stellen eine Mischung aus Riss- und Quetschwunden dar. Mit dem Speichel dringen massenhaft Bakterien ins Gewebe ein, die im ödematös verquollenen Quetschgewebe optimale Vermehrungsmöglichkeiten vorfinden. Bisswunden werden deshalb nie primär verschlossen.
Zu 3.) Als Ausnahme gelten Bisswunden im Gesicht. Wegen der guten Durchblutung wird hier ein primärer Verschluss angestrebt mit einem besserem kosmetischen Ergebnis.
Zu 5.) Ein Keloid ist eine über das Hautniveau erhabene Narbe. Es beruht auf einer überschießenden Bindegewebsbildung. Mit einer Infektion hat das nichts zu tun.

1.2.3.1.12   ☞ 1.2.3.1.10   A ist richtig

1.2.3.1.13

Falls vorhanden, werden aus einer Bisswunde sichtbare Fremdkörper (Knochenstückchen, Sand) entfernt. Die gequetschten Wundränder werden ausgeschnitten („aufgefrischt"), dann erfolgt eine *offene Wundbehandlung* (Ausnahme: Gesicht). Tetanusprophylaxe ist obligat, bei Wildtieren evtl. Tollwutimpfung, Antibiotikagabe. Bei größeren Defekten später ggf. Sekundärnaht oder Hauttransplantat.

IV Kommentare: Pflegesituationen

1.2.3.1.14

Bei Quetschwunden handelt es sich meist um komplexe Verletzungen, die die Schädigung von Knochen, Bändern, Sehnen, Gefäßen und Nerven einschließen. Typisch sind:

- Unregelmäßig begrenzte Wundränder
- Schädigung des umgebenden Gewebes
- Ödem und Hämatome führen zu schlechter Durchblutung des Wundgewebes
- Die Blutung ist meist gering
- Meist sekundäre Wundheilung.

1.2.3.1.15

Offen behandelt werden Wunden, die älter als 6 – 8 Stunden sind, verschmutzte Wunden (z. B. Schusswunden), wahrscheinlich infizierte Wunden (Metzgerverletzungen, Bisswunden, Stichverletzungen).

1.2.3.1.16   C ist richtig

Bei Verbrennungen kann die geschädigte Haut ihre Funktionen – insbesondere die Schutzbarrierenfunktion gegen von außen eindringende Keime – nicht mehr wahrnehmen. Gleichzeitig bildet das nekrotische Gewebe einen idealen Nährboden für Bakterien. Daher kommt es bei Verbrennungspatienten häufig zu Infektionen, die zu einem tödlichen Ausgang führen können. Tetanus, Erysipel oder Sepsis sind gefürchtete Verbrennungskomplikationen. Ein Ulcus cruris ist ein Unterschenkelgeschwür, welches meist Folge einer chronisch venösen Insuffizienz, z. B. nach Thrombosen, ist.

1.2.3.1.17

Je nach Höhe der Temperatur und Dauer der Einwirkung kommt es zu Verbrennungen ersten bis vierten Grades. Als Verbrennungskrankheit wird die Reaktion des Gesamtorganismus auf ein größeres Verbrennungstrauma bezeichnet:

- Massiver Flüssigkeits- und Eiweißverlust über die geschädigte Haut → Volumenmangelschock
- Aus den zerstörten Geweben werden Toxine frei und gelangen in die Blutbahn
- Blutgerinnungsstörungen, Nierenversagen, bakterielle Infektion.

1.2.3.1.18   E ist richtig

Die Größe einer Verbrennungsfläche lässt sich mit der Neuner-Regel nach Wallis abschätzen. Sie gilt nur für Erwachsene, weil Kinder andere Körperproportionen haben. Beim Kind wäre bei dieser Frage ca. 30% die richtige Antwort gewesen!

1.2.3.1.19   B ist richtig

Eine Verbrennung *1. Grades* stellt nur eine Hautrötung ohne Hautzerstörung dar. Eine Verbrennung *2. Grades* geht mit Blasenbildung einher, sodass eine Tetanusprophylaxe indiziert ist. Verbrennung *3. Grades*: Zerstörung von Epidermis und tieferen Hautschichten; Narbenbildung. Verbrennung *4. Grades*: Verkohlung.

1.2.3.1.20 ☞ 1.2.2.10.17
1.2.3.1.21 ☞ 1.2.2.10.17
1.2.3.1.22   E ist richtig

Wenn Bakterien bei einer Verletzung ins Gewebe eintreten und sich dort vermehren, können sich die Erreger auch über die Lymphbahnen ausbreiten (= Lymphangitis).

1.2.3.1.23 ☞ 1.2.2.10.17   B ist richtig

1.2.3.2 Traumatologie

1.2.3.2.1

Sichere Frakturzeichen sind:
- Achsenfehlstellung (außerhalb eines Gelenks)
- Abnorme Beweglichkeit
- Crepitatio (hörbares Knochenreiben)
- Sichtbare Knochenfragmente bei offenen Brüchen.

Unsichere Frakturzeichen sind:
- Schmerzen
- Schwellung, evtl. mit Hämatom
- Schonhaltung
- Bewegungseinschränkung.

1.2.3.2.2

Eine Spontanfraktur ist ein Knochenbruch ohne adäquates Trauma, z. B. Oberschenkelfraktur beim Aufstehen aus dem Sessel. Die Spontanfraktur tritt nur bei primären Erkrankungen des Knochens auf, z. B.:
- Primäre Knochentumoren
- Knochenmetastasen
- Osteoporose
- Glasknochenkrankheit
- Morbus Paget.

1.2.3.2.3

Osteosyntheseverfahren sind:
- Fixateur externe
- Plattenosteosynthese
- Marknagelung
- Schraubenosteosynthese
- Zuggurtung.

1.2.3.2.4   C ist richtig

Im Allgemeinen wird heute den *belastungsstabilen* Osteosynthesen der Vorzug vor den reinen Adaptationsosteosynthesen gegeben. Diese sind aber nicht bei allen Frakturen anwendbar! Endernägel und AO-Marknagelungen sind belastungsstabile Osteosyntheseverfahren. Zuggurtung, Plattenosteosynthese und Winkelplatte sind *übungsstabile* Osteosyntheseverfahren.

1.2.3.2.5   A ist richtig

Bei der traumatischen Fraktur unterscheidet man zwischen dem direkten Bruch an der Stelle der Gewalteinwirkung und dem indirekten Bruch, der durch fortgeleitete Gewalt entsteht, z. B. Schenkelhalsfraktur bei Aufprall des Knies gegen das Amaturenbrett beim Autounfall. Eine Ermüdungsfraktur tritt meist an den Metatarsalia II oder III (Mittelfußknochen) auf, wenn untrainierte Menschen Gewaltmärsche unternehmen. Eine pathologische Fraktur entsteht aufgrund einer Knochenmetastase oder eines Knochentumors.

1.2.3.2.6   C ist richtig

Beweisend sind nur sichere Frakturzeichen und natürlich das Röntgenbild! Nervenstörungen treten auch bei Frakturen auf, sind aber nicht beweisend. Eine federnde Fixation ist für eine Luxation typisch.

1.2.3.2.7   A ist richtig

Die subkapitale Humerusfraktur ist eine der häufigsten Frakturen des älteren Menschen. Die Behandlung besteht in der Regel in der Ruhigstellung für ca. vier Tage mit einem Desaultverband, danach schließt sich die krankengymnastische Pendelbehandlung an. Bei längerer Ruhigstellung kommt es rasch zur Kapselschrumpfung im Schultergelenk mit bleibender Bewegungseinschränkung. Wichtig ist außerdem die Schmerztherapie. Eine Operation ist nur bei begleitenden Nerven- oder Gefäßverletzungen, grober Fehlstellung oder Trümmerbrüchen indiziert.

1.2.3.2.8   E ist richtig

Die Kahnbeinfraktur wird meist konservativ mit Ruhigstellung über 12 Wochen behandelt. Häufigste Komplikation ist die Pseudarthrose, weil die Gefäßversorgung des Kahnbeins meist nur von einer Seite aus erfolgt. Eine *Krallenhand* resultiert bei Verletzung des Nervus ulnaris. Eine *Fallhand* tritt bei Verletzung des Nervus radialis auf, weil die Extensoren dann ausfallen. Eine Versteifung des Daumengrundgelenkes kann bei einer Bennet- oder Rolando-Fraktur des Metacarpale I auftreten.

1.2.3.2.9   D ist richtig

Bei stufenloser Gelenkfläche kann eine Tibia-kopffraktur konservativ behandelt werden. Meist findet man aber eine zumindest kleine Stufe. Operativ wird die Fraktur reponiert, evtl. wird mit autologer Spongiosa vom Beckenkamm unterfüttert.

1.2.3.2.10

Nur eingekeilte stabile Schenkelhalsfrakturen werden konservativ mit Bettruhe behandelt. Bei inoperablen Patienten und bei Kontraindikationen für eine sofortige operative Therapie ist ggf. eine Extensionsbehandlung indiziert. Die meisten Schenkelhalsfrakturen werden jedoch operiert:
- Zugschraubung, dynamische Hüftschraube (DHS)
- Winkelplattenosteosynthese
- Totale Hüftendoprothese (TEP)
- Duokopfprothese.

1.2.3.2.11   C ist richtig

Geschlossene Frakturen werden konservativ mit Rucksackverband therapiert; dieser muss alle zwei Tage nachgespannt werden.
Bei Gefäß- und Nervenverletzungen oder Beteiligung des Akromialgelenkes wird operiert, z.B. mit Plattenosteosynthese oder Zuggurtung.

1.2.3.2.12   A ist richtig

Alle genannten Begleitverletzungen sind bei Beckenringfrakturen möglich. Die häufigste Komplikation bei der *vorderen* Beckenring-fraktur ist die Verletzung von Blase und Harnröhre.

1.2.3.2.13   C ist richtig

Lerntext Rippenserienfraktur

Bei einer Rippenserienfraktur sind auf einer Thoraxseite mindestens drei Rippen gebrochen. Ist die Fraktur instabil, kommt es während der Inspiration zur Senkung und Einziehung der Thoraxwand auf der betroffenen Seite, weil durch die Zwerchfellbewegung ein Unterdruck im Thorax entsteht, sog. paradoxe Atmung. Durch die paradoxe Atmung und schmerzbe-dingte Schonatmung wird die Lunge auf der betroffenen Seite minderbelüftet. Es besteht erhöhte Gefahr einer Pneumonie. In schweren Fällen mit Ateminsuffizienz muss der Patient bis zur Frakturheilung beatmet werden, sog. innere Thoraxschienung. Eine Thoraxdrainage wird bei Pneumothorax oder Hämatothorax gelegt.

1.2.3.2.14 ☞ 1.2.2.3.13   B ist richtig
1.2.3.2.15   B ist richtig

Lerntext Pneumothorax

Physiologischerweise liegen beide Pleurablätter dicht aneinander. Gelangt in den Pleuraspalt Luft, liegt ein Pneumothorax vor. Ein Hämato-thorax liegt vor, wenn Blut in den Pleuraspalt gelangt. Man unterscheidet einen inneren und einen äußeren Pneumothorax, je nachdem von wo aus die Luft in den Spalt gelangt ist.
1.) Der *Spontanpneumothorax* ist ein innerer Pneumothorax, tritt meist bei jüngeren Männern auf und beruht meistens auf dem Platzen einer Emphysemblase. Asthma bronchiale und Lungenemphysem erhöhen dabei das Risiko.
2.) Der *traumatische Pneumothorax* kann z.B. iatrogen durch eine Pleurapunktion, Katheteranlage über die V. subclavia, Interkostalblock oder durch eine Rippen-fraktur sowie ein offenes Thoraxtrauma verursacht sein.
3.) Lebensbedrohlich ist der *Spannungspneumo-thorax.* Durch einen Ventilmechanismus tritt während der Inspiration Luft in den Pleuraspalt ein, die während der Exspiration nicht mehr entweicht. Dadurch kommt es zu einer zunehmenden Verdrängung der Lunge und schließlich des Mediastinums.

Die **Therapie** eines Pneumothorax richtet sich nach seiner Größe:
- Kleine Mantel- oder Spitzenpneus werden konservativ therapiert
- Beim Spannungspneu muss *sofort* eine Entlastung mit Kanüle, am besten mit Bülau-Saugdrainage erfolgen
- Ein offener Pneu wird am Unfallort *nie* luftdicht abgedeckt, weil die Gefahr besteht, dass sich ein Spannungspneu entwickelt.

1.2.3.2.16   **A ist richtig**

Zur ungestörten Frakturheilung sind drei Bedingungen erforderlich:
1. Inniger Kontakt der Fragmente
2. Ruhigstellung
3. Ausreichende Durchblutung der Bruchstücke.

Folgende Faktoren können die Bruchheilung stören:
- Instabilität
- Defekt und Fragmentdiastase
- Knochennekrose
- Infekt.

1.2.3.2.17 ☞ **1.2.2.3.15**   **C ist richtig**

1.2.3.2.18   **A ist richtig**

Alle genannten Erkrankungen führen zu Schmerzen im Kniegelenk, eine mechanische Gelenksperre kommt aber nur beim Meniskusriss mit freiem Gelenkkörper vor.
Der Morbus Osgood-Schlatter ist eine aseptische Knochennekrose des Tibiakopfes. Er tritt meist bei männlichen Jugendlichen um das 12. Lebensjahr auf.

1.2.3.2.19   **B ist richtig**

Bei einer Distorsion handelt es sich um eine Überdehnung des Kapselbandapparates *ohne* Fraktur und *ohne* Bandruptur. Am häufigsten ist die Distorsion des oberen Sprunggelenkes. Therapie: Ruhigstellung mit Salbenverband und elastischer Binde.

1.2.3.2.20

- Leistenhernie: oberhalb des Leistenbandes
- Schenkelhernie: unterhalb des Leistenbandes
- Nabelhernie: Nabel
- Narbenhernie: Bereich einer Narbe
- Epigastrische Hernie: Linea alba zwischen Sternum und Nabel
- Hiatushernie: Durchtrittstelle des Ösophagus durch das Zwerchfell
- Obturatoriushernie: kleines Becken.

1.2.3.2.21   **B ist richtig**

Inkarzerierte, d. h. eingeklemmte Hernien müssen sofort operativ reponiert werden. Anderenfalls besteht die Gefahr einer Darmnekrose mit nachfolgender Durchwanderungsperitonitis.

Lerntext Hernie

Als Hernie wird das Heraustreten von Baucheingeweiden in eine pathologische Ausstülpung des äußeren Bauchfells bezeichnet. Hernien bestehen also aus:
1) Bruchpforte
2) Bruchsack
3) Bruchinhalt, z. B. Darm, Netz, aber auch Eierstock oder Blase.

Die Hernie ist meist erworben und kann
- Zurückdrängbar, d. h. reponibel
- Nicht zurückdrängbar, d. h. irreponibel
- Eingeklemmt, d. h. inkarzeriert sein.

Hernien können in jedem Lebensalter auftreten. Bei den Leistenhernien, die immer oberhalb des Leistenbandes liegen, unterscheidet man *indirekte Leistenhernien* (auch laterale oder äußere Leistenbrüche) von *direkten Leistenhernien* (auch mediale oder innere Leistenhernien). Die indirekte Leistenhernie hat ihre innere Bruchpforte eher seitlich (lateral der epigastrischen Gefäße – daher der Name) und folgt in ihrer Ausdehnung dem Verlauf des Leistenkanals, in dem sich der Samenstrang oder das runde Mutterband befindet. Deshalb kann bei der Operation einer indirekten Leistenhernie der Samenstrang verletzt werden. Die direkte Leistenhernie hat ihre Bruchpforte mehr mittig (medial der epigastrischen Gefäße) und durchquert die Bauchwand direkt, d. h. auf geradem, kürzestem Wege.

1.2.3.2.22 ☞ **1.2.3.2.21**   **B ist richtig**

Inkarzerierte, d. h. eingeklemmte Hernien müssen sofort operativ reponiert werden. Anderenfalls besteht die Gefahr einer Nekrose des Bruchsackinhaltes. Bei einer Darmnekrose kann eine Durchwanderungsperitonitis auftreten.

1.2.3.2.23

Indikationen zur Amputation sind:
- Arterielle Durchblutungsstörungen, Nekrose oder Gangrän (pAVK IV)
- Maligne Knochentumoren, z. B. Osteosarkom
- Lebensbedrohliche Wundinfektion, z. B. Gasbrand
- Schwerste Quetsch-/Trümmerfraktur.

IV Kommentare: Pflegesituationen

1.2.3.2.24

Der Schockindex ist ein grobes Maß, um den Schweregrad eines Schocks abzuschätzen. Er berechnet sich aus dem Quotienten von Puls und systolischem Blutdruck; z.B. 120/min : 80 mmHg = 1,5. Ist er größer als 1, besteht akute Schockgefahr.

1.2.3.2.25   **C ist richtig**

Der hämorrhagische Schock ist eine Form des hypovolämischen Schocks, der z.B. bei starken Blutungen auftritt.
Man unterscheidet je nach Ursache verschiedene Schockformen:

- Kardiogener Schock, z.B. bei Herzinfarkt
- Hypovolämischer Schock, z.B. bei akuter Blutung
- Anaphylaktischer Schock, z.B. bei Kontrastmittelallergie
- Septischer Schock, z.B. bei schwersten Infektionen.

Gemeinsam ist ihnen, dass durch eine kritische Verminderung der Gewebsdurchblutung metabolische Störungen auftreten. Ziel der Therapie ist die Wiederherstellung eines adäquaten Kreislaufs, u.a. durch ausgewogene Infusionstherapie (ausnahme: kardiogener Schock). Diese wird am besten durch den ZVD (oder besser: Pulmonaliskatheter) überwacht.

1.2.3.2.26

Beim anaphylaktischen Schock liegt eine allergische Reaktion vom Soforttyp vor. Das Allergen löst dabei eine Freisetzung von Zellmediatoren (z.B. Histamin) aus den weißen Blutzellen aus. Diese Mediatoren bewirken eine Weitstellung peripherer Gefäße und Erhöhung der Kapillarpermeabilität. Durch die daraus resultierende Ödembildung wird das zirkulierende Blutvolumen vermindert. Auslöser können Insektenstiche, Medikamente, Kontrastmittel oder Transfusionszwischenfall sein. Typische Symptome sind:

- Tachykardie mit Blutdruckabfall
- Urtikaria
- Bronchospasmus, Dyspnoe und Ateminsuffizienz
- Übelkeit und Erbrechen
- Periphere Zyanose.

1.2.3.3 Orthopädie

1.2.3.3.1

Als Osteoporose bezeichnet man einen Verlust von Knochenmasse mit gleichzeitiger Minderung der Knochenfunktion oder -qualität. Deshalb kann es zu Spontanfrakturen kommen, außerdem kommt es zu Knochenschmerzen und Rundrückenbildung.

1.2.3.3.2   **B ist richtig**

Unterscheide: *hämatogene Osteomyelitis* und *Osteitis*.
Die *hämatogene Osteomyelitis* ist eine vorwiegend im Markraum lokalisierte Knocheninfektion durch Erreger (meist Strepto- oder Staphylokokken), die den Knochen auf dem Blutweg erreichen. Bei Kindern und Jugendlichen stellt die Wachstumsfuge zwischen Epiphyse (gelenknah) und Metaphyse (Mittelteil) eine für Bakterien unüberwindliche Barriere dar. Bei Säuglingen wird dieser Bereich durch Gefäße überbrückt. Bei Erwachsenen ist die Wachstumsfuge nicht mehr vorhanden. Deshalb können bei Säuglingen und Erwachsenen auch die Epiphysen von einer Infektion betroffen sein.
Eine Knocheninfektion von außen, z.B. bei offenen Frakturen, wird *Osteitis* genannt. Die systemische, evtl. auch lokale Antibiotikagabe ist Therapie der Wahl.

1.2.3.3.3   **B ist richtig**

Lerntext Morbus Perthes

Morbus Perthes nennt man eine aseptische Knochennekrose des Hüftkopfes, die auf einer Störung der Durchblutung beruht. Häufigstes Erkrankungsalter ist um das 7. Lebensjahr.
Symptome: typisches Erkrankungsalter, meist Jungen, Hinken, 50% der Patienten haben Hüftschmerzen, Bewegungseinschränkung.
Therapie: Entlastung des Hüftgelenkes, z.B. mit Thomasschiene, selten operative Therapie.
Aseptische Knochennekrose der Wirbelsäule = Morbus Scheuermann.
Aseptische Knochennekrose des Tibiakopfes = Morbus Osgood-Schlatter.
Eine aseptische Knochennekrose des Os naviculare kann z.B. nach Frakturen auftreten.

1.2.3.3.4 ☞ **1.2.3.3.3**   **D ist richtig**

1.2.3.3.5   **C ist richtig**

Bei Valgusfehlstellung (X-Beine) im Kniegelenk wird der äußere Gelenkspalt besonders stark belastet. Deshalb kommt es dort frühzeitig zu Abnutzungserscheinungen, zur Arthrose (Arthrosis deformans).

Kinder haben im Laufe ihrer Entwicklung um das 8. Lebensjahr oft X-Beine; wenn die Fehlstellung nicht zu ausgeprägt ist, normalisiert sie sich später wieder. Die operative Therapie besteht bei jungen Patienten in einer varisierenden Umstellungsosteotomie, um eine gleichmäßige Gelenkbelastung zu erzielen. Eine Kniegelenksprothese sollte, wie alle Formen des Gelenkersatzes, nach Möglichkeit erst im höheren Lebensalter erfolgen (Prothesenwechsel nach ca. 15 Jahren).

1.2.3.3.6   **D ist richtig**

Die Arthrosis deformans ist eine degenerative Gelenkerkrankung, die langsam verläuft. Die Ursache liegt in einem Missverhältnis aus Belastung und Belastungsfähigkeit eines Gelenkes. Zunächst kommt es zur Knorpeldegeneration mit sekundärer Schädigung des darunter liegenden Knochens. Durch Entzündungsprozesse kommt es zu Kapselschrumpfungen und verstärktem Knochenumbau in den gelenknahen Bereichen. Auslöser können neben Über- und Fehlbelastung auch Traumen, Entzündungen und metabolische Störungen sein.

1.2.3.3.7   **C ist richtig**

Die Coxarthrose ist eine degenerative Erkrankung des Hüftgelenkes, die langsam verläuft. Sie kommt auch bei jüngeren Patienten vor, z.B. auf dem Boden einer Hüftdysplasie. Der M. Schlatter ist eine aseptische Knochennekrose der Apophyse der Tuberositas tibiae. Eine Leukozytose mit Linksverschiebung tritt bei entzündlichen Gelenkerkrankungen auf.

1.2.3.3.8   **D ist richtig**

Die Dupuytren-Kontraktur ist eine Beugekontraktur der Finger. Sie beruht auf einer Verdickung und Schrumpfung der Palmaraponeurose der Hand. Meist sind zunächst der vierte und fünfte Strahl betroffen. Am häufigsten erkranken Männer des fünften und sechsten Lebensjahrzehntes. Gehäuft tritt sie bei Patienten mit Leberzirrhose auf. Therapie der Wahl ist die operative (Teil-) Entfernung der Palmaraponeurose.

1.2.3.3.9

Eine Kontraktur ist eine Bewegungseinschränkung eines Gelenkes durch Schrumpfung umgebender Weichteile: Haut, Muskeln, Sehnen, Bänder, Gelenkkapsel.

1.2.3.3.10

Die Bandscheibe als Zwischenwirbelscheibe besteht aus einem gallertartigen Kern, der von Faserknorpel umgeben ist. Beim Bandscheibenvorfall stülpt sich ein Teil der Bandscheibe nach außen. Damit drückt er auf Rückenmark oder Spinalwurzeln, sodass es zu neurologischen Ausfallserscheinungen mit folgenden Symptomen kommen kann: Reflexausfälle, motorische und sensorische Ausfälle, Blasen- und Mastdarmatonie. Weitere Symptome sind plötzliche Schmerzen (Hexenschuss), schmerzhafte Bewegungseinschränkung, Zwangshaltung.

1.2.3.3.11

Therapiemöglichkeiten bei HWS-Verletzungen:
- Schanzkrawatte
- Extension im Halo-Apparat
- Glissonschlinge
- Crutschfield-Extension
- Operation
- Brust-Hals-Kopf-Gips (Diademgips).

1.2.3.3.12   **B ist richtig**

Kyphose: nach hinten konvexe, physiologische Krümmung der Wirbelsäule im Brustbereich.
Lordose: nach hinten konkave Krümmung der Wirbelsäule im Hals- und Lendenwirbelbereich.
Gibbus: pathologische spitzwinklige Knickung der Wirbelsäule, z.B. durch einen Zusammenbruch der Wirbelkörper bei Osteoporose oder Knochentuberkulose.
Skoliose: pathologische seitliche Verbiegung der Wirbelsäule führt im Brustbereich zum „Rippenbuckel".

IV Kommentare: Pflegesituationen

1.2.3.3.13   A ist richtig

Der Klumpfuß ist eine der häufigsten angeborenen Fehlstellungen (ca. 1 : 1000). Die Fehlstellung hat vier Komponenten: Pes equinovarus excavatus et adductus, d. h. es besteht:

1. Spitzfußstellung
2. Supinations-, d. h. Varusstellung
3. Adduktionsstellung des Vorfußes
4. Hohlfußstellung, d. h. Excavatusstellung.

Behandlung: Reposition und Gipsbehandlung, Gipswechsel anfangs alle 2–3 Tage, evtl. später operative Achillessehnenverlängerung.

1.2.3.4 Gefäßchirurgie

1.2.3.4.1

Lerntext pAVK

Die periphere arterielle Verschlusskrankheit (pAVK) ist eine chronische Erkrankung, die auf einer chronischen und zunehmenden Verengung peripherer Arterien beruht. **Risikofaktoren:**

- Zigarettenrauchen
- Diabetes mellitus
- Hyperlipidämie
- Hypertonus
- Familiäre Disposition.

Stadium I: Beschwerdefreiheit, die Durchblutungsreserve reicht trotz verengter Gefäße noch für volle Belastung aus.
Stadium II: Schaufensterkrankheit = Claudicatio intermittens: Bei Belastung macht sich der Sauerstoff- und Nährstoffmangel durch Schmerzen bemerkbar → eingeschränkte Gehstrecke (II a: Gehstrecke über 200 m; II b: Gehstrecke unter 200 m)
Stadium III: Ruheschmerz, weil selbst in Ruhe die Restdurchblutung den Sauerstoffbedarf nicht decken kann.
Stadium IV: Gewebetod mit Nekrosen und Gangrän.

1.2.3.4.2

Therapiemöglichkeiten bei pAVK der unteren Extremität:

1. Gehtrainingmit Ausbildung von Kollateralgefäßen

2. Medikamentöse Therapie: Thrombozytenaggregationshemmer, isovolämische Hämodilution
3. Perkutane transluminale Angioplastie mit Stent-Therapie
4. Thrombarteriektomie
5. Bypass-Operationen

1.2.3.4.3 ☞ 1.2.3.4.1   D ist richtig
1.2.3.4.4

Lerntext Akuter Gefäßverschluss

Der akute Gefäßverschluss einer Extremität ist ein gefäßchirurgischer Notfall und entweder Folge einer Embolie (z. B. Vorhofthrombus) oder eines rasch gebildeten Abscheidungsthrombus. Symptomatik („5 P's", englisch):

- Pain: Schmerz
- Pailness: Blässe
- Pulslessness: Pulslosigkeit
- Paralysis: motorische Lähmung
- Parestesia: sensorische Ausfälle.

1.2.3.4.5 ☞ 1.2.3.4.4
1.2.3.4.6

Ein Aneurysma ist eine Aussackung oder Aufweitung eines Blutgefäßes. Aneurysmaformen:

- Aneurysma verum, echtes Aneurysma; hier sind alle Wandschichten von der Aufweitung betroffen
- Aneurysma spurium, falsches Aneurysma; hier führt ein Riss aller Gefäßwandschichten zu einem pulsierenden Hämatom
- Aneurysma dissecans: Riss der Gefäßintima mit Ausbildung eines zweiten Gefäßlumens.

Je nach Lokalisation unterscheidet man Aneurysmen der Aorta ascendens, des Aortenbogens, der Aorta abdominalis (häufigste Lokalisation) und peripherer Arterien. Gefahren:

- Ruptur mit Verblutung und Tod
- Verengung von Gefäßbgängen im Aneurysma: Herzinfarkt, Nierenversagen, Angina abdominalis.

1.2.3.4.7 ☞ 1.2.3.4.6

1.2.3.4.8

Ratschläge nach Varizenoperation:
- Beine wickeln oder Kompressionsstrümpfe tragen
- Beine hochlagern
- Langes Stehen vermeiden
- Schweres Tragen und Heben vermeiden
- Gefäß- und Muskeltraining: Radfahren und Schwimmen.

1.2.3.4.9

Unspezifische Maßnahmen zur Thrombose-prophylaxe sind:
- Kompressionsstrümpfe und Beine wickeln
- Beine erhöht lagern
- Bewegungsübungen und Fußgymnastik im Liegen
- Frühmobilisation.

1.2.3.4.10   B ist richtig

Eine tiefe Beinvenenthrombose ist der Verschluss einer tiefen Beinvene durch ein Blutgerinnsel. Dadurch wird der venöse Rückstrom des Blutes behindert, und es bildet sich ein Ödem. Der Patient gibt bei Dorsalflexion des Fußes und bei Druck auf die Fußsohle oder die Wadenmuskulatur Schmerzen an. Die Haut ist blau-rötlich verfärbt und überwärmt. Es können eine Tachykardie und evtl. subfebrile Temperaturen auftreten. Eine absolute Arrhythmie bei Vorhofflimmern kann zu Vorhofthromben führen, die als arterielle Embolien arterielle Gefäßverschlüsse zur Folge haben können.

1.2.3.4.11   B ist richtig

Zur Diagnosesicherung einer Beinvenenthrombose wird eine (Farb-)Doppler-Sonographie durchgeführt. In unklaren Fällen schließt sich eine Phlebographie an.

1.2.3.5 Urologie

1.2.3.5.1   D ist richtig

Bei Nierenbecken-, Ureter- und Nierensteinen kann es sich chemisch um Kalziumoxalat-, Urat- bzw. Harnsäure-, Zystin-, Xantin- und andere seltene Steine handeln. Die Steinentstehung wird u. a. durch eiweißreiche Kost,

Hyperkalzämie, Hyperurikämie, Abflussbehinderungen, Harnwegsinfekte und zu hohe Harnkonzentration begünstigt. Klinische Symptome treten auf, wenn Steine „zu wandern" beginnen und der Harnleiter mit Koliken reagiert. Der Kolikschmerz strahlt oft in die Leiste, ins Skrotum oder die Labien aus.

1.2.3.5.2

Die *konservative Therapie* setzt sich aus Schmerztherapie (z. B. Diclofenac®, Fortral®, Ibuprofen®), Spasmolyse (Buscopan® i. v.), Flüssigkeitszufuhr (zum Ausschwemmen!) und viel Bewegung zusammen. Die Rezidiv-prophylaxe besteht aus:
- Reichliche Flüssigkeitszufuhr
- Eiweißarme Diät
- Diätetische und medikamentöse Behandlung einer Hyperurikämie
- Konsequente Infektprophylaxe und -bekämpfung
- Alkalisierung des Harns bei Zystinsteinen.

Invasive Therapiemöglichkeiten sind Steinentfernung mittels ESWL (Stoßwellenlithotripsie), perkutane Nephrolithotomie (perkutane sonographisch gesteuerte Endoskopie des Nierenbeckens), Ureteroskopie mit Steinauflösung und mechanischen Hilfsmitteln (Zange, Körbchen).

1.2.3.5.3   C ist richtig

Die *akute Pyelonephritis* ist eine bakterielle Nierenentzündung, die auf einer ascendierenden Harnwegsinfektion beruht.
Die *akute Glomerulonephritis* ist eine immunologische Krankheit, die meist auf Antikörperbildung gegen Bestandteile der Nierenglomerula beruht.
Ein *akutes Nierenversagen* tritt bei verschiedenen prä-, intra- und postrenalen Störungen auf. Am häufigsten ist eine akut mangelhafte Durchblutung, z. B. im Schock, die Ursache.

1.2.3.5.4

Die akute Pyelonephritis ist eine potenziell lebensbedrohliche Erkrankung, weil sie zur Urosepsis führen kann.
Therapie:
- Bettruhe
- Reichlich Flüssigkeitszufuhr (Ausscheidung möglichst > 1,5 l/Tag)

- Antibiotika
- Ursachenforschung: Abflussbehinderung? Steine? Gynäkologische Erkrankung?
- Kontrolle von Blutdruck, Puls und Fieber.

1.2.3.5.5   A ist richtig

Nephrotisches Syndrom ist ein Sammelbegriff für Nierenerkrankungen mit folgenden Symptomen:

- Proteinurie
- Hypoproteinämie
- Hypalbuminämische Ödemen
- Fettstoffwechselstörung (Hyperlipoproteinämie)

Ursachen können sein:

- Entzündliche Nierenerkrankungen, z. B. Glomerulonephritiden
- Stoffwechselerkrankungen, z. B. Diabetes, Gicht
- Intoxikationen, z. B. chronisch (Phenacetinniere) oder akut durch nierenschädigende Substanzen
- Nierenvenenthrombose
- Plasmozytom
- Amyloidose

Die Frage ist unglücklich gestellt, denn auch Scharlach kann als Streptokokkeninfekt zu einer akuten Glomerulonephritis und damit – allerdings selten – zu einem nephrotischen Syndrom führen.

1.2.3.5.6

Das durch Heparin ungerinnbar gemachte Blut des Kranken wird durch ein Schlauchsystem mit Hilfe einer Pumpe in einen Hämodialysator geleitet. In diesem befindet sich das Dialysat, eine Spüllösung, deren Elektrolytgehalt den Normwerten des Blutes entspricht. Zwischen Blut und Dialysat befindet sich eine semipermeable Membran, durch die harnpflichtige Substanzen und Elektrolyte entsprechend dem Konzentrationsgefälle in die Spüllösung übertreten können. Das auf diese Weise gereinigte Blut wird über eine Vene dem Körper wieder zugeleitet.

1.2.3.5.7   B ist richtig
1.2.3.5.8

Die Hydronephrose oder Wassersackniere ist eine irreversible Erweiterung des Nierenbeckens mit Nierenparenchymschwund durch Druckatrophie. Ursache ist beispielsweise eine Harnabflussstörung bei angeborenen oder erworbenen Ureterstenosen oder ein Prostataadenom.

1.2.3.5.9   B ist richtig
1.2.3.5.10

Hämaturie (Ausscheidung ≥ 4 Erythrozyten/ml Urin) ist ein Symptom, das bei verschiedenen Erkrankungen auftreten kann:

- Harnsteine
- Harnwegsentzündung, Glomerulonephritis
- Tumoren der Nieren oder Harnwege
- Tbc
- Trauma
- Gerinnungsstörungen.

1.2.3.5.11 ☞ 1.2.3.5.1   B ist richtig
1.2.3.5.12   C ist richtig

In den Nieren gebildetes Erythropoetin stimuliert die Erythropoese (Erythrozytenbildung). Bei chronischen Nierenerkrankungen kann der Mangel an Erythropoetin in einer normochromen Anämie sichtbar werden. Erythropoetin wird gentechnisch hergestellt und kann parenteral verabreicht werden.

1.2.3.5.13   C ist richtig

Das Prostataadenom ist eine gutartige Vergrößerung der Prostata , bei der die Harnröhre eingeengt wird, sodass es zu einem verzögerten Miktionsbeginn und einem dünnen Harnstrahl mit terminalem Nachträufeln kommt. Zudem zeigt sich Pollakisurie (häufiges Wasserlassen) und Nykturie (nächtliches Wasserlassen).
In schweren Fällen staut sich der Harn über die Ureteren bis ins Nierenbecken zurück.
Es besteht die Gefahr einer Hydronephrose.
Eine maligne Entartung des Prostataadenoms ist selten.
Bei der Überlaufblase kommt es zu ständigem Urintröpfeln bei schlaffer Blase mit hohem Restharn. Sie tritt beispielsweise als autonome Blase bei Läsionen der spinalen Zentren auf.

Hämaturie und Fieber sind z. B. Symptome eines schweren Harnwegsinfektes.

1.2.3.5.14 ☞ 1.2.3.5.7   D ist richtig

Die Pneumaturie ist ein typisches Symptom einer kolovesikalen Fistel.

1.2.3.5.15 ☞ 1.2.3.5.13

1.2.3.5.16   C ist richtig

Die Hodentorsion ist die Drehung eines Hodens um die eigene Achse, wobei der venöse Blutabstrom gestört wird. Es kommt sekundär zur hämorrhagischen Infarzierung. Symptome:
- Plötzlich auftretende heftigste Schmerzen im Hoden oder Unterbauch
- Hodenhochstand
- Ödembildung, Schwellung
- Übelkeit und Erbrechen (peritonealer Reizzustand).

Therapie: Not-OP, weil sonst nach 4–6 Stunden die Gefahr einer Nekrose besteht.
Die Epididymitis (Nebenhodenentzündung) kann ähnliche Symptome machen. Meist hat der Patient dabei zusätzlich Fieber. Wird der Hoden angehoben, wird der Schmerz im Gegensatz zur Torsion gelindert.

1.2.3.5.17

Eine *Hydrozele* ist eine Wasseransammlung in der Peritonealscheide (Tunica vaginalis) des Hodens. Sie kann spontan oder bei venösen Abflussbehinderungen infolge Nierentumor, bei Hodenkarzinom oder bei Entzündungen auftreten.
Eine *Varikozele* ist eine Erweiterung des venösen Plexus pampiniformis (Hodenkrampfadern).

1.2.3.5.18

Eine Phimose ist eine Vorhautverengung. Die Vorhaut kann nur erschwert oder gar nicht über die Glans penis (Eichel) zurückgeschoben werden, mitunter besteht eine Verklebung mit der Eichel. Man unterscheidet vollständige und unvollständige Phimosen. Komplikationen sind Entzündungen (Balanitis) und Verletzungen beim Geschlechtsverkehr. Therapie: Operative Entfernung der Vorhaut (Zirkumzision), Versuch einer konservativen Lösung.

1.2.3.6 Abdominalchirurgie

1.2.3.6.1

Bei Erkrankungen, die zum klinischen Bild des akuten Abdomens führen, kann im Verlauf eine Änderung des Schmerzcharakters beobachtet werden. Zunächst kommt es zum viszeralen Schmerz, später zum parietalen Schmerz. Das liegt daran, dass die beiden Blätter des Bauchfells unterschiedlich sensibel versorgt sind.
a) *Viszeraler Schmerz* = Eingeweideschmerz
- Diffuser, eher dumpfer und schlecht lokalisierbarer Schmerz
- Kolikartiger Schmerzcharakter
- Begleitsymptome: Übelkeit, Erbrechen, Unruhe, Schweißausbrüche.

b) *Parietaler Schmerz* = somatischer Schmerz
- Scharfer, brennender, gut lokalisierbarer Schmerz
- Kontinuierliche Schmerzen mit Steigerung der Intensität bei Bewegung und Palpation
- Schonatmung
- Abwehrspannung.

1.2.3.6.2   E ist richtig

Ein akutes Abdomen kann verursacht sein durch:
- Entzündliche Erkrankungen von Bauchorganen (Cholezystitis, Pankreatitis, Appendizitis)
- Perforation eines Hohlorgans (Magenperforation)
- Darmverschluss (Ileus)
- Blutungen (rupturiertes Bauchaortenaneurysma)
- Gynäkologische Erkrankungen (Extrauteringravidität).

Die Symptomatik ist von heftigen Bauchschmerzen, oft mit Stuhlverhalt, evtl. Erbrechen gekennzeichnet. Im weiteren Verlauf treten Schocksymptome hinzu.

1.2.3.6.3

Man unterscheidet eine bakteriell infektiöse Peritonitis (Bauchfellentzündung) von einer sterilen (chemisch-toxischen) Peritonitis. Eine bakterielle Peritonitis kann z. B. durch einen perforierten Darm, postoperativ, Nahtinsuffizienz oder eine Durchwanderungsperitonitis verursacht sein. Eine chemisch-toxische Peritonitis tritt z. B. auf bei perforierter Galle, Pankreatitis, Magen- oder Blasenruptur.

1.2.3.6.4　D ist richtig

Bei einer Peritonitis kommt es zunächst zu Übelkeit und Erbrechen. Im Verlauf tritt ein paralytischer Ileus mit Darmatonie auf. Der Bauch ist infolge der Abwehrspannung bretthart. Ein Leukozytenanstieg wird sowohl bei der bakteriellen als auch bei der chemisch-toxischen Peritonitis gefunden. Teerstühle sind Symptome einer (oberen) gastrointestinalen Blutung.

1.2.3.6.5　B ist richtig

Symptome einer Appendizitis:
- Schmerzbeginn in der Magen-Nabel-Gegend, nach Stunden wandert der Schmerz in den rechten Unterbauch
- Druckschmerz am McBurney-Punkt
- Kontralateraler Loslass-Schmerz
- Übelkeit und Erbrechen
- Wind- und Stuhlverhalt, aber nicht blutige Diarrhoen
- Fieber, erhöhte Temperatur rektal von mehr als 0,8 °C gegenüber der axillären Temperatur
- Leukozytose
- Tachykardie.

1.2.3.6.6　B ist richtig

Bei kolikartigen Schmerzen, die in die Leiste ausstrahlen handelt es sich wahrscheinlich um einen Harnleiterstein. Differenzialdiagnostisch kommt am ehesten eine Gallenerkrankung in Betracht. Meist bringen Urinstatus und Sediment (Hämaturie bei Nierensteinen), Temperaturdifferenz, Blutbild (Leukozytose bei Appendizitis) sowie die sonographische Untersuchung Licht ins Dunkel.

1.2.3.6.7　B ist richtig

Rechtsseitige Oberbauchkoliken, besonders nach fettreichen Mahlzeiten sprechen am ehesten für ein Gallensteinleiden ☞ 1.2.2.5.26/27. Das Pankreaskopfkarzinom macht erst sehr spät Symptome, z. B. in Form eines schmerzlosen Ikterus. Die anderen genannten Krankheiten müssen differenzialdiagnostisch erwogen werden.

1.2.3.6.8　A ist richtig

Jede Perforation eines abdominellen Hohlorgans muss sofort chirurgisch versorgt werden, da die Gefahr einer Peritonitis besteht. Auch beim mechanischen Ileus kann das Hindernis nur operativ beseitigt werden. Der paralytische Ileus wird dagegen medikamentös behandelt.

1.2.3.6.9　B ist richtig

Die Niere liegt retroperitoneal. Deshalb führt eine Nierenruptur nicht zu einer Blutung in die freie Bauchhöhle, es sei denn, das Peritoneum ist ebenfalls gerissen.

1.2.3.6.10　D ist richtig

Die Leberverletzung ist eine lebensbedrohliche Erkrankung, die z. B. beim stumpfen Bauchtrauma (Verkehrsunfall) auftreten und infolge der hohen inneren Blutverluste zum Tode führen kann. Blutgerinnungshemmende Medikamente würden die Blutung verstärken und sind deshalb kontraindiziert.

1.2.3.6.11　C ist richtig

Bei der zweizeitigen Milzruptur kommt es zunächst zur Verletzung des Milzparenchyms, sodass sich unter der Milzkapsel ein Hämatom bildet. Der Blutverlust hält sich dabei noch in Grenzen. Der Patient hat Schmerzen, ist aber kreislaufstabil. Erst nach Tagen reißt auch die Milzkapsel unter dem Druck, sodass es zur Blutung in die freie Bauchhöhle kommt.

1.2.3.6.12　C ist richtig

Da sich im Magen immer auch eine geringe Menge Luft befindet, tritt diese bei einer Perforation (Durchbruch) eines Magengeschwürs aus und ist dann im Röntgenbild als schmale Luftsichel unter dem Zwerchfell nachweisbar. Die genaue Lokalisation des Durchbruchs lässt sich so allerdings nicht ermitteln. Freie Luft im Abdomen ist aber immer eine akute Operationsindikation. Die Gabe von Kontrastmitteln (v. a. des nichtresorbierbaren Bariumbreis) ist bei Verdacht auf Perforation kontraindiziert! Der Bariumbrei würde, wenn er in die Bauchhöhle gelangt, eine schwere Peritonitis verursachen.

Zu B) Speisereste lassen sich röntgenologisch nicht nachweisen.

Zu D) Die Perforationsstelle kann auf dem Röntgenbild nicht erkannt werden.

1.2.3.6.13   **C ist richtig**

Die OP-Indikationen haben sich seit Markteinführung der H_2-Blocker und der Protonenpumpenhemmer (z. B. Antra®) deutlich vermindert. Es können absolute Indikationen (d. h. eine medikamentöse Therapie ist nicht mehr möglich) wie Perforation (1), gastroskopisch unstillbare Blutung oder Pylorusstenose (3) bei narbigen Schrumpfungsprozessen von relativen Operationsindikationen unterschieden werden. Zu den relativen OP-Indikationen gehört z. B. auch die (trotz medikamentöser Dauertherapie) chronisch-rezidivierende obere gastrointestinale Blutung. Operationsverfahren sind: Übernähung eines Ulkus oder einer Perforation, Pyloroplastik, Vagotomie oder Magenteilresektion nach Billroth (nur noch äußerst selten).

1.2.3.6.14

Das Magenkarzinom macht erst relativ spät und oft unspezifische Symptome, z. B.:
- Gewichtsverlust
- Appetitlosigkeit, Abscheu gegen bestimmte Speisen (Fleisch
- Leistungsknick
- Nachtschweiß
- Magenschmerzen
- Bei Blutung: Hämatemesis oder Teerstuhl, Anämie
- Bei Stenosierung: Erbrechen nach Nahrungsaufnahme
- Bei Metastasen: Ikterus, Aszites.

1.2.3.6.15   **C ist richtig**

Das Magenkarzinom wird mittels Gastrektomie operiert. Dabei wird neben dem Magen das große und kleine Netz, die Lymphknoten am Truncus coeliacus und die Milz entfernt. Beim *kardianahem* Magenkarzinom wird zusätzlich der untere Teil des Ösophagus operativ entfernt und eine Ösophagojejunostomie angelegt. Evtl. wird vor der Operation eine Radio-/Chemotherapie durchgeführt, um den Tumor zu verkleinern.

Die selektivproximale Vagotomie (SPV) ist ein Verfahren zur Verminderung der Magensäureproduktion und wird heute kaum noch durchgeführt.

1.2.3.6.16

Mögliche Komplikationen sind neben den allgemeinen Operationsrisiken (Blutung, Infektion, Wundheilungsstörung, Thrombosegefahr) v. a. die Nahtinsuffizienz am Duodenalstumpf bei Billroth-II-Resektion oder Magenausgangsstenose bei Billroth-I-Resektion. Außerdem besteht wie bei allen Oberbaucheingriffen eine erhöhte Pneumoniegefahr durch die schmerzbedingte Schonatmung.

1.2.3.6.17   **C ist richtig**

Da nach einer Gastrektomie die Reservoirfunktion des Magens wegfällt, ist das Essen von großen Portionen nicht möglich. Süßspeisen können Blähungen hervorrufen und begünstigen ein Dumping-Syndrom (☞ 1.2.3.6.20). Der Patient sollte sie deshalb meiden. Vitamin B_{12} muss parenteral ersetzt werden, weil nach Gastrektomie kein Intrinsic factor mehr resorbiert werden kann.

1.2.3.6.18   **B ist richtig**

Die Nahtinsuffizienz führt zur Peritonitis und ist deshalb die gefürchtetste Komplikation.

1.2.3.6.19   **B ist richtig**

Beim Billroth-I-Magen werden Magen und Duodenum direkt aneinandergenäht (Gastro-Duodenostomie). Beim Billroth-II-Magen wird das Duodenum am proximalen Ende blind verschlossen und eine Jejunumschlindge mit dem Magen verbunden (Gastro-Jejunostomie).

1.2.3.6.20

Lerntext Dumping-Syndrom

Das *Frühdumping* beruht auf einer Sturzentleerung des Restmagens mit Überdehnung der abführenden Schlinge. Das hat einen vagalen Reflex zur Folge. Besonders durch hyperosmotisch wirksame, leicht lösliche Kohlenhydrate kommt es außerdem zum Wassereinstrom in den Darm und Hypovolämie im Gefäßsystem. Ca. 20–30 Min. nach der Nahrungsaufnahme kommt es zu intestinalen Symptomen wie Bauchschmerz und Brechreiz sowie zu kardiovaskulären Symptomen (Schocksymptomatik):

- Tachykardie
- Hypotonie
- Schwitzen, Schwindel.

Das *Spätdumping-Syndrom* tritt ca. 2 Stunden nach dem Essen auf und beruht auf einer vorübergehenden Hypoglykämie. Die zu rasche Kohlenhydratresorption verursacht nämlich eine überschießende Insulinfreisetzung, sodass es reaktiv zur Hypoglykämie mit den typischen Symptomen Tachykardie, Heißhunger und Schweißausbrüchen kommt.

1.2.3.6.21 ☞ **1.2.2.5.13**

1.2.3.6.22 ☞ **1.2.2.5.13**

1.2.3.6.23 ☞ **1.2.2.5.13**

Das Kolonkarzinom ist ein Adenokarzinom. 60% der Kolonkarzinome sind im Rektum und 20% im Sigma lokalisiert. Therapiemöglichkeiten sind:

- Tumorresektion, entweder kontinuitätserhaltend oder mit Stoma-Anlage
- Chemotherapie
- Radiatio beim Rektumkarzinom.

1.2.3.6.24 **C ist richtig**

Ein Kolostoma ist ein künstlicher Darmausgang über die Bauchdecke, der bei tiefer sitzenden Kolonkarzinomen (Rektum und Sigma) indiziert sein kann, wenn eine Totalresektion mit End-zu-End-Anastomose nicht mehr möglich ist. Sitzt der Tumor im Colon ascendens (D) ist diese End-zu-End-Anastomose meist durchführbar.

Zu A) Eine perforierte Gallenblase kann zur Peritonitis (gallig oder eitrig) führen. Diese wiederum kann einen paralytischen (d.h. auf Darmlähmung beruhenden) Ileus zur Folge haben. Ein Anus praeter muss dabei nicht angelegt werden.

Zu B) Ein Ileus kann unabhängig von seiner Lokalisation entweder mechanisch durch Stenosierung des Darmlumens oder durch eine paralytische Darmlähmung bedingt sein. Grundsätzlich muss die Ursache gesucht und behandelt werden. Ein Kolostoma ist bei Dünndarmileus nicht

sinnvoll, hier wird – wenn überhaupt – ein Ileostoma angelegt.

1.2.3.6.25 **D ist richtig**

Der Dünndarm ist (u. a.) das Ileum, der Dickdarm das Kolon. Eine chirurgische Verbindung wird deshalb Ileokolostomie genannt.

Zu A, B) Stoma bedeutet Öffnung (Mund), z. B. nach außen. So wird ein künstlicher Darmausgang, je nach Darmteil, als Duodeno-, Ileo- oder Kolostomie bezeichnet.

Zu C) Eine Witzelfistel ist eine künstliche Öffnung der Bauchwand zum Magen hin zum Zwecke der künstlichen Ernährung, z. B. bei Ösophagustumoren oder Schluckstörungen.

Zu F) Eine portokavale Anastomose wird bei Leberzirrhose angelegt, um einen Blutfluss vom Pfortaderstromgebiet in die Vena cava unter Umgehung der Leber zu ermöglichen. Damit soll die Gefahr von Blutungen aus Ösophagus- und Fundusvarizen vermindert werden.

1.2.3.6.26 **C ist richtig**

Beim mechanischen Ileus muss die Ursache des Darmverschlusses operativ beseitigt werden. Es handelt sich um eine Notfalloperation. Je mehr Zeit zwischen Diagnosestellung und Operation vergeht, umso größer ist die Gefahr, dass sich eine (Durchwanderungs-) Peritonitis entwickelt.

Prostigmin sowie Rizinus und andere Laxantien sind beim mechanischen Ileus kontraindiziert: Sie würden die Symptomatik noch verschlimmern, weil sie den Darm stimulieren, der ohnehin schon auf Hochtouren arbeitet. Beim paralytischen Ileus ist Prostigmin dagegen indiziert.

1.2.3.6.27 ☞ **1.2.2.5.17** **C ist richtig**

1.2.3.6.28 ☞ **1.2.2.5.29** **D ist richtig**

Die Gallenflüssigkeit besteht im Wesentlichen aus drei Komponenten:

- Gallensäuren
- Cholesterinverbindungen
- Bilirubinverbindungen.

Herrscht ein Gleichgewicht zwischen diesen Komponenten, so bleiben die Substanzen in

Lösung. Kommt es auf Grund von Fehlernährung, Hämolyse oder Gallensäureverlustsyndrom zu einem Ungleichgewicht, so können sich Gallensteine bilden (auskristallisieren).

1.2.3.6.29   C ist richtig

Choledochotomie ist die Eröffnung des Ductus choledochus. Der Ductus cysticus ist eine Abzweigung des Ductus hepatocholedochus in die Gallenblase.

1.2.3.6.30   D ist richtig

Rötung, Überwärmung und Schmerzen sind die typischen Symptome einer Entzündung. Hier handelt es sich wahrscheinlich um eine Entzündung des Wundgebietes.

1.2.3.6.31   C ist richtig

Indikationen für eine Cholezystektomie sind Tumoren oder eitrige Entzündungen der Gallenblase (Empyem: mit Eiter ausgefüllter Körperhohlraum) oder das Gallensteinleiden. Gallensteine als solche sind, wenn sie keinerlei Beschwerden verursachen, keine OP-Indikation.
Bilirubinstoffwechselstörungen werden durch die Cholezystektomie nicht gebessert, weil der Bilirubinstoffwechsel in der Leber stattfindet.

1.2.4 Frauenheilkunde

1.2.4.1 Menstruationszyklus, Menopause, Störungen

1.2.4.1.1

Der Zyklus beginnt mit der *Menstruationsphase* (1.–5. Tag). In dieser Phase kommt es zur Desquamation. Die Uterusschleimhaut wird abgestoßen. In der *Proliferationsphase* (Follikelphase, 5.–14. Tag) wächst der Follikel heran und die Gebärmutterschleimhaut baut sich auf. Gegen Ende der *Ovulationsphase,* um den 14. Tag herum, kommt es zum Eisprung. Nach dem Eisprung beginnt die *Sekretionsphase* (15.–28. Tag). In dieser Phase produziert der Gelbkörper (daher auch Corpus-luteum-Phase) Progesteron. Im Vordergrund: Die Gebärmutterschleimhaut wandelt sich sekretorisch um und bereitet sich so auf die Einnistung des befruchteten Eis vor.

1.2.4.1.2   C ist richtig

Progesteron nimmt ab und die in der sekretorischen Phase in der Gebärmutterschleimhaut gebildeten Spiralarterien ziehen sich zusammen. Es kommt zu einer Mangelernährung, die bewirkt, dass die Zona functionalis des Endometriums abgestoßen wird.
Auch eine Verletzung der Gebärmutter kann eine Blutung hervorrufen. Dabei handelt es sich nicht um eine Menstruationsblutung. Beim Eisprung kann vereinzelt eine sehr schwache Blutung auftreten, jedoch keine Menstruationsblutung. Bei der Befruchtung tritt keine Blutung auf.

1.2.4.1.3   D ist richtig

FSH und LH sind beides Hormone des Hypophysenvorderlappens (HVL). Sie fördern die Follikelreifung und den Eisprung.
ACTH ist zwar ein Hormon des Hypophysenvorderlappens, stimuliert aber die Ausschüttung von Kortikosteroiden aus der Nebennierenrinde.
TSH, ebenfalls ein Hypophysenvorderlappenhormon, erhöht die Sekretion von Schilddrüsenhormonen.
LTH ist Prolaktin. Es ist für die Milchbildung in der Brustdrüse zuständig.
MSH ist das Melanozyten-Stimulierende-Hormon. Es wird ebenfalls im HVL gebildet.

1.2.4.1.4   D ist richtig

Das vom Gelbkörper gebildete Progesteron, das nach dem Eisprung stark ansteigt, bewirkt eine Temperaturerhöhung von etwa 0,5 °C. Unwohlsein ist eher mit der Menstruation oder einer Schwangerschaft in Verbindung zu bringen, das Ausbleiben der Regelblutung und ein positiver Pregnostikontest deuten ebenfalls auf eine Schwangerschaft hin.

1.2.4.1.5 ☞ 1.2.4.1.3   C ist richtig

Die Erhöhung der Basaltemperatur wird durch Progesteron hervorgerufen. Weitere Wirkungen des Progesterons sind die Vorbereitungen des Endometriums für die Einnistung der befruchteten Eizelle sowie die Beeinflussung des Eitransportes im Eileiter.

1.2.4.1.6   **B ist richtig**

Bei vaginalen Blutungen muss histologisch
ein Malignom ausgeschlossen werden. Zur
Materialgewinnung wird eine fraktionierte
Abrasio (Kürettage) durchgeführt.
Eine Hysterektomie würde erst bei gesichertem
Malignom erfolgen.
Eine Östrogenbehandlung kommt bei präme-
nopausaler Zwischenblutung auf Grund von
Östrogenmangel in Betracht.

1.2.4.1.7   **C ist richtig**

Man versteht unter einer:
- Amenorrhoe: fehlende Regelblutung
- Menorrhagie: zu starke Menstruations-
  blutung
- Polymenorrhoe: zu häufige Menstruations-
  blutungen
- Oligomenorrhoe: zu seltene Menstruations-
  blutung
- Metrorrhagie: azyklische Uterusblutung
- Dysmenorrhoe: schmerzhafte Menstrua-
  tionsblutung
- Eumenorrhoe: normale Menstruations-
  blutung
- Menarche: erste Menstruationsblutung
  beim Mädchen.

1.2.4.1.8 ☞ **1.2.4.1.7**   **B ist richtig**

1.2.4.1.9 ☞ **1.2.4.1.7**   **C ist richtig**

1.2.4.1.10

Eine Dysmenorrhoe ist eine übermäßig
schmerzhafte Menstruation, die beispielsweise
mit kolikartigen Schmerzen des Unterbauchs,
Kreuzschmerzen und Übelkeit einhergeht.
Primäre Ursachen sind: Lageanomalien des
Uterus, Missbildungen, Uterushyperplasie,
gestörte Hormonbildung, psychische Faktoren.
Sekundäre Ursachen sind: Uterus myomatosus,
entzündliche Erkrankungen des Genitale,
Endometriose, Schleimhautpolypen und
Stenosierung des Zervikalkanals.

1.2.4.1.11

Der Östrogenmangel in der Postmenopause
kann eine Osteoporose zur Folge haben.

1.2.4.2 Sterilität und Kontrazeption

1.2.4.2.1

Methoden der Empfängnisverhütung sind:
- Sterilisation der Frau oder des Mannes
- Ovulationshemmer
- Intrauterinpessar (Spirale)
- Okklusivpessar (Portiokappe)
- Kondom
- Scheidendiaphragma
- Basaltemperaturmessung
- Spermienabtötende Gele, Salben, Tabletten,
  Ovula, Suppositorien.

1.2.4.2.2   **B ist richtig**

Der Östrogenanteil der hormonalen Kontrazeptiva hemmt die Gonadotropinausschüttung
aus dem HVL und unterdrückt so das Heran-
wachsen eines Follikels. Der Gestagenanteil
bewirkt eine vorzeitige Erhöhung der Zähigkeit
(Viskosität) des Zervixschleims und verhindert
die Ovulation. Es gibt allerdings auch hormo-
nale Kontrazeptiva, die die Einnistung des
befruchteten Eis durch Veränderung der
Gebärmutterschleimhaut (Nidationshem-
mung) verhindern. Somit wäre auch Antwort 4
zutreffend.

1.2.4.2.3

Kontraindikationen für die Verschreibung
von Ovulationshemmern sind stattgefundene
Thrombosen, Bluthochdruck, länger bestehender, insulinabhängiger Diabetes mellitus,
starkes Rauchen besonders bei Frauen über
35 Jahren, Adipositas und Varizen.

1.2.4.3 Missbildungen und Lageanomalien

1.2.4.3.1

Bei der Endometriose findet sich Uterusschleimhaut außerhalb des Uterus. Diese sog.
ektope Schleimhaut unterliegt genau wie die
Schleimhaut innerhalb der Gebärmutter der
hormonellen Regulation.
Eine Entzündung des Endometriums dagegen
nennt sich Endometritis.

1.2.4.3.2

Die Rektozele im Zusammenhang mit dem Descensus uteri (Gebärmuttersenkung) ist ein Vorfall des Rektums in die Scheide. Durch Lockerung des Bandapparates und Bindegewebsschwäche des Beckenbodens sinkt die Gebärmutter ab.

1.2.4.3.3   B ist richtig

Endometriose und Descensus uteri ☞ 1.2.4.3.1, 1.2.4.3.2
Myome sind gutartige Tumoren der Uterusmuskulatur. Als Symptome können verstärkte und verlängerte Blutungen auftreten, sowie Zwischenblutungen.

1.2.4.3.4   C ist richtig

Endometriosis (genitalis) interna: Gebärmutterschleimhaut in der Muskulatur der Gebärmutter.
Endometriosis (genitalis) externa: Gebärmutterschleimhaut im äußeren Genitalbereich, an Ovarien (sog. Schokoladenzysten), Eileiter, Vagina, Vulva, Perineum, Lig. rotundum und im Douglas-Raum.
Endometriosis extragenitalis: Gebärmutterschleimhaut im gesamten Bauchraum und extraperitoneal (z. B. Lunge, Gehirn, Darm etc.).
Myom ☞ 1.2.4.3.3
Descensus uteri ☞ 1.2.4.3.1.

1.2.4.4 Infektionen

1.2.4.4.1

Schutzmechanismen des weiblichen Genitales zur Verhütung von Infektionen:
- Schambehaarung
- Große und kleine Schamlippen
- Aneinanderliegen der Scheidenwände
- Flüssigkeitsströmung in Tuben und Uterusbereich
- Weiter Weg im bakteriziden Milieu
- Saurer pH-Wert des Scheideninhalts und alkalischer des Zervixschleims
- Zähigkeit des Zervixschleims
- Peritoneum besitzt hohe Abwehrkraft
- Peristaltische Wellen der glatten Muskulatur

1.2.4.4.2   D ist richtig
1.2.4.4.3   A ist richtig

Die weiblichen Beckenorgane stehen trotz aller Schutzmechanismen über die Vagina in Verbindung mit der Außenwelt, sodass über diesen Weg aufsteigende Infektionen am häufigsten sind. Die Tuben enden frei in der Bauchhöhle.

1.2.4.4.4   D ist richtig

- Trichomonaden verursachen grünlichen, schaumigen, übel riechenden Fluor
- Bei einer Gonokokkeninfektion entsteht eitriger, schaumiger Fluor
- Spirochäten verursachen keinen charakteristischen Ausfluss
- Eine Kolpitis auf Grund einer Staphylokokkeninfektion kann ein toxisches Schock-Syndrom (TSS) hervorrufen. Dabei kommt es nicht nur zu eitrigem Ausfluss, sondern auch zu einem kleinfleckigem Exanthem der gesamten Haut und zu Schocksymptomen.

1.2.4.4.5   C ist richtig

Die Bartholinitis ist eine Entzündung der Bartholini-Drüsen oder ihrer Ausführungsgänge. Diese liegen in der Innenseite der Labia minora. Die anderen Aussagen sind nicht typisch für die Bartholinitis.

1.2.4.4.6   D ist richtig

Häufigste Erreger einer Bartholinitis sind Gonokokken, aber auch Streptokokken und Staphylokokken können sie verursachen.

1.2.4.4.7   B ist richtig

Symptome einer Soorkolpitis sind Jucken, Brennen und weißlicher Ausfluss.
Eine hohe BSG, hohes Fieber und Leukozytose sprechen für eine fulminante bakterielle Infektion.
Gelblicher, schaumiger Fluor vaginalis findet sich bei Gonorrhoe.
Vaginalen Blutungen kann ein Gebärmuttertumor zu Grunde liegen.

1.2.4.4.8

Eine Adnexitis ist eine Entzündung der Eileiter und der Ovarien. Sie entsteht am häufigsten durch aufsteigende Keime. Häufige Erreger sind

IV Kommentare: Pflegesituationen

Chlamydien, E. coli, Enterokokken, Klebsiellen und Anaerobier. Als Spätfolge droht Verklebung der Tuben mit Sterilität.

1.2.4.4.9

Beide Erkrankungen verursachen Schmerzen im Unterbauch und können leicht verwechselt werden. Allerdings ist die Therapie verschieden, weshalb die frühzeitige richtige Diagnose wichtig ist: Bei der *Appendizitis* wird der Appendix (Wurmfortsatz) operativ entfernt. Die *Adnexitis* dagegen wird medikamentös mit Antibiotika behandelt.

1.2.4.4.10

Bei einer Adnexitis stehen starke Unterbauchschmerzen im Vordergrund. Es können auch Meteorismus, Obstipation und Übelkeit bestehen. Schmierblutungen und Fluor sind ebenfalls häufige Symptome bei Adnexitis. Außerdem können Fieber und eine Verschlechterung des Allgemeinzustandes auftreten.

1.2.4.5 Tumoren

1.2.4.5.1

Warnsymptome maligner Tumoren im Bereich des Uterus sind v. a. postmenopausale Blutungen, aber auch Kontaktblutungen und Zwischenblutungen, sowie fötider, bräunlichblutiger Fluor.

1.2.4.5.2

Bei einer Postmenopausenblutung sind ein Korpus-Karzinom sowie ein Östrogen-produzierender Ovarialtumor auszuschließen.

1.2.4.5.3

Nach der Menopause (= letzte Regelblutung) ist ein Korpus-Karzinom am ehesten an vaginalen Blutungen zu erkennen.

1.2.4.5.4   A ist richtig

Bei einer vaginalen/uterinen Blutung muss immer ein Korpuskarzinom des Uterus ausgeschlossen werden.
Eine Leukämie kommt als Ursache einer uterinen Blutung nicht in Betracht.
Eine Adnexitis ist in diesem Alter eher unwahrscheinlich und ruft in der Regel keine Blutungen hervor.

Ein Uterus myomatosus kann eine Blutung verursachen. Er kommt jedoch am häufigsten vor der Menopause vor.

1.2.4.5.5   A ist richtig

Myome sind gutartige Tumoren der Uterusmuskulatur. Je nachdem welche Wandschichten betroffen sind liegen sie subserös, submukös oder intramural vor.

1.2.4.5.6   C ist richtig

Hauptsymptome der intramuralen Myome sind verstärkte *(Hypermenorrhoe)*, verlängerte *(Menorrhagie)* und schmerzhafte *(Dysmenorrhoe)* Menstruationsblutungen. Druckerscheinungen auf Blase und Rektum können durch subseröse und intraligamentäre Myome entstehen. Starke Schmerzen können bei Stieldrehung subseröser Myome auftreten. Bösartiges Wachstum i. S. einer sarkomatösen Entartung kann selten vorkommen und ist von der Lokalisation unabhängig. Ebenso ist eine Behinderung der Nidation des befruchteten Eis durch Myome denkbar.

1.2.4.5.7   C ist richtig

Fibromyome bestehen – wie der Name schon sagt – aus Bindegewebe und (Uterus-) Muskulatur. Die bindegewebigen Anteile können aus dem Perimetrium (Bauchfellüberzug) stammen; insofern ist auch B richtig.

1.2.4.5.8   A ist richtig

Der Granulosazelltumor gehört zu den Keimstrangtumoren und produziert Östrogene.

1.2.4.6 Operationen, Untersuchungen

1.2.4.6.1

Zur gynäkologischen Untersuchung wird die Patientin in die Steinschnittlage gebracht. Die Steinschnittlage ist eine Rückenlage, in der die Patientin mit gespreizten und in Hüft- und Kniegelenk gebeugten Beinen auf dem gynäkologischen Stuhl liegt.

1.2.4.6.2

Bevor die Patientin ins Untersuchungszimmer geführt wird, sollte sie zur Toilette geschickt werden. Beim Ausziehen benötigen manche

Patientinnen Hilfe. Es muss der Unterkörper von Unterwäsche, Vorlagen und Tampons befreit werden. Anschließend wird der Patientin geholfen, auf dem gynäkologischen Stuhl die Steinschnittlage einzunehmen. Dabei sollte die Patientin über alle Schritte informiert und ihr Schamgefühl berücksichtigt werden. Die Anwesenheit einer Frau (weiblichen Pflegeperson oder Ärztin) bei der gynäkologischen Untersuchung ist nicht nur juristisch wichtig, sondern trägt auch zur Beruhigung der Patientin bei.

1.2.4.6.3   **D ist richtig**

Bei der Krebsfrüherkennungsuntersuchung wird ein zytologischer Abstrich von der Portiooberfläche und aus dem Zervikalkanal entnommen. Dieser wird nach Papanicolaou gefärbt und danach in verschiedene Stadien eingeteilt. Dieses Vorgehen dient der frühzeitigen Erkennung eines Zervixkarzinoms. Durch die bimanuelle Untersuchung des Uterus (bei der mit der einen Hand vaginal, der anderen auf der Bauchdecke getastet wird), können Tumore festgestellt werden. Zusätzlich wird eine rektale Untersuchung durchgeführt, mit deren Hilfe auch die Adnexe und Parametrien beurteilt werden können. Außerdem wird die Brust sowie die Achsellymphknoten inspektorisch und palpatorisch zur Erkennung eines Mammakarzinoms untersucht.

1.2.4.6.4

Durch die Steinschnittlage werden eine Entspannung der Bauchdecken, ein leichtes Erreichen der zu untersuchenden Region und gute Beleuchtungs- und Sichtverhältnisse erreicht.

1.2.4.6.5   **B ist richtig**

Bei einer Metrorrhagie handelt es sich um eine Blutung außerhalb der Periode. Diese kann Symptom einer Neoplasie sein und muss durch eine diagnostische Abrasio abgeklärt werden.

1.2.4.6.6   **D ist richtig**

Indikation zur Konisation besteht bei einem Portioabstrich Pap III D (= V. a. leichte bis mittelgradige Dysplasie) und Pap. IV (= schwere Dysplasie bzw. Carcinoma in situ).

1.2.4.6.7   **C ist richtig**

1.2.4.6.8   **C ist richtig**

Eine vaginale Hysterektomie/Uterusextirpation ist die operative Entfernung des Uterus durch die Vagina. Wird der Uterus operativ durch die Bauchdecke entfernt, nennt sich die OP abdominelle Hysterektomie/Uterusextirpation.

1.2.4.7 Mamma

1.2.4.7.1

Warnsymptome maligner Mammatumoren sind Verhärtungen und Knoten, Einziehungen (besonders der Brustwarzen) und Ulzera der Brust, Sekretabsonderungen aus der Mammille und ekzemartige Veränderungen der Brustwarzen. Bei Metastasierung können außerdem die axillären und/oder die supraklavikulären Lymphknoten vergrößert sein.

1.2.4.7.2   **D ist richtig**

Das Mamma-Ca ist bei Frauen der häufigste maligne Tumor. Es metastasiert hämatogen in Knochen, Leber, Lunge, Pleura, ZNS und in die Ovarien. Die lymphogene Metastasierung erfolgt in die axillären, supraklavikulären und retrosternalen Lymphknoten. Bei allen palpatorisch und inspektorisch verdächtigen Befunden sollte eine Mammographie durchgeführt werden. Eine Probeexzision findet erst bei mammographisch verdächtigem Befund im Rahmen einer OP statt (Schnellschnitt). Nicht immer erfolgt als Nachbehandlung einer operativen Entfernung eines Mamma-Ca eine Zytostatikagabe und Bestrahlung. Eine Chemotherapie kommt als neoadjuvante (vor einer Operation zur Verkleinerung des Tumors) und als adjuvante Therapie bei vermuteten, aber nicht nachweisbaren Mikrometastasen in Frage. Indikationen für eine Bestrahlung sind inoperable Tumoren, Patientinnen mit brusterhaltender OP sowie als palliative Behandlung. Eine weitere Therapieoption ist die Hormonbehandlung mit Antiöstrogenen bei Tumoren mit positivem Rezeptorstatus.

1.2.4.7.3

Die wichtigste diagnostische Maßnahme ist die monatliche Selbstuntersuchung der Brust durch jede Frau selbst.

IV Kommentare: Pflegesituationen

1.2.4.7.4   **D ist richtig**

1.2.4.7.5   **A ist richtig**

Das lobuläre Karzinom der Mamma (Carcinoma lobulare in situ) ist ein eher seltenes Karzinom (10%), das von den Drüsenläppchen ausgeht. Eine multifokale Entstehung in einer oder beiden Brustdrüsen ist häufig. Ca. 80% der Karzinome gehen von den Milchgängen aus und sind somit invasiv-duktale Karzinome. Ferner kommen noch vor: muzinöse Karzinome, inflammatorische Karzinome, der M. Paget (intradermale Ausbreitung auf der Mamille), das Komedokarzinom (intraduktales Wachstum mit zentraler Nekrose).

1.2.4.7.6   **D ist richtig**

Das Fibroadenom stellt den häufigsten benignen Tumor der Mamma dar.

1.2.4.7.7

Zeichen einer Mastitis können die klassischen Entzündungszeichen Rötung, lokale Überwärmung, Schwellung (Spannung), Druckschmerzhaftigkeit, aber auch zusätzlich Verhärtung und Fieber sein.

1.2.5 Geburtshilfe

1.2.5.1 Schwangerschaft

1.2.5.1.1   **B ist richtig**

Sichere Schwangerschaftszeichen sind das Fühlen von Kindsbewegungen (ab 20. SSW), das Fühlen von Kindsteilen (ab 18. SSW), das Hören kindlicher Herztöne (ab 12. SSW) und der Ultraschallnachweis fetaler Herzaktion (ab 6. SSW). Abnorme Essgelüste und morgendliches Erbrechen sind unsichere, Amenorrhoe ein wahrscheinliches Schwangerschaftszeichen. β-HCG (humanes Choriongonadotropin) wird von der Plazenta produziert und kommt daher ohne bestehende Schwangerschaft nicht vor. Ein Ausbleiben der Menstruation kann außer einer Schwangerschaft verschiedene andere Ursachen haben, z. B. Mangelernährung, psychische Belastungen usw.
Auch eine Uterusvergrößerung muss nicht unbedingt immer mit einer Schwangerschaft einhergehen, sondern kann auch die Folge von Tumoren, z. B. Myomen sein.

Der Anstieg der Basaltemperatur resultiert aus einem Progesteronanstieg in der 2. Zyklushälfte. Eine dauerhafte Erhöhung der Basaltemperatur tritt zwar während der Schwangerschaft auf, ist aber nicht beweisend, da sie auch durch Infektionen, Alkoholgenuss, unregelmäßigen Schlaf-Wach-Rhythmus etc. bedingt sein kann.

1.2.5.1.2   **D ist richtig**

Der Blutdruck erhöht sich lediglich im 3. Trimenon (leicht erhöhte diastolische Werte). Jede andere Blutdruckerhöhung ist als pathologisch anzusehen und deutet auf eine Gestose hin.

1.2.5.1.3

Berrechnung des Geburtstermines nach der Naegel-Regel: 1. Tag der letzten Periode + 7 Tage – 3 Monate + 1 Jahr. Die abweichenden Tage von einem 28-Tage-Zyklus werden addiert bzw. subtrahiert. Bei bekanntem Konzeptionstermin (Eisprung) werden von diesem Termin 7 Tage und 3 Monate abgezogen und 1 Jahr addiert.

1.2.5.1.4   **A ist richtig**

1.2.5.1.5   **D ist richtig**

Der Fundusstand (Oberkante des Uterus) ist am
- Ende der 20. SSW: 2–3 Querfinger unterhalb des Nabels
- Ende der 28. SSW: 2–3 Querfinger oberhalb des Nabels
- Ende der 32. Woche: mitten zwischen Nabel und Prozessus xyphoideus des Sternums
- In der 36. SSW steht der Fundus am höchsten, am Rippenbogen
- In der 40. SSW ist er auf 1–2 Querfinger unter den Rippenbogen getreten, da das Kind in das kleine Becken „gerutscht" ist.

1.2.5.1.6   **C ist richtig**

Die erweiterte Naegelsche Regel lautet:
Erster Tag der Periode + 7 Tage – 3 Monate, +/– Anzahl der Tage, die vom 28-tägigen Zyklus abweichen.
+ 1 Jahr

1.2.5.1.7   C ist richtig

In den ersten Tagen nach der Geburt sondert die Brust das sog. Kolostrum, die Vormilch, ab; vom 4.–14. Tag die Übergangsmilch und ab dem 15. Tag die reife Milch. Die Milchdrüsenepithelien proliferieren und differenzieren sich unter dem Einfluss von Prolaktin während der Schwangerschaft. Sie nehmen ihre Sekretion jedoch erst nach der Geburt der Plazenta auf, da diese vorher laktationshemmende Östrogene produziert. Das Saugen des Säuglings bewirkt die Freisetzung von Oxytozin, welches die Kontraktion der Myoepithelzellen auslöst und damit die Entleerung der Milch und die Rückbildung des Uterus fördert.

1.2.5.1.8   C ist richtig

Kinder von Raucherinnen sind häufig unterentwickelt: Sie können bis zu 300 g leichter als Kinder nichtrauchender Mütter sein. Gleichzeitig ist die perinatale Sterblichkeit von Kindern rauchender Mütter erhöht. Zusätzlich steigt die Thromboseneigung der Schwangeren. Gegen die anderen aufgeführten Aktivitäten ist in vernünftigen Maßen nichts einzuwenden.

1.2.5.2 Komplikationen in der Schwangerschaft

1.2.5.2.1

Bei der Zerklage handelt es sich um eine einfache Verschlussoperation des Muttermundes. Sie wird gelegt bei Zervixinsuffizienz mit Muttermunderweiterung.und teilweise prophylaktisch bei Spätaborten, Frühgeburten oder Konisation in der Anamnese.

1.2.5.2.2   C ist richtig

β-Sympathomimetika (Partusisten®) hemmen die Wehentätigkeit.

1.2.5.2.3

Ein vorzeitiger Blasensprung birgt die Gefahr einer kindlichen oder mütterlichen Infektion. Je länger der Zeitraum zwischen Blasensprung und Geburt ist, desto größer ist die Gefahr einer aszendierenden (aufsteigenden) Infektion, sog. Amnioninfektions-Syndrom.

1.2.5.2.4   D ist richtig

Niedrige HPL-Werte können auf eine chronische Plazentainsuffizienz hindeuten. Die Östrogenkonzentration im mütterlichen Serum ist ein Maß für das Wohlergehen des Feten. Aus der Herzfrequenz in der Kardiographie kann ebenfalls das Befinden des Feten abgelesen werden.

Mit Hilfe der Ultraschallfetometrie wird die Größe des Feten und seine, für die Schwangerschaftswoche altersentsprechende, Entwicklung abgeschätzt.

Mit der Amnioskopie wird Farbe und Menge des Fruchtwassers beurteilt. Physiologischerweise ist das Fruchtwasser klar oder milchig. Bei grünlicher Verfärbung kann dem Fötus unter Stress (Sauerstoffmangel) Mekonium abgegangen sein. Fleischfarbenes Fruchtwasser spricht für den Tod des Feten.

1.2.5.2.5   D ist richtig

Eine Placenta praevia ist eine tief sitzende Plazenta, die den Muttermund teilweise oder komplett verlegt. Eine durch eine Placenta praevia ausgelöste Blutung ereignet sich eher im letzten Schwangerschaftsdrittel (bzw. Subpartu). Die Diagnosestellung erfolgt sonographisch. Eine vaginale Tastuntersuchung ist bei unklaren vaginalen Blutungen wegen der erhöhten Blutungs- und Abortgefahr kontraindiziert.

Aussage A beschreibt eine vorzeitige Plazentalösung.

1.2.5.2.6   C ist richtig

Geburtshilfliche Definition:
- *Fehlgeburt:* bis einschl. 28. Woche p.m.
- *Frühgeburt:* 29.–38. Woche p.m.
- *Spätgeburt:* 43. Woche p.m. und mehr.

Die *pädiatrische* Definition des unzeitig geborenen Kindes ist nicht mit der *geburtshilflichen* Definition identisch: Das frühgeborene Kind hat ein Geburtsgewicht von 2500 g und weniger.

1.2.5.2.7

Missbildungen können in der Embryonalzeit, also innerhalb der ersten drei Schwangerschaftsmonate auftreten, da in dieser Zeit die Organe angelegt werden (sog. Organogenese).

1.2.5.2.8   E ist richtig

Eine aktive Rötelnimpfung ist eine Lebendimpfung und daher während einer Schwangerschaft kontraindiziert.

1.2.5.2.9

Zu a) Im ersten Trimenon besteht die Gefahr einer Embryopathie mit Herzfehler, Mikrozephalie, Katarakt und Taubheit.

Zu b) Die STIKO (Ständige Impfkomission) am Robert-Koch-Institut empfiehlt eine Impfung gegen Röteln im Säuglingsalter sowohl für Mädchen als auch für Jungen (Kombinationsimpfung mit Masern und Mumps). Mädchen vor der Pubertät sollten aktiv gegen Röteln geimpft werden, wenn dies im Säuglingsalter nicht geschehen ist und wenn sie die Erkrankung noch nicht durchgemacht haben. Außerdem kann die Schwangere bei vermuteter Infektion, wenn sie keinen Immunschutz hat, sofort nach Exposition passiv gegen Röteln geimpft werden.

1.2.5.2.10   C ist richtig
1.2.5.2.11   E ist richtig

Blutungen im letzten Schwangerschaftsdrittel sind verdächtig auf eine Placenta praevia. Ein Abortus imminens und eine Extrauteringravidität äußern sich durch Blutungen bereits im 1. Schwangerschaftsdrittel. Ein Uteruskarzinom kann zwar gleichzeitig mit einer Schwangerschaft vorliegen und somit jederzeit zu Blutungen führen, dieser Fall ist jedoch äußerst selten. Typisch für ein Uteruskarzinom sind Blutungen jenseits der Menopause. Eine Eklampsie ist eine Schwangerschaftsgestose, die mit Hypertonie und tonisch-klonischen Krämpfen einhergeht. Blutungen gehören nicht zu diesem Krankheitsbild.

1.2.5.2.12

Bei einer Eileiterschwangerschaft besteht mit zunehmendem Wachstum des Embryos die Gefahr der Eileiterruptur, die zu starken arteriellen Blutungen in die Bauchhöhle und zum hämorrhagischen Schock führen kann.

1.2.5.2.13   C ist richtig

Es handelt sich um den Abort einer Eileiterschwangerschaft in die Bauchhöhle.

1.2.5.2.14

Zu a) Klinische Arten des Abortes sind:
- Abortus imminens = drohender Abort
- Abortus incipiens = beginnender Abort
- Abortus incompletus = unvollständiger Abort
- Abortus completus = vollständiger Abort
- Missed abortion (engl: „vermisster Abort") = abgestorbene, verhaltene Fehlgeburt.

Zu b) Der Abortus imminens ist der einzige Abort, bei dem durch absolute Bettruhe und ggf. mit Gabe von β-Sympathomimetika versucht wird, die Schwangerschaft zu erhalten.

1.2.5.2.15   C ist richtig
1.2.5.2.16   E ist richtig
1.2.5.2.17

Die Eklampsie (EPH-Gestose) ist eine Spätgestose mit den Kardinalsymptomen Ödeme (E), Proteinurie (P) und Hypertonie (H). Zusätzlich können tonisch-klonische Krampfzustände auftreten. Prodromi (Vorzeichen) eines bevorstehenden eklamptischen Anfalls sind Kopfschmerzen, Ohrensausen, Schwindelgefühl, Sehstörungen, Übelkeit und Erbrechen, Hyperreflexie, motorische Unruhe und Bewusstseinstrübung.
Für die Mutter sind die Risiken einer schweren Gestose: Lungenödem, Blutungen in ZNS und Leber, Erblindung, Nierenversagen und Herzversagen. Für das Kind liegt die Gefährdung in der Plazentainsuffizienz oder der vorzeitigen Plazentaablösung deren Folge Frühgeburt oder intrauterines Absterben sind.

1.2.5.2.18

Bei einer EPH-Gestose müssen Blutdruck, Puls und Eiweißgehalt des Urins regelmäßig kontrolliert und auf die Entwicklung von Ödemen geachtet werden. Zusätzlich muss die Bewusstseinslage der Schwangeren beobachtet und Symptome wie Kopfschmerzen, Augenflimmern, Sehstörungen, Übelkeit und Erbrechen ernst genommen werden. Das ungeborene Kind muss mittels Kardiotokographie überwacht werden.

1.2.5.2.19

Unter Tokolyse kommt es zur Tachykardie, da zur Wehenhemmung β-Sympathomimetika gegeben werden.

1.2.5.3 Geburt

1.2.5.3.1   C ist richtig

Eine Episiotomie kommt erst in der Austreibungsphase, wenn das Köpfchen durch den Geburtskanal tritt, in Frage. Das kindliche Köpfchen ist in der Eröffnungsphase noch nicht in der Vulva zu sehen.

1.2.5.3.2   B ist richtig

Der Blasensprung findet erst am Ende der Eröffnungsperiode statt. Presswehen beginnen in der Austreibungsphase.

1.2.5.3.3

Die Eröffnungsphase ist gekennzeichnet durch die Eröffnungswehen (regelmäßige Wehen alle 3–6 Min.), die Eröffnung des Muttermundes, die Dehnung der Scheide und des Beckenbodens und das Tiefertreten des kindlichen Köpfchens.
In der Austreibungsphase tritt das Köpfchen des Kindes durch den Geburtskanal. Presswehen setzen ein. Während der Nachgeburtsperiode löst sich die Plazenta, und die Nachgeburt wird ausgestoßen.

1.2.5.3.4

Die häufigste Lage des Kindes bei der Geburt ist die vordere Hinterhauptslage.

1.2.5.3.5   B ist richtig
1.2.5.3.6

Ursachen einer regelwidrigen Geburt sind:
- Fehlbildung des mütterlichen Beckens
- Fehllage des Kindes
- Missbildungen des Kindes (z. B. Wasserkopf)
- Mehrlingsgeburt
- Frühgeburt.

1.2.5.3.7

Indikationen für einen Kaiserschnitt sind:
- Ungewöhnliche Lage des Kindes
- Plazentastörungen
- Nabelschnurkomplikationen

- Enges mütterliches Becken
- Ausbleiben der Wehentätigkeit, Wehenschwäche
- Zu lang dauernde Geburt.

1.2.5.4 Wochenbett

1.2.5.4.1   B ist richtig

Das Wochenbett beginnt mit der Geburt der Plazenta und dauert 6–8 Wochen. In dieser Zeit bildet sich die Gebärmutter auf ihre ursprüngliche Größe vor der Schwangerschaft zurück. Durch den Gewebeabbau entsteht der Wochenfluss (Lochien), der auf Grund seines Gehaltes an Staphylokokken und Streptokokken als infektiös gilt.

1.2.5.4.2

zu a) Unter Puerperalfieber versteht man genitale Infektionen mit Fieber im Wochenbett.
zu b) Ursachen können Infektionen der Scheide oder des Uterus sein wie Puerperalgeschwür oder Endometritis puerperalis. Eine Ausbreitung kann über die Schleimhaut, Lymph- und/oder Blutweg erfolgen (Sepsisgefahr).

1.2.5.4.3   A ist richtig

Die Lochien sind in den ersten Tagen des Wochenbettes blutig (Lochia rubra), am 4.–8. Tag werden sie bräunlich (Lochia sanguinolenta), dann dunkel-gelb. 2–6 Wochen nach der Entbindung erscheint die Lochia alba als klarer, schleimiger Wochenfluss.

1.2.5.4.4

Bei einer Wöchnerin tritt eine Polyurie auf, da schwangerschaftsbedingte Wassereinlagerungen im Gewebe ausgeschwemmt werden.

1.2.6 Kinderheilkunde

1.2.6.1

Organogenese bezeichnet die Anlage aller größeren Organe oder Organsysteme.
Die Organogenese findet in der 4.–8. Schwangerschaftswoche statt.

1.2.6.2   C ist richtig

1, 5 und 10 Minuten nach der Geburt wird das Kind auf äußerlich erkennbare Missbildungen, Verletzungsfolgen und auf seine Vitalität untersucht. Nach dem Apgar-Index werden fünf Kriterien der Vitalität beurteilt:

- **A**tmung
- **P**uls
- **G**rundtonus
- **A**ussehen
- **R**eaktion auf Hautreize, Reflexe.

Jedes Kriterium wird mit 0–2 Punkten bewertet, sodass sich im günstigsten Fall 10 Punkte als Summe ergeben.

1.2.6.3   A ist richtig

Die mittlere Atemfrequenz beim schlafenden Neugeborenen beträgt 40–60 Atemzüge/Min., am Ende der Neugeborenenperiode nur noch 30/Min.

1.2.6.4   C ist richtig

Beim Mekoniumileus ist das Mekonium durch die abnorme Zusammensetzung der Drüsensekrete des Verdauungskanals von zäher und kittartiger Konsistenz. Hierbei besteht Verdacht auf Mukoviszidose.

1.2.6.5   B ist richtig

Vermehrte Peristaltik und verminderte Resorptionsleistung führen zu gehäuften Entleerungen sehr flüssiger Stühle. Dabei geht nicht nur nahrungseigene Flüssigkeit, sondern auch körpereigenes Darmsekret verloren. Dazu kommt noch der Flüssigkeitsverlust durch entzündliche Exsudation: Exsikkose und Elektrolytverlust stellen sich ein. Gelingt es nicht, das Fortschreiten der Erkrankung abzuwenden, besteht die Gefahr einer allgemeinen, schweren Stoffwechselstörung, die als „Säuglingsintoxikation" bezeichnet wird. Eigentlich sind hier Antworten B und C richtig.

1.2.6.6   C ist richtig

Hypertrophische Pylorusstenose: Ätiologie und Pathogenese des Leidens sind nicht hinreichend geklärt. Jungen sind 3–6 mal häufiger betroffen als Mädchen. Pathologisch-anatomisch findet man eine erhebliche Hypertrophie der Pylorusmuskulatur sowie eine Schleimhautschwellung.

Obwohl die Muskelhypertrophie schon bei Neugeborenen beobachtet wird, beginnen die klinischen Symptome meist erst in der zweiten oder dritten Lebenswoche, sobald eine Schleimhautverdickung und Spasmen hinzutreten. Die Erkrankung ist durch zunehmendes Erbrechen charakterisiert, das nach Nahrungsaufnahme auftritt und explosionsartig im Strahl erfolgt.

1.2.6.7   B ist richtig

Als Faustregel kann gelten, dass ein Säugling im Alter von 4–5 Monaten sein Geburtsgewicht verdoppelt, im Alter von einem Jahr verdreifacht, mit sechs Jahren versechsfacht, mit 12 Jahren verzwölffacht hat.

1.2.6.8   A ist richtig

Nierentumoren gehören zu den häufigsten abdominellen Tumoren im Kindesalter. Meist handelt es sich um einen Wilmstumor. Ein Neuroblastom ist ein Hirntumor.

1.2.6.9   D ist richtig

Ein Hoden, der im Leistenkanal und nicht im Skrotum liegt wird als Leistenhoden bezeichnet. Eine Behandlung dieser Hodenretention ist notwendig, da zur Entwicklung des Samenepithels eine niedrige Umgebungstemperatur notwendig ist. Verbleiben die Hoden zu lange im Bauchraum, kommt es zu irreversiblen Schädigungen und späterer Sterilität. Die Behandlung erfolgt mit Gabe von (weiblichem) Choriongonadotropin nach dem 1. Lebensjahr oder durch Operation.

1.2.6.10   E ist richtig

Bei einer Hypospadie mündet die Urethra an der Ventralseite, bei der selteneren Epispadie an der Dorsalseite des Penis.

1.2.6.11   C ist richtig

Nach kieferorthopädischer Frühbehandlung erfolgt bei einer Lippen-Kiefer-Gaumenspalte die Lippenoperation im Alter von 4–6 Monaten, der Verschluss des weichen Gaumens (Veloplastik) mit 18 Monaten und der Verschluss des harten Gaumens mit 6 Jahren.

1.2.7 Neurologie

1.2.7.1

Beim Grand-mal-Anfall treten folgende Symptome auf:

- Aura
- Generalisierter, d. h. den ganzen Körper erfassender, tonischer Krampf für ca. 30 Sek. Mit Initialschrei
- Sturz auf Grund plötzlich einsetzender Bewusstlosigkeit
- Kurzer Atemstillstand
- Nachfolgende klonische Zuckungen für die Dauer von 30 Sek. bis etwa 50 Sek. mit Zungenbiss
- Vegetative Symptome: Weite, lichtstarre Pupillen, Blutruckanstieg mit Tachykardie, Urinabgang, Schweißausbruch, Speichelsekretion, fehlende Fremd- und Eigenreflexe

Nach dem Anfall beobachtet man meist einen „Terminalschlaf" oder einen postiktalen Dämmerzustand, manchmal Verwirrtheitszustände. Der Patient hat eine Amnesie für das Ereignis.

1.2.7.2   B ist richtig

Man unterscheidet generalisierte Krampfanfälle und partielle Anfallstypen. Zu den generalisierten Krampfanfällen zählen:

- Grand-mal-Anfälle
- Absencen
- Impulsiv-petit-mal
- Myoklonische, klonische und tonische Anfälle
- Myoklonisch-astatische Epilepsie
- Lennox-Gastaut-Syndrom
- BNS-Syndrom (West-Syndrom).

Partielle Anfälle betreffen nicht den ganzen Körper und verlaufen meist ohne (oder mit sehr kurzem) Bewusstseinsverlust, z. B.:

- Jackson-Anfälle
- Psychomotorische Anfälle
- Adversiv-Anfälle.

1.2.7.3

Ein Status epilepticus ist eine lebensbedrohliche Serie von Grand-mal-Anfällen, bei denen der Patient zwischenzeitlich das Bewusstsein nicht wiedererlangt. Der Patient ist durch ein Hirnödem sowie durch eine Hypoxämie mit Untergang von Hirngewebe akut gefährdet!

1.2.7.4   B ist richtig

Treten trotz medikamentöser Dauertherapie wiederholt epileptische Anfälle auf, so bedeutet das natürlich eine erhebliche Einschränkung im täglichen Leben: Verletzungs- und Unfallgefahr! Anfallskranke dürfen nicht *selbst* Verkehrsmittel führen, es sei denn, sie sind unter medikamentöser Dauertherapie länger als zwei Jahre anfallsfrei. Gegen die Benutzung öffentlicher Verkehrsmittel spricht nichts. Auch ein Beruf kann ausgeübt werden, allerdings sollten dabei Tätigkeiten mit erhöhter Unfallgefährdung (Arbeit an Maschinen) gemieden werden. Eine anfallshemmende Diät gibt es nicht!

1.2.7.5   ☞ 1.2.7.1   C ist richtig

Im Anfall sind die Pupillen weit und zeigen keine Lichtreaktion! Halluzinationen sind Zeichen einer psychiatrischen Erkrankung.

1.2.7.6   D ist richtig

Migräne ist ein anfallsartig, meist halbseitig auftretender Kopfschmerz, der mit Allgemeinsymptomen wie Übelkeit und Erbrechen einhergeht und durch Sehstörungen im Sinne eines Flimmerskotoms eingeleitet werden kann.
Die Hyperventilationstetanie, die Trigeminusneuralgie und der Spannungskopfschmerz treten meist ohne sensorische Prodromi auf.

1.2.7.7   C ist richtig

Vor einem Grand-mal-Anfall kann es zur sog. Aura kommen. Die Aura (Aura = Hof) ist durch ein Gefühl der Unwirklichkeit geprägt und kann mit (meist akustischen oder olfaktorischen) Halluzinationen einhergehen.
Auch das Delirium geht mit Halluzinationen einher. Man nennt dies aber nicht Aura.

1.2.7.8

Eine TIA (transitorische ischämische Attacke) ist eine akute zerebrale Durchblutungsstörung, deren Symptome sich innerhalb der ersten 24 Stunden nach dem Ereignis *vollständig* zurückbilden. Mögliche Symptome:

- Sensibilitätsstörungen
- Sehstörungen (Unterscheide hiervon die Amaurosis fugax durch Durchblutungsstörungen in der Retina!)
- Facialislähmung
- Sprachstörungen
- Passagere Lähmung einer Extremität oder sogar Halbseitenlähmung
- Akuter Verwirrtheitszustand.

1.2.7.9

Lerntext Apoplex

Ein Apoplex oder Schlaganfall ist eine akute zerebrale Durchblutungsstörung, die zu einem bleibenden, chronischen neurologischen Defizit führt. Durch den Verschluss einer Arterie oder durch eine intrazerebrale Blutung kommt es zu einer Nekrose von Hirngewebe.

Ursachen:

1) Meistens liegt eine Arteriosklerose der hirnzuführenden und intrazerebralen Gefäße zu Grunde
2) Arteriitis mit Gefäßverengung
3) Embolische Ereignisse: Embolie aus dem Herzen (meist aus dem linken Vorhof) oder rupturierte arteriosklerotische Plaques der hirnzuführenden Gefäße
4) Thrombose der Hirnarterien
5) Blutung.

1.2.7.10

15% der Schlaganfälle sind auf eine Hirnblutung (oft hypertone Massenblutung) zurückzuführen, 85% der Apoplexe beruhen auf einer Ischämie durch einen akuten Gefäßverschluss.

1.2.7.11	**B ist richtig**
1.2.7.12	**B ist richtig**
1.2.7.13	**B ist richtig**

Somnolenz (Schläfrigkeit): Der Patient ist kurzzeitig bei Ansprache erweckbar, um gleich darauf wieder „einzuschlafen"; er ist meist desorientiert, reagiert auf Schmerzreize mit gezielten Abwehrbewegungen.

Sopor: Der Patient reagiert auf Ansprache nicht, kann aber durch Schmerzreize kurzzeitig erweckbar sein, reagiert auf diese mit ungezielten Abwehrbewegungen.

Koma: Der Patient ist tief bewusstlos, reagiert weder auf Ansprache noch auf Schmerzreiz. Die Reflexe sind unter Umständen ganz oder teilweise erloschen. Ursachen eines Koma können sein: Trauma, Intoxikationen oder metabolische Störungen.

1.2.7.14   C ist richtig

Liquor cerebrospinalis (Hirnwasser) wird in den Seitenventrikeln des Gehirns gebildet und fließt über den 3. und 4. Ventrikel zum Rückenmark. Vom 3. und 4. Ventrikel gelangt er durch kleine Öffnungen in den äußeren Liquorraum (Subarachnoidalraum). Arachnoidalzotten leiten einen großen Teil des Liquors ins venöse Gefäßsystem ab.

Beim Hydrocephalus internus ist ein Abfluss des Hirnwassers nicht mehr möglich. Durch den daraus folgenden zunehmenden Druck auf das Gehirn kommt es beim unbehandelten Patienten zur Druckatrophie von Hirngewebe. Therapie der Wahl ist die künstliche Ableitung des Liquors mit einem Shunt in den Blutkreislauf oder in die Peritonealhöhle.

1.2.7.15

Ursache des Morbus Parkinson ist eine verminderte Produktion von Dopamin in der Substantia nigra des Gehirns.

1) Der Parkinsonkranke hat einen erhöhten Muskeltonus gegen Widerstand (*Rigor*). Bei passivem Bewegen der Arme des Patienten sind wächserner Widerstand und Zahnradphänomen feststellbar.
2) Der Patient leidet an einem grobschlägigen *Tremor*, v. a. der Hände, sog. Pillendrehertremor. Bei aktiven Bewegungen bessert dieser sich.
3) Der Patient zeigt eine deutliche Bewegungsarmut aller Muskelgruppen: Hypo- oder Akinese.

1.2.7.16

Die Hypokinese (Bewegungsarmut) zeigt sich:

- In der Mimik → starr, maskenartig
- In der Haltung → Kopf und Rumpf sind nach vorn geneigt, Knie und Ellenbogengelenke leicht gebeugt
- Im Gang → langsam, kleinschrittig, schlurfend, fehlendes Mitschwingen der Arme

- In der Sprache → monotone Satzmelodie, verwaschene Artikulation
- Im Schriftbild → klein, krickelig.

1.2.7.17

Motorische Störungen:
- Hypokinese, Akinese: ☞ 1.2.7.16
- Tremor.

Vegetative Störungen:
- Verstärkte Schweiß-, und Talgabsonderung der Haut (Salbengesicht)
- Verstärkter Speichelfluss.

Psychische Störungen:
- Verlangsamung von Wort- und Gedankenfluss, Depression
- Evtl. im späten Krankheitsstadium Verwirrtheitszustände.

1.2.7.18

Dem Morbus Alzheimer liegt eine zunehmende Atrophie des Hirngewebes zu Grunde, deren Ursache noch weitgehend unbekannt ist.
Im Vordergrund der Symptomatik stehen:
Dementielle Symptome:
- Gedächtnisschwund (inklusive Langzeitgedächtnis)
- Desorientierung (für alle Qualitäten)
- Verlangsamtes Denken
- Kommunikationsstörungen: Wortfindungsstörungen
- Apraxie
- Affektlabilität bis hin zur Affektinkontinenz, Ängstlichkeit.

Körperliche Symptome:
- Schnelle Ermüdbarkeit, Schlafstörungen
- Schwindel
- Kopfschmerz
- Zerebrale Krampfanfälle
- Störungen der Nahrungsaufnahme und der Ausscheidungsfunktionen.

1.2.7.19

Ein SHT 1. Grades ist eine Gehirnerschütterung (Commotio cerebri). Im CT sind dabei keine morphologischen Schäden am Gehirn nachweisbar! Symptome sind:
- Kurze Bewusstlosigkeit, danach evtl. Benommenheit
- Evtl. retrograde Amnesie

- Übelkeit, Erbrechen
- Kreislaufstörungen
- Kopfschmerzen, Schwindelgefühl.

1.2.7.20   C ist richtig

Da beim SHT (Schädel-Hirn-Trauma) 2. oder 3. Grades auch Hirngewebe geschädigt wird, welches dann durch Narbengewebe ersetzt wird, kann ein epileptischer Fokus entstehen: Narbenepilepsie oder hirnorganische Anfälle. Ebenso kann nach einem SHT ein epidurales Hämatom oder eine Liquorfistel auftreten. Die Radialislähmung betrifft einen peripheren Nerven und tritt z.B. bei Oberarmbrüchen auf.

1.2.7.21   D ist richtig

Kommt es zu erhöhtem Hirndruck infolge eines intrazerebralen, subduralen oder epiduralen Hämatoms, so treten folgende Symptome auf:
- Kopfschmerzen
- Pupillenerweiterung, evtl. -starre durch Abklemmung des N. occulomotorius auf der Seite des Hämatoms
- Extremitätenlähmungen und Pyramidenbahnzeichen (positiver Babinski-Reflex)
- Koma
- Streckkrämpfe
- Vegetative Entgleisung: zunächst Tachykardie und Hypertonie (Druckpuls), später auch Bradykardie und Blutdruckabfall!
- Atemstörungen bis hin zur Apnoe
- Krampfanfälle.

1.2.7.22   C ist richtig

Typisch für das Vorliegen eines epiduralen Hämatoms ist, dass der Patient nach einer kurzen Bewusstlosigkeit (wie bei der Gehirnerschütterung) zunächst wieder erwacht. Nach einem sog. symptomfreien Intervall von bis zu mehreren Stunden kommt es auf Grund des zunehmenden Hirndruckes zu einer sekundären sich langsam entwickelnden Bewusstlosigkeit.

1.2.7.23 ☞ 1.2.7.24   B ist richtig
1.2.7.24   C ist richtig

Das *subdurale Hämatom* entsteht durch Zerreißung der Brückenvenen mit Einblutung in den Subduralraum zwischen Dura mater und Arachnoidea. Es entwickelt sich langsam, evtl. kommt es nach längerem Intervall zur Hirndrucksymptomatik. Die *epidurale Blutung* ist eine arterielle Blutung zwischen Dura mater und Schädelknochen aus der A. meningea media oder ihrer Äste.

Lerntext Hirnhäute

Schichten des Schädels von außen nach innen:
* Schädelknochen
* Dura mater (harte Hirnhaut)
* Arachnoidea (Spinnengewebshaut)
* Subarachnoidalraum (Liquorraum)
* Pia mater (weiche Hirnhaut)
* Hirngewebe.

1.2.7.25   C ist richtig

Gehirn, Hirnhäute, Liquor und Blut sind normalerweise keimfrei. Beim geschlossenen SHT dringen durch die Verletzung selbst keine Erreger ins ZNS ein. Tritt dennoch eine Meningitis auf, so müssen entweder Bakterien durch septische Streuung von einer Begleitverletzung auf dem Blutweg ins ZNS eingedrungen sein, oder es besteht eine Liquorfistel (z. B. in den Nasenraum), die eine aufsteigende Ausbreitung der Erreger ermöglicht hat.

1.2.7.26

Commotio cerebri: Gehirnerschütterung; Dauerfolgen sind nicht zu erwarten. Symptome ☞ 1.2.7.19.
Contusio cerebri: Hirnprellung, teilweise mit kleinen Blutungen in das Hirngewebe mit Untergang von Hirnzellen. Je nach Lokalisation kommt es zu bestimmten Ausfallserscheinungen: Lähmungen, Aphasien, Sensibilitäts- und Sehstörungen. Die Symptome können aber auch relativ diskret sein und sich kaum von denen einer Gehirnerschütterung unterscheiden.
Compressio cerebri: Die Kompression des Gehirns kann durch intrakranielle, sub- oder epidurale Blutungen, durch Impressionsfrakturen oder durch ein Hirnödem verursacht sein. Die Symptome reichen von partiellen Funktionsausfällen bis hin zum Hirntod!

1.2.7.27 ☞ 1.2.7.22   B ist richtig
1.2.7.28   D ist richtig

Operativ werden Impressionsfrakturen des Schädels und größere epidurale oder subdurale Hämatome mit starken Hirndruckzeichen therapiert. Die Schädelbasisfraktur und die Commotio cerebri (Gehirnerschütterung) sowie die Contusio cerebri (Gehirnprellung) werden konservativ behandelt.

Zur Erinnerung:

Eine Commotio cerebri (Gehirnerschütterung) ist ein Schädelhirntrauma ersten Grades, das mit einer kurzdauernden Bewusstseinsstörung einhergeht; im CCT sind keine morphologischen Veränderungen nachweisbar.

1.2.7.29

Die Meningitis ist eine Entzündung der Hirnhäute. Die Ursache ist in der Regel eine bakterielle oder virale Infektion. Greift die Infektion auf die Hirnsubstanz über, spricht man von Meningoenzephalitis. Symptome einer Meningitis können sein: Fieber, Nackensteifigkeit, Lichtscheu, Übelkeit und Erbrechen, Bewusstseinsstörung von Apathie bis Bewusstlosigkeit, Kopfschmerzen, Tachykardie, zerebrale Krampfanfälle und Hirnnervenlähmungen. Beim Säugling können diese Symptome fehlen; wichtigstes klinisches Zeichen ist neben Fieber und Apathie die gespannte, vorgewölbte Fontanelle.

1.2.7.30   D ist richtig

Lerntext Subarachnoidalblutung

Die Subarachnoidalblutung ist eine Blutung in den Subarachnoidalraum. Ursache hierfür ist meistens die Ruptur eines Aneurysmas an den basalen Hirngefäßen.
Symptome:
* Plötzlich auftretender heftigster Kopfschmerz, oft haubenförmig vom Nacken nach vorn ausstrahlend
* Übelkeit und Erbrechen
* Psychomotorische Unruhe
* Somnolenz, später Koma
* Nackensteifigkeit.

Therapie:

- Intensivmedizinische Überwachung
- Blutdruckregulierung
- Evtl. Kalziumantagonisten zur Prophylaxe von Gefäßspasmen
- Operation des Aneurysmas und Ausschaltung mit einem Gefäßklip
- Evtl. Therapie eines sich entwickelnden Hydrozephalus.

Bei den in dieser Frage genannten Symptomen könnte es sich auch um eine foudrouyant verlaufende Encephalitis oder Meningitis handeln. Entscheidend ist aber die Angabe: „ohne Vorboten".

1.2.7.31   E ist richtig

Lerntext M. Parkinson

Dem M. Parkinson liegen *degenerative* Veränderungen der melaninhaltigen Zellen in der Substantia nigra mit nachfolgendem Untergang der Verbindungen zum Neostriatum (Putamen und Nucleus. caudatus) zu Grunde. Als Effekt der gestörten Bahnen kommt es zu einem Dopaminmangel im Neostriatum (sog. striäres Dopaminmangelsyndrom). Ein Parkinson-Syndrom kann sich jedoch auch auf anderen pathogenetischen Wegen entwickeln, z. B. postenzephalitisch, vaskulär, toxisch oder auch idiopathisch.

Die klinischen Kardinalsymptome des M. Parkinson sind die *Brady- und Hypokinese,* der *Rigor* und der *Tremor.* Im Erscheinungsbild typisch sind daher die starre, oft auch gebeugte Körperhaltung, ein kleinschrittiger Gang, eine Verarmung von Gestik und Mimik, die rigorartige Tonuserhöhung der Muskulatur und ein Tremor der Hände und evtl. des Kopfes. Auch vegetative Störungen in Form einer Hypersalivation, eines Salbengesichtes und Temperaturregulationsstörungen können beobachtet werden.

Um das beim M. Parkinson gestörte biochemische Gleichgewicht zwischen cholinergen und dopaminergen Mechanismen medikamentös zu beeinflussen, stehen verschiedene Wege zur Verfügung:

- Der Abbau des Azetylcholinübergewichtes mit Anticholinergika
- Die Dopaminanreicherung in den Stammganglien durch L-Dopa-Zufuhr.

Ein Parkinson-Syndrom zeigt Symptome des M. Parkinson, entwickelt sich jedoch auch auf anderen pathogenetischen Weg, z. B. postenzephalitisch, vaskulär, toxisch, medikamentös oder auch idiopathisch.

1.2.7.32   B ist richtig

Die Poliomyelitis (Kinderlähmung) ist eine virale Infektionskrankheit des ZNS, bei der v. a. die graue Substanz befallen ist. Der Infektionsweg ist meist fäkal-oral, die Inkubationszeit beträgt 3 – 14 Tage. Nach einem infektiösen präparalytischen Stadium, das etwa eine Woche dauert, kommt es zum Lähmungsstadium. Es ist gekennzeichnet durch schlaffe Paresen und Reflexlosigkeit. Die Sensibilität ist nicht gestört!

1.2.7.33   B ist richtig

Eine Enzephalomalazie oder Hirnerweichung tritt nach einem ischämischen Apoplex auf. Dabei werden die nekrotischen Hirnzellen abgebaut: das Hirn „wird weich".
Eine Hirnentzündung heißt Enzephalitis. Sie wird z. B. durch Herpesviren hervorgerufen.

1.2.7.34   B ist richtig

Die *Paraplegie* ist eine vollständige Lähmung zweier symmetrischer Extremitäten, meist der Beine. Sie tritt z. B. beim Querschnittssyndrom nach einer Rückenmarksverletzung auf.
Eine Halbseitenlähmung ist eine *Hemiplegie.*
Eine Lähmung aller vier Extremitäten ist eine *Tetraplegie.*

1.2.7.35

Man unterscheidet schlaffe und spastische Lähmungen. Die periphere, schlaffe Lähmung tritt bei der Verletzung eines peripheren Nerven auf: z. B. Fallhand bei Radialislähmung. Die zentrale spastische Lähmung tritt z. B. nach einem Apoplex auf. Der Muskeltonus der betroffenen Muskelgruppen ist erhöht.

1.2.7.36   B ist richtig

Merkspruch: Er fiel vom Rad und schwor beim Median, sich die Ulna zu krallen!

- Fallhand: N. radialis
- Schwurhand: N. medianus
- Krallenhand: N. ulnaris.

IV Kommentare: Pflegesituationen

1.2.7.37   C ist richtig

Der Karpaltunnel befindet sich auf der Innenseite des Handgelenks. Er wird von den Handwurzelknochen und ihren Bändern einerseits und dem Retinaculum flexorum andererseits gebildet. Durch ihn verlaufen die Sehnen der langen Hand- und Fingerbeugemuskeln, Gefäße und der Nervus medianus. Durch chronischen Druck auf den Nerven kann es zur Nervenschädigung kommen. Dies führt dann zu sensiblen Ausfällen und Muskelatrophien im Bereich der kleinen Handmuskulatur. Die Therapie besteht in einer Operation. Der Nervus ulnaris ist bei Luxationen und Frakturen des Ellenbogengelenks gefährdet, der Nervus radialis bei Oberarmbrüchen.

1.2.7.38

Lerntext Polyneuropathie

Bei der Polyneuropathie liegt eine Erkrankung bzw. Funktionsstörung mehrerer peripherer Nerven vor. Dies äußert sich zunächst im sensiblen Bereich:
- Missempfindungen wie Brennen, Schmerzen
- Sensibilitätsstörungen: strumpf- oder handschuhförmige Ausfälle (im Unterschied zur Schädigung einzelner Nerven, wo sich die Ausfälle auf das Versorgungsgebiet des einzelnen Nerven beschränken!), anfangs sind die Tiefensensibilität später auch die Oberflächensensibilität betroffen.

Bei schwerem Verlauf kommt es zu vegetativen Zeichen durch die Fehlfunktion der Gefäßsteuerung: u. a. Hautdurchblutungsstörungen; Pulse sind weiterhin tastbar, weil v. a. die kleineren Gefäße betroffen sind. Zuletzt ist die motorische Funktion der Nerven betroffen. Ursachen einer Polyneuropathie sind:
- Toxischer Art, z. B. Alkohol, Medikamente, Blei- und Thalliumvergiftungen
- Stoffwechselbedingt, z. B. Diabetes mellitus, Urämie, Porphyrie
- Infektionsbedingt, z. B. Diphterie
- Karzinombedingt, z. B. paraneoplastische Syndrome
- Idiopathisch, hier ist die Ursache unklar.

1.2.7.39

Bei verschiedenen Erkrankungen des ZNS und der Hirnhäute wird zur Diagnose eine Liquorentnahme durchgeführt. Das günstigste Verfahren ist die Lumbalpunktion zwischen dem 3. und 4. oder 4. und 5. Lendenwirbel. Die Komplikationsrate ist bei streng sterilem Arbeiten gering. Eine alternative Punktionsstelle liegt unmittelbar subokzipital. Da hier das Rückenmark seinen Kanal jedoch noch weitgehend ausfüllt, kann es leichter verletzt werden.

1.2.7.40   D ist richtig

Bei frischem, schweren SHT gilt es, dass Ausmaß der Verletzungen an ZNS und Gefäßen abzuschätzen, um so den weiteren Behandlungsplan (konservativ oder operativ) aufstellen zu können. Hierzu eignen sich CCT, MRT und zerebrale Angiographie als Untersuchungsmethoden, die Aussagen über die Morphologie zulassen.

1.2.7.41   D ist richtig

Die *Myelographie* ist ein altes Verfahren zur röntgenologischen Darstellung des Liquorraumes im Röntgenbild. Dazu wurde röntgendichtes Kontrastmittel in den Spinalkanal gespritzt. Diese Untersuchung ist durch Computertomographie und Kernspintomographie nahezu überflüssig geworden.
Das *EMG* (Elektromyogramm) dient der Untersuchung peripherer Nerven. Es wird die Latenzzeit, die nötige Reizstärke und das Ausmaß der Muskelantwort gemessen, die nach einem definierten elektrischen Reiz am peripheren Nerven auftritt.
Beim *Queckenstedt-Versuch* wird der Liquordruck im Spinalkanal gemessen. Bei einer freien Liquorpassage steigt der Druck an, wenn der Patient die Bauchpresse einsetzt. Ist die Liquorpassage gestört, bleibt ein Druckanstieg aus.

1.2.8 Psychiatrie

1.2.8.1

Psychosomatische Erkrankungen sind körperliche Erkrankungen, bei deren Entstehung und Chronifizierung psychische Faktoren eine Rolle spielen, z. B.

- Colitis ulcerosa, M. Crohn
- Asthma bronchiale
- Manche Hauterkrankungen wie Neurodermitis
- Anorexia nervosa und Bulimie

1.2.8.2   C ist richtig

1.2.8.3   B ist richtig

Projektion ist ein Abwehrmechanismus, der bei der Entstehung von Neurosen eine Rolle spielt. Hierbei werden eigene Konflikte, Wünsche oder Triebe auf andere Menschen „verschoben". Diese als negativ empfundenen Triebe werden bei anderen Menschen dann vermeintlich vermehrt wahrgenommen und meist kritisiert oder sogar bekämpft, weil sie im eigenen Erleben nicht ertragen werden.
Andere Abwehrmechanismen sind: Verleugnung, Verdrängung, Reaktionsbildung (Verkehren ins Gegenteil), Regression (Rückzug in frühere Entwicklungsstufen), Verschiebung etc.

1.2.8.4   B ist richtig

Halluzinationen sind Wahrnehmungsstörungen, bei denen ohne objektiven Sinnesreiz Dinge wahrgenommen werden. Für den Betroffenen steht deren Realität außer Frage. Halluzinationen können optischer (weiße Mäuse), akustischer (Stimmen hören) oder olfaktorischer (seltsame Gerüche) Art sein. Hiervon sind Illusionen zu unterscheiden, die ebenfalls eine Störung der Wahrnehmung sind. Hierbei wird einer tatsächlichen Wahrnehmung eine besondere Bedeutung zugemessen (illusionäre Verkennung).
Inhaltliche Denkstörungen sind z. B. Wahn, Zwang, Phobien.
Störungen des Affekts sind z. B. Manie, Depression, Angst oder Affektinkontinenz.

1.2.8.5

Es werden unterschieden:

- Optische Halluzinationen, z. B. weiße Mäuse sehen
- Akustische Halluzinationen, z. B. Stimmen hören
- Haptische (taktile) Halluzinationen, z. B. sich bestrahlt fühlen
- Geschmackliche Halluzinationen, z. B. ständig Gifte schmecken
- Olfaktorische (geruchliche) Halluzinationen, z. B. giftige Gase riechen

1.2.8.6   D ist richtig

Amnesie ist eine Störung der Gedächtnisfunktion. Sie kann das Kurzzeit- oder das Langzeitgedächtnis betreffen und kommt bei allen körperlich begründbaren psychischen Störungen vor, z. B. TIA, Commotio, M. Alzheimer.

1.2.8.7   C ist richtig

Bei der Illusion oder illusionären Verkennung wird ein Gegenstand o. Ä. wahrgenommen, es wird ihm aber eine völlig andere Bedeutung beigemessen. Beispiel: Ich sehe einen Bademantel am Haken hängen und halte ihn für den Geist meines verstorbenen Onkels.

1.2.8.8   C ist richtig

Ein Durchgangssyndrom ist eine reversible psychische Funktionsstörung, die *ohne* Bewusstseinsverlust einhergeht. In der Regel tritt das Durchgangssyndrom in der Rückbildungsphase von körperlichen Störungen wie SHT oder Intoxikationen auf und dauert wenige Stunden bis einige Tage.

1.2.8.9

Man unterscheidet formale und inhaltliche Denkstörungen. Bei den formalen Denkstörungen ist der normale Denkvorgang abgewandelt und verändert in Form von:

- Denkhemmung
- Perseveration („Gedankenkleben")
- Denksperre
- Ideenflucht
- Zerfahrenheit.

Bei inhaltlichen Denkstörungen sind die Inhalte des Denkens und die Beurteilung der Realität gestört:

- Zwangsideen, Zwangsgedanken
- Wahnideen
- Überwertige Ideen.

IV Kommentare: Pflegesituationen

1.2.8.10   B ist richtig

Autismus ist eine schwere Störung der Kontaktfähigkeit und evtl. zusätzlich der Wahrnehmung. Beim frühkindlichen Autismus wird durch die Abkapselung in eine eigene Erlebnis- und Gedankenwelt die emotionale, sprachliche und motorische Entwicklung empfindlich gestört.

Inhaltliche Wahrnehmungsstörungen (Halluzinationen), Zwangshandlungen und Euphorie gehören nicht zur Symptomatik des Autismus.

1.2.8.11   A ist richtig

Der Intelligenzquotient ist ein Maß für das intellektuelle Leistungsvermögen. Er wird in einem Intelligenztest gemessen. Der Durchschnittswert der Bevölkerung wurde als IQ von 100 festgesetzt.

1.2.8.12   B ist richtig

Unter einer Oligophrenie versteht man eine angeborene oder frühzeitig erworbene Intelligenzminderung. Die Ursachen einer Intelligenzminderung können vielfältig sein: pränatale Entwicklungsschäden (z. B. Alkoholmissbrauch der Mutter in der Schwangerschaft, Rötelninfektion u. a.) und frühkindliche Hirnschäden (Enzephalitis, Trauma etc.).

1.2.8.13   A ist richtig

Endogene Psychosen sind:
- Zyklothymien (affektive Psychosen) = manisch-depressive Psychosen
- Psychosen des schizophrenen Formenkreises.

Bei den endogenen Psychosen sind im Rahmen körperlicher und apparativer Untersuchungen einschließlich der postmortalen Sektion keine pathologischen Befunde am ZNS zu erheben! Das Delirium tremens gehört zu den exogenen Psychosen. Es tritt akut auf, ist reversibel und geht mit einer Bewusstseinstrübung sowie Sinnestäuschungen (meist optische Halluzinationen) einher. Außerdem kann es zu Verwirrtheit, Desorientierung und einer sympathikotonen Überregulation (Schwitzen, Tachykardie, Tremor, Unruhe) kommen. Es tritt meist bei plötzlichem Alkoholentzug, aber auch bei Intoxikationen oder bei Urämie auf.

1.2.8.14

Affektive Psychose ist ein Oberbegriff für depressive und manische Zustandsbilder. Die affektiven Psychosen verlaufen meistens in Phasen: entweder kommt es nur zu depressiven, nur zu manischen (sehr selten!) oder zu beiden Phasen im Wechsel.

Schizophrene Psychosen können akut oder schleichend beginnen und dann einen chronisch progredienten oder schubweisen Verlauf nehmen. In einem Drittel der Fälle heilt die Schizophrenie folgenlos aus.

1.2.8.15   A ist richtig

Die körperlich begründbaren Psychosen können nach Verlaufsform eingeteilt werden:
a) Exogene Psychosen mit mehr akutem Beginn, z. B. Delir
b) Hirnorganische Psychosyndrome mit mehr chronisch progredientem Verlauf, z. B. beim M. Alzheimer, Arteriosklerose.

Eine erbliche Disposition ist für einige psychische Erkrankungen nachgewiesen worden, z. B. für Schizophrenien.

1.2.8.16   C ist richtig

Mit der Bezeichnung hirnorganisches Psychosyndrom (HOPS) wird eine Gruppe von psychischen Erkrankungen zusammengefasst, deren Ursache in einer lokalen oder diffusen Schädigung des Gehirns zu sehen ist. Der Krankheitsverlauf kann akut oder chronisch, reversibel oder irreversibel sein. Die Symptomatik kann von Halluzinationen, Wahn, Unruhe, Desorientierung, Merkschwäche, Affektstörungen oder Denkstörungen geprägt sein.

Durch Ermahnungen und Schimpfen sind HOPS genauso wenig wie irgendeine andere psychische Erkrankung zu bessern!

1.2.8.17

Der katatone Stupor ist eine Erscheinungsform schizophrener Psychosen ohne Bewusstseinsverlust. Er tritt meist im jüngeren Erwachsenenalter mit folgenden Symptomen auf:
- Der Kranke reagiert nicht auf äußere Reize
- Der Kranke liegt unbeweglich im Bett
- Der Kranke erstarrt in einmal eingenommenen Haltungen

- Der Antrieb ist auf ein Minimum reduziert, Nahrung wird verweigert
- Der Patient versteht zwar, was ihm gesagt wird, er hat auch keine Amnesie, er nimmt jedoch keinerlei Kontakt zur „Außenwelt" auf.

Die Dauer dieses Zustandes kann Stunden bis Tage, unbehandelt sogar Monate bis Jahre betragen!

1.2.8.18

Mögliche Symptome einer Schizophrenie sind:
- Formale und inhaltliche Denkstörungen (Gedankenjagen, Gedankenabriss, Zerfahrenheit, verschiedene Wahnvorstellungen)
- Sinnestäuschungen, z. B. Halluzinationen
- Störungen des Affektes, z. B. Verstimmungen, Gefühlsverödung und -leere
- Störungen des Antriebs, z. B. Autismus, Antriebslosigkeit, Erregungszustände, Stereotypien
- Persönlichkeitsstörungen, z. B. Depersonalisation, Ich-Störungen, Wesensveränderung.

Anmerkung: Bei der Beantwortung dieser Frage sind lediglich drei Symptome aus möglichst drei Oberbereichen gefordert, z. B. Wahnvorstellungen, Halluzinationen, Erregungszustände.

1.2.8.19   B ist richtig

Formale Denkstörungen sind z. B. Zerfall der Denkzusammenhänge (Zerfahrenheit), sich überstürzende Gedanken (Gedankenjagen), plötzliche Blockierung des Gedankenablaufes (Gedankenabriss).
Nach jahrelanger (unbehandelter) Schizophrenie kommt es auch zu Intelligenzstörungen; man nennt dies einen Residualzustand. Es überwiegen sog. Minussymptome; die Psychose ist nicht mehr produktiv.

1.2.8.20   B ist richtig

Die schizophrenen Psychosen sind endogene Psychosen: Sie werden weder durch körperliche Störungen (schweres SHT) ausgelöst, noch können im CT pathologische Befunde erhoben werden! Ein seelisches Kindheitstrauma kann bei Fehlverarbeitungen später evtl. zu einer Neurose führen, nicht aber zu einer Psychose.

1.2.8.21   B ist richtig

Die paranoid-halluzinatorische Psychose ist die häufigste Form der Schizophrenie. Sie beginnt meist im etwas späteren Lebensalter als die hebephrene oder katatone Form.
Bei der Schizophrenia simplex stehen nicht die produktiven Plussymptome im Vordergrund; vielmehr ist diese Form durch ein Antriebsdefizit, Mangel an Vitalität und Initiative geprägt. Die Prognose ist schlechter als bei den anderen Schizophrenien.

1.2.8.22   B ist richtig

Augenmuskellähmungen kommen u. a. bei der Wernicke-Enzephalopathie im Rahmen eines chronischen Alkoholmissbrauchs vor.

1.2.8.23

Die häufigsten Formen der Schizophrenie sind (in dieser Reihenfolge):
- Paranoid-halluzinatorische Form
- Hebephrenie
- Katatonie
- Schizophrenia simplex.

Behandlungsmethoden sind:
- Psychopharmaka, meist hochpotente Neuroleptika
- Gesprächstherapie zur Persönlichkeitsstützung
- Beschäftigungs-, Arbeits- und Musiktherapie
- Rehabilitationsmaßnahmen zur (Wieder-) Eingliederung in das Alltagsleben, z. B. Tageskliniken, therapeutische Wohngemeinschaften
- Elektrokrampftherapie bei Versagen sämtlicher übriger Maßnahmen, v. a. bei katatonen Formen.

1.2.8.24   C ist richtig

Eine Neurose beruht auf einer krankhaften Störung der Erlebnisverarbeitung. Die Symptomatik kann oft aus psychoanalytischer Sicht oder aus lerntheoretischer Sicht erklärt werden.

1.2.8.25   B ist richtig

Aus psychoanalytischer Sicht ist die Neurose wie folgt definiert: Die Neurose ist ein Fehlverhalten durch Reaktivierung eines in der Kindheitsentwicklung ungelösten, unbewussten Konfliktes. Je nach vorherrschenden Symptomen werden Angst- und Zwangsneurose, neurotische Depression und Konversionsneurose unterschieden. In Aussage A ist die Neurosenentstehung aus lerntheoretischer Sicht beschrieben. Ein unbewusster Rückzug auf frühkindliche Verhaltensmuster wird Regression genannt.

1.2.8.26

Bei der Zwangsneurose leidet der Patient unter verschiedenen Zwangsimpulsen, gegen die er sich kaum – oder nur mit größten Anstrengungen – wehren kann: z. B. Waschzwang, Zwangsgedanken. Er strebt nach Perfektionismus, nach Ordnung, hat die Neigung, alles kontrollieren zu müssen und Angst vor Wandlungen aller Art. Therapieansätze liegen in der Verhaltenstherapie oder der Psychoanalyse.

1.2.8.27

Phobien sind auf bestimmte Objekte gerichtete Angstzustände sehr starker Ausprägung. Die Angst kann dabei situations- oder objektgebunden sein: Höhenangst, Agoraphobie (Angst vor weiten Plätzen), Klaustrophobie (Angst vor geschlossenen Räumen), Spinnenphobie etc. Die Phobie führt zu einem Vermeidungsverhalten, das die Lebensqualität stark einschränken kann. Die besten Erfolge werden mit verhaltenstherapeutischen Maßnahmen erzielt.

1.2.8.28

Sucht ist ein übermäßiges Verlangen nach fortgesetztem Gebrauch von natürlichen oder synthetischen Substanzen, die zu einer körperlichen und/oder seelischen Abhängigkeit führen. Wird das Suchtmittel abgesetzt, so treten Entzugserscheinungen auf. Es besteht:
- Kontrollverlust des Süchtigen
- Tendenz zur Dosissteigerung auf Grund von Gewöhnung
- Körperliche und/oder seelische Schäden.
- Vernachlässigung anderer Interessen
- Starker Wunsch, das Suchtmittel zu konsumieren
- Anhaltender Konsum trotz Nachweises eindeutiger schädlicher Folgen

Klassische Suchtmittel sind: Alkohol, Opiate (z. B. Heroin), Cannabinoide (Hasch, Marihuana), Sedativa, Hypnotika (Barbiturate, Benzodiazepine), Kokain, Halluzinogene, Tabak, Lösungsmittel.

1.2.8.29

An der Entstehung einer Suchtkrankheit sind beteiligt:
- Die Persönlichkeitsstruktur: z. B. Neugier, Labilität, niedrige Frustrationstoleranz, psychische oder physische Probleme
- Die Umwelt: z. B. Gelegenheit, Gruppenzwang, Nachahmung, gesellschaftliche „Zwänge"
- Die Interaktion mit der Droge: leichte Verfügbarkeit, Wirkungsprofil, z. B. Erlebnissteigerung, Entspannung.

1.2.8.30   ☞ 1.2.8.31

1.2.8.31

Lerntext Delirium tremens

Das Delirium tremens tritt einige Tage nach einem akuten Alkoholentzug auf und dauert etwa 3 – 20 Tage. Unbehandelt kommt es oft zum tödlichen Verlauf. Im Prodromalstadium überwiegt ein vegetatives Entzugssyndrom mit Tachykardie, Schwitzen und Tremor. Zudem treten Angst, Unruhe, Schlafstörungen und Reizbarkeit auf. Im Vollbild findet man:
- Zeitliche und örtliche Desorientiertheit
- Bewusstseinseintrübung (Somnolenz), aber ohne Bewusstseinsverlust
- Motorische Unruhe mit Fremd- und Selbstgefährdung
- Beschäftigungsdrang, Nesteln, Herumsuchen
- Halluzinationen, meist optischer Art: weiße Mäuse, gelegentlich Wahnideen
- Gesteigerte Suggestibilität, z. B. liest der Kranke Texte von einem unbeschriebenen Blatt
- Körperliche Symptome wie im Prodromalstadium.

1.2.8.32   ☞ 1.2.8.31   **B ist richtig**

1.2.8.33   **B ist richtig**

Das Korsakow-Syndrom wird zu den exogenen Psychosen gezählt. Meist geht dem Korsakow-Syndrom eine mehrjährige Alkoholabhängigkeit voraus. Neben dem Alkohol spielt ein Vitamin-B_1-Mangel bei der Entstehung eine wesentliche Rolle. Es zeigt eine typische Symptomentrias:

- Bewusstseinstörung und Verwirrtheit
- Augenmuskelparesen
- Ataxie

Daneben kommt es zu Störungen des Gedächtnisses, der Orientierung und der Konzentrationsfähigkeit sowie zu Konfabulationen (zufällige Einfälle, die als Pseudoerinnerungen in die Gedächtnislücken eingebaut werden).

1.2.8.34 ☞ 1.2.8.31   A ist richtig

Demenz ist eine erworbene Minderfunktion geistiger Fähigkeiten.

1.2.8.35

Zur Behandlung einer Depression werden meist tri- oder tetrazyklische Antidepressiva eingesetzt. Diese Medikamente wirken sowohl antriebssteigernd als auch stimmungsaufhellend. Die antriebssteigernde Wirkkomponente geht dabei der stimmungsaufhellenden Komponente zeitlich voraus. Deshalb ist bei Beginn einer antidepressiven Behandlung die Suizidgefahr am größten. Der Antrieb des Patienten ist bereits gesteigert, während die depressive Stimmung noch anhält. Bei schweren Depressionen sollte ein medikamentöser Therapiebeginn aus diesem Grund nur unter stationären Bedingungen erfolgen!

1.2.8.36   B ist richtig

Der erweiterte Suizid ist ein sog. „Mitnahmeselbstmord", bei dem unmittelbar vor der Selbsttötung nahe Angehörige der betreffenden Person umgebracht wurden. Der erweiterte Suizid ist im Gegensatz zum einfachen Suizid gesetzlich verboten. Überlebt der Täter also den Selbstmordversuch, wird ein Gerichtsverfahren eingeleitet.

1.2.8.37

„Risikofaktoren" für einen Suizid sind:

- Psychische Krankheiten wie endogene Depression, Schizophrenie
- Neurosen mit depressiven Verstimmungen
- Alkoholmissbrauch
- Höheres Lebensalter
- Männliches Geschlecht.

Suizid*versuche* werden dagegen häufiger bei weiblichen Patienten, im jüngeren Erwachsenenalter sowie in psychischen Konfliktsituationen beobachtet.

1.2.8.38   A ist richtig

V. a. Suizidversuche, die oft einen „Hilfeschrei" oder den Wunsch nach einer „Verschnaufpause" in unlösbar erscheinenden Konfliktsituationen repräsentieren, werden vorher nahen Angehörigen oder Freunden angekündigt. Dies muss immer ernst genommen werden. Psychische Krankheiten gehören mit zu den häufigsten Suizidursachen!

1.2.8.39 ☞ 1.2.8.40

1.2.8.40

Lerntext endogene Depression

Die endogene Depression wird zu den affektiven Psychosen gezählt. Im Vordergrund stehen also die
Störungen des *Affekts*:

- Gefühl der Gefühllosigkeit, schlimmer als Traurigkeit
- Morgentief der Stimmungen
- Verzweiflung, Schuldgefühle
- Mangelndes Selbstwertgefühl mit Suizidgefahr.

Störungen des *Antriebs*:

- Antriebshemmung, Aktivitäts- und Initiativeverlust
- Selten Antriebssteigerung (agitierte Depression).

Störungen des *Vegetativums*, Vitalstörungen:

- Durchschlafstörungen
- Appetitverlust
- Obstipation
- Verlust von Libido und Potenz.

Außerdem treten *Denkstörungen* auf:

- Formale Denkstörungen: Denkhemmung und Denkverlangsamung
- Inhaltliche Denkstörungen: Verarmungs-, Versündigungs-, Schuldwahn, hypochondrischer Wahn.

IV Kommentare: Pflegesituationen

1.2.8.41 ☞ **1.2.8.40**   **C ist richtig**

Leibliche Missempfindungen gehören zu den vegetativen Störungen und sind kein obligates Symptom! Manische Patienten fühlen sich aber beispielsweise immer „prima". Bei psychosomatischen Erkrankungen und Neurosen können ebenfalls leibliche Missempfindungen auftreten.

1.2.8.42   **B ist richtig**

Involution heißt „Rückbildung". Die Involutionsdepression tritt erstmals zwischen dem 45. und 65. Lebensjahr auf. Auslöser sind meistens psychische oder körperliche Probleme, die mit dem Altern zusammenhängen. Die Involutionsdepression zählt zu den exogenen Depressionen.

1.2.8.43 ☞ **1.2.8.44**   **C ist richtig**
1.2.8.44

Lerntext Manie

Die Manie ist eine Form der affektiven Psychosen. Meistens tritt sie als manische Phase während einer sog. bipolaren Zyklothymie im Wechsel mit depressiven Phasen auf: manisch-depressive Psychosen.
Die *Affektivität* ist durch eine euphorisch gehobene Stimmung gekennzeichnet; man findet außerdem Selbstüberschätzung und Distanzlosigkeit.
Der *Antrieb* ist gesteigert: Rede- und Tatendrang, starke psychomotorische Antriebssteigerung.
Vitalsymptome sind Schlafstörungen, gesteigerte Libido und Potenz.
Das *Denken* ist formal gestört: Gedankenjagen, Ideenflucht. Es treten auch inhaltliche Denkstörungen auf, z. B. Größenwahn.
Durch die Betriebsamkeit, Reizbarkeit und die sexuelle Hyperaktivität entstehen erhebliche soziale Schwierigkeiten. Die Patienten neigen auch zu existenzgefährdenden finanziellen oder geschäftlichen Aktionen, die nicht selten zum wirtschaftlichen Ruin führen.

1.2.8.45   **A ist richtig**
1.2.8.46   **B ist richtig**

Schizophrene Psychosen können, müssen aber nicht, in Phasen verlaufen. Bei den affektiven Psychosen (zu denen auch die endogene Depression gehört) können monophasische (einmalige depressive oder manische Phase) und polyphasische (mehrere Phasen mit freien, symptomarmen Intervallen) unterschieden werden. Die Phasen können monopolar (nur manisch oder nur depressiv) oder bipolar (depressiv und manisch im Wechsel) sein.

1.2.8.47   **B ist richtig**
1.2.8.48   **B ist richtig**

Schlafentzug kann die Depressionssymptomatik günstig beeinflussen und bei einer vorbestehenden Krampfneigung epileptische Anfälle auslösen. Depressive Menschen können nicht schlafen (Durchschlafstörungen), obwohl sie wollen. Patienten in einer manischen Phase haben ein vermindertes Schlafbedürfnis: Sie wollen oder brauchen nicht zu schlafen. Angstzustände und aggressives Verhalten würde durch Schlafentzug eher ungünstig beeinflusst. Andere Auslöser von Krampfanfällen bei Menschen mit einer erhöhten Krampfneigung sind Alkohol und Alkoholentzug, bestimmte Medikamente (z. B. Neuroleptika), Lichtblitze (z. B. Fernsehen, Fahrt durch eine Allee bei tief stehender Sonne, Diskothek).

1.2.8.49

Lebensbedrohliche Zustände in der Psychiatrie sind:
- Alkoholentzugsdelir
- Erregungszustände (Raptus)
- Körperliche Starre, z. B. katatoner Stupor
- Katalepsie, insbesondere die perniziöse febrile Katalepsie
- Anorexia nervosa
- Suizidgefährdung bei zahlreichen psychischen Krankheiten
- Malignes Neuroleptikasyndrom (Nebenwirkung von Medikamenten).

1.2.8.50   **E ist richtig**

Die Adoleszentenkrise (Krise des Heranwachsens) ist durch eine als quälend empfundene Suche nach der eigenen persönlichen Identität gekennzeichnet. Diese Schwierigkeiten werden durch äußere Einflüsse (z. B. Schulversagen, Partnerkonflikte und Berufsfindungsprobleme) noch zugespitzt.

1.2.8.51   **C ist richtig**

Sigmund Freud (1856–1936) war Begründer der Psychoanalyse und hat ein bis heute gültiges Entstehungsmodell der Neurosen geliefert.

Albrecht Adler (1870–1937) war Schüler Freuds und begründete nach seiner Abkehr von den Lehren Freuds die sog. „Individualpsychologie". In der Individualpsychologie wird der Haupttrieb des menschlichen Handelns nicht wie bei Freud im Sexualtrieb, sondern im Macht- und Geltungstrieb gesehen.

Emil von Behring (1854–1917) war Mikrobiologe. Er stellte ein Serum gegen die Diphterie und den Tetanus her, nachdem er die Fähigkeit des Organismus zur Antikörperbildung entdeckt hatte.

Ferdinand Sauerbruch (1875–1951) entwickelte die Operation am offenen Thorax in einer Unterdruckkammer sowie neuartige Hand- und Unterarmprothesen.

Rudolf Virchow (1821–1902) ist Begründer der Zellularpathologie.

1.2.8.52   **C ist richtig**

Eine Therapie soll selten dem „Zeitvertreib" dienen. Dass sie es gelegentlich tut, ist ein relativ angenehmer Nebeneffekt. Eine Demenz als Spät- oder Residualstadium einer Schizophrenie (Name der Schizophrenie war: Dementia präcox = vorzeitige Demenz) kann durch die Beschäftigungs- und Arbeitstherapie vielleicht verzögert, nicht aber verhindert werden.

1.2.8.53

Die Auswahl der richtigen Therapieform richtet sich nach Krankheitsbild und Ziel der Behandlung.
- Arbeitstherapie
- Beschäftigungstherapie
- Reittherapie
- Mal- und Musiktherapie
- Soziotherapie
- Gesprächstherapie
- Verhaltenstherapie.

1.2.8.54

Frühdyskinesien sind typische Nebenwirkungen, die bei einer Behandlung mit (höherpotenten) Neuroleptika auftreten können.

Es handelt sich um extrapyramidal-motorische Symptome vom hyperkinetisch-dystonen Typ:
- Zungenschlundkrämpfe
- Augenmuskelkrämpfe
- Trismus oder Opisthotonus
- Torsionskrämpfe, z. B. Torticollis (Schiefhals)
- Sprechstörungen.

Frühdyskinesien können schon nach einmaliger Medikamentengabe auftreten und sind für die Patienten, die dies bei vollem Bewusstsein erleben, extrem quälend.

1.2.8.55   **B ist richtig**

1.2.8.56   **D ist richtig**

1.2.8.57

Das PsychKG (Psychiatrisches Krankengesetz) regelt unter anderem die Voraussetzungen für eine Zwangsunterbringung von psychisch kranken Menschen. Voraussetzung für eine Zwangsunterbringung gegen den Willen des Betroffenen ist, dass eine *akute* Eigen- oder Fremdgefährdung durch den Kranken vorliegt, z. B. Suizidalität oder tätliche Angriffe auf Angehörige im Zustand einer psychotisch bedingten Unzurechnungsfähigkeit.

1.2.9 Haut- und Geschlechtskrankheiten

1.2.9.1

Erreger des Erysipels sind hämolysierende Streptokokken der Gruppe A (nur selten B- oder C-Streptokokken). Die Erreger gelangen durch kleine Bagatellverletzungen oder chronisch infizierte Wunden (Ulcus cruris, Nabelwunde) in den Organismus. Die Inkubationszeit beträgt 1–3 Tage. Es handelt sich beim Erysipel um eine *nichteitrige* Infektion der Lymphbahnen der Haut. Der Entzündungsbezirk ist flammend rot bis livide verfärbt, leicht erhaben und scharf begrenzt. Man findet ein Ödem und eine glänzende Oberfläche. Der Patient hat starke Schmerzen, hohes Fieber, oft Schüttelfrost, fühlt sich subjektiv stark krank mit Übelkeit und Kopfschmerzen.

IV Kommentare: Pflegesituationen

1.2.9.2

C ist richtig *nicht physiologisch*

Zu A) Eine Eiteransammlung in einer vorgegebenen Höhle ist ein Abszess.

Zu B) Eine Candidainfektion der Mundschleimhaut wird Soor genannt.

Zu E) Eine großflächige Entzündung der Haarbälge wird Karbunkel genannt.

1.2.9.3 ☞ 1.2.2.10.8

1.2.9.4

Das *Basaliom* ist ein von den Basalzellen ausgehender maligner Hauttumor. Es wächst lokal infiltrierend und destruierend, setzt jedoch fast nie Metastasen.

Das *maligne Melanom* kann dagegen schon im frühen Stadium hämatogene Metastasen setzen. Mitunter werden zuerst die Metastasen klinisch auffällig und das Melanom später bei der Primärtumorsuche entdeckt! Kennzeichen eines malignes Melanoms können sein:

- Schwarzbraune, raue Oberfläche
- Unregelmäßig begrenzt
- Gelegentlich kontaktblutend
- Manchmal erweiterte Hautgefäße in der Umgebung.

1.2.9.5 ☞ 1.2.9.6

1.2.9.6   C ist richtig

Lerntext Psoriasis

Die Psoriasis ist eine der häufigsten Hautkrankheiten Europas. Vorwiegend an den Streckseiten der Extremitäten (Ellenbogen und Kniebereich) sowie am Kopf kommt es zu scharf begrenzten, unterschiedlich großen, leicht erhabenen Hautrötungen. Diese weisen eine feine, silberweiße Schuppung auf. Extradermale Manifestationen kommen an den Nägeln vor, ca. 5% der betroffenen Patienten leiden außerdem an Gelenkbeschwerden. Die Hautherde können (müssen aber nicht!) jucken. Bei der Entstehung spielen genetische Faktoren eine Rolle, als unmittelbare Auslöser für einen Schub gelten psychischer und körperlicher Stress.

1.2.9.7   B ist richtig

Ein Hautemphysem entsteht, wenn Luft aus der Lunge durch Verletzungen der Pleura visceralis und parietalis in die Subkutis gelangt. Dies kann bei einer Rippenfraktur mit Verletzung beider Pleurablätter der Fall sein.

Eine geplatzte Emphysemblase bei Lungenemphysem führt zunächst zum Pneumothorax: Hier findet sich Luft zwischen beiden Pleurablättern.

1.2.9.8   B ist richtig

Eine Unterfunktion der Nebennierenrinde wird als Morbus Addison bezeichnet. Die stärkere Pigmentierung der Haut beruht auf einer reaktiv gesteigerten MSH (Melanozytenstimulierendes-Hormon) -Produktion.

Eine Hepatitis jedweder Genese führt zum Ikterus durch einen Anstieg des Bilirubins.

Bei Lungen- und Herzerkrankungen kommt es zu peripheren oder zentralen Zyanosen. Ursache ist eine primär verminderte Sauerstoffsättigung bei Lungenkrankheiten oder eine vermehrte Sauerstoffausschöpfung in der Peripherie bei vermindertem Herzzeitvolumen (bei Herzerkrankungen).

1.2.9.9   E ist richtig

Lerntext Syphilis

Die Syphilis (Lues) ist eine stadienhaft verlaufende Geschlechtskrankheit mit gesetzlicher Meldepflicht!

Übertragungsweg: Geschlechtsverkehr, Eintrittspforte sind kleinste Hautverletzungen:

Stadium I: Nach einer Inkubationszeit von ca. 3 Wochen entsteht ein markstückgroßes, hartes, schmerzloses Primärulkus (sog. harter Schanker) mit Ödem und Befall regionaler Lymphknoten. Es verschwindet spontan etwa 5 Wochen nach der Infektion.

Stadium II: Beginnt 2 bis 3 Monate nach der Infektion, Dauer bis zu 5 Jahren. Hautausschläge, generalisierte Lymphknotenschwellung, Alopezie, breitbasig aufsitzende Kondylome, evtl. subfebrile Temperaturen, Meningoenzephalitis.

Stadium III: Nach einer Latenz von ca. 10 – 20 Jahren kommt es zum nekrotischen Zerfall der befallenen Gewebe. Alle Gewebe können befallen sein: Haut, Knochen, Muskel, Herz, Lunge, Magen, Gehirn mit Neurosyphilis (Tabes dorsalis mit Schmerzkrisen, später Gefühllosigkeit; progressive Paralyse mit Muskellähmungen, reflektorische Pupillen-

starre, Demenz), Aorta mit Mesaortitis luica (Aortenaneurysma).
Therapie: Penicillin i. v.

1.2.10 HNO

1.2.10.1

In der Nasenschleimhaut verlaufen zahlreiche Gefäße. Mögliche Ursachen eines Nasenblutens sind:

- Verletzung durch Trauma (Unfall, Schlag, Nasenbohren)
- Gefäßanomalie der Nasenschleimhaut
- Chronischer Schnupfen (Rhinitis sicca)
- Blutgerinnungsstörungen
- Hypertensive Krise
- Tumoren (gutartige wie bösartige).

1.2.10.2

Nasenpolypen bestehen aus ödematös aufgequollener Nasenschleimhaut. Sie treten besonders bei chronischen Reizzuständen auf und sind am häufigsten an der inneren Nasenhinterwand, mittleren Nasenmuschel und am Siebbein lokalisiert.

1.2.10.3

Eine akute Otitis media kann „per continuitatem" als aufsteigende Infektion über die Tuba Eustachii, z. B. bei Schnupfen entstehen. Auch eine hämatogene Streuung bei Bakteriämien ist möglich. Symptome sind: starke Ohrenschmerzen, Fieber, Schwerhörigkeit (akut), Rötung und Vorwölbung des Trommelfells durch Mittelohrerguss.
Therapie: abschwellende Nasentropfen zum Offenhalten der Tuba Eustachii, Antibiotika bei bakterieller Infektion, evtl. Ohrentropfen mit einem Lokalanästhetikum zur Schmerzbehandlung, bei starker Vorwölbung des Trommelfells und Gefahr der Perforation evtl. Parazentese.

1.2.10.4   A ist richtig

Zu A) Die Otitis media ist eine Entzündung des Mittelohres, also des Bereiches, in dem sich auch die Gehörknöchelchen befinden.
Zu B) Der Morbus Menière ist eine akute Erkrankung des Innenohrs mit den Symptomen Drehschwindel, Tinnitus, Übelkeit und Erbrechen.

Zu C) Cerumen ist Ohrenschmalz und findet sich im äußeren Gehörgang.

1.2.10.5

Die Parazentese bezeichnet einen kleinen Schnitt ins Trommelfell. In manchen Fällen wird eine kleines Kunststoffröhrchen (Paukenröhrchen) eingelegt, um einen zu schnellen Verschluss des Einschnitts zu verhindern. Bei akuter Otitis media sollen durch die Eiterentleerung Schmerzen gelindert werden. Bei chronischen Mittelohrergüssen soll über das Röhrchen ein ständiger Abfluss der serösen Flüssigkeit ermöglicht werden.

1.2.10.6 ☞ 1.2.9.5   D ist richtig

1.2.10.7

Äußere Ursachen einer akuten Hörminderung betreffen den Gehörgang und das Mittelohr: Schmalzpfropf, Fremdkörper, akute Otitis media, Trommelfellperforation.
Innere Ursachen einer akuten Schwerhörigkeit betreffen das Innenohr: Hörsturz, akute Durchblutungsstörungen des Innenohrs, Knalltrauma.

1.2.10.8   D ist richtig

Die Bogengänge sind der Schnecke, dem inneren Gehörorgan, unmittelbar benachbart. Sie dienen der Orientierung im Raum: Gleichgewichtsorgan.

1.2.10.9   D ist richtig

Zu B) Die Koordination von Bewegungsabläufen wird im Kleinhirn vorgenommen.

1.2.10.10   C ist richtig

In der Audiometrie wird das Hörvermögen für verschiedene Tönhöhen (Frequenzbereiche) geprüft.
Zu A) Hier ist eine Otoskopie gemeint.
Zu B) Retinoskopie ist die Augenhintergrundspiegelung.

1.2.10.11   C ist richtig

Bei der Laryngoskopie wird über eine flexible Fieberglasoptik mit Beleuchtungsquelle oder mit dem Spiegel der Kehlkopf mit seinen Stimmbändern und dem Recessus betrachtet.

IV Kommentare: Pflegesituationen

1.2.10.12	**A ist richtig**
1.2.10.13	**B ist richtig**

Zu C) Die akute Sinusitis führt zu Kopfschmerzen. Beim Bücken kommt es zu einer Schmerzverstärkung, weil über den Bluteinstrom der Druck in den Stirn- und Kieferhöhlen zunimmt.

Zu D) Die Diphterie ist eine in Westeuropa selten gewordene Infektionskrankheit, die durch das Corynebacterium diphteriae ausgelöst wird. Die Toxine der Bakterien führen zu sog. Pseudomembranen. Das sind gräulich-weißliche Beläge aus Fibrin, Leukozyten und Bakterien, die beim Ablösen von der Rachenhinterwand und den Mandeln zu Blutungen führen. Übertragungsweg: Tröpfcheninfektion; Inkubationszeit: 2 – 7 Tage; Komplikationen: Erstickungsanfälle durch Schleimhautschwellung der Trachea, Nerven- und Herzschädigung durch Bakterientoxin.

1.2.10.14

Bei einer akuten Tonsillitis können folgende Symptome auftreten:

- Eiterstippchen auf hochrot geschwollenen Mandeln
- Hohes Fieber
- Brennen und Schmerzen im Oropharynx, v. a. beim Schlucken, u. U. mit Ausstrahlung ins Ohr
- Erschwerte Mundöffnung
- Lymphknotenschwellung im Halsbereich
- Starkes subjektives Krankheitsgefühl.

Bei einer chronischen Tonsillitis ist es durch akute rezidivierende Tonsillitiden zu narbigen Veränderungen an den Mandeln gekommen. Dadurch verengen sich die Ausführungsgänge der Krypten. Nun können sich Bakterien in der Tiefe vermehren. Diese Bakterienvermehrung führt zu umschriebenen, oft nicht bemerkten Entzündungen, durch die die Abwehrkräfte gemindert werden. Die Therapie besteht in der operativen Entfernung der Mandeln.

1.2.10.15

Bei jeder erneuten Angina tonsillaris durch Streptokokken kann es zu sekundären Erkrankungen kommen, wie:

- Rheumatisches Fieber

- Nierenerkrankungen (Poststreptokokken-Glomerulonephritis)

Aus diesem Grunde wird bei häufig rezidivierenden Mandelentzündung eine Tonsillektomie empfohlen.

1.2.10.16   **B ist richtig**

Stimmbandpolypen sind gefäßreiche, polypöse Schwellungen, die chirurgisch entfernt werden müssen, weil sie bluten oder entarten können. *Sängerknötchen* bilden sich bei Überlastung der Stimme. Es sind symmetrische Knötchen, die bei Stimmschonung und logopädischer Therapie wieder verschwinden.

Das *Stimmbandödem* ist meist ein allergisches Ödem, das bei zunehmender Schwellung die Atemwege verlegen kann und medikamentös behandelt wird.

1.2.10.17

Komplikationen einer Angina tonsillaris durch A-Streptokokken sind:

a) Lokale Komplikationen wie Atemwegsverlegung durch zu große Mandeln, Abszessbildung, Sepsis mit Bakterienabsiedelung in anderen Organen, z. B. Endokarditis lenta.

b) Poststreptokokken-Infekte wie rheumatisches Fieber (Pankarditis, Corea minor, Gelenkbeschwerden), akute Glomerulonephritis.

1.2.11 Augenheilkunde

1.2.11.1   **B ist richtig**

Bei *Kurzsichtigkeit* ist der Augapfel zu lang, so dass ein scharfes Bild vor der Netzhaut abgebildet wird. Durch eine Zerstreuungslinse kann dieser Umstand ausgeglichen werden. Bei *Weitsichtigkeit* ist der Augapfel *zu kurz:* Das Bild entsteht hinter der Netzhaut. Hier kann eine Sammellinse helfen.

1.2.11.2

Ein Hagelkorn (Chalazion) entsteht durch eine chronische Entzündung einer oder mehrerer Meibom-Talgdrüsen mit Sekretstau. Die Therapie besteht in der operativen Ausschälung, ggf. histologischen Untersuchung zum Ausschluss einer bösartigen Erkrankung.

1.2.11.3

Ein Gerstenkorn ist eine Staphylokokkeninfektion der Haarbalgdrüsen oder Meibom-Drüsen und der Moll-Drüsen im Bereich der Augenlider (H. internum und H. externum). Diese Entzündung verläuft akut, eitrig und ist sehr schmerzhaft.

1.2.11.4   A ist richtig

Ein Basaliom ist ein Hauttumor, der von Zellen des Basalzelltyps ausgeht. Dieser Tumor wächst meist langsam, lokal destruierend und setzt keine oder erst sehr spät Metastasen. Typisch ist das kraterförmige Wachstum, gelegentlich sieht man zentrale Blutkrusten, der Tumor ist derb. Aussagen 1, 2, 3 und 6 treffen eher auf ein Melanom zu.

1.2.11.5

Das Glaukom (grüner Star) ist eine Erkrankung, die zu einem erhöhten Augeninnendruck führt. Dies beruht auf einem Missverhältnis von Produktion und Abfluss des Kammerwassers. Symptome:
- Schmerzen des Auges
- Kopfschmerzen, Übelkeit und Erbrechen
- Harter Augapfel
- Sehstörungen bis hin zur Erblindung.

1.2.11.6

Als Katarakt (grauer Star) wird eine Trübung der Augenlinse bezeichnet. Die Therapie besteht in einer operativen Entfernung der Linse.
Das Glaukom (grüner Star), beruht auf einer Augeninnendruckerhöhung. Das chronische Glaukom wird meist konservativ mit Augentropfen behandelt, die die Pupillen verengen. Dadurch wird der Abflussweg des Kammerwassers erweitert, und der Augeninnendruck sinkt auf normale Werte. Eine Operation ist nur selten nötig.

1.2.11.7

Mögliche Symptome im akuten Glaukomanfall sind:
- Hochrotes Auge (venöse Stauung infolge Abklemmung der Winkelvenen)
- Geschwollene Lider
- Trübe Hornhaut (mangelnde Ernährung durch Druck)
- Erweiterte, lichtstarre Pupille
- Herabgesetztes Sehvermögen
- Lichtscheues Auge
- Tränenfluss
- Steinharter Augapfel
- Allgemeinsymptome: Übelkeit, Erbrechen, Kopfschmerzen.

Eine mögliche Folge eines nicht erkannten und nicht ausreichend behandelten akuten Glaukomanfalls ist die Erblindung.

1.2.11.8   D ist richtig

Eine Hornhautverletzung durch Trauma, Fremdkörper oder chemische Substanzen führt zu starken Schmerzen mit Blepharospasmus (Lidkrampf), Lichtscheu und Fremdkörpergefühl. Durch starkes Augentränen versucht der Organismus, den Fremdkörper „abzuwaschen" oder die chemische Substanz zu verdünnen. Gelingt dies nicht, so kann es zur Narbenbildung an der Hornhaut mit Bindegewebseinlagerungen kommen. Dies führt zur Hornhauttrübung mit Sehstörungen bis hin zur Erblindung.

1.2.12 Anästhesie

1.2.12.1

Drei Formen von Anästhesieverfahren werden unterschieden:
- Vollnarkose: Intubations- und Maskennarkose
- Rückenmarksnahe Narkose: Spinal- und Periduralanästhesie
- Periphere Nervenblockade: Plexus-, Leitungsanästhesie und Lokalanästhesie.

1.2.12.2

Die Einteilung der Narkosetiefen ist eine alte, v. a. auf der Äthermononarkose beruhende Unterteilung. Bei der heute gebräuchlichen, balancierten Anästhesie mit verschiedenen Substanzen sind die Grenzen der Narkosestadien „verwischt".
- Stadium I: Analgesie
- Stadium II: Exzitationsstadium
- Stadium III: Toleranzstadium
- Stadium IV: Prämortales Überdosierungsstadium.

Beim Aufwachen werden die Narkosestadien in rückwärts gerichteter Reihenfolge durchlaufen. Im Stadium II setzen Reflexe, Atmung und Muskelbewegungen wieder ein. Der Patient ist hier durch Laryngospasmen und Erbrechen mit Aspiration besonders gefährdet.

1.2.12.3   A ist richtig

Für größere Baucheingriffe ist eine Vollnarkose mit Muskelrelaxierung notwendig
Für periphere Eingriffe, besonders der unteren Extremität sind rückenmarksnahe Verfahren und Leitungsanästhesien geeignet
Für Probeexzisionen, Abrasiones, Kardioversionen und Fraktur- bzw. Luxationsrepositionen ist eine Kurznarkose (meist mit Maskenbeatmung) am besten geeignet.

1.2.12.4

Lokalanästhesien sind alle Narkosen, die keine Vollnarkosen sind, also:
- Oberflächenanästhesie
- Infiltrationsanästhesie
- Leitungsanästhesie einzelner Nerven
- Plexusanästhesie von Nervenbündeln
- Periduralanästhesie und Spinalanästhesie.

1.2.12.5

Für eine periphere Leitungsanästhesie wird das Lokalanästhetikum perkutan in unmittelbarer Nähe des betreffenden Nerven oder Plexus injiziert. Das Lokalanästhetikum unterbricht die Erregungsweiterleitung im Nerven. So können weder Schmerzreize weitergeleitet werden, noch können von betreffenden Nerven versorgte Muskeln bewegt werden. Beispiele:
- Oberst-Leitungsanästhesie an Fingern oder Zehen, z. B. für Nagelextraktionen
- Zahnheilkunde: Blockade von Ästen des N. Trigeminus, z. B. für Zahnextraktionen
- Plexusanästhesie, z. B. für Operationen an Hand und Arm.

1.2.12.6

Bei den rückenmarksnahen Narkoseverfahren wird das Lokalanästhetikum in den Periduralraum oder in den Subarachnoidalraum injiziert. Dadurch wird die Nervenleitung an den Spinalwurzeln blockiert. Komplikationen:
1. Bei zu großer Menge von Lokalanästhetika oder falscher Lagerung ist eine zu weite Ausdehnung der Anästhesie mit Blutdruckabfall, Atemstillstand und Bradykardie möglich
2. Bei versehentlicher intravasaler Injektion kann es zu Krämpfen, Atemdepression und Herz-Kreislaufstillstand kommen
3. Kopfschmerzen
4. Rückenschmerzen
5. Infektion mit neurologischen Schäden
6. Hämatom
7. Blasenentleerungsstörung.

1.3 Arzneimittellehre

1.3.1   C ist richtig

Über die Lunge können auch feste und flüssige Stoffe resorbiert werden, wenn sie als Staub bzw. als Aerosol vorliegen. Dabei spielt die Größe der Teilchen eine wichtige Rolle. Größere Teilchen können die Alveolen nicht erreichen, sondern werden bereits in den Bronchien und Bronchiolen zurückgehalten.

1.3.2   B ist richtig

Ein Dragee besitzt einen mit Zuckerschicht überzogenen tablettierten Kern. Die Zuckerschicht gibt dann erst nach ihrer Auflösung im Magen den oft schlecht schmeckenden Wirkstoff frei. In der Pharmakokinetik bestehen in der Regel keine wesentlichen Unterschiede.

1.3.3   C ist richtig

Eine langsam einsetzende, aber anhaltende Wirkung des Pharmakons (Depotwirkung) kommt vor allem dann zustande, wenn in das weniger gut vaskularisierte Unterhautgewebe injiziert wird.

1.3.4   D ist richtig
1.3.5   A ist richtig

Apothekenpflichtige Arzneimittel sind nicht gleichzeitig auch verschreibungspflichtig (z. B. Acetylsalicylsäure).
Frei verkäufliche Arzneimittel sind ausdrücklich von der Apothekenpflicht freigegeben worden und dürfen damit auch in Drogerien und anderen Geschäften verkauft werden (z. B. Vitaminpräparate).

1.3.6 — B ist richtig

Zu D) Die Behandlung einer Krankheit mit zwei verschiedenen Wirkstoffen nennt man Kombinationstherapie.

1.3.7 — B ist richtig

1.3.8 — C ist richtig

1.3.9 — B ist richtig

1.3.10 — B ist richtig

1.3.11 — C ist richtig

Neostigmin (Prostigmin) kann als Cholinesterasehemmstoff die Acetylcholinkonzentration an der motorischen Endplatte erhöhen. Ein solcher Effekt ist erwünscht zur Beendigung einer Curarisierung am Ende einer Narkose.

1.3.12 — C ist richtig

Acetylsalicylsäure ist kontraindiziert bei Blutungsneigungen (auch bei antithrombotischer Therapie mit Antikoagulantien), bei Gastritis oder bei Verdacht auf Ulcus ventriculi oder duodeni.

1.3.13 — E ist richtig

Haloperidol wirkt stark neuroleptisch und kann daher bei agitierten psychotischen Zuständen angewendet werden. Bei Neuroleptika nehmen mit zunehmender neuroleptischer Potenz die sedativen (und vegetativen) Wirkungen ab.

1.3.14 — A ist richtig

Der Wirkungsschwerpunkt von Penicillin-G liegt im grampositiven Bereich. (Darüber hinaus werden auch andere Keime erfasst. Hervorzuheben ist die ausgezeichnete Wirksamkeit bei grampositiven und gramnegativen Kokken.)

1.3.15 — B ist richtig

Furosemid (Lasix®) ist ein stark wirksames Diuretikum. Es wird enteral schnell und vollständig resorbiert. Bei oraler Gabe beginnt die Wirkung nach 30 bis 60 Minuten, bei intravenöser Injektion tritt die Wirkung ohne Verzug ein.

1.3.16 — D ist richtig

Bei hochdosierter Langzeittherapie mit Kortikosteroiden kann ein Cushing-Syndrom (Hyperkortisolismus) auftreten. Kortison ist ein bekanntes Kortikosteroid.

1.3.17 — A ist richtig

Thymoleptika sind Antidepressiva, z. B. Imipramin, Amitriptylin.

1.3.18 — D ist richtig

Im gesamten Dünn- und Dickdarmbereich führen Opiate zu einer Zunahme des Ruhetonus, der sich zu Spasmen steigern kann (spastische Obstipation).

1.3.19 — E ist richtig

In der Therapie der Herzinsuffizienz werden folgende Medikamente eingesetzt: ACE-Hemmer (ersatzweise auch AT1-Rezeptorblocker), β-Blocker, Diuretika und Herzglykoside.

1.3.20 — B ist richtig

Der bakteriostatische Effekt ist dadurch gekennzeichnet, dass die Erreger nicht abgetötet, sondern nur in ihrer Vermehrung gehemmt werden. Die Fähigkeit, Erreger nicht nur in ihrem Wachstum zu hemmen, sondern sie auch abzutöten, bezeichnet man als bakterizide Wirkung.

1.3.21 — C ist richtig

Abgesehen von der Glukosurie beschreiben alle Antworten unerwünschte Wirkungen einer Insulinbehandlung. Häufig ist jedoch die Hypoglykämie, insbesondere bei unregelmäßiger Nahrungsaufnahme oder wenn lang wirkende Depot-Präparate zu einer Kumulation geführt haben.

1.3.22 — E ist richtig

Im Unterschied zu den Neuroleptika und Antidepressiva besitzen die Anxiolytika keine antipsychotische Wirkung.

1.3.23 — C ist richtig

Zellwachstumshemmende Mittel sind Zytostatika. Antiphlogistika sind entzündungshemmende Mittel.

1.3.24 — B ist richtig

Die typische Trias der akuten Morphinvergiftung besteht aus Miosis, Koma, Atemdepression.

1.3.25   D ist richtig

Entscheidend für die therapeutische Wirkung der Nitrate ist die Verminderung des myocardialen Sauerstoffverbrauches durch Reduktion der Herzarbeit. Die Ursache dafür liegt in der generalisierten peripheren Vasodilatation. Durch Erhöhung des Blutaufnahmevermögens in den Kapazitätsgefäßen wird der venöse Rückstrom zum Herzen und damit dessen Füllung und Vorbelastung herabgesetzt.

1.3.26   B ist richtig

Fast alle Laxantien führen zu einer Hypokaliämie, die langfristig eine Obstipation verstärkt, da der Darm durch einen Kaliummangel in noch größerem Umfang erlahmen kann.

1.3.27   C ist richtig

Digitalis hat eine sehr enge therapeutische Breite. Zeichen einer Überdosierung sind gastrointestinale Störungen wie Brechreiz und Durchfall, zentralnervöse und visuelle Störungen (Farbensehen, z. B. Gelbstich), Herzrhythmusstörungen.

1.3.28   D ist richtig

Das Bundesinstitut für Arzneimittel und Medizinprodukte ist zuständig für die Zulassung und Überwachung von Arzneimitteln.
Zu 3) Außerdem gibt das Bundesinstitut für Arzneimittel Richtlinien zur Durchführung von klinischen Prüfungen heraus. Klinische Prüfungen selbst werden an Kliniken etc. durchgeführt.
Zu 1) Für die Vorbereitung der Gesetze zur Infektionsverhütung ist das Bundesinstitut für Infektionskrankheiten (Robert-Koch-Institut) zuständig.

1.3.29   D ist richtig

Zu 2) Arzneimittel werden nach eingehender Prüfung vom *Bundesinstitut für Arzneimittel und Medizinprodukte*, Sera und Impfstoffe vom *Bundesamt für Sera und Impfstoffe* zugelassen.
Zu 4) Das Arzneimittelgesetz wird ergänzt durch das Gesetz über die Werbung auf dem Gebiet des Heilwesens. Für Arzneimittel darf geworben werden, vorausgesetzt die zahlreichen Regelungen und Einschränkungen werden eingehalten.
Zu 5) Im Arzneimittelgesetz sind Regelungen bei Verstößen und Ordnungswidrigkeiten vorgesehen, ein Strafmaß legt das Arzneimittelgesetz jedoch nicht fest.

1.3.30   B ist richtig

Die verkehrs- und verschreibungsfähigen Betäubungsmittel dürfen nur innerhalb bestimmter Höchstmengen verordnet werden. Auf dem Rezept müssen u. a. die Arzneimittelbezeichnung sowie die Bezeichnung und Gewichtsmenge des enthaltenen Betäubungsmittels je Darreichungsform angegeben werden. Die vom Prüfungsamt genannte Angabe zum Bestimmungszweck ist nicht mehr erforderlich. Nach Verschreibung ist das Rezept sieben Tage gültig.

1.4 Hygiene und medizinische Mikrobiologie

1.4.1 Gesundheit und Wechselbeziehungen

1.4.1.1   C ist richtig

Unter Umwelt des Menschen ist der Teil der Welt zu verstehen, mit dem sich der Mensch lebenslang in Wechselbeziehung befindet. Die Umwelt des Menschen besteht aus physikalischen, chemischen, biologischen und sozialen Faktoren. Der Lebensraum mit den Bestandteilen Luft, Wasser und Erdoberfläche wird als Öko- oder Biosphäre bezeichnet. Die Wissenschaft, die sich u. a. mit dem Gleichgewicht im Zusammenleben vieler Tier- und Pflanzenarten befasst, ist die Ökologie. Die Sozialhygiene befasst sich mit den Wirkungen der sozialen Faktoren bzw. der sozialen Umwelt auf die Gesundheit des Menschen (z. B. soziale Folgen der Wohndichte).

1.4.1.2   A ist richtig

Im Rahmen lärmbedingter Gesundheitsgefährdung verdient Lärm, welcher die sprachliche Verständigung beeinträchtigt (Werte über 70 dB(A)) besondere Beachtung. Aktivierung des zentralen und vegetativen Nervensystems einschließlich Interferenz mit Schlaf und Entspannung (z. B. beim Schlafenden allgemeine Veränderungen des EEG) wird beobachtet.

1.4.1.3	**D ist richtig**
1.4.1.4	**D ist richtig**
1.4.1.5	**B ist richtig**

Zu 2) Die Fachaufsicht der Gesundheitsämter liegt auf Länderebene beim Ministerium bzw. Senatsamt für Arbeit, Gesundheit und Soziales. Oberste Gesundheitsbehörde ist das Bundesministerium für Gesundheit.

Zu 4) Betäubungsmittelrezepte werden auf Anforderung vom Bundesinstitut für Arzneimittel und Medizinprodukte ausgegeben.

1.4.2 Allgemeine Hygiene, Umwelt

1.4.2.1　　　　　　　　　　　**B ist richtig**

Ultraviolett-Strahlen (Teil des elektromagnetischen Spektrums von 200 – 400 nm) werden durch Fensterglas zum Teil gefiltert. Sonnenstrahlen durch normales Fensterglas filtriert besitzen keine Erythemwirksamkeit mehr.

1.4.2.2　　　　　　　　　　　**A ist richtig**

Der Begriff Emission bezeichnet den Übertritt luftverunreinigender Stoffe in die Atmosphäre. Immission ist die Zuführung von luftverunreinigenden Stoffen, die ständig oder vorübergehend in Bodennähe verweilen. Immission ist also die aus Emissionen entstandene Verunreinigung der bodennahen Luftschichten.

1.4.2.3　　　　　　　　　　　**B ist richtig**

1.4.2.4　　　　　　　　　　　**C ist richtig**

Bei Ultrahochtemperatur-Verfahren (Uperisation) wird Milch in heißem Dampf von 150 °C versprüht und sofort abgekühlt. Dadurch wird eine noch höhere Keimreduktion erzielt.

1.4.2.5　　　　　　　　　　　**A ist richtig**

Der Vollständigkeit halber sind Edelgase (ca. 1 %) zu erwähnen, die ebenfalls in der Einatmungsluft vorhanden sind.

1.4.2.6　　　　　　　　　　　**E ist richtig**

1.4.2.7　　　　　　　　　　　**A ist richtig**

Die Eutrophierung (Nährstoffüberversorgung) von Oberflächenwasser wird verstärkt durch die Einleitung nährstoffreiche Abwässer (Phosphor-/Stickstoffverbindungen). Es kommt zu einer überschießenden Vermehrung der Algen (Phytoplankton) und durch Ersticken (Sauerstoffmangel) zum Stopp der Selbstreinigung (Umkippen des Wassers) bzw. zur Bildung von Faulschlamm.

1.4.2.8　　　　　　　　　　　**B ist richtig**

Anhaltende Exposition mit Asbeststaub erhöht das Risiko, an Tumoren des Brustfells, den sogenannten Pleuramesotheliomen, sowie an Bronchialkarzinom zu erkranken.

1.4.2.9　　　　　　　　　　　**A ist richtig**

Werden abgestillte Säuglinge während der ersten drei Lebensmonate mit Säuglingsnahrung gefüttert, die mit nitratreichem Wasser hergestellt wurde, kann dies zur Methämoglobinämie, der sogenannten Blausucht, führen. Bakterien können Nitrat zu Nitrit, dem eigentlichen toxischen Agens, reduzieren. Nitrite oxidieren nach der Resorption in die Blutbahn Hämoglobin zu Methämoglobin, wodurch es nicht mehr für den Sauerstofftransport zur Verfügung steht.

1.4.3 Bakteriologie, Virologie und Parasitologie

1.4.3.1　　　　　　　　　　　**C ist richtig**

1.4.3.2　　　　　　　　　　　**B ist richtig**

1.4.3.3　　　　　　　　　　　**B ist richtig**

Angeborene oder natürliche Resistenz ist definiert als Fähigkeit des Menschen, sich freizuhalten von parasitären Mikroorganismen und sich von solchen wieder freizumachen, wenn sie ins Gewebe gelangt sind. Eine Resistenz (primär, sekundär) von Bakterien liegt vor, wenn sich Keime bei einer

IV Kommentare: Pflegesituationen

bestimmten Konzentration des Antibiotikums immer noch vermehren.

Anmerkung: Der Begriff Immunität entspricht immer einem individuell erworbenen Zustand mit spezifischer Auswirkung. Unter Immunität im klinischen Sinne versteht man eine individuell erworbene spezifische Widerstandfähigkeit oder Unempfänglichkeit gegenüber Krankheitserregern.

1.4.3.4   A ist richtig

Endemie ist das Auftreten einer Infektionskrankheit räumlich begrenzt, zeitlich unbegrenzt.

1.4.3.5   A ist richtig

Clostridium tetani ist der Erreger des Tetanus. Unter anaeroben Bedingungen bildet Clostridium tetani die Neurotoxine Tetanospasmin und Tetanolysin. Diese wandern über die Axone zu den Motoneuronen im Rückenmark und rufen Muskelkrämpfe schon bei kleinsten Reizen (Berührung, Geräusche) hervor.
Alle pathogenen Diphteriebakterien bilden ein einheitliches Ektotoxin (Diphtherietoxin). Diphtherietoxin bewirkt auch Lähmungen im Bereich des weichen Gaumens, der Augenmuskeln sowie der Extremitäten. Clostridium perfringens u. a. Clostridien (Gasbranderreger) bilden verschiedene Toxine, die zu schweren ödematösen und nekrotisierenden Prozessen innerhalb des infizierten Muskelgewebes führen, allerdings nicht nervenschädigend. Polioviren führen zur Zerstörung der motorischen Vorderhornzellen mit schlaffen Lähmungen. Hierfür ist allerdings nicht ein nervenschädigendes Gift verantwortlich.

1.4.3.6   D ist richtig
1.4.3.7   B ist richtig
1.4.3.8   C ist richtig

Das neue Infektionsschutzgesetz ist am 01.01.2001 in Kraft getreten. Das „Gesetz zur Verhütung und Bekämpfung von Infektionskrankheiten beim Menschen (Infektionsschutzgesetz – IfSG)" regelt in § 30 (Quarantäne): „Die zuständige Behörde hat anzuordnen, dass Personen, die an Lungenpest oder an von Mensch zu Mensch übertragbarem hämorrhagischen Fieber erkrankt oder dessen verdächtig

sind, unverzüglich in einem Krankenhaus oder einer für diese Krankheiten geeigneten Einrichtung abgesondert werden".

1.4.3.9   B ist richtig

Zu A) Abwehrstoffe, die z. B. gegen körperfremdes Eiweiß gebildet werden, sind Antikörper.

1.4.3.10   B ist richtig

Joseph Lister (1827 – 1912) führte auf Beobachtungen von *Louis Pasteur* berufend die Karbolsäure als Antiseptikum in die Prophylaxe und Behandlung von Infektionen ein (antiseptisches Prinzip).

1.4.3.11   C ist richtig

Emil von Behring (1854 – 1917) entdeckte das Diphtherie-Antitoxin und begründete damit die Serum-Therapie und Immunologie.

1.4.4 Verhütung und Bekämpfung von Krankenhausinfektionen

1.4.4.1   A ist richtig

In der Richtlinie für die Erkennung, Verhütung und Bekämpfung von Krankenhausinfektionen ist festgelegt: Der ärztliche Leiter des Krankenhauses ist verantwortlich für die Krankenhaushygiene im Gesamtbereich des Krankenhauses. Er ist Vorsitzender der Hygienekommission. Ddie Hygienefachkraft gehört der Hygienekommission an.

1.4.4.2   A ist richtig

Beim Autoklaven (Dampfsterilisator) wird gesättigter und gespannter Wasserdampf verwendet.

1.4.4.3   D ist richtig
1.4.4.4   A ist richtig
1.4.4.5   B ist richtig
1.4.4.6   B ist richtig

Beim Arbeiten in Infektionseinheiten ist zu beachten: In der Schleuse vor einem Krankenzimmer sind ein besonderer Schutzkittel und Handschuhe anzulegen, diese sind nach Durchführung der Arbeit im Krankenzimmer in der Schleuse wieder abzulegen. Es sollen vorzugsweise Schutzkittel zum Einmalgebrauch aushängen. Sie werden beim Betreten des

Patientenzimmers angelegt, nach Verlassen abgeworfen und anschließend vernichtet oder desinfizierend gewaschen. Bei Erkrankungen durch Erreger, die spontan absterben, können nichtbeschmutzte Kittel auch mehrfach benutzt werden, diese werden dann zweckmäßigerweise mit der Außenseite nach außen abgelegt.

1.4.4.7   **E ist richtig**

1.4.4.8   **D ist richtig**

Soor ist nicht Ursache, sondern Folge einer Infektion mit Hefepilzen. Candida albicans kann durchaus Ursache eines Hospitalismus (nosokomiale Infektion) sein. Vergleiche.

1.4.4.9   **A ist richtig**

1.4.4.10   **B ist richtig**

1.4.4.11   **A ist richtig**

Feuchte Hitze ist wesentlich wirksamer als trockene Wärme gleicher Temperatur. Bei feuchter Hitze quellen die Bakterienleiber und vor allem die wasserarmen Sporen auf und werden so hitzeempfindlicher. Eine Verpackung des zu sterilisierenden Gutes ist erforderlich, um eine mikrobielle Rekontamination zu vermeiden.
Der Luftgehalt des Dampfes ist von entscheidender Bedeutung für den Sterilisationseffekt, wobei mit zunehmendem Luftgehalt die Abtötungszeit deutlich ansteigt. Deshalb darf in einem Autoklaven nur eine ganz geringe Menge von Restluft enthalten sein.

1.4.4.12   **C ist richtig**

1.4.4.13   **B ist richtig**

Die hygienische Händedesinfektion verfolgt den Zweck, die aufgebrachten Anflug- oder Kontaktkeime abzutöten und damit eine direkte oder indirekte Weiterverbreitung durch die Hände zu unterbinden. Der Vorbereitung zur Operation dient die chirurgische Händedesinfektion.
Eine Abtötung aller vegetativen Hautkeime (Sterilisation) ist mittels einer hygienischen Händesdesinfektion nicht möglich.

1.4.4.14 ☞ **1.4.4.11**   **D ist richtig**

1.4.4.15   **A ist richtig**

Aldehyde werden angewendet zur Desinfektion von Flächen und Instrumenten.

Phenolderivate werden angewendet zur Desinfektion von Wäsche, Haut und Händen. Alkohole werden angewendet zur Desinfektion von Haut und Händen, selten auch Flächen.

1.4.5 Schutzimpfungen

1.4.5.1   **C ist richtig**

Eine Dosis von 0,5 ml Tetanol enthält 75 I. E. Tetanus-Adsorbat-Impfstoff. Es handelt sich dabei um durch Formalin entgiftetes, isoliertes Toxin von Clostridium tetani. Die Immunisierung mit Tetanus-Adsorbat-Impfstoff vermittelt die aktive Immunität.
Die Anwendung des homologen Tetanusimmunglobulins (Tetagam) vermittelt die passive Immunität.

1.4.5.2   **B ist richtig**

Die Schluckimpfung gegen Poliomyelitis wird von der STIKO (ständige Impfkommission) am Robert-Koch-Institut für alle Säuglinge ab dem 3. Lebensmonat empfohlen.

1.4.5.3 ☞ **1.4.3.3**   **C ist richtig**

1.4.5.4   **D ist richtig**

Passive Immunisierung bedeutet Übertragung von Antikörpern, über die ein zu schützender Organismus zum Zeitpunkt der Verabreichung nicht oder nicht in ausreichender Menge verfügt.
Passive Schutzimpfungen werden durchgeführt im Falle einer möglichen Infektion (z. B. akzidentielle parenterale oder Schleimhautexposition mit HBs-Ag-haltigem Material), aber auch vor Infektionen, wenn eine aktive Impfung aus zeitlichen Gründen nicht möglich ist (z. B. anti-HAV-negative Personen mit engem Kontakt zu Erkrankten oder vor Auslandsreisen in entsprechend gefährdete Gebiete).

1.4.5.5   **B ist richtig**

1.4.5.6   **B ist richtig**

Im Rahmen der serologischen Diagnostik dient die Bestimmung spezifischer Antikörper in den Körperflüssigkeiten speziell im Blut der Patienten, der Erkennung und der Beurteilung von Erkrankungen, die typischerweise mit einer Bildung spezifischer Antikörper einhergehen.

1.4.5.7   E ist richtig

Zur Vermeidung der gefürchteten Röteln-Embryopathie sollte eine Rötelschutzimpfung bei allen Mädchen vor Erreichen des 14. Lebensjahres durchgeführt werden. Die STIKO empfiehlt die Röteln-Impfung gemeinsam mit der Impfung gegen Masern und Mumps ab dem 12. Lebensmonat durchzuführen (MMR-Impfung).

1.4.5.8   A ist richtig

Bei der Simultanprophylaxe wird homologes Immunglobulin (Tetagam) und Toxoid-Impfstoff (Tetanol) i. m. an der kontralateraler Körperseite injiziert. Siehe auch Frage.

1.5 Ernährungslehre

1.5.1   C Ist richtig

Bei der Behandlung der chronischen Niereninsuffizienz spielt die Verminderung des anfallenden Harnstoffes durch eiweißarme, aber bezüglich der Aminosäurezusammensetzung hochwertige Diät eine große Rolle. Werden Kartoffeln und Eiweiß in einem bestimmten Verhältnis gemischt, so kommt es durch Ergänzung der essentiellen Aminosäuren zu einem biologisch hochwertigen Nahrungseiweiß. Das Stickstoffgleichgewicht lässt sich bei einer niedrigeren Eiweißzufuhr einstellen. Diese Diät besteht keinesfalls nur aus Kartoffeln und Eiern, sie ist aber den deutschen Eßgewohnheiten am besten adaptiert. Besser als die früher übliche Kartoffel-Ei-Diät ist eine nichtselektive eiweißarme Schwedendiät.

1.5.2   B ist richtig

1.5.3   B ist richtig

Bei der Pasteurisierung handelt es sich um unterschiedlich langes Erhitzen auf Temperaturen zwischen 65 und 80 °C. Die Krankheitserreger der Resistenzstufe I werden dabei abgetötet. Die Langzeitpasteurisierung erfordert bei 65 °C 30 min.

1.5.4   A ist richtig

1.5.5   C ist richtig

Große Moleküle, z. B. die Eiweißstoffe des Blutplasmas (Albumin), erzeugen einen osmotischen Druck, der in diesem Fall den Namen onkotischer oder kolloidosmotischer Druck trägt. Eine kohlenhydratreiche, aber eiweißarme Kost verursacht das klinische Bild des Kwashiorkor, bei dem unter anderem Ödeme auf Grund einer Erniedrigung des onkotischen Druckes im Blut auftreten. Ungenügende Proteinzufuhr führt außerdem zu Störungen der körperlichen und geistigen Entwicklung, die Widerstandsfähigkeit gegen Infektionskrankheiten sinkt.

1.5.6   D ist richtig

Die tägliche Flüssigkeitszufuhr beim Säugling sollte etwa 150 ml pro kg Körpergewicht und Tag betragen. Ein 5 kg schwerer Säugling hat also einen Tagesbedarf von ca. 750 ml, bei 4 Mahlzeiten also etwa 200 ml pro Mahlzeit.

1.5.7   B ist richtig

Die biologische Wertigkeit von Proteinen wird durch deren Gehalt an essentiellen Aminosäuren bestimmt (ungesättigte Aminosäuren gibt es nicht). Der physiologische Brennwert der Eiweiße ist unabhängig von der biologischen Wertigkeit stets 17,2 kJ/g.

1.5.8   C ist richtig

1.5.9   C ist richtig

Bei Meteorismus ist der Leib infolge Luftansammlung im Dickdrm aufgetrieben. Bei diätetischer Behandlung sind also blähende Speisen zu meiden.

1.5.10   C ist richtig

Nierensteine sind Konkremente, die sich im Hohlsystem der Niere oder in den ableitenden Harnwegen bilden. Diese Konkremente können sich aus verschiedenen Stoffen zusammensetzen:
Bei *Kalzium-Oxalat-Steinen* sollen sowohl kalziumhaltige Nahrungsmittel, wie z. B. Milch, Milchprodukte, aber auch oxalhaltige, wie z. B. Spinat, Rhabarber, Zitrusfrüchte, schwarzer Tee, Schokolade, Nüsse, gemieden werden. Bei *Kalzium-Phosphat-Steinen* sind kalzium-

haltige und zusätzlich phosphathaltige
Nahrungsmittel, z. B. Fisch, Fleisch, Wurst,
einzuschränken.
Wichtig bei jedem Harnstein ist die ausreichende Flüssigkeitszufuhr, mindestens 2 l/Tag.

1.5.11

Informationen für eine stillende Mutter:
1. Täglich 2–3 Liter Flüssigkeit trinken
2. Vitamin- und eiweißreiche Ernährung
3. Ca. 600–800 kcal Mehrbedarf
4. Fruchtsäure nach Verträglichkeit
5. Wenig Kaffee und Tee
6. Kein Alkohol
7. Keine blähenden Speisen.

Bewertung:
5 richtige Antworten	2 Punkte
3–4 richtige Antworten	1 Punkt
weniger Antworten	0 Punkte

1.6 Sozialmedizin

1.6.1 C ist richtig

In Deutschland gibt es eine Sterblichkeits-,
Todesursachen- und Krankheitsstatistik.
Sterblichkeits- und Todesursachenstatistik
werden „von Amts wegen" erhoben. Anders
bei der Krankheitsstatistik: Eine allgemeine
Meldepflicht über das Auftreten von Krankheiten gibt es nicht. Ausnahmen sind Krankheiten, die den Gesetzen und Vorschriften der
Seuchenbekämpfung unterliegen, sowie
bestimmte Berufskrankheiten.

1.6.2 A ist richtig

Die Arbeit des Sozialarbeiters besteht darin,
die Probleme der Patienten bei der Anpassung
an gesellschaftliche Anforderungen beseitigen
zu helfen, aber auch die Betreuung und Hilfe bei
der „Auseinandersetzung" mit der Bürokratie.
Die Durchführung von Desinfektionsmaßnahmen im Rahmen des öffentlichen Gesundheitswesens obliegt staatlich geprüften Desinfektoren.

1.6.3 C ist richtig

Im Gegensatz zu prospektiven beruhen
retrospektive Studien auf zurückliegenden
Ereignissen bzw. bereits vorliegenden Daten.

Im angegebenen Beispiel handelt es sich
also eindeutig um eine retrospektive Untersuchung.

1.6.4 C ist richtig

Inzidenz ist definiert als Zahl der an einer
bestimmten Krankheit innerhalb eines gewissen Zeitraumes erstmals erkrankten Personen,
bezogen auf 100, 1000 oder 100 000 Personen.
Zu B) Hier handelt es sich um die Morbidität,
eine Maßzahl für die Häufigkeit einer
Erkrankung. Sie ist in der modernen
Epidemiologie weitgehend durch die
Prävalenz und Inzidenz einer Krankheit
ersetzt worden.
Zu D) Die Gefährlichkeit einer Krankheit wird
mithilfe der Letalität ausgedrückt. Das ist die
Zahl der an einer Krankheit Verstorbenen
pro 1000 erkrankter Personen.

1.6.5 E ist richtig

In diesem Zusammenhang scheint es sinnvoll,
den Begriff des Risikofaktors zunächst zu
erläutern. Nach Schaefer sind Risikofaktoren
„definierbare Noxen, durch deren Wirksamkeit
Krankheit entsteht, indem sie allein oder
gemeinsam mit anderen wirken." In den
meisten Fällen wirken die Risikofaktoren
im Sinne einer multifaktoriellen Genese
zusammen.
Die in der Aufgabe angegebenen Faktoren
begünstigen die Entstehung arterieller Wandschäden mit konsekutiver Stenosierung der
betroffenen Gefäße. Durch Befall der Koronarien wird so das Risiko eines Herzinfarktes
heraufbeschworen. Wichtig zu merken ist, dass
mehrere Faktoren zusammen das Risiko nicht
nur addieren, sondern potenzieren können.
So steigt das Risiko an einer koronaren Herzkrankheit zu erkranken beim gleichzeitigen
Vorliegen von Hypercholesterinämie und
Zigarettenrauchen um das 16fache.

1.6.6 E ist richtig

Zu beachten ist hier, dass diese Risikofaktoren
meistens nicht einzeln, sondern kombiniert
auftreten (z. B. Übergewicht und Hochdruck,
Übergewicht und Hochdruck und Diabetes
etc.), sodass bei Vorliegen eines dieser Befunde
gezielt nach den anderen gefahndet werden
muss.

1.6.7   C ist richtig

Es liegen epidemiologische Daten vor, dass das Lungenkrebsrisiko bei Zigarettenrauchern sowie das relative Sterberisiko aufgund des Nikotinkonsums deutlich erhöht sind. Ebenfalls tritt bei Rauchern häufiger eine koronare Herzkrankheit, ein Emphysem sowie ein Magengeschwür auf. Allerdings ist das relative Sterberisiko für Raucher bei diesen Erkrankungen gegenüber der nichtrauchenden Bevölkerung weniger erhöht als beim Lungenkrebs.

Zwischen Leberzirrhose und Rauchen konnte noch keine schlüssige Korrelation gefunden werden.

1.6.8   A ist richtig

Wenn eine Krankheit durch exogene Einflüsse (Genussmittel, berufliches Umfeld etc.) entsteht, so kann man deren Entstehung durch Verhaltensänderung des Individuums oder Beeinflussung der Umwelt (z. B. Arbeitsplatz) verhindern. In diesem Sinne wirkt die Gesundheitserziehung als Methode zur Verringerung von Risikofaktoren. Man bezeichnet deshalb die Verhütung von Krankheiten durch die Ausschaltung von Risikofaktoren bei *noch nicht* Erkrankten als primäre Prävention.

Um eine sekundäre Prävention handelt es sich dagegen dann, wenn man die Progredienz einer *bereits eingetretenen* Erkrankung verhindern will. (Aussagen (B) und (C))

1.6.9   C ist richtig

Herz- und Kreislauferkrankungen stellen in den westeuropäischen Ländern heute die Haupttodesursache dar, gefolgt von bösartigen Tumorerkrankungen.

1.6.10   D ist richtig

§ 6, Absatz (1) des Mutterschutzgesetzes (MuSchG) lautet: „Wöchnerinnen dürfen bis zum Ablauf von acht Wochen nach der Entbindung nicht beschäftigt werden. Für Mütter nach Früh- und Mehrlingsgeburten verlängert sich diese Frist auf zwölf Wochen."

1.6.11   C ist richtig

Arbeitgeber und Arbeitnehmer teilen sich den Beitrag zur gesetzlichen Krankenversicherung je zur Hälfte. Die Höhe des Versicherungsbeitrages ist von der Höhe des Einkommens abhängig; es wird jeweils ein festzusetzender Prozentsatz erhoben.

In der gesetzlichen Krankenversicherung herrscht das Prinzip der Solidargemeinschaft.

1.6.12   D ist richtig

Die Landesversicherungsanstalten sind die Träger der Arbeiter-Rentenversicherung. Daneben gibt es noch die Bundesbahn-Versicherungsanstalt in Frankfurt und die Seekasse in Hamburg.

Die Rentenversicherung der Angestellten erfolgt in der Bundesversicherungsanstalt für Angestellte (BfA) in Berlin. Die im Bergbau beschäftigten Arbeiter und Angestellten sind in der knappschaftlichen Rentenversicherung zusammengefasst.

Daneben gibt es berufsständische Versorgungswerke, z. B. für Ärzte.

1.7 Pflegebedarf unter Berücksichtigung der Entstehungsursachen aus Krankheit, Unfall, Behinderung

1.7.1   C ist richtig

In der Todesursachenstatistik stehen Krankheiten des Kreislaufsystems an erster Stelle gefolgt von bösartigen Neubildungen.

1.7.2   A ist richtig
1.7.3   A ist richtig
1.7.4   D ist richtig

Gegenüber Nichtrauchern erleiden Probanden, die 20 Zigaretten täglich rauchen, eine Verdopplung ihrer Inzidenzrate bezüglich des Herzinfarktes. Kettenraucher stehen unter einem 5-fach höheren Risiko. Pfeifen- und Zigarrenraucher haben eine deutlich geringere Infarktrate.

Wird das Rauchen aufgegeben, so sinkt das Infarktrisiko innerhalb von 10 Jahren auf das Niveau des Nichtrauchers. Es ist also sinnvoll, einem von Zigaretten abhängigen Raucher zu empfehlen, mit dem Rauchen aufzuhören.

1.7.5   **C ist richtig**

1.7.6   **A ist richtig**

Trotz gesundheitserzieherischer Aufklärung hatten (in einer größeren Studie) über die Hälfte aller untersuchten erwachsenen Männer ein Übergewicht von mehr als 10%, bei den Frauen wiesen bereits 2/3 aller Untersuchten ein Übergewicht von über 10% auf. Psychodynamisch lassen sich verschiedene Hyperphagietypen unterscheiden, unter anderem eine süchtige Bindung an Nahrung.

1.7.7   **B ist richtig**

Haschisch und Marihuana enthalten gleiche Wirksubstanzen. Das aus dem Orient stammende Haschisch wird aus dem unveränderten Harz der Spitzen blühender weiblicher Hanfstauden (Cannabis indica) hergestellt, während das vorwiegend in Amerika gerauchte Marihuana ein tabakartiges Gemisch aus den getrockneten Blättern und Blüten des gleichen Gewächses ist.
Eine Dosissteigerung zur Erzielung einer gleichbleibenden Wirkung ist i. Allg. nur in geringem Grad notwendig. Nach dem Absetzen gibt es kaum Entzugserscheinungen. Der mäßige und kontrollierte Haschischgenuss ist für gesunde und psychisch ausgeglichene Menschen wahrscheinlich harmlos. Körperliche Abhängigkeit tritt zwar nicht ein, wohl aber eine psychische Abhängigkeit. Zudem besteht die Gefahr des Umsteigens auf härtere Drogen.

1.7.8   **D ist richtig**

1.7.9   **A ist richtig**

1.7.10   **C ist richtig**

Die Krebsvorsorgeuntersuchung dient der Früherkennung von Krebskrankheiten. Krankheitsfrüherkennung zur Verhütung des Fortschreitens (Progredienz) einer in einem Frühstadium befindlichen Erkrankung wird als Sekundärprävention bezeichnet.

1.7.11   **E ist richtig**

Der Vollständigkeit halber wären noch Zigarettenrauchen und Hyperurikämie bzw. Gicht hinzuzufügen.

1.7.12   **C ist richtig**

Ca. 90% aller Bronchialkarzinomkranken sind oder waren Raucher, die Karzinomrate bei inhalierenden Rauchern (Zigarettenrauchern) wiederum ist 9-mal höher als bei nichtinhalierenden Rauchern.

1.7.13   **A ist richtig**

Mit Hilfe der Maßnahmen zur Früherkennung von Krankheiten sollen besonders häufig vorkommende Krankheiten aufgespürt werden, deren Symptome für den Betroffenen noch nicht ausreichend wahrnehmbar geworden sind. Kinder haben in den ersten vier Lebensjahren einen Anspruch auf bestimmte Untersuchungen zur Früherkennung von Krankheiten, die eine normale körperliche oder geistige Entwicklung des Kindes besonders gefährden. Frauen haben von Beginn des 20. und Männer von Beginn des 45. Lebensjahres Anspruch auf Untersuchungen zur Früherkennung von Krebserkrankungen.

1.7.14   **C ist richtig**

Im Rahmen der Sekundärprävention sind zur Früherkennung ständig gezielte Untersuchungen an Bevölkerungsgruppen erforderlich, die erfahrungsgemäß Risikofaktoren oder -indikatoren aufweisen oder bei denen sich die Erkrankung mit hoher Prävalenz zeigt. Zur Früherkennung ist die Untersuchungsmethode der Wahl die Filteruntersuchung (Screening). Beispiel: Der Hämoccult-Test zur Feststellung eines Rektumkarzinoms.

1.7.15   **B ist richtig**

Die WHO unterscheidet 7 Typen der Drogenabhängigkeit. Kennzeichnend für den Morphin-Typ ist, dass sich eine Abhängigkeit besonders schnell entwickeln kann.

1.7.16   **D ist richtig**

1.7.17   **D ist richtig**

1.7.18   **B ist richtig**

1.7.19   **C ist richtig**

1.7.20   **C ist richtig**

IV Kommentare: Pflegesituationen

1.8 Pflegebedarf unter Berücksichtigung sachlicher, personenbezogener und situativer Erfordernisse ermitteln

1.8.1   **C ist richtig**

1.8.2   **B ist richtig**

1.8.3   **D ist richtig**

Ionisierende Strahlen können die Haut im Bestrahlungsfeld in besonderem Maße schädigen: Die Hautzellen sterben ab oder mutieren mit veränderter Erbinformation. Zum *Hautschutz* ist es empfehlenswert, die Haut z.B. mit Kamillenpuder trocken zu halten und somit zu schützen. Sie soll sich in den Bestrahlungspausen regenerieren. Hautreizungen durch gründliches Waschen, Bürsten, Auftragen von parfümierten Salben und Wärme-Kälte-Wechsel sind – wie jede andere Mehrbelastung – zu unterlassen.

1.8.4   **E ist richtig**

zu 1) Viel barfuß zu laufen erhöht die Verletzungsgefahr. Infolge des sog. „diabetischen Fußes" – einer Mikro- und Makroangiopathie und Neuropathie – und der diabetischen Polyneuropathie mit Sensibilitätsstörungen sowie einer erhöhten Infektanfälligkeit können kleine, unbehandelte Wunden zu Infektionen und im schlimmsten Fall zum diabetischen Gangrän führen.

zu 2) Das Tragen offener Schuhe erhöht ebenfalls die Gefahr, dass der Diabetiker anstößt und sich verletzt.

zu 3) Diabetiker neigen zu Intertrigo („Wundsein") in den Hautfalten.

zu 4) Die Gefährdung durch unsachgemäße Nagelpflege muss einem Diabetiker bekannt sein, da seine Wunden wegen einer Mikroangiopathie erschwert heilen.

zu 5) Regelmäßige Nahrungsaufnahme ist besonders bei Typ 2-Diabetikern wichtig, da sie meist mit einer fixen Menge an Insulin oder einer oralen antidiabetischen Medikation eingestellt sind. Das Vergessen oder Auslassen einer Mahlzeit trotz vorheriger

Medikamenteneinnahme kann eine Hypoglykämie zur Folge haben.

1.8.5   **C ist richtig**

zu 1) Ballaststoffreiche Kost, wie z.B. Obst und/oder Gemüse in roher Form, wirkt verdauungsfördernd.

zu 2 und 3) Abführmittel sind nicht das Mittel der Wahl, da diese zur Gewöhnung und bei Missbrauch zu schwer wiegenden Nebenwirkungen führen können.

zu 4) Viel Flüssigkeit (ca. 2 – 3 l/d, solange keine Kontraindikation besteht) ist günstig für die Patientin, da so die Darmperistaltik angeregt wird und die Nahrung nach Rückresorption von Wasser im Dickdarm weniger eingedickt ist. Obst- und Gemüsesäfte wirken zudem abführend.

zu 5) Schwarzer Tee und Kakao wirken stopfend und blähend, sind also kontraindiziert bei einer Neigung zur Verstopfung.

1.8.6   **E ist richtig**

zu 1) Kopf und Oberkörper des Patienten sollten hoch gelagert werden, damit das Blut heraus fließen und man abschätzen kann, wie groß die Menge ist.

zu 2 und 5) Der Patient soll seinen Kopf nicht weit in den Nacken legen, da er ansonsten das Blut schlucken und evtl. aspirieren könnte. Auch wäre die Blutmenge so nicht abschätzbar.

zu 3) Den Oberkörper nicht flach lagern (☞ oben), ggf. Seitenlage, wenn der Patient sich nicht aufrecht hinsetzen kann oder darf.

zu 4) Presst der Patient die Nasenflügel fest gegen das Septum, besteht die Möglichkeit, dass die Blutung aufgrund der Kompression gestillt wird, sofern ihr Ursprungsort in der Nase lag.

1.8.7   **B ist richtig**

zu 1) Eine erhöhte *Temperatur* würde auf Resorptionsfieber oder Infektionen hindeuten.

zu 2) und 4) *Blutdruck- und Pulskontrolle* dienen dem frühzeitigen Erkennen einer postoperativen Blutung: Bei Blutverlust sinkt der Blutdruck ab, die Pulsfrequenz steigt. Mit sinkendem Blutdruck wird die *Hautfarbe* blass; der Patient zentralisiert.

zu 3) Die *Atemfrequenzkontrolle* lässt Störungen der Atmung z.B. infolge der Narkose erkennen. Auch bei Schmerzen steigt die Atemfrequenz des Patienten an.

1.8.8

1. Bläulichrote Verfärbung
2. Schneeweiße Verfärbung
3. Teilweise oder völlige Bewegungslosigkeit der Zehen
4. Zunehmende Schmerzen
5. Starkes Anschwellen der Zehen
6. Parästhesien (Kribbeln, „Ameisenlaufen", Einschlafen)
7. Druckstellen

Bewertung:
5 richtige Antworten:	2 Punkte
3 – 4 richtige Antworten:	1 Punkt
weniger Antworten:	0 Punkte

1.8.9   C ist richtig

zu 1) Ein generelles Berufsverbot besteht nicht. Hat die Frau an ihrem Arbeitsplatz allerdings mit Chemikalien zu tun, muss sie schwer heben etc., darf sie dieser Tätigkeit nicht mehr nachgehen.

zu 2) Diät halten ist nicht nötig, solange die Mutter keine Komplikationen (z.B. Ödeme, Proteinurie oder Hypertonie = EPH-Gestose) aufweist.

zu 3) Über die Nabelschnur werden die Giftstoffe an das Kind weitergegeben; als Folge können häufiger Fehlgeburten auftreten oder die Kinder untergewichtig und anfällig für Atemwegserkrankungen geboren werden.

zu 4 und 5) In Maßen Sport treiben und Reisen sind nicht grundsätzlich zu unterlassen, solange keine Komplikationen abzusehen sind.

1.9 Pflegehandeln nach dem Pflegeprozess gestalten

1.9.1	**B ist richtig**
1.9.2	**B ist richtig**

1.9.3

Liliane Juchli

1.9.4	**A ist richtig**
1.9.5	**B ist richtig**
1.9.6	**B ist richtig**

1.9.7

1. Pflegeprobleme und Ressourcen des Patienten werden umfangreicher anerkannt
2. Pflege und Zustand des Patienten wird fortlaufend aktuell dokumentiert
3. Einheitliche Information für alle im Pflegedienst
4. Verbesserung der Pflegequalität
5. Juristische Absicherung
6. Pflegequalität steigt durch die Diskussion der Maßnahmen und der Evaluation
7. Pflege wird beweisbar und messbar
8. Arbeitszufriedenheit bei Pflegepersonal steigt
9. Patienten fühlen sich sicher, sind zur Mitarbeit motiviert
10. Verkürzung der Verweildauer durch individuelle Pflege
11. Im Krankenpflegegesetz verankert
12. Zeitersparnis
13. Individuelle Pflege
14. Ganzheitliche Sicht des Patienten

1.9.8

1. Ausreichend qualifizierte Mitarbeiter im Pflegeteam
2. Kontinuität der Pflegenden wird durch den Dienstplan gewährleistet
3. Arbeitsorganisation erfolgt nach dem Pflegeprozess
4. Ein Pflegedokumentationssystem muss vorhanden sein

1.9.9   E ist richtig

1.9.10

1. Krankenbeobachtung
2. Gespräch mit Patienten
3. Berücksichtigung ärztlicher Verordnungen
4. Einsicht in vorhandene Dokumentation
5. Gespräch mit Bezugsperson
6. Gespräch mit Angehörigen zuweisender Einrichtungen

1.9.11

1. Informationssammlung/Erstellen einer Pflegeanamnese
2. Erkennen von Problemen und Ressourcen
3. Festlegen der Pflegeziele
4. Planung der Pflegemaßnahmen
5. Durchführung der Pflegemaßnahmen
6. Auswertung und Schreiben des Pflegeberichtes

V Pflegemaßnahmen auswählen, durchführen und auswerten

2.1 Pflegerische Interventionen am Pflegebedarf ausrichten

2.1.1 Allgemeine Aufgaben der Krankenpflege

2.1.1.1

Pflegerisch: allgemeine Pflege, spezielle Pflege (nach PPR)
Pädagogisch: Anleitung von Patienten, Angehörigen, Schülern, etc.
Administrativ: Dienstplanung, Diensteinteilung, Anforderungen, Schriftwechsel etc.

2.1.1.2

- Richtiger Patient
- Richtiges Medikament
- Richtige Dosierung oder Konzentration
- Richtige Applikation
- Richtiger Zeitpunkt

2.1.1.3

Der Schrank bzw. das Fach muss gesondert abzuschließen sein. Den Schlüssel verwahrt immer die verantwortliche Pflegekraft! Die Ausgabe eines Betäubungsmittels erfolgt nur auf spezielle Anordnung des Arztes, Bestellung erfolgt nur auf bestimmten Rezeptformularen. Das BTM-Buch beinhaltet: Eingang und Ausgabe des Medikamentes, Anzahl der Medikamente. Bei der Ausgabe muss notiert werden: Name des Patienten, Name und Menge des Medikaments, Datum der Ausgabe, Name der verabreichenden Pflegekraft und des verordnenden Arztes sowie deren Unterschriften, Kontrolle durch den Stationsarzt.

2.1.1.4

- Wohlbefinden des Patienten (Schmerzäußerung)
- Verhaltensänderung des Patienten (einschließlich Motorik)
- Übelkeit, Erbrechen
- Kreislaufstörungen
- Durchfall oder Verstopfung
- allergische Erscheinungen
- Blutungen
- Atemstörungen
- Veränderte Körpertemperatur
- Mundtrockenheit

2.1.2 Vitalwertmessung

2.1.2.1   C ist richtig

Der zentrale Venendruck (ZVD) wird beim Patienten in Rückenlage gemessen und erlaubt eine Aussage über
a) das venöse Blutvolumen und
b) die Funktion des rechten Herzens.

Die Sauerstoffsättigung kann kontinuierlich mit dem Pulsoxymeter oder genauer in der Blutgasanalyse gemessen werden. Zur Beurteilung der Leistungsfähigkeit des linken Herzens dienen Blutdruck oder pulmonalarterieller Verschlussdruck (PCWP) bei Pulmonaliskatheter, evtl. Linksherzkatheter.

2.1.2.2

- Flache, waagerechte Rückenlage
- Entfernen sämtlicher Lagerungshilfsmittel wie Lagerungskissen, Kopfkissen etc.
- Arme liegen seitlich am Körper

2.1.2.3

Bei Vorbereitung und Durchführung der zentralen Venendruckmessung ist zu beachten in Bezug auf **den Patienten:**
- horizontale Lage bzw. gleiche Position bei allen Messungen
- ruhige Atmung, möglichst keine Beatmung
- muskuläre Inaktivität, bzw. Messung 30 Min. nach körperlicher oder psychischer Belastung

den **Nullpunkt:**
- einheitliche Regelung zur Bestimmung des äußeren Nullpunktes (Thoraxschublehre)
- bei der ersten Messung am Patienten markieren
- vor Messung Übereinstimmung des Nullpunktes mit Patientenmessskala herstellen

das **Ablesen:**
- Atemverschieblichkeit beachten
- besondere Umstände (z. B. Beatmung) protokollieren

2.1.2.4

- Verstopfen des Katheters (Mikrothromben an der Katheterspitze)
- Abknicken des Katheters
- Nicht korrekte Lagerung bzw. schiefe Ebene

- Falsche Bestimmung und Einstellung des Nullpunktes
- Patient kann die Flachlagerung nur schwer tolerieren (Schmerzen, Husten oder Pressen)
- Hypertone Messlösung
- Falsches Ablesen
- Luft im Messsystem (keine atemsynchronen Schwankungen)
- Luftfilter ist nass geworden und kann dadurch luftundurchlässig werden

2.1.2.5

- Zu rasches Ablassen des Druckes
- Stauung über einen längeren Zeitraum
- Manschette liegt nicht richtig an
- Zu breite oder zu schmale Manschette
- Zu hohe bzw. zu tiefe Armhaltung
- Abgeknickte Schläuche
- Eichdatum des Messgerätes überschritten
- Messung über der Kleidung
- Defektes Manometer
- Messung am Arm mit Venenkatheter

2.1.2.6

- Frequenz
- Rhythmus
- Qualität

2.1.2.7

1. Einteilung der Temperaturen

≤ 36,0 °C	Untertemperatur
36,8 °C	Normale Temperatur (Abweichungen von 0,8 sind in der Norm)
37,1–37,7 °C	Subfebrile Temperatur
37,8–38,5 °C	Leichtes Fieber
38,6–39,0 °C	Mäßiges Fieber
39,1–39,9 °C	Hohes Fieber
≥ 40,0 °C	Sehr hohes Fieber

Physiologische Temperaturerhöhung: nach Mahlzeiten, nach körperlicher Anstrengung, Schwangerschaft, Follikelsprung, bei physischem und psychischem Stress.

2. Fiebertypenverlauf
Kontinuierliches Fieber: Schwankungen < 1 Grad pro 24 Std.
Remittierendes Fieber: Schwankungen von 1–1,5 Grad pro 24 Std.

Intermittierendes Fieber: Wechsel zwischen erhöhter und normaler Temperatur
Fieberanstieg kann schnell oder langsam erfolgen. Schneller Anstieg ist meist von Schüttelfrost begleitet.

Phasen	Temperaturverlauf	Symptome
1. Phase	Temperaturanstieg	Schüttelfrost
2. Phase	Stadium d. Fieberhöhe	Unruhe, Unbehagen
3. Phase	Lysis	Schweißausbruch, Kollapsneigung
4. Phase, Erschöpfung		

Langsamer Fieberanstieg ist für den Patienten unproblematisch.
Fieberabfall kann schnell (kritisch) oder langsam (lytisch) erfolgen.

3. Fieberursachen
Bakterielles Fieber: Toxine oder Stoffwechselendprodukte von Bakterien
Resorptionsfieber: Körpereigene Abfallprodukte (zerstörte Gewebselemente nach OP, Verletzung, Tumore, Karzinomen)
Zentrales Fieber: Ausgelöst durch Störungen im Wärmezentrum, Störungen der Wasserabgabe, Feuchtigkeitsgehalt der Luft zu hoch, Wärmestau, Flüssigkeitsmangel, Durstfieber bei Säuglingen.

4. Begleiterscheinungen bei Fieber
Trockene, blasse und kalte Haut
Bei Fieberanstieg Schwitzen mit geröteter und warmer Haut
Bei Fieberabfall Hitzegefühl, Frösteln, Durstgefühl, Unruhe, Schlaflosigkeit, Kopfschmerzen, Muskel- und Gliederschmerzen, Tachypnoe, Tachykardie, gesteigerter Stoffwechsel, Appetitlosigkeit, Herpes labialis, Gewichtsabnahme, erhöhte Urinkonzentration, Obstipation, ggf. Delir und Fieberkrämpfe.

5. Pflege Fieberkranker

Körperpflege
Tägl. Ganzwaschungen (ggf. mit Pfefferminztee), sorgfältige Hautpflege, Mund- und Lippenpflege, häufiger Wäschewechsel

Lagerung
Bequem, entspannt, Oberkörper leicht erhöht, leichte Zudecke

V Kommentare: Pflegemaßnahmen

Beobachtung

Haut und Schleimhaut, Puls, RR, Atmung, Temperatur, Flüssigkeitsbilanz, Bewusstseinszustand

Prophylaxen

- Dekubitus (bei längerer Bettruhe und Patient mit reduzierten AZ und EZ)
- Spezielle Mundpflege (bei Appetitlosigkeit und hohen Temperaturen)
- Pneumonie
- Thrombose
- Obstipation (bei allen Fieberkranken)

Krankenzimmer

Gut gelüftet, entsprechende Luftfeuchtigkeit, Raumtemperatur 18 °C

Mobilisation

Nach Fieberabfall unter Aufsicht und Kreislaufkontrolle

Ernährung

Leichte Kost, kohlenhydratreich, vitamin- und mineralstoffreich, flüssige Nahrung, reichlich Flüssigkeit

2.1.3 Pflegemaßnahmen

2.1.3.1 ☞ 2.1.3.2   **D ist richtig**

2.1.3.2

- Lasten einschätzen
- Lasten verteilen
- Gutes Schuhwerk tragen zur Standfestigkeit, Schritt- oder Grätschstellung einnehmen
- Lasten körpernah halten
- Rücken gerade halten, nicht mit gebeugtem Rücken heben, nicht bücken, sondern in die Hocke gehen
- Koordiniert arbeiten (gute Instruktion des Patienten und der Mitarbeiter, Heben auf Kommando)
- Hilfsmittel benutzen (Lifter, Wagen, Hilfspersonen)
- Patienten nach kinästhetischen Gesichtspunkten bewegen und heben

2.1.3.3

Haltung	Ursache
Nackensteifigkeit, überstreckter Hals	Meningitis (Hirnhautentzündung)
Patient liegt oder sitzt mit erhöhtem Oberkörper, sitzende Stellung	Atemnot, Lungenembolie, Herzinfarkt
Seitenlage, Patient liegt auf der erkrankten Thoraxseite	Rippenfrakturen, Pleuritis
Angezogene Beine, Entlastung der Bauchmuskulatur	Akutes Abdomen

2.1.3.4

- Wechseldruckmatratzen
- Schaumstoffkissen
- Wasserkissen
- Felle
- Luftkissen/-polster/-ringe
- Gelkissen
- Antidekubitusmatratze

2.1.3.5

(A) Fußende hochstellen
(B) Oberkörperhochlagerung, halb sitzend (Herzbett)
(C) Beintieflagerung

2.1.3.6   **B ist richtig**

2.1.3.7

Gelenke zur Kontrakturenprophylaxe in Funktionsstellung lagern.

2.1.3.8   **B ist richtig**

(begünstigt den Flüssigkeitsaufstieg in den Darm)

2.1.3.9

- Atmung
- Aussehen
- Puls
- Ansprechbarkeit
- Angaben, z. B. Schwindel, Wärme, Kälte
- Beweglichkeit

2.1.3.10

- Hämorriden
- Analfisteloperation

- Hautausschläge im Genitalbereich
- Dammschnitt nach Entbindungen
- Therapeutische Bäder im gynäkologischen Bereich

2.1.3.11

Ursachen
- Schmerzen (systemisch, Mundschleimhaut)
- Verstopfung, Meteorismus
- Psychische Ursachen
- Tumor
- Krankheitsgefühl (Fieber, Erschöpfung)
- Alkoholismus
- Ermüdung
- Zahnprothese (Druckstellen)
- Kulturelle und religiöse Herkunft

Pflegerische Möglichkeiten
- Das Essen schön anrichten („Das Auge isst mit!")
- Wunschkost
- Anreize bieten
- Gesellschaft beim Essen
- Nach Essgewohnheiten fragen
- Eventuell Schmerzmittelgabe (lt. Arztanordnung)
- Abführmaßnahmen (lt. Anordnung)

2.1.3.12

Dysurie
Definition: schmerzhaftes, erschwertes Wasserlassen unter geringem Druck
Ursachen: Verengung des Blasenhalses, hochgradige Harnröhrenverengung

Pollakisurie
Definition: häufiges Wasserlassen in kleinen Mengen
Ursachen: Erkrankungen der Harnblase (Entzündungen), Prostatavergrößerung

Harnretention
Definition: Unvermögen, die Harnblase zu entleeren (Harnverhalten)
Ursachen:
- Psychisch: Hemmung, im Beisein anderer Menschen Urin zu lassen
- Mechanisch: z. B. Prostataadenom, Blasensteine
- Reflektorisch: z. B. nach Narkosen

2.1.3.13
- Wasserhahn laufen lassen
- Feuchtwarme Bauchwickel/-kompressen
- Steckbecken anwärmen
- Patient eine Zeit lang alleine lassen
- Eventuell leichte Bauchdeckenmassage

2.1.3.14
- Ausscheidungsmenge (pro Std., pro 24 Std.)
- Farbe, Durchsichtigkeit
- Geruch
- pH-Wert
- Urinkonzentration/spezifisches Gewicht
- Häufigkeit der Miktion
- Menge der Einzelmiktion
- Miktion willkürlich/unwillkürlich
- Miktion schmerzlos/schmerzhaft
- Miktionsstrahl

2.1.3.15
- Intimpflege durchführen
- Mit sterilen Kompressen Harnröhrenmündung abtupfen
- Erste Urinportion abfließen lassen
- Mittlere Portion in einem sterilen Gefäß auffangen

2.1.3.16

Primäre Obstipation (ohne organisches Grundleiden)
- Schwangerschaft
- Ballaststoffarme Ernährung
- Mangelnde Körperbewegung
- Unregelmäßige Lebensweise
- Veränderte Entleerungsgewohnheiten
- Unterdrückung des Stuhldranges
- Überforderung, Stress
- Nebenwirkungen von bestimmten Medikamenten, z. B. Opiate, Schlafmittel, Psychopharmaka, blutdrucksenkende Mittel, ausschwemmende Medikamente
- Flüssigkeitsverlust
- Elektrolytstörungen, z. B. Kaliummangel, Hyperkalzämie

Sekundäre Obstipation (mit organischem Grundleiden)
- Erkrankung des Magen-Darm-Trakts (z. B. Darmverschlingung, -verwachsung und -tumor)

V Kommentare: Pflegemaßnahmen

- Gallen- und Lebererkrankungen
- Schilddrüsenunterfunktion
- Psychische Erkrankungen
- Hirn- und Rückenmarkserkrankungen
- Fieberhafte Erkrankungen
- Bauchoperationen, postoperative Phasen (Narkotikanachwirkung)
- Schwere Depression

2.1.3.17

- Ballaststoffreiche Ernährung
- Genügend Flüssigkeitsaufnahme
- Leichte Bauchmassagen im Verlauf des Dickdarmes
- Stuhldrang nicht zurückhalten
- Regelmäßige Bewegung

2.1.3.18 ☞ 2.1.3.17

2.1.3.19

Mechanisch: Reizung durch das Darmrohr, Füllungsdruck des Darmes durch die einlaufende Flüssigkeit

Chemisch: Durch die verabreichten Medikamente bzw. Zusätze werden Reize auf die Schleimhaut des Darmes ausgeübt und die Darmmotorik beschleunigt, was zur Entleerung des Darmes führt.

Thermisch: Reizwirkung je nach Temperatur der Flüssigkeit (milder Reiz bei ca. 37 °C, starker Reiz bei ca. 34 – 35 °C)

2.1.3.20

Linke Seitenlagerung, Beine angewinkelt (☞ 2.1.3.8)

2.1.3.21

- Aufklärung des Patienten über die beabsichtigte Maßnahme
- Richten sämtlicher Materialien (Reihenfolge beachten)
- Lösung herstellen
- Schlauchsystem füllen, abklemmen
- Darmrohr einfetten, Handschuhe anziehen
- Irrigator an Aufhängevorrichtung (ca. 1,5 m über dem Patienten) aufhängen
- Bett flach stellen, Patient in linke Seitenlage mit angezogenen Knien bringen
- Einführen des Darmrohres in den After
- Spülflüssigkeit (ca. 200 ml) einlaufen lassen
- Zuführenden Schenkel abklemmen

- Abführenden Schenkel öffnen und die Spülflüssigkeit abfließen lassen (in einen Eimer)

2.1.3.22

- Hell (acholisch, lehmfarben) bei Fehlen von Galle
- Schwarz (Teerstuhl) bei Blutungen im oberen Magen-Darm-Trakt
- Grünlich bei schwerem Durchfall
- Grau (salbenartig) bei Störungen der Fettverdauung
- Hellrot (frisches Blut) bei Dickdarmkarzinomen oder Hämorrhiden

2.1.3.23

Ruhe bewahren, Patienten aufsetzen, Nierenschale, Zellstoff, Moltex, Handtuch vorhalten bzw. vorlegen, Zahnprothese entfernen und in Nierenschale bzw. auf Einmalhandschuh legen, nie in Zellstoff einwickeln, Patienten beruhigen, tief durchatmen lassen, zwischendurch Mund und Kinn abwischen, Erbrochenes bei Nierenschalenwechsel abdecken, Patient den Mund ausspülen lassen, wenn nötig waschen, Wäschewechsel bei Bedarf, Arzt informieren (Erbrochenes aufbewahren), Dokumentation (Art des Brechvorganges, Menge, Geruch, Beimengungen, Bestandteile, Tageszeit und Häufigkeit Verhältnis zu den Mahlzeiten).

2.1.3.24

- Pneumonieprophylaxe: durch die eingeschränkte, oberflächliche Atmung ist die Gefahr einer Pneumonie besonders groß.
- Thromboseprophylaxe: die Diuretika- und Digitalistherapie bewirkt eine Ausschwemmung der Ödeme, die dadurch erreichte Hämatokritkonzentration erhöht das Thromboserisiko; Bewegungsarmut senkt die Strömungsgeschwindigkeit.
- Dekubitusprophylaxe: die Bewegungsarmut und die ödematösen Einlagerungen behindern den Stoffwechsel des Gewebes und erhöhen so das Dekubitusrisiko.

2.1.3.25

Pneumonieprophylaxe
- Mangelhaftes Durchatmen
- Erschwertes Abhusten auf Grund von Bettlägerigkeit

- Schwäche
- Schläfrigkeit
- Austrocknung (Zähigkeit des Schleims)

Thromboseprophylaxe

Viskosität des Blutes steigt auf Grund von:

- Inaktivität (Bettruhe)
- Flüssigkeitsverlust (Schwitzen)

Dekubitusprophylaxe

- Druck auf bestimmte Körperbereiche
- Störung des Hautmilieus auf Grund von Bettlägerigkeit, Schwitzen
- Erhöhter Zellstoffwechsel führt zu erhöhtem Sauerstoffverbrauch

Spezielle Mundpflege

Veränderung der physiologischen Flora auf Grund von:

- Austrocknung durch Flüssigkeitsverlust,
- verminderter Kautätigkeit,
- möglicher Antibiotikatherapie

Obstipationsprophylaxe

Vermehrte Wasserresorption im Dickdarm auf Grund des Flüssigkeitsverlustes durch Schwitzen.

2.1.3.26 ☞ 2.1.3.25

2.1.3.27

- Ungünstige Belüftung
- Sekretstau
- Aspiration
- Absteigende Infektion

2.1.3.28   D ist richtig

Kompressionsverbände mit elastischen Binden erfüllen nur dann ihren Zweck, wenn sie den Blutstrom durch die richtigen Venen lenken. Der Kompressionsverband reicht von den Zehengrundfalten bis in die Leiste. Von distal nach proximal soll eine abgestufte Kompression erreicht werden. Ist umgekehrt die Straffheit der Binde distal höher als proximal, führt dies zu Stauungen.

2.1.3.29

- Vibration am Rücken
- Einreibung von Brust und Rücken mit ätherischen Ölen
- Abklopfen des Rückens von unten nach oben
- Brustwickel

- Inhalation mit Ultraschallvernebler, Bronchitiskessel, Aerosolgerät u. a., Dampfbad
- Viel trinken, damit das Sekret flüssiger ist
- Auf ärztliche Anordnung Gabe von Medikamenten zur Sekretverflüssigung und -lösung

2.1.3.30 ☞ 2.1.3.17   A ist richtig

2.1.3.31 ☞ 2.1.3.43

2.1.3.32

Ziele

- Förderung des venösen Rückflusses
- Durchblutung des Beines fördern
- Muskeltonus erhöhen

Maßnahmen

- Frühmobilisation
- Bewegungsübungen der Füße und Beine
- Kompressionsverbände/-strümpfe der Beine
- Bein hoch lagern
- Venen herzwärts ausstreichen

2.1.3.33

Patientengruppen

- Streng bettlägerige Patienten
- Patienten mit Varizen
- Frischoperierte
- Wöchnerinnen
- Herzkranke

Maßnahmen

☞ 2.1.3.32

2.1.3.34

Unterstützung der sog. Muskelpumpe, wodurch die venöse Rückströmung verbessert wird. Durch die Kompression der oberflächlichen Hautvenen kommt es zur erhöhten Strömungsgeschwindigkeit in den tieferliegenden Venen.

2.1.3.35

- Kreislaufstörungen, Minderdurchblutung bei Schock, Embolie und Kälte
- Arteriosklerose, venöse Stauung (Ödeme), Milieustörungen, Eiweißmangel,
- Vitamin-C-Mangel, Vitamin-A-Mangel, motorische Ausfälle, sensible Ausfälle, Querschnittslähmungen, Bewusstlosigkeit

2.1.3.36

- Alle Patienten mit eingeschränkter bzw. aufgehobener Bewegung, weil der Druck lange auf die gleiche Hautstelle einwirken kann.

V Kommentare: Pflegemaßnahmen

- Fieberkranke, weil ein vermehrter O_2-Verbrauch durch Stoffwechselerhöhung besteht, die Zellen sind anfälliger für eine verminderte O_2-Versorgung, Feuchtigkeit durch vermehrtes Schwitzen
- Anämiekranke, weil eine Verminderung der O_2-Zufuhr in die Zelle vorliegt.
- Patienten mit Gefäß- und Kreislauferkrankungen, weil die Verengung des Gefäßlumens und der herabgesetzte Blutdruck zu Mangeldurchblutung führt.
- Patienten mit Sensibilitätsstörungen, weil der Warnschmerz durch anhaltenden Druck nicht verspürt wird.
- Inkontinente Patienten aufgrund der Feuchtigkeit.
- Kachektische Patienten, weil die Atrophie des Fett- und Muskelgewebes zum Verlust von Elastizität und Polsterfunktion der Haut über den Knochenvorsprüngen führt.
- Adipöse Patienten, weil sie in den Hautfalten schwitzen und durch ihr große Gewicht vermehrter Druck auf verschiedene Körperteile ausgeübt wird.

2.1.3.37   B ist richtig

2.1.3.38
- Umlagerung im Zweistundenrhythmus
- Hohllagerung
- Weichlagerung

2.1.3.39   B ist richtig
Die Kontrollmaßnahmen zielen auf die vorwiegenden klinischen Symptome der Colitis ulcerosa, dazu gehören Durchfälle mit Blut- und Schleimbeimengung, Temperaturen, Gewichtsverlust, aber auch Bauchschmerzen, Tenesmen und die sog. extraintestinalen Symptome wie Arthritis u. s. w.

2.1.3.40
- Patienten mit degenerativen und entzündlichen Gelenkerkrankungen
- Patienten mit Nerven- oder Querschnittslähmungen
- Patienten mit Verbrennungen
- Patienten mit stark reduziertem Allgemeinzustand
- Bewusslose Patienten
- Patienten in Gips-, Schienen-, oder Streckverbänden

2.1.3.41
- Ausgewogene Bewegung, viel Gehen
- Langes Sitzen und Stehen vermeiden (Treppensteigen dem Fahrstuhl vorziehen)
- Beine nicht übereinander schlagen
- Beine häufig hoch lagern
- Lokale Wärmezufuhr vermeiden
- Einschnürende Strümpfe vermeiden
- Ggf. Stützverband/-strümpfe
- Ggf. Gewichtsreduktion
- Ggf. Gymnastik

2.1.3.42

1a) Ursache
Primäre Ursache ist der über einen längeren Zeitraum anhaltende Druck auf das menschliche Gewebe. (Wichtig: Zeitfaktor und Größe des Druckes P = Kraft/Fläche!)

1b) Risikofaktoren
- Immobilität, Bewegungseinschränkung, Lähmungen, Bewusstlosigkeit
- Sensibilitätsstörungen
- Reduzierter Allgemeinzustand (Alter, Kachexie, Exsikkose, nach Operationen), Durchblutungsstörungen (Anämie, Herz-Kreislauf-Erkrankungen, Gefäßkrankheiten)
- Fieber (Eiweißverlust, feuchte Haut)
- Inkontinenz

2) Pathophysiologischer Entstehungsmechanismus
Permanenter Druck auf Gewebe → Kompression der Kapillargefäße → Blutleere im Gewebe → Stoffwechsel ist unterbrochen → Gewebeschädigung → Gewebetod (Nekrose)

3a) Besonders gefährdete Stellen
- **Rückenlage:** Hinterkopf, Schulterblätter, Wirbelsäule (Lordosebereich), Kreuzbein, Beckenkamm, Ellenbogen, Fersen, Fußsohle (Fußaktivstütze), Zehen (Bettdecke)
- **Seitenlage:** Ohrmuschel, Oberarmkopf, Außenseite des Ellenbogens, Trochanter major, Knie (Fibularköpfchen), Knie (Innenseite, wenn Beine aufeinander liegen), Außenknöchel, lnnenknöchel
- **Bauchlage:** Kinn oder Ohrmuschel, Brustkorb, Brustbein, Schambein, Kniescheibe, Zehen, Fersen

3b) Gradeinteilung

I: umschriebene Rötung oder Blässe (kein Hautdefekt)

II: Hautdefekt ohne Tiefenwirkung, Muskeln, Sehnen nicht betroffen

III: Hautdefekt reicht bis ans Periost, Muskeln, Bänder und Sehnen sind sichtbar

IV: Haut- und Gewebsdefekt mit Knochen-beteiligung (Nekrose)

3c) Besonders gefährdete Patientengruppen

- Personen mit Bewegungseinschränkungen, insbesondere Bewusstlose (Koma, Schock, Narkose), Gelähmte
- Alte Menschen
- Patienten mit Fieber
- Patienten mit Anämie
- Patienten mit Herz- Kreislauferkrankungen
- Inkontinente
- Menschen in schlechtem Ernährungszu-stand, die gleichzeitig bewegungseinge-schränkt sind (z. B. Tumorkranke)

4) Oberstes Ziel

Erhaltung einer intakten Haut

5a) Voraussetzungen

- Pflegeanamnese
- Feststellen der Einschränkungen und Gefährdungen
- Pflegediagnose

5b) Pflegemaßnahmen

Prinzipien

- Risikofaktoren ausschalten bzw. verringern
- Druck ausgleichen bzw. aufheben
- Zirkulation anregen
- Haut schützen
- Ernährung anpassen

Erforderliche Maßnahmen im Einzelnen (je nach Wahl des Krankheitsbildes): Frühmobili-sation so früh wie möglich (Absprache mit Arzt), sorgfältige Mobilisation, Vermeiden von Scherkräften.

Lagerung

- Weichlagerung: Druck wird auf große Fläche verteilt. Hilfsmittel: Schaumstoffe, mehrschichtige Matratze, Antidekubitus-matratze, med. Felle, Kissen, Spezialmat-ratze, Gelkissen, Vermeidung von Krümeln und Falten
- Freilagerung: Druck wird aufgehoben (z. B. Fersen)

- Umlagerung: 2 stdl. über 24 Std. Rückenlage, Rechtsseitenlage (30 Grad), Linksseitenlage (30 Grad), Bauchlage; Modifizierung der Seitenlage mit Hilfe von Keilen, die unter die Matratze geschoben werden (15 Grad) Seitenlage, Umlagerungsplan (konsequent einhalten!)
- Zirkulation anregen
- Haut schützen

Sorgfältige Hautpflege

- Alkalifreie Seifen, Hautschutzcremes (Säureschutzmantel erhalten)
- Haut trocken halten (z. B. regelmäßig Waschen und Trocknen bei inkontinenten bzw. stark schwitzenden Patienten)
- Vermeidung von Haut-auf-Haut-Lage
- Trockene und weiche Wäsche (Bett- und Körperwäsche), bei Bedarf mehrmals täglich Wäschewechsel

Ernährung

Eiweiß- und vitaminreiche Kost, ausreichende Flüssigkeitszufuhr.

2.1.3.43

Virchow-Trias

1. Veränderungen der Veneninnenwand

Ursache für Läsionen oder andere Verände-rungen: Unfälle, OP, Entzündungen

Bei Unfällen werden größere Venen gequetscht, sodass die Gefäßinnenwand direkt geschädigt wird. Bei Venenoperationen wird zwangsläufig eine Verletzung der Innenwand geschaffen. Bei Entzündungen entstehen auf dem aufgequol-lenen Endothel der Vene Aggregationen von Blutbestandteilen.

2. Erhöhte Gerinnungsneigung des Blutes

Hyperkoagulabilität entsteht durch Störung des Gerinnungs- und Fibrinolysesystems. Anlass dafür sind bestimmte Krankheiten des Blutes oder Medikamente. Gewebsthromboplastin, das bei größeren Traumen oder Operationen freigesetzt wird, setzt die Blutgerinnung herauf.

3. Verlangsamung des Blutstromes

- Folge fortwährender Bettruhe ist die verminderte Tätigkeit der Muskelpumpe.
- Die verminderte Rückstromgeschwindigkeit ist der entscheidende Faktor zur Throm-boseentstehung. Erst dadurch kann die Hyperkoagulabilität wirksam werden und zur Bildung von Thromben führen.

V Kommentare: Pflegemaßnahmen

Maßnahmen zur Thromboseprophylaxe

1. Veränderungen der Veneninnenwand
Dieser Faktor ist nicht zu beeinflussen.

2. Erhöhte Gerinnungsneigung des Blutes
Die Hyperkoagulabilität lässt sich durch die Gabe von Antikoagulantien gut beeinflussen. Gabe von Heparin bereits am Vorabend der OP. Dosierung und Dauer sind von verschiedenen Parametern abhängig.

3. Verlangsamung des Blutstromes
Lagerung des Patienten: Hochlagerung der Beine um ca. 25 cm mit Keilkissen zur Überbrückung des Femoralisberges.

Sofort- und Frühmobilisation
- Muskelpumpe einsetzen, z. B. mit Bettfahrrad: Erhöhung des venösen Rückstromes und arbeitsbedingte Mehrdurchblutung der Beine, daher erhöhter Rückfluss. Arbeitsbedingte tiefere Atmung mit Sog auf die untere Hohlvene.
- Elastische Kompression der Beine mit Hilfe von Binden und Strümpfen. Verengung des Gesamtquerschnitts aller subkutan verlaufenden Venen, insuffiziente Klappen durch Überdehnung werden wieder verschlussfähig gemacht. Elastische Binden sollten nur noch dann verwendet werden, wenn Strümpfe nicht mehr passen.
- Ausstreichen der Beine: dadurch kurzzeitige Erhöhung des venösen Rückstromes.

2.1.4 Pflegetechniken

2.1.4.1
- Lokalisation der Wunde
- Alter des Patienten
- Durchblutungsverhältnisse
- Stoffwechselsituation
- Infektionen/Komplikationen
- Ruhigstellung
- Operationstechnik
- Medikamente

2.1.4.2
- Aseptisches Arbeiten (beim Verbandwechsel)
- Feuchten Verband wechseln oder abdecken
- Druck oder Zug vermeiden
- Wunde so wenig wie möglich belasten (wenn nötig: entlasten)

- Kontrolle auf Nahtschwäche, Hämatombildung
- Berücksichtigung von Pflaster- oder Desinfektionsmittelallergien
- Ggf. Hochlagerung (zum Abschwellen)

2.1.4.3
a) Von innen nach außen, nur einmal über die Wunde wischen
b) Von außen nach innen, nur einmal über die Wunde wischen
c) Zuerst die saubere, dann die unsaubere Wunde nach o. g. Prinzip

2.1.4.4
Wunde von außen nach innen reinigen, da sonst die Keime aus der septischen Wunde auf die umgebende Haut verteilt werden.

2.1.4.5   B ist richtig
Grundsätzlich muss bei allen Verletzungen mit einer Tetanusinfektion gerechnet werden. Wunden mit tiefen ausgedehnten Quetschungen prädisponieren zur Gasbrandinfektion, Bisswunden sind verdächtig auf Tollwutinfektion.

2.1.4.6
1. Grad: Rötung, keine Blasen, Schädigung der Epidermis
2. Grad: Rötung, Blasenbildung, Zerstörung der Epidermis
3. Grad: Verkohlte Haut, Nekröse der Epidermis, Kutis und der Hautanhangsgebilde (Drüsen, Haarfollikel)

2.1.4.7   C ist richtig
Bei der septischen Wunde befindet sich die größte Bakterienmenge in der unmittelbaren Umgebung des Hautschnittes. Daher ist bei der septischen Wunde die Wundreinigung von außen nach innen vorzunehmen. Damit wird verhindert, dass beim Reinigen Keime von der Wunde in die Wundumgebung verschleppt werden.

2.1.4.8   C ist richtig
Beachten: H_2O_2 beeinflusst die Granulation negativ und sollte deshalb nicht bei jedem Verbandswechsel angewandt werden.

2.1.4.9   **A ist richtig**

Der Desault-Verband wird bei Verletzungen des Schultergelenkes und bei Oberarmfrakturen angelegt.

2.1.4.10 ☞ **2.1.4.11 – 2.1.4.13**   **E ist richtig**

2.1.4.11

Kontrolle von:
- Hautfarbe (Zyanose oder Blässe)
- Hauttemperatur
- Innervation (Beweglichkeit von Fingern, Zehen)
- Beobachtung auf Parästhesien (Ameisenlaufen)
- Schmerzen

2.1.4.12
- Nervenlähmung
- Gefäßnekrose
- Thrombose
- Dekubitus
- Infektion
- Kontrakturen
- Schmerzen

2.1.4.13

Der Patient muss auf Folgendes achten:
- Temperatur, Farbe der Extremität
- Durchblutung der Extremität
- Beweglichkeit der Extremität
- Sensibilität der Extremität
- Schwellung der Extremität
- Schmerz der Extremität

Bei Veränderung soll er sich unverzüglich beim Arzt vorstellen.

2.1.4.14

a) Komplikationen
- Nervenabklemmung
- Durchblutungsstörungen
- Druckstellen

b) Beobachtungen
- Schmerzen, Taubheitsgefühl
- Ödembildung/Schwellung
- Hautverfärbung (blass, zyanotisch)
- Pulskontrolle

2.1.4.15   **C ist richtig**

Bei frischen Verletzungen *muss* der Gipsverband *immer* bis auf den letzten Faden gespalten werden.

2.1.4.16   **A ist richtig**

2.1.4.17   **B ist richtig**

Der N. peroneus zieht um das Fibulaköpfchen herum. Beim Unterschenkelgips muss das Fibulaköpfchen als druckgefährdeter Knochenvorsprung gepolstert werden.

2.1.4.18

Die bevorzugten Einstichstellen für eine s. c. Injektion sind:
- Bauchdecke unter Aussparung der Region 1 – 2 cm um den Bauchnabel herum
- Oberschenkel außen, mittleres Drittel
- Region ober- und unterhalb des Schulterblattes
- Oberarm außen (Gegend des Deltamuskels)
- Flankengegend

2.1.4.19   **C ist richtig**

Die Kanülenlänge sollte 70 mm betragen, außer bei sehr schlanken Patienten (☞ 2.1.4.20).

2.1.4.20

Lagerung: Patient liegt in Seitenlage mit leicht angewinkelten Beinen.
Vorgehen: Hand flach auf die Hüfte legen; der Handballen liegt auf dem Trochanter major (großer Rollhügel). Die Zeigefingerkuppe tastet den vorderen Darmbeinstachel, die Mittelfingerkuppe den seitlichen Darmbeinhöcker. Der Einstich erfolgt senkrecht zur Körperachse tief in den Glutaeus-Muskel. Wird bei der anschließenden Aspiration kein Blut sichtbar, erfolgt die Injektion.

2.1.4.21   **C ist richtig**

Kataplasmen (Breiumschläge) gehören wie die Fangoauflage zu den wärmezuführenden Umschlägen. Kataplasmen werden heute als gebrauchsfertige Pasten (z. B. Enelbin-Paste) angeboten. Sie wirken entzündungshemmend.

2.1.4.22   **A ist richtig**

Bei einer Thrombophlebitis handelt es sich um eine Entzündung der oberflächlichen

V Kommentare: Pflegemaßnahmen

Venen mit den klassischen Entzündungszeichen. Es kommt nicht zu einer massiven
Stauung der betroffenen Extremität, da es nicht
zu einer Thrombose der tiefen Venen kommt.

2.1.4.23   A ist richtig

Die palpatorische Methode (mit Tasten des Ra-
dialispulses) erfasst nur den systolischen Wert.

2.1.4.24

Identitätskontrolle
- Prüfung der Konservenbeschriftung und
  Patientendaten
- Konservenbeschriftung: Blutgruppe,
  Rh-Faktor, Konservennummer, Entnahme-
  datum, Verfallsdatum
- Kontrolle der Patientendaten: Name,
  Vorname, Geburtsdatum, Blutgruppe,
  Rh-Faktor, Kreuztestnummer, Konser-
  vennummer, Bestätigung des Laborarztes
  über die durchgeführte Kreuzprobe
- Kontrolle der Konserve, evtl. sichtbare
  Beschädigung des Blutbeutels, auffällige
  Farbveränderungen (Hämolyse)
- Evtl. Anwärmen der Transfusion auf max.
  37 °C auf Anordnung des Arztes
- Evtl. Verdünnung des Erythrozytenkon-
  zentrates mit ca. 150 ml physiologischer
  Kochsalzlösung mit speziellem Überlei-
  tungssystem. Inhalt des Beutels danach
  vorsichtig mischen (durch Schwenken)
- Verwendung eines 40 μm Transfusions-
  bestecks
- Vorbereitung des Bedside-Tests

2.1.4.25   C ist richtig

Transfusion sofort abstellen und Venenzugang
belassen, um Notfallmedikamente zu geben.
Arzt verständigen. Bei beginnenden Schock-
zeichen Patient in Schocklage bringen: Oberkörper tief, Beine hoch.

2.1.4.26   D ist richtig
2.1.4.27

- Falsche Lage der Magensonde
- Aspiration
- Magenblutung
- Erbrechen
- Durch Vagusreizung kann reflektorisch ein
  Herzstillstand ausgelöst werden
- Nasenbluten

2.1.4.28

- Aspiration von Magensaft (Lackmus-Papier-
  Kontrolle)
- Einblasen von Luft mit einer Spritze,
  gleichzeitig Geräusch in der Magengegend
  mit dem Stethoskop abhören
- Röntgenologische Kontrolle

2.1.4.29

- Kontrolle der Saugfunktion (Sogstärke)
- Kontrolle der Drainagedurchgängigkeit
- Aussehen und Menge des Sekretes
- Atmung des Patienten
- 2 Klemmen am Bett bereithalten, um im
  Notfall die Drainage abklemmen zu können

2.1.4.30   A ist richtig
2.1.4.31

Starkes Sprudeln im Wasserschloss spricht
für ein Leck der Drainage am Thorax oder
eine Diskonnektion des Drainagenableitungs-
systems.

2.1.4.32   C ist richtig

Eine **Bülau-Drainage** ist eine geschlossene
Thoraxdrainage im 6. ICR. Durch kontinuierlichen Sog (ca. 20 cm H_2O) wird der intra-
pleurale Druck aufgebaut und die kollabierte
Lunge kann sich wieder entfalten.
Die **T-Drainage** ist eine Drainage des Gallenganges; die **Robinson-Drainage** entspricht
einer Sekretdrainage einer TEP.

2.1.4.33   A ist richtig
2.1.4.34

Die Redon-Drainage dient der Ableitung von
Wundsekret mit Sog und liegt in der Subkutis.

2.1.4.35

- Desinfektionsmittel gefärbt, Händedesinfek-
  tionsmittel
- Materialien zur Lokalanästhesie
- Sterile Handschuhe
- Sterile Kompressen, steriles Abdecktuch
- Sterile Rotandaspritze oder Pleurapunk-
  tionsbesteck mit Dreiwegehahn
- Sterile Pleurapunktionskanülen
- Steriles Röhrchen für Punktat
- Auffanggefäß, Messzylinder, Urometer
- Bettschutz
- Verbandmaterial

2.1.4.36

Bequeme Lagerung, Rückenlagerung, Oberkörper leicht erhöht, Bettruhe nach Anordnung, Vitalzeichenkontrolle, Kontrolle des Stichkanals, Wundverbandkontrolle, evtl. warmen Tee anbieten, evtl., Antitussiva, Analgetika, je nach Anordnung, nach 12–24 Std. Rö-Thoraxkontrolle.

2.1.4.37

- Eigene Vorbereitung
- Information des Patienten
- Patient muss eine gefüllte Blase haben (vorher ca. 1,5 l trinken)
- Intimsphäre berücksichtigen
- Patient in Rückenlage bringen
- Evtl. Rasur der Punktionsstelle
- Material bereitstellen

2.1.4.38   **D ist richtig**

2.1.4.39

- Infektion
- Druckulzera
- Blutung
- Verlegung der Atemwege
- Perforation
- Verletzung der Schleimhaut beim Kanülenwechsel
- Bei Laryngektomie Fistelbildung

2.1.4.40   **E ist richtig**

2.1.4.41   **B ist richtig**

Die endotracheale Absaugung von Patienten erfolgt so selten wie möglich (aber so oft wie nötig)! Um eine Keimeinschleppung in die Lunge (Pneumoniegefahr) zu vermeiden, wird absolut steril abgesaugt. Um unnötige Schleimhautschäden zu vermeiden, wird der Katheter mit offenem Fingertip (ohne Sog) eingeführt; die Absaugung erfolgt beim Zurückziehen des Katheters. Der Absaugvorgang sollte möglichst nicht länger als 5–10 Sek. dauern und mit nicht zu hohem Sog (Schleimhautschäden, Atelektasenbildung) erfolgen. Ggf. Vorgang mit neuem sterilen Katheter wiederholen.

2.1.4.42   **C ist richtig**

Um keine Keime aus septischen in aseptische Wunden zu verschleppen, werden die Verbände in der Reihenfolge der zunehmenden Kontamination gewechselt.

Der Kolostomiebeutel wird so selten wie möglich, aber so oft wie nötig, gewechselt. Eincremen der Haut verhindert Haften des Stomabeutels.

2.1.4.43

- Stomaplatte genau anpassen, damit Haut vor aggressivem Stuhl geschützt ist
- Patienten zur selbstständigen Versorgung des Stomas anleiten
- Patienten zwecks Ernährungsumstellung informieren und beraten
- Auf ausreichende Flüssigkeitszufuhr achten
- Kontakt zu Selbsthilfegruppen vermitteln

2.1.4.44   **B ist richtig**

Stomahaftpaste dient der Abdichtung bei Anus praeter-Problemversorgungen, z. B. bei ungünstiger Lage des Anus praeter oder bei umgebendem Narbengewebe.

2.1.4.45   **B ist richtig**

Eine sorgfältige Stomapflege vermeidet Infektionen und sekundäre Hautschäden in der Umgebung des Stomas. Die Reinigung erfolgt wie bei septischen Wunden von außen nach innen, damit Keime nicht verteilt werden. Bei Verwendung rückfettender Waschlotionen haftet der Stomabeutel auf der Haut schlecht. Andererseits sind entfettende Lotionen oder gar Benzin genauso verkehrt, weil der natürliche Säureschutzmantel und Fettschutzfilm der Haut dadurch zerstört wird.

2.1.4.46   **B ist richtig**

2.1.4.47

- Mahlzeiten in Ruhe einnehmen
- Essenszeiten gleichmäßig über den Tag verteilen
- Gut kauen
- Unerträgliche Nahrungsmittel weglassen
- Wirkungsweise der Nahrungsmittel beachten:
  - blähend: Zwiebeln, Eier, Bier, kohlensäurehaltige Getränke
  - abführend: Kaffee, Zucker, Bohnen, Alkohol, Pflaumen, Sauerkraut, Sauerkrautsaft
  - geruchserzeugend: Eier, Fleisch, Fisch, Zwiebeln, Knoblauch, Gewürze, Käse

V Kommentare: Pflegemaßnahmen

2.1.4.48

- Anleitung zur Selbstversorgung
- Ernährungshinweise
- Hausarztbesuche
- Hernienprophylaxe
- Beschaffung, Kosten und Zweck der unterschiedlichen Artikel
- Mögliche Probleme und Komplikationen mit Hinweisen zur Bewältigung
- Möglichkeiten der Information (z. B. Ilco)
- Möglichkeiten der Irrigation
- Entleerungsstörungen
- Medizinische Nachsorge
- Soziale Unterstützungsmöglichkeiten

2.1.4.49

a) Hautschutz

Gründliche Hautreinigung (☞ 2.1.4.45) mit Wasser und Seife (keine aggressive Reinigungslösung); bei Anusanlage im Dünndarmbereich: Hautschutzplatten, Ausstreifbeutel verwenden; bei Anusanlage im Dickdarmbereich: Kolostomiebeutel mit der Klebefläche direkt auf die Haut anbringen. Treten Hautirritationen auf, Hautschutzplatten wie Stomahesive anbringen, die längere Zeit belassen werden.

b) Stuhlbeobachtung

Beobachtung des Stuhls auf Menge, Farbe, Konsistenz, Beimengungen wie Schleim, Blut oder Eiter, Reaktion auf Nahrungsmittel. Wichtig ist eine lückenlose Dokumentation.

2.1.4.50

a) Patientin

Information der Patientin, flach lagern, kleines Kissen unter das Becken, Intimtoilette

b) Raum

Fenster schließen, ausreichende Lichtverhältnisse schaffen, ggf. Sichtschutz (Intimsphäre!)

c) Material

Katheterset: 2 Katheter, Schleimhautdesinfektionsmittel, Bettschutz, Urinauffangbeutel, sterile Handschuhe, steriler Einmalhandschuh, Urinauffangbeutel, evtl. Gleitmittel mit Anästhetikum, Spritze mit Aqua dest.

d) Pflegeperson

Hände waschen, Bett auf Arbeitshöhe, Händedesinfektion

2.1.4.51

- Verringertes Risiko einer Harnwegsinfektion
- Vermeidung von Harnröhrenstrikturen
- Bessere Toleranz durch den Patienten
- Schonende Möglichkeit der Restharnbestimmung bis zum Wiedereintritt der Spontanmiktion

2.1.4.52 ☞ 2.1.4.51   D ist richtig

2.1.4.53

- Verwenden eines geschlossenen Abflusssystems
- System geschlossen halten und nicht langfristig abklemmen
- Auffangbeutel unter Blasenniveau
- Abknicken oder Durchhängen der Schläuche vermeiden
- Tägliche, sorgfältige Intimtoilette (evtl. mit desinfizierender Lösung)
- Ausreichende orale oder parenterale Flüssigkeitszufuhr
- Wechsel des Katheters (Latex alle 2 Wochen, Silikon alle 6–8 Wochen)

2.1.4.54   D ist richtig

2.1.4.55

- Nierenschale
- Zellstoff
- Handschuhe
- Fingerlinge
- Gleitmittel

2.1.4.56

Wärme: gefäßweitstellend, durchblutungsfördernd, stoffwechselerhöhend, muskelentspannend
Kälte: gefäßverengend, wärmeentziehend, fiebersenkend, stoffwechselreduzierend, entzündungshemmend, schmerzlindernd

2.1.4.57

- Kühlelemente in ein Tuch einschlagen
- So weit wie möglich anmodellieren
- Auswechseln, wenn sie warm werden
- Nicht bei Patienten anwenden, die an Durchblutungs- oder Sensibilitätsstörungen (Querschnittlähmung, AVK, Apoplex etc.) leiden.

2.1.4.58

- Bettdecke bis zum Knie hochschlagen
- Bettschutz einlegen
- Dünnes Wickeltuch in kaltes Wasser eintauchen und auswringen
- Wade locker umwickeln, dabei Gelenke frei lassen
- Bettbahnhof über die Unterschenkel stellen und den Patienten leicht zudecken
- Nach ca. 10 Min. bzw. bei Erwärmung Wadenwickel erneuern, nicht mehr als drei mal wiederholen
- Temperatur- und Kreislaufkontrolle nach ca. 30 Min.
- Körpertemperatur um max. 1 °C senken (wegen Gefahr eines Kreislaufkollapses)

2.1.4.59

Patienten mit Calcaneusextension
Lagerung
- US-Extension in 30° Beugestellung im Knie
- Richtige Lagerung und Schienenbefestigung
- Achsengerechte Fußaufhängung (wegen Spitzfußgefahr)
- Zugseil und Gewicht müssen frei beweglich sein
- Abrutschen von der Schiene oder Verschieben des Beines sofort dem Arzt melden!
- Pendeln der Gewichte vermeiden – überträgt sich auf den Bügel und lockert den Draht

Polsterung
- Ausreichende Polsterung der Schiene im Bereich der Ferse, Kniekehle und dabei insbes. auf das Fibulaköpfchen achten
- Ferse extendierend aufhängen und druckfrei lagern

Besondere Hinweise
- Gewichte nicht abhängen
- Zugachsen regelmäßig überprüfen
- Kontrolle auf Entzündungszeichen
- Gewichtsmanipulationen nur durch den Arzt

Beobachtung
Regelmäßige Kontrolle der peripheren Durchblutung und nervösen Versorgung (Pulskontrolle, Hautzustand, Sensibilität). Patient muss die Zehen Richtung Nase bewegen können (mehrmals tägl. üben!)

Hygiene
- Ein- und Austrittsstellen des Drahtes tägl. unter sterilen Kautelen verbinden
- Lockerung der Feststellklammern vermeiden, sonst gleitet der Draht
- Auf Infektionsrisiken hinweisen

Prophylaxen, ATL
Alle Prophylaxen kommen zur Anwendung. Da der Patient in seiner Mobilität eingeschränkt ist, ist er bei allen Aktivitäten des tägl. Lebens zu unterstützen.

Patienten mit Gipsverbänden
- Beim Abbinden eines Gipses entsteht Wärme, daher den Gipsverband nicht zudecken
- Gipskrümel und Reste sorgfältig entfernen: Dekubitusgefahr
- Gips kann bei Trocknung schrumpfen: Gefahr von Durchblutungsstörungen
- Ursache für Schmerz oder Stauung können Schwellung, Gipsbrüche, verrutschte Polster oder zu eng angelegter Verband sein
- Alle Beschwerden sind ernst zu nehmen und zu überprüfen
- Sensibilität der verbundenen Extremität tägl. überprüfen
- Verbundene Extremität hoch lagern
- Kontrolle auf: Farbe der Haut, Sensibilität, Gewebsschwellung, Temperatur, Beweglichkeit Schmerz, Hautreizungen

2.1.4.60
Voraussetzungen: Menge und Zusammensetzung der Sondenkost muss vom Arzt angeordnet sein, Verabreichung muss langsam ohne Druck erfolgen. Mögliche Unverträglichkeitserscheinungen umgehend melden.

1. Lagekontrolle
- Aspiration (Lackmuspapier blau-rot)
- Einspritzen von Luft bei gleichzeitigem Abhören
- Markierung am Nasenflügel prüfen und dokumentieren

2. Kontrolle der Durchgängigkeit
- Durchfluss der Sondennahrung
- Zum Freihalten die Magensonde mit Tee (kein schwarzer Tee, kein Früchtetee) nachspülen, danach abklemmen

- Nach Sondengabe sollte der Patient 20 Min. sitzen bleiben, keine pflegerisch-therapeutischen Maßnahmen in dieser Zeit
- Korrekte Dokumentation

3. Pflegemaßnahmen
- Nasenpflege
- Pneumonieprophylaxe: Patienten mit liegender Magensonde sind in ihrer Atmung behindert
- Spezielle Mundpflege: vor der Sondenkostverabreichung

4. Komplikationen
- Nasenflügeldekubitus: tägl. schonender Pflasterwechsel, sorgfältige Nasenpflege
- Aspiration: Gefahr der Mikroaspiration durch Zurücklaufen von Sondennahrung: Oberkörper leicht erhöht lagern
- Diarrhö durch:
  - zu schnelles Einlaufen
  - zu groß portionierte Nahrungsmengen
  - zu kalte Nahrung
  - Aspiration von Sondennahrung bzw. Magensekret

2.1.4.61

a) Versorgung mit dem Klebebeutel
Anforderungen an das System
- Stomabeutel sollen grundsätzlich fest, dicht, hautschonend, anschmiegsam und knisterarm sein.
- Die Beutelöffnung ist exakt der jeweiligen Stomagröße anzupassen und zwar so, dass der Klebering des Beutels der Schleimhautgrenze eng anliegt.

Beutelarten
- Geschlossene Beutel
- Geschlossene Beutel mit Karayaring
- Beutel mit Druckknopfsystem, bestehend aus Basisplatte – Adhäsivverband und Beutel mit Rastring, besonders geeignet bei Hautirritationen. Die Basisplatte bleibt mehrere Tage um das Stoma, der Beutel wird nach Bedarf gewechselt.
- Ausstreifbeutel ohne Hautschutz oder Beutel mit Karayaring bzw. Adhäsivplatte. Ein Klemmverschluss ermöglicht das Entleeren nach Bedarf, ohne dass der Beutel entfernt werden muss.

Kriterien der Auswahl des Beutels
- Hautbeschaffenheit
- Persönliche Wünsche und Bedürfnisse

Hilfsmittel
- Abdichten des Stomas zur umgebenden Haut und Hautschutz mit Karaya- und synthetischen Hautschutzringen, -platten, -pasten und -puder
- Gürtel dienen der zusätzlichen Befestigung des Beutels
- Beutelüberzüge aus Baumwolle und Vliesstoffen verdecken den Beutel und verhindern den Kontakt von Folie und Haut (Hautschutz gegen Beutelunverträglichkeit)
- Entlüften der Beutel mit Kohlefilter
- Geruchstilgung mit Deodorants, Aktivkohle (im Beutel)

Hautpflege
- Mit Lotionen und Tinkturen zur Unterstützung der Hautfunktion (z. B. bei trockener Haut)
- Reinigung der Haut, Ablösen von Klebeflächen, Reinigungslotion, Hautreinigungstücher, Pflasterentferner

b) Richtlinien der langfristigen Ernährung
☞ 2.1.4.48

c) Hilfestellung zur Bewältigung des Alltages
☞ 2.1.4.49

2.1.4.62 ☞ 2.1.4.61
- Richtige Sondennahrung, zimmerwarm, Haltbarkeit
- Lage und Durchgängigkeit der Sonde überprüfen
- Patienten entsprechend lagern (Oberkörper hoch)
- Während der Gabe auf Flussrate und einlaufende Menge achten
- Auf Unverträglichkeiten seitens des Patienten achten

2.1.5 Spezielle Pflege

2.1.5.1 Pflege Innere

2.1.5.1.1   B ist richtig
Bei Fieber ist der Energieumsatz gesteigert, der Salz- und Flüssigkeitsverlust nimmt dadurch und durch das Schwitzen erheblich zu. Fett und Eiweiß werden nur schlecht vertragen.

2.1.5.1.2   C ist richtig

Bei Fieber findet eine Temperaturregulation auf
erhöhtem Temperaturniveau statt, der Sollwert
im Thermoregulationszentrum im Hypothalamus ist bei Fieber nach oben verschoben.
Relativ dazu ist der Körper bei Fieberanstieg
dabei anfangs zu kalt, der Patient friert und
versucht durch Muskelzittern (Schüttelfrost)
die Körpertemperatur dem Sollwert anzupassen. Beim Fieberabfall zum normalen Sollwert
ist der Körper zu warm, es kommt zur Gefäß-
erweiterung und zum Schweißausbruch.

2.1.5.1.3

a) Fieberanstieg

Wärmezufuhr, z.B. Decken, Wärmflasche,
heißer Tee, keine Zugluft, Arzt benachrichtigen,
psychische Betreuung des Patienten, evtl.
Blutentnahme für Blutkultur vorbereiten

b) Fieberhöhe

Temperaturkontrolle nach dem Schütteln,
kühle Abwaschung, kühle Getränke anbieten,
Patenten nur leicht zudecken, evtl. fiebersenkende Maßnahmen (Wadenwickel), Vitalwerte
und Temperatur kontrollieren

c) Fieberabfall

Wäschewechsel (rasch und sorgfältig), gründliche Überwachung wegen Kollapsgefahr

2.1.5.1.4   B ist richtig

Auskultatorisch wird die Herzfrequenz
bestimmt und mit der palpatorisch gezählten
Pulsfrequenz verglichen. Die Pulsfrequenz
muss nicht gleich der Herzfrequenz sein.
Bei einem Pulsdefizit fördert nur ein Teil der
Kontraktionen so viel Blut, dass eine Pulswelle
an der A. radialis tastbar wird. Andere, weniger
gut gefüllte Kontraktionen lassen keine tastbare
Pulswelle entstehen. Ein Pulsdefizit findet man
z.B. bei Extrasystolen oder bei absoluter
Arrhythmie.

2.1.5.1.5

- Pulsbeobachtung
- Laufende EKG-Kontrollen
- Blutdruckkontrollen
- Beobachtung der Infusion
- ZVD-Kontrolle
- Beobachtung der Halsvenen auf Stauung
- Bewusstseinskontrolle

2.1.5.1.6   A ist richtig
2.1.5.1.7   C ist richtig

Alle hier aufgeführten Maßnahmen bei
Einlieferung eines Patienten mit Herzinfarkt
sind richtig. Primäre pflegerische Aufgaben
sind u.a. Sorge für eine ruhige Umgebung und
Überwachung des Patienten.

2.1.5.1.8   E ist richtig
2.1.5.1.9   F ist richtig

Bei global dekompensierter Herzinsuffizienz
kann sowohl ein Lungenödem als auch
periphere Ödeme vorliegen. Therapieziel ist die
Flüssigkeitsausschwemmung. Die halbsitzende
Position entlastet den Lungenkreislauf, weil das
Blut teilweise in die unteren Extremitäten
versackt. Patienten mit dekompensierter
Herzinsuffizienz sind in der Regel tachykard.
Die Thrombose- und Dekubitusgefährdung
hängt mit der schlechteren Durchblutung der
Haut und langsameren Blutströmung in den
Venen zusammen.

2.1.5.1.10   D ist richtig

Therapie der (Links)Herzinsuffizienz in
Stichpunkten:

- Allgemein: körperliche Schonung (Bett-
  ruhe), evtl. Sedierung, Oberkörperhochlage-
  rung, Sauerstoffgabe, Bilanzierung, Throm-
  bose- und Dekubitusprophylaxe
- Steigerung der Kontraktionskraft (Digitalis,
  Dopamin)
- Entlastung des Herzens (Diuretika, Nitrate,
  ACE-Hemmer)

2.1.5.1.11   E ist richtig

Zur Klinik der dekompensierten Rechtsherzinsuffizienz gehören:

- Sichtbare Venenstauung (Halsvenen, Venen
  am Zungengrund)
- Gastrointestinale Störungen, z.B. Stauungs-
  gastritis
- Ödeme der abhängigen Körperpartien
  („schwere Beine")
- Aszites, Proteinurie (evtl. Druckgefühl
  im Nierenlager)
- Belastungsdyspnoe
- Pleuraergüsse

Hustenreiz mit Auswurf ist der Linksherzinsuffizienz zuzuordnen.

V Kommentare: Pflegemaßnahmen

2.1.5.1.12   C ist richtig

Herzglykoside werden zur Therapie der Herzinsuffizienz und tachykarder Herzrhythmusstörungen eingesetzt. Bei Überdosierung können Digoxin und Digitoxin zu Störungen des Farbensehens (Gelbsehen), zu Herzrhythmusstörungen (Bradykardie und Bigeminus) oder zu gastrointestinalen Symptomen (Übelkeit und Erbrechen) führen.

2.1.5.1.13

- Einhalten der verordneten Dosierung (geringe therapeutische Breite)
- Beobachtung von:
  - Puls, Blutdruck
  - Zeichen einer Überdosierung (Bradykardie, Extrasystolen, Bigeminus, Übelkeit, Erbrechen, Schwindel, Verwirrtheit Farbensehen)
  - Kaliummangel (potenziert die Wirkung von Digitalis)

2.1.5.1.14

- Medikament immer zur selben Zeit einnehmen
- Mit einer Mahlzeit einnehmen
- Exakte Dosierung beachten
- Wechselwirkung beachten
- Vitamin-K-reiche Kost vermeiden
- Arztbesuche zur Gerinnungskontrolle einhalten

2.1.5.1.15

- Tägliche Kontrollen:
  - Flüssigkeitsbilanz
  - Gewicht
  - Blutdruck
  - Aussehen: Hautzustand
  - Zeichen von Kaliummangel (wichtigste Nebenwirkung!).
- Information des Patenten über
  - Sammelurin bzw. Überwachung der Ausscheidung
  - Kaliumverlustprophylaxe
  - Angemessene Körperpflege sowie Bekleidung beachten (keine einengenden Strümpfe)
  - Erhöhte Thrombosegefahr durch diuretische Therapie berücksichtigen!

2.1.5.1.16   C ist richtig
2.1.5.1.17

- Schmerzlose Dellenbildung beim Eindrücken des Gewebes
- Zunahme des Umfangs der entsprechenden Extremität
- Glanzhaut
- Evtl. bläuliche Verfärbung

2.1.5.1.18   A ist richtig

Bei einer noch kompensierten chronischen Niereninsuffizienz ist eine kohlenhydratreiche und eiweißreduzierte Kost anzustreben. Vitaminreich sollte die Ernährung sowieso sein. Patienten mit kompensierter Niereninsuffizienz sollten viel trinken, um die Nieren „durchzuspülen".
Bei der dekompensierten Niereninsuffizienz sind auch Wasser- und Elektrolytausscheidung nicht mehr ausreichend, sodass die Kost natrium-, kalium- und flüssigkeitsarm sein muss.

2.1.5.1.19   B ist richtig

Da sich Uratsteine im alkalischen Urin auflösen, wird eine basenreiche, alkalisierende Kost empfohlen, bestehend aus: Kartoffeln, Gemüse, Früchten, Mehlspeisen. Die Eiweißzufuhr sollte kontrolliert werden, da der Eiweißabbau nicht nur zu einer vermehrten Harnsäureausscheidung im Urin führt, sondern auch gleichzeitig den Harn ansäuert.
Bei Kalziumoxalatsteinen müssen kalziumreiche Nahrungsmittel wie Milch und Molkereiprodukte eingeschränkt werden.

2.1.5.1.20

- Bettruhe
- Leichte Kost
- Vermehrte Flüssigkeitszufuhr
- Tägliche Kontrollen von Atemrhythmus, Temperatur, Flüssigkeitsbilanz, Urin, Gewicht
- Beobachtung von Ödemen
- Schmerzbeobachtung

2.1.5.1.21

- Absolute Bettruhe 4–6 Wochen wegen der Gefahr des Bluthochdruckes und des Herzversagens (Digitalis, Antihypertonika)

- RR- und Pulskontrolle (Begründung s. o.)
- Flüssigkeitsbilanz und -restriktion (Diuretika), um RR zu senken und zur Ödemprophylaxe
- Natrium- und eiweißreduzierte Kost, da Ausscheidung der Niere eingeschränkt ist
- Penicillin, kausale Antibiotikatherapie als Infektionsbekämpfung

2.1.5.1.22   **A ist richtig**

Coma diabeticum, Coma hepaticum und Coma urämicum sind metabolische Entgleisungen.
- Beim ketoazidotischen **Coma diabeticum** versucht der Organismus, über vermehrte CO_2-Abatmung den pH-Wert konstant zu halten. Typisch ist der Azetongeruch der Ausatemluft.
- Der Ikterus weist als Symptom der Leberschädigung auf das **Coma hepaticum** hin.
- Beim **Coma urämicum** kommt es zu Elektrolytentgleisungen (z. B. Ca^{++}, K$^+$), daher die fibrillären Zuckungen.

2.1.5.1.23

Symptome
- Kussmaul-Atmung (beschleunigt und vertieft)
- Kaltschweißigkeit
- Azetongeruch
- Polyurie, Exsikkose

Maßnahmen
- Labor benachrichtigen
- BZ mittels Teststreifen bestimmen
- Arzt benachrichtigen
- Überwachung der Bewusstseinslage
- Ggf. stabile Seitenlage
- Überwachung von Atmung, Puls, RR, Haut und Schleimhäute, Muskeltonus

2.1.5.1.24
- Heißhunger
- Zittern, Unruhe
- Schwäche
- Augenflimmern
- Feuchte und blasse Haut, feuchte Mundhöhle
- Gespannter Muskeltonus
- Rasch einsetzende Bewusstlosigkeit

2.1.5.1.25   **E ist richtig**

2.1.5.1.26

a) 0,8 ml (40 IE entspr. 1 ml); Insulin darf nur mit Insulinspritzen injiziert werden, da diese eine IE-Graduierung haben!
b) 15 – 20 Minuten

2.1.5.1.27   **D ist richtig**

2.1.5.1.28 ☞ **2.1.5.1.33**   **D ist richtig**

2.1.5.1.29
- Bierbrauner Urin
- Acholischer Stuhl

2.1.5.1.30
- Vermeidung von blähenden Speisen (ein bis zwei Tage vorher)
- Während der Mahlzeiten und kurz danach nur wenig trinken (zur Vermeidung von Blähungen)
- Am Vortag evtl. entblähende Medikamente
- Am Untersuchungstag nüchtern bleiben

2.1.5.1.31
- Nikotinabusus
- Stress
- Übermäßiger Alkoholgenuss
- Scharfe Gewürze
- Medikamente
- Persönliche Konstitution

2.1.5.1.32   **B ist richtig**

Durch Oberkörperhochlagerung und Abstützen der Arme wird der Schultergürtel fixiert. Dadurch können Atemhilfsmuskeln eingesetzt werden, die den Brustkorb erweitern (z. B. M. sternocleidomastoideus, M. scalenus, M. pectoralis minor).

2.1.5.1.33   **B ist richtig**

Wesentliche Therapiemaßnahmen bei akuter Pankreatitis sind neben der Schmerzbekämpfung die Nahrungs- und orale Flüssigkeitskarenz, um das Pankreas ruhig zu stellen. Auch durch kontinuierliches Absaugen bzw. Ablaufen von Magensaft über die Magensonde (deshalb Nasenpflege!) wird die Sekretbildung und Aktivierung der Pankreasenzyme gehemmt, um der Selbstverdauung des Organs vorzubeugen. Nahrungs- und Flüssigkeitszufuhr erfolgt ausschließlich parenteral.

V Kommentare: Pflegemaßnahmen

Die Patienten benötigen Bettruhe, Stress muss vermieden werden, sie sind eher kreislaufinstabil. Deshalb Vorsicht mit der Mobilisation.

2.1.5.1.34   C ist richtig

Bei der Gicht führt die Ablagerung von Harnsäurekristallen in den Geweben zu heftigsten Gelenkbeschwerden (meist im Großzehengrundgelenk). Wichtiger noch als eine medikamentöse Therapie ist die Beachtung allgemeiner Lebensführungsmaßnahmen zur Vorbeugung: reichliches Trinken fördert die Ausscheidung der Harnsäure in den Nieren, ebenso die Einschränkung des Alkoholkonsums. Die Entstehung von Harnsäure wird vermindert durch Gewichtsreduzierung. Einschränkung des Genusses von Fleisch und Hülsenfrüchten, weil diese Nahrungsmittel viel Nukleinsäuren enthalten, die zu Harnsäure verstoffwechselt werden.

2.1.5.1.35   B ist richtig
2.1.5.1.36   B ist richtig

Cheyne-Stokes-Atmung: kleine, flache Atemzüge werden immer tiefer (oft keuchend und wieder kleiner bis Atempause, z. B. bei schweren Herz- und Hirnerkrankungen, Vergiftungen.
Schnappatmung: extreme Form der Cheyne-Stokes-Atmung, tritt kurz vor dem Tod ein.
Biot-Atmung: Regelmäßige vertiefte Atemzüge werden von einer Atempause unterbrochen, z. B. bei erhöhtem Hirndruck.
Schonatmung: oberflächliche, schnelle Atmung, z. B. bei Schmerzen.
Kussmaul-Atmung: tief und regelmäßig, z. B. beim diabetischen und urämischen Koma (Azidose).

2.1.5.1.37

Vorbereitung
- Patient informieren
- Nüchtern lassen
- Zahnprothese entfernen lassen
- Blase und ggf. Darm entleeren lassen
- Lagerung je nach Zustand: sitzend, halbsitzend, liegend
- Prämedikation nach ärztlicher Anordnung (leichte Sedierung, Reflex- und Sekrethemmung)

Nachsorge
- Kontrolle der Vitalzeichen, Temperatur und Aussehen
- 2 Std. Flüssigkeits- und Nahrungskarenz
- Kontrolle auf Schmerzen, Atembeschwerden, Blutungen

2.1.5.1.38

a) Asthma bronchiale: glasklar, zäh, fadenziehend
b) Lungenembolie: schaumig, ggf. blutig
c) Bronchialkarzinom: himbeergeleeartig, blutig

2.1.5.1.39

- Nie unmittelbar nach dem Essen inhalieren
- Fenster schließen
- Atemwege frei machen, Nase schnäuzen lassen, ggf. absaugen
- Patienten mit erhöhtem Oberkörper bequem im Bett aufrichten
- Patienten zum tiefen Ein- und Ausatmen auffordern
- Zellstoff zum Abhusten bereitlegen

2.1.5.1.40

- Patienten beruhigen
- Zum normalen Atmen anhalten
- In eine Plastiktüte atmen lassen (CO_2-Spiegel im Blut normalisiert sich)

2.1.5.1.41

Zylindrische oder sackartige Erweiterungen von Segmentbronchien mit chronischer Entzündung der Bronchienwand.

2.1.5.1.42

- Oberkörper hoch lagern, Beine tief lagern (Verbesserung der Atmung, Entlastung des Herzens)
- Patienten mit Sauerstoff versorgen (Sonde oder Maske)
- Kollegen verständigen, Arzt benachrichtigen
- Patient nicht alleine lassen
- Medikamente bereitstellen (Sedativa, Diuretika, Digitalis und Notfallwagen)
- Kreislaufkontrolle, Atmungskontrolle
- Sputum aus der Mundhöhle absaugen
- Pneumonie-, Dekubitusprophylaxe

2.1.5.1.43

- Patienten sitzend mit herabhängenden Beinen lagern
- Blutdruckmanschetten an allen Extremitäten anlegen
- Stauung von drei Manschetten zwischen systolischem und diastolischem Druck
- Im Uhrzeigersinn in Intervallen von 10 Min. Manschetten aufpumpen

2.1.5.1.44

- Oberkörper hoch lagern, Arme aufstützen lassen (Kutschersitz)
- Frischluftzufuhr, ggf. Luftbefeuchtung
- Ruhe vermitteln, Patienten nicht alleine lassen
- Zu langsamer Ausatmung durch geschlossene Lippen (Lippenbremse) anhalten
- Arzt verständigen

2.1.5.1.45   **B ist richtig**

2.1.5.2 Pflege Chirurgie

2.1.5.2.1

- Welche OP wurde durchgeführt?
- Verlauf der OP?
- Welche Narkoseart wurde eingesetzt?
- Komplikationen?
- Ist-Zustand des Patienten
- Angeordnete Nachbehandlung
- Notwendige Kontrollen (Labor, Röntgen)

☞ 2.1.5.2.2

2.1.5.2.2   **B ist richtig**

2.1.5.2.3

- Vitalzeichenkontrolle (Puls, RR, Atmung, Temperatur)
- Bewusstseinslage
- Ausscheidungskontrolle (Urin, Wunddrainagen)
- Wundverbandkontrolle
- Schmerzüberwachung
- Infusionsüberwachung und Flüssigkeitsbilanzierung nach Anordnung

2.1.5.2.4

- Nachblutung der Wunde: durchgebluteter Verband, vermehrt blutiges Sekret in der Drainage, Veränderung von Blutdruck, Puls, Hautfarbe
- Herz-Kreislauf-Störungen: Blutdruck- und Pulsveränderungen, Schweißausbruch, Bewusstseinseintrübungen
- Thrombose: Schmerz, Schwellung, Fußsohlendruckschmerz, lokale Überwärmung
- Embolie: stechender Brustschmerz, Dyspnoe, Schocksymptome, Husten mit blutigem Auswurf, Angst, Unruhe
- Atemstörungen: Dyspnoe, Zyanose
- Pneumonie: Fieber, Dyspnoe, Husten, Rasselgeräusche
- Wundinfektion: lokale Überwärmung, Rötung, Schwellung, Schmerz, Temperaturerhöhung

2.1.5.2.5   **B ist richtig**

2.1.5.2.6

Resorptionsfieber ist eine höchstens fünf Tage anhaltende und bis max. 38,5 °C ansteigende Körpertemperatur nach aseptischen Operationen ohne anschließende Infektion. Es beruht auf der Resorption des Operationshämatoms und zerstörter Gewebsanteile und ist nicht pathologisch.

2.1.5.2.7

- Postoperative Temperaturerhöhung, die durch Resorption von körpereigenen Gewebeelementen (☞ 2.1.5.2.6) auftritt, aber nicht über 38,5 °C steigt
- Es dauert ungefähr 3 – 5 Tage
- Es ist ein „abakterielles" Fieber

2.1.5.2.8 ☞ 2.1.5.2.6   **D ist richtig**

2.1.5.2.9

- Plötzlicher, heftiger Schmerz in der Brust
- Unruhe, Angst
- Kurze, oberflächliche Atmung, Dyspnoe
- Flacher, tachykarder Puls, RR-Abfall, Schweißausbruch
- Husten mit blutigem Auswurf nach 2 – 3 Tagen

2.1.5.2.10

- Vitalzeichenkontrolle (Pulsanstieg, Blutdruckabfall)
- Verband
- Drainagenmenge

V Kommentare: Pflegemaßnahmen

- Hautfarbe (Zyanose, Blässe, Kaltschweißigkeit)
- Hb- und Hkt-Kontrolle

2.1.5.2.11

- Bewusstseinslage (alle 30–60 Min. Patienten ansprechen, nachts wecken, um Eintrübung rechtzeitig zu erkennen)
- Pupillenkontrolle, um evtl. erhöhten Hirndruck zu erkennen; Druckpuls weist auf erhöhten Hirndruck hin
- Vitalzeichen

2.1.5.2.12

- Innere und äußere Blutungen
- Rekurrenslähmung: heisere Stimme durch intraoperative Verletzung des N. recurrens
- Tetanie infolge von Hypokalzämie bei versehentlicher Entfernung der Nebenschilddrüsen
- Ateminsuffizienz, Atemstillstand durch Anästhetikarebound
- Hypothyreose

2.1.5.2.13

- Oberkörper erhöht lagern, um Atmung zu erleichtern und Nachblutungsgefahr zu minimieren.
- Nackenrolle unter Nacken und beim Aufsetzen ruckartige Bewegungen vermeiden; Bettbügel unbedingt entfernen, um Spannung auf die OP-Naht zu vermeiden.
- Weiche Lagerung des Gesäßes, um Dekubitusgefahr zu minimieren.

2.1.5.2.14

- Ein- und Austrittsstelle des Extensionsdrahtes sind wie eine aseptische Wunde zu versorgen
- Informationen über Zuggewicht und Zugrichtung müssen schriftlich fixiert sein
- Lochstabgeräte, Zugrichtung und Rollen dürfen nicht verschoben werden
- Extensionsgewichte und -bügel müssen frei schweben
- Überwachung der korrekten Lagerung, und dekubitusgefährdeter Stellen (z. B. Tibiaköpfchen)
- Kontrolle von Sensibilität, Motorik, Durchblutung der verletzten Extremität

2.1.5.2.15

1. Durch Amputation besteht die Gefahr des Stumpfödems
   Ziel: Störungsfreie Wundheilung und prothesenfähiger Stumpf
2. Große Amputationswunde, Gefahr der Wundheilungsstörung
   Ziel: Primäre Wundheilung
3. Durch das Fehlen des Beins besteht die Gefahr der Beugekontraktur im rechten Hüftgelenk
   Ziel: Die Beweglichkeit des Stumpfes im Gelenk bleibt erhalten
4. Druckstellen und Wundreiben durch Prothese
   Ziel: Hautabhärtung und geformter Oberschenkelstumpf
5. Patient hat Existenzangst, da er seinen Beruf nicht mehr ausüben kann
   Ziel: Patient erkennt Möglichkeiten der Rehabilitation
6. Patient kann nicht mehr richtig gehen
   Ziel: Patient hat einen prothesenfähigen Stumpf. Patient kann sich problemlos mit Beinprothese fortbewegen

2.1.5.2.16

- Amputationswunde: aseptischer Verbandwechsel, zum Fixieren Schlauchverband oder elastische Binden verwenden
- Stumpfbandagierung zur Verhütung eines Wundödems: distal soll der Druck größer sein als proximal, täglich neu wickeln, auf Beweglichkeit der Gelenke achten
- Lagerung: Streckstellung, um Beugekontraktur zu verhindern
- Mobilisation so rasch wie möglich
- Prothese: frühestmögliche Prothesenversorgung

2.1.5.2.17

1. Gehstütze neben den Patienten stellen
2. Patient soll den Arm locker hängen lassen
3. Handgriff des Stockes auf gleiche Höhe mit dem Handgelenk des Patienten einstellen
4. Unterarmstütze soll 3–4 cm unterhalb des Ellenbogens greifen

2.1.5.2.18

Gefahr der Pneumonie

Maßnahmen

- Schmerzangaben des Patienten dem Arzt melden.
- Regelmäßige Schmerzmittelgabe nach Anordnung, v. a. vor der Atemgymnastik!
- Atemgymnastik mehrmals täglich. Patienten auf Wichtigkeit hinweisen und selbstständig durchführen lassen.
- Hustentraining bzw. häufig zum Abhusten auffordern
- Abreibungen mit hyperämisierenden Lösungen oder Salben

2.1.5.2.19

- Bequeme Lagerung auf die kranke Seite
- Mehrmals tägl. Atemgymnastik zur Pneumonieprophylaxe
- Gezielte Mobilisation, falls keine Bettruhe
- Regelmäßige Schmerzmittelgabe nach Anordnung
- Thromboseprophylaxe
- Vitalzeichen- und Temperaturkontrolle

2.1.5.2.20

- Lagerung: keine Abduktion und Adduktion (mit Sandsack fixieren)
- Wundgebiet und Verband beobachten
- Frühmobilisation, dabei Beine in gerader Stellung belassen
- Kontrakturenprophylaxe: isometrische Spannungsübungen
- Thromboseprophylaxe
- Atemgymnastik
- Je nach TEP darf der Patient nicht sitzen. Arzt fragen.

2.1.5.2.21

- Beim Husten/Niesen Gegendruck ausüben: Wunde halten
- Leibbinde bei Mobilisation ausziehen
- Bauchdeckenentlastende Lagerung
- Obstipationsprophylaxe
- Suspensorium
- Information des Patienten über zukünftiges Verhalten (schweres Heben meiden)

2.1.5.2.22   C ist richtig

Bei komplikationsloser Appendizitis beginnt die Mobilisation am 1. postoperativen Tag. Gleichzeitig Beginn mit oralem Kostaufbau.

Die Fäden können am 7. postoperativen Tag entfernt werden.

2.1.5.2.23   D ist richtig
2.1.5.2.24   A ist richtig

Grundsätzlich gilt nach Gastroskopie: nach Rachenanästhesie 1–2 Std. nüchtern lassen (Aspirationsgefahr), nach Magenbiopsie 4 Std. Beobachtung der Nachwirkung der Prämedikation (4–6 Std.) und Kreislaufkontrolle. Komplikationen: Nach diagnostischen Maßnahmen sind sie relativ selten. Nach therapeutischen Interventionen (je nach Art und Ausmaß des Eingriffs) kann es zu Nachblutung und zur Perforation, nach Ösophagusmanipulationen auch zur Aspirationspneumonie kommen.

2.1.5.2.25   B ist richtig

Der Patient muss im Hinblick auf die anstehende Operation nüchtern bleiben. Keine Analgetika, bis die klinische Untersuchung abgeschlossen ist. Eine Magensonde darf nur auf ärztliche Anordnung gelegt werden, dies gilt auch für den Reinigungseinlauf.

2.1.5.2.26

Kleine eiweißreiche, kalorienarme Mahlzeiten zu sich nehmen (5–7 pro Tag), Süßspeisen meiden, Milch und Zucker, keine Getränke während des Essens, in Ruhe essen, regelmäßige Einnahme von Vitamin B_{12}, Stress vermeiden, nach dem Essen hinlegen, Verzicht auf Alkohol und Nikotin.

2.1.5.2.27

a) Nach Magenteilresektion
b) Schweißausbruch, Blässe, Übelkeit, Kollaps, Druck- und Völlegefühl
c) Früh-Dumping: 10–30 Min. nach dem Essen, Spät-Dumping: 1–2 Std. nach dem Essen
d) ☞ 2.1.5.2.26

2.1.5.2.28 ☞ 2.1.5.2.26
2.1.5.2.29

- Nachblutung
- Peritonitis
- Cholangitis
- Pankreatitis

V Kommentare: Pflegemaßnahmen

- Subhepatische und subphrenische Abszesse
- Entzündliche oder narbige Gallengangs-strikturen

2.1.5.2.30

Bauchdeckenentspannende Lagerung durch leichte Oberkörperhochlagerung bzw. Knierolle, Auflegen einer feuchten warmen Kompresse (re. Oberbauch), zum Durch-atmen anhalten, beruhigen.

2.1.5.2.31

- Vitalzeichen
- Urinfarbe, -menge
- Flüssigkeitsbilanzierung
- Temperatur
- Drainagen, Wundverband

2.1.5.2.32

Knotenartige Vergrößerungen einzelner oder mehrerer Elemente des arteriovenösen Schwellkörpers im Analkanal.

2.1.5.2.33

- Langes Stehen vermeiden
- Beine häufig hochlegen
- Sonnenbäder und warme Bäder vermeiden
- Täglich kurz und kalt duschen
- Regelmäßiges Gefäßtraining (Wechselduschen warm-kalt)
- Täglich länger zu Fuß gehen (mind. 2 × 30 Min.)

2.1.5.2.34 **C ist richtig**

Nach Operationen an venösen Gefäßen ist die Thrombosegefahr besonders hoch. Deshalb soll ein Patient nach Varizenstripping möglichst rasch mobilisiert werden, einen einmal täglich gewickelten Kompressionsverband erhalten und viel laufen (Muskelpumpe!). Nachts werden die Patienten mit erhöhten Unterschen-keln gelagert, um den venösen Rückstrom zu erleichtern und beschleunigen.

2.1.5.2.35 **B ist richtig**

Zur Basisüberwachung gehören Blutdruck- und Pulskontrolle (Tachykardie und Hypotonie) und Kontrolle der Hautfarbe (kalter Schweiß, blass-zyanotische Haut).

2.1.5.2.36 **C ist richtig**

Nach operativer Therapie von arteriellen Durchblutungsstörungen, z. B. mit Anlage einer Gefäßprothese, wird das betroffene Bein zur Verbesserung der Durchblutung eher tief als hoch, meist flach gelagert. Durchblutung, Motorik und Sensibilität müssen regelmäßig überprüft werden, um einen erneuten Verschluss rechtzeitig zu bemerken.
Durch Kompressionsverbände oder Antithrom-bosestrümpfe würde die ohnehin mangelhafte arterielle Durchblutung weiter verschlechtert. Wärmeapplikation kann zu einem „Steal-Phänomen" (die peripheren Gefäße werden erweitert und so das Blut umverteilt) führen und ist deshalb ebenso kontraindiziert.

2.1.5.2.37 **B ist richtig**

Die Anamnese lässt an eine arterielle Durch-blutungsstörung denken (bei venöser Stauung kommt es in der Regel zu einer Zunahme der Beschwerden, wenn der Patient die Füße aus dem Bett hängen lässt). Man prüft also in erster Linie Hauttemperatur, Hautfarbe, Pulsstatus.

2.1.5.2.38

- Puls
- Hautfarbe
- Sensibilität
- Bewegungsfähigkeit
- Hauttemperatur
- Schmerzen

2.1.5.2.39 **D ist richtig**

Kardinalsymptome der Embolie einer Extremi-tätenarterie sind blitzartiger, starker Schmerz, Blässe, gefühllose Extremität, Pulslosigkeit, Bewegungsverlust, Schock.
Schwellung und rot-bläuliche Verfärbung können Hinweis auf eine Phlebothrombose sein.

2.1.5.2.40

- Beintieflage fördert den arteriellen Zufluss, Gewebedurchblutung und Kollateralen-bildung
- Infektionsschutz durch gute Hautpflege mit feuchtigkeitsspendenden und rückfettenden Hautpflegemitteln zum Erhalt des physio-logischen Säureschutzmantels. Feuchte

Kammern durch gutes Abtrocknen vermeiden und Tragen von Baumwollstrümpfen

- Wegen Gefahr von Wundheilungsstörungen Schutz vor Verletzungen durch weiches Schuhwerk und schonende, evtl. fachkundige Fußnagelpflege, nicht barfuß laufen, enge Schuhe meiden
- Keine direkte Wärmeapplikation (Heizdecken, Wärmflaschen, Fußbäder) wegen „Steal-Phänomen"

2.1.5.2.41 ☞ 2.1.5.2.40

2.1.5.2.42   C ist richtig

Ein Hüftgelenk wird durch Außenrotation, Adduktion und Beugung luxiert. Abduktion, Innenrotation und Vermeidung einer stärkeren Beugung im Hüftgelenk wirken einer Luxation entgegen.

2.1.5.3 Pflege Psychiatrie und Neurologie

2.1.5.3.1   C ist richtig

Die Fixierung eines Patienten stellt einen Akt der Freiheitsberaubung dar, der nur auf ärztliche Anordnung für kurze Zeit wegen einer akuten Eigen- oder Fremdgefährdung durch den Patienten rechtlich begründbar ist. Anfallsbereitschaft stellt jedoch keine akute Situation dar. Bettgitter stellen auch eine Freiheitsberaubung dar, sind aber in diesem Fall rechtlich begründbar.

2.1.5.3.2   B ist richtig

Während des Anfalls wird ein Antiepileptikum (Diazepam) i. v. verabreicht, dies ist aber keine pflegerische Aufgabe. Der Patient darf nicht festgehalten werden, sondern durch Abpolstern oder Entfernen scharfkantiger Gegenstände geschützt werden. Die Beobachtung des Anfalles gibt dem Arzt wichtige Hinweise auf die Art des Anfalles. ☞ 2.1.5.3.3

2.1.5.3.3

- Patienten auf jeden Fall vor Verletzungen schützen, aber nicht festhalten
- Gute Anfallbeobachtung: Anfallbeginn, Zeitpunkt, Dauer, Pupillenreaktion
- Am Anfallende seitlich lagern (Aspirationsgefahr)

- Kreislaufkontrolle
- Kleiderwechsel und Waschen bei Harn- und Stuhlabgang ermöglichen
- Gelegenheit zum Ausruhen und Schlafen geben.

2.1.5.3.4

Weil der Apoplektiker dazu neigt, seine gelähmte Körperseite zu ignorieren (gestörtes Körperschema) und wieder lernen muss, seine gelähmte Seite bewusst wahrzunehmen und zu gebrauchen.

2.1.5.3.5

- Falsche Haltung und Lagerung
- Verstärkter Einsatz der gesunden Seite
- Schmerzen
- Unfähigkeit zur verbalen Kommunikation
- Große Anstrengung
- Aufregung, Angst, Schreck
- Kälte

2.1.5.3.6

Ziel: Sekretentfernung, Vermeidung einer Infektion, Vermeidung einer Aspiration
Material: Sterile Absaugkatheter, Y-Stück, Absauggerät, sterile Handschuhe, Abwurfschale, sterile Kochsalzlösung (0,9 %) oder Aqua dest., Händedesinfektionsmittel
Durchführung: Händedesinfektion, Öffnen der Katheterhülle, Sauger anstellen (mittlerer Sog), Handschuhe anziehen, Katheter mit Y-Stück und Sauger verbinden, Katheter kurz anfeuchten, Unterkiefer des Patienten nach unten ziehen und Katheter einführen. Y-Stück verschließen und fraktioniert absaugen (nicht länger als 10 Sek.).

2.1.5.3.7

a) **Beobachtungen:** Husten bei vorhandenem Reflex, Atemnot oder Zyanose, motorische Unruhe
b) **Sofortmaßnahmen:** leicht auf den Rücken klopfen, Oberkörper tief lagern. Bei zunehmender Zyanose und Atemnot Arzt verständigen, ggf. absaugen, O_2-Anschluss vorbereiten
c) **Prophylaxe:** vor jeder Nahrungsaufnahme Schluckreflexe überprüfen; ggf. Schlucktraining planen, halbfeste Nahrung anbieten

V Kommentare: Pflegemaßnahmen

2.1.5.3.8

a) **Bequemste Lage:** Rückenlage
b) **Spastikprophylaxe:** Lagerung auf der betroffenen Seite
c) **Schmerzhafte Lage:** Seitenlage mit Auslagerung des Armes

2.1.5.3.9

- Patienten nicht übersehen oder vergessen, nicht sich selbst überlassen, nicht überfordern
- Schrittweise Kontaktaufnahme z. B. über Gesellschaftsspiele
- Normale soziale Gewohnheiten und Betätigungen beibehalten
- Die Nahrungsaufnahme der Patienten kontrollieren, da diese so mit sich selbst beschäftigt sind, dass sie keine Zeit zum Essen haben
- Auf Verletzungen oder Erkrankungen der Patienten achten, da diese nicht über körperliche Beschwerden klagen.

2.1.5.3.10   B ist richtig

TIAs sind flüchtige neurologische Ausfälle von Minuten- bis Stundendauer; nicht über 24 Stunden. Dazu gehören Zeichen einer zerebralen Ischämie in Form von flüchtigen neurologischen Symptomen mit Halbseitencharakter, Dysarthrie, in der Regel monookuläre Sehstörungen, Schwindel, Schwäche eines Armes oder Beines, Schluckstörungen, „drop attacks" (d. h. Stürze ohne Bewusstseinsverlust).

2.1.5.3.11   B ist richtig

Die Multiple Sklerose (MS, Enzephalomyelitis disseminata) ist eine chronisch entzündliche Erkrankung von Gehirn und Rückenmark. Krankheitszeichen und Pflegeprobleme bei MS:

- Auf Grund der Bewegungsstörungen einzelner oder mehrerer Gliedmaßen, oft als spastische Paresen mit erhöhtem Tonus und Reflexsteigerung (Bauchdeckenreflex erlischt sehr früh), stehen Dekubitus-, Kontraktur- und Pneumonieprophylaxen im Vordergrund. Hinzu treten Koordinationsstörungen (zerebellare Ataxie) mit Intentionstremor, Unsicherheit im Hantie-

ren, torkelnder Gang. Die Sprache wird undeutlich, unartikuliert. Es besteht ein Nystagmus. Gesichtsfeldstörungen, Doppelsehen, Schleiersehen infolge Mitbeteiligung der Augennerven mit Augenmuskellähmung; Lähmung der mimischen Muskulatur
- Blasenstörungen als Inkontinenz oder Retention treten frühzeitig und häufig auf.
- Ebenso kommt es zu Störungen der Darmentleerung, weshalb eine Obstipationsprophylaxe notwendig ist.
- Psychische Auffälligkeiten im Sinne einer organischen Wesensveränderung zeigen sich oft in einer Euphorie. Psychische Betreuung ist aber dennoch oder gerade deswegen erforderlich.

2.1.5.3.12   B ist richtig

Die klinischen Kardinalsymptome des Parkinson-Syndroms verschiedenster Genese sind die *Brady-* und *Hypokinese,* der *Rigor* und – jedoch nicht obligat – der *Tremor.* Im Erscheinungsbild typisch sind daher die starre, oft auch gebeugte Körperhaltung, ein kleinschrittiger Gang, eine Verarmung von Gestik und Mimik, die rigorartige Tonuserhöhung der Muskulatur und ein Tremor der Hände und evtl. des Kopfes. Auch vegetative Störungen in Form einer Hypersalivation (vermehrter Speichelfluss), eines Salbengesichtes und Temperaturregulationsstörungen können beobachtet werden.

2.1.5.3.13 ☞ 2.1.5.3.14   A ist richtig
2.1.5.3.14   C ist richtig

Bei der *motorischen Aphasie* kann der Patient nicht sprechen, er weiß nicht, wie er seine „Sprachwerkzeuge" einsetzen soll. Dieser Patient versteht jedoch, was andere ihm sagen. Bei der *sensorischen Aphasie* kann der Patient die Sprache seiner Mitmenschen nicht verstehen. Spontansprache ist aber begrenzt möglich.
Aphasien können nach Schlaganfällen, bei Gehirntumoren, nach Trauma oder Hirnoperationen auftreten.
Wenn der Patient alle Gegenstände nur umständlich beschreiben, nicht aber mit Namen benennen kann, so leidet er unter Wortfindungsstörungen.

2.1.5.3.15

- Bewusstsein (Ansprechbarkeit, Erweckbarkeit, Orientierung, Reaktionen)
- Pupillenreaktion (Form, Seitengleichheit)
- Puls, RR, Atmung
- Motorik
- Sensibilität

2.1.5.3.16

- Leichte Oberkörperhochlagerung ca. 30°
- ☞ 2.1.5.3.15

2.1.5.3.17

- Keinen Dauerkatheter legen, sondern steril einmalkatheterisieren
- Ansäuern des Harns
- Blasenentleerung alle 4 Std.
- Ausreichende Flüssigkeitszufuhr (Harnwege „spülen")
- Restharn unter 100 ml halten

2.1.5.3.18

- Prestigeverlust (Stigmatisierung) des Patienten und seiner Angehörigen im sozialen Umfeld („Man ist nicht richtig im Kopf")
- Isolation von Angehörigen und Freunden
- Vertrauensverlust in die Fähigkeit, die allgemeinen Anforderungen des Lebens zu bewältigen
- Arbeitsplatzverlust
- „Sozialer Abstieg"

2.1.5.3.19

Psychischer Hospitalismus soll abgebaut bzw. vermieden werden, die Entlassung aus der Klinik soll vorbereitet werden, in den tägl. Verrichtungen und der Körperpflege, der Freizeitgestaltung sowie der Kontaktaufnahme soll Selbstständigkeit erreicht werden; normale Verhaltensweisen sollen wiedererlernt werden: das tägl. Leben, das Arbeitsleben und den Umgang mit Mitmenschen betreffend.

2.1.5.3.20   D ist richtig
2.1.5.3.21   A ist richtig

Aggressionen haben immer einen psychischen Hintergrund. Dafür ist der Patient nicht alleine verantwortlich. Patienten wie Kinder zu behandeln heißt, sie indirekt zu entmündigen und nicht ernst zu nehmen.

2.1.5.3.22

- Keinen Zugriff auf Schlüssel ermöglichen
- Türen immer verschlossen halten, nur nach Absprache den Patienten herauslassen
- Gefährliche Gegenstände dürfen nicht herumliegen
- Medikamente so aufbewahren, dass sie für Patienten unzugänglich sind
- Besondere Beobachtung der Patienten, um Suizidgefahr sowie Nebenwirkung von Medikamenten rechtzeitig zu erkennen

2.1.5.3.23

- Kontakte und Verhalten gegenüber Patienten, Teammitgliedern und Angehörigen
- Essen- und Medikamenteneinnahme
- Beobachtung über Fähigkeiten der Patienten (betrifft Aktivierung und Rehabilitation)
- Körperpflege, Kleidung, persönliches Eigentum
- Verhaltensauffälligkeiten

2.1.5.3.24

- Alkoholdelirium
- Stupor
- Katalepsie
- Anorexia nervosa
- Suizidversuch

2.1.5.3.25

- Beschäftigungstherapie
- Gestaltungstherapie
- Arbeitstherapie
- Musiktherapie
- Sporttherapie, Krankengymnastik
- Ausflugs- und Festgestaltung
- Einzeltherapie, Gruppentherapie
- Ergotherapie

2.1.5.3.26

- Beschützende Werkstätte
- Tag- und Nachtklinik
- Therapeutische Wohngemeinschaften
- Übergangswohnheime
- Ambulante ärztliche Einrichtungen
- Selbsthilfegruppen
- Tagesstätten

2.1.5.3.27

Apathie: Vorübergehende oder dauernde Teilnahmslosigkeit

V Kommentare: Pflegemaßnahmen

Absence: Plötzlicher, kurzer Bewusstseins-verlust

Stupor: Geistige und körperliche Erstarrung, Aufhebung aller Willensleistungen

Delirium: Pathologisch veränderte Bewusst-seinslage, Patienten sind desorientiert, verwirrt und haben zum Teil wahnhafte Vorstellungen. Tremor, Schweißausbrüche und Fieber als körperliche Begleitsymptome

Halluzinationen: Wahnhafte Vorstellungen, Sinnestäuschungen in allen Bereichen (Akustik, Optik, Geschmack, Geruch, Gefühl) möglich

2.1.5.3.28

Sopor: Patient ist völlig desorientiert, kein Schmerzlaut, nur mit Schmerz weckbar, Mimik nur bei Schmerz; spürt Stechen, Abwehrbe-wegungen bei Schmerz gezielt

Benommenheit: Patient ist zeitlich u. örtlich desorientiert, sehr gut weckbar, oft schweigend, Befehle werden verzögert ausgeführt, Mimik differenziert, unzusammenhängende Sprache, Verständnisschwierigkeiten, Echolalie; spürt Kneifen, Stechen; bewegt sich seitenungleich, nicht gezielt auf Befehl

2.1.5.3.29
☞ **2.1.5.3.27 und 2.1.5.3.28**   **B ist richtig**

2.1.5.3.30

- Örtliche und zeitliche Desorientiertheit
- Affektstörung
- Denkstörungen, wie Ideenflucht oder Weitschweifigkeit
- Wahrnehmungsstörungen, wie illusionäre Verkennungen
- Selbstgespräche
- Anamnestische (Gedächtnis-)Störungen
- Störungen des Antriebs, motorische Unruhe/Agitiertheit, Apathie
- Sprachstörungen

2.1.5.3.31

- Strukturierung des Tages unterstützen
- Aktivierende Pflege, z. B. bei der Körper-pflege, nicht überfordern
- Patientin zuhören, Verständnis zeigen
- Auf angemessene Nahrungs- und Flüssig-keitsaufnahme achten
- In den Stationsablauf integrieren, Aufgaben zuteilen

2.1.5.3.32   **B ist richtig**
2.1.5.3.33

- Feste Bezugspersonen ermöglichen
- Geborgenheit vermitteln
- Selbstmordabsichten ernst nehmen (sofern geäußert bzw. bekannt)
- Zustand bzw. subjektives Gefühl ernst nehmen
- Vorsichtig aktivieren, aber „Aufopferung entgegenwirken"
- Beobachtung des Schlafes (Hilfen)
- Interessen fördern und Ressourcen aktivieren
- Kontakte fördern
- Auf Wichtigkeit der Medikamentenein-nahme hinweisen

2.1.5.3.34   **A ist richtig**

Bei der Depression ist die Stimmung nieder-geschlagen, evtl. sind die Patienten überhaupt nicht mehr in der Lage, irgendwelche Gefühle zu empfinden. Sie sind hoffnungslos und resigniert. Der Antrieb ist bei depressiven Patienten meist vermindert, dies ist morgens besonders ausgeprägt. Die Patienten leiden außerdem unter Durchschlafstörungen, ständiger Müdigkeit, Obstipation und Appetit-verlust.

2.1.5.3.35

- Unruhe, Getriebenheit
- Keine Zeit zum Essen
- Braucht wenig Schlaf
- Motorische Überaktivität
- Beschleunigtes Reden
- Zerfahrenes Denken
- Distanzlosigkeit
- Selbstüberschätzung
- Evtl. vermehrter Alkoholkonsum

2.1.5.3.36   **A ist richtig**

Für Argumente oder alternative Vorschläge sind psychisch Kranke wenig empfänglich. Schimpfen, Zurechtweisen, Belehren oder Ignorieren sind erfolglose, aber auch die Würde des Patienten verletzende Verhaltensmuster.

2.1.5.3.37   **C ist richtig**

Der Begriff Manie heißt übersetzt Begeisterung, Besessenheit. Manische Patienten haben ein wirklich mitreißendes Wesen, eine gehobene Stimmung und eine starke Antriebsteigerung. Beim Umgang mit manischen Patienten kommt es darauf an, in ruhiger, aber fester Art dem Patienten die Grenzen aufzuzeigen, ihn aber nicht unnötig einzuschränken. Argumenten gegenüber sind diese Patienten nicht zugänglich, die motorischen Fähigkeiten sind eher gesteigert als vermindert.

2.1.5.3.38

- Angst verbalisieren
- Gefühl der Angst zulassen
- Über eigene Ängste sprechen
- Gegenstand der Angst benennen (lassen)
- Information kann Angst lösen, abbauen
- Vertrauen schaffen

2.1.5.3.39

- Er fühlt sich in seinem Wahn allein gelassen, einsam
- Hat Ängste
- Fühlt sich nicht verstanden und damit ausgeschlossen
- Schlafstörungen
- Verdauungs- und Essstörungen
- Schwierigkeiten bei der Körperpflege oder anderen tägl. Verrichtungen
- Ist suizidgefährdet

2.1.5.3.40   C ist richtig

Wahnkranken sollte man nicht versuchen, die Wahnideen auszureden, noch ihnen unseren Glauben an sie vorheucheln. Wahnkranke versuchen oft, andere von der Realität ihrer Wahnvorstellungen zu überzeugen. In diesem Fall kann es angebracht sein, den Kranken den Hauptinhalt ihres Wahns zu resümieren und ihnen wahrheitsgemäß zuzugestehen, dass es für sie sehr schwer sein müsse, wenn eine derart wichtige Angelegenheit für niemand außer ihnen selbst, nicht einmal für die jetzigen Gesprächspartner, der Wirklichkeit entspreche; dies sei eine Erfahrung, die Pflegende im beruflichen Alltag immer wieder beschäftige. Um diese Erscheinung wenigstens etwas besser zu verstehen, seien wir den Patienten für eine möglichst detaillierte Schilderung darüber dankbar, was sie überhaupt zur Annahme der von ihnen vertretenen Wirklichkeit geführt habe.

2.1.5.3.41   C ist richtig
2.1.5.3.42   C ist richtig
2.1.5.3.43   B ist richtig

Patienten mit Zwangsneurosen leiden unter sich ihnen aufdrängenden Zwängen, bestimmte Handlungen oder Gedanken durchzuführen. Sie können dies nicht oder nur mit größter Anstrengung für kurze Zeit unterlassen. Es handelt sich um eine Neurose, die therapierbar ist. Auf Grund logischer Argumentation kann das Verhalten nicht dauerhaft geändert werden, erfolgversprechend sind analytische Psychotherapie oder evtl. Verhaltenstherapie.

2.1.5.3.44

Pflege von Oligophrenie-Patienten
= geistige Behinderung

Sich waschen und kleiden

- Informationen von Bezugspersonen einholen (Gewohnheiten/Erfahrungen)
- Kleidung sorgfältig auswählen
- Auf Hygienezustand achten
- Beim An- und Ausziehen unterstützen

Sich beschäftigen

Hauptziel: Förderung der Ressourcen
- Tagesablauf planen und gestalten: Alltagsfähigkeiten und Abläufe erlernen
- Beliebte, einfache Beschäftigungen fördern

Sinn finden

- Grenzen erfahren lassen und erkennen sowie akzeptieren
- Vertrauen in soziale Umwelt und sich selbst fördern

2.1.5.3.45   B ist richtig

Bei der Betreuung suchtkranker Patienten sind vor allem im Entzug (Delir) umfangreiche pflegerische Maßnahmen notwendig, die der aktuellen Situation angepasst werden müssen.
Suchtkranke Patienten sind oft unter- oder fehlernährt und schwitzen stark, sodass sie besonders dekubitusgefährdet sind.
Die Auswahl der entsprechenden Medikamente, die die Entzugssymptomatik erleichtern sollen, ist Aufgabe des Arztes, weil sie zum großen Teil erhebliche Nebenwirkungen haben. Auf Beteuerungen psychisch Kranker darf man sich (leider) nie verlassen. Da Besucher (manchmal) in guter Absicht den Suchtkranken

seine Suchtmittel mitbringen, muss man darauf besonders achten. Bei erneuter Einnahme kann es zu unvorhersehbaren Wechselwirkungen mit der Medikation kommen.

2.1.5.3.46   B ist richtig

Delirium tremens entwickelt sich bei chronischen Alkoholikern nach plötzlichem Alkoholentzug oder nach akuten Erkrankungen, nach Unfällen, Operationen, schweren seelischen Belastungen und dergleichen.
Es bestehen Stoffwechselstörungen.
Überwachung und Pflege:

- Intensivpflege mit Überwachung von Herz und Kreislauf und Atmung
- Atmung: in der Unruhephase Hyperventilation durch Erregungszustand; nach Ruhigstellung: Atemdepression durch Psychopharmaka
- Bewusstsein: bei Überdosierung von Psychopharmaka kommt es zu Bewusstseinsstörungen bis zur Bewusstlosigkeit
- Puls: Tachykardien, bedingt durch Hyperaktivität
- Blutdruck: evtl. Abfall durch Medikation
- Flüssigkeitszufuhr: forcierte Diurese zur beschleunigten Entgiftung, Bilanzierung durch Infusion
- Haut: Schürfverletzung durch Hyperaktivität (Ferse, Ellenbogen)
- Lagerung: leicht erhöht, auf ärztl. Anordnung evtl. fixiert
- Körperpflege: Patient ist nicht in der Lage, diese selbstständig durchzuführen

Die Elektroschocktherapie gehört zu den eher veralteten Methoden in der Psychiatrie.

2.1.5.3.47

- Bewusstseinstrübung, jedoch Möglichkeit zur Kommunikation
- Desorientiertheit, zeitlich, örtlich und zur Person
- Nestelnde Unruhe, Bewegungsdrang, Tremor (feinschlägig)
- Halluzinationen
- Fieber, Kreislaufinsuffizienz, Atemstörungen (starke Verschleimung)
- Krampfneigung

2.1.5.3.48

Pflege und Rehabiliation bei Apoplex

1. Lagerung
Ziel der Lagerung

- Hemmung der Spastizität
- Verhütung von Kontrakturen
- Verhütung von Dekubitus
- Lagewechsel 2 – 3 stündlich
- Rücken, gesunde Seite, Rücken, gelähmte Seite
- Gelähmte Seite anfangs nur 10 Min.

Rückenlagerung

- Körperachse gerade
- Kopf gerade oder zur gelähmten Seite geneigt
- Gelähmter Arm auf Kissen, Hand offen, Finger gespreizt – Lagewechsel des Armes über den Kopf
- Gelähmtes Bein gestreckt Hüfte, Bein und Fuß durch Kissen unterstützt

Lagerung auf der gesunden Seite

- Gelähmter Arm gestreckt auf Kissen, Hand evtl. leicht erhöht
- Gelähmtes Bein leicht angewinkelt auf Kissen
- Rücken durch Kissen unterstützt

Lagerung auf der gelähmten Seite

- Gelähmte Schulter und Arm nach vorn, 90 Grad abwinkeln, Ellbogen gestreckt, Hand geöffnet
- Gelähmtes Bein gestreckt, gesundes Bein angewinkelt auf Kissen
- Kopf durch Kissen unterstützt
- Rücken durch Kissen unterstützt

Bei allen Lagerungen Beobachtung der druckgefährdeten Stellen auf der gelähmten Seite, da Patient kaum/keine Schmerzen empfindet.

2. Mobilisation

- Kein Bettbügel (löst Spastik aus)
- Gelähmte Schulter nicht verwenden lassen
- Bewegung durch Ansprache über die gelähmte Seite hinweg fördert das Gefühl für die gelähmte Seite (Verlust des Körperschemas)
- Sicheres Schuhwerk
- Keine Gehstützen

- Aktivierende Pflege, Patient motivieren und loben
- Einüben von Gebrauchsbewegungen immer wieder
- Geduld zeigen, Patienten nicht drängen, Zeit geben

3. Prophylaxen/Schluckstörung

Dekubitusprophylaxe
- Weichlagerung, Hochlagerung
- 2 stdl. Lagerungswechsel
- Sorgfältige Hautpflege
- Frühzeitige Mobilisation und Aktivierung

Pneumonieprophylaxe
- Mundpflege nach jeder Mahlzeit
- Zum freien, tiefen Durchatmen auffordern
- Hilfe beim Abhusten
- Evtl. Speichel und Schleim absaugen

Schluckstörung
- Bei jedem Schluck- und Kautraining und zum Essen Patienten aufrecht hinsetzen, Mahlzeiten immer am Tisch einnehmen lassen
- Kau- und Schlucktraining planen: Beginnen mit kleinen Mengen flüssig-breiig, teelöffelweise
- Vor den Mahlzeiten Schluckakt und Reflexe überprüfen
- Patienten alleine essen lassen, jedoch in der Nähe bleiben

4. Kommunikation
- Kommunikation fördern
- Zum Sprechen ermutigen, ggf. Logopäde einbeziehen
- Klare Sprache wählen, kurze, einfache Sätze bilden
- Rückfragen mit ja/nein oder entsprechenden Zeichen beantworten lassen

5. Rehabilitation
- Beginnt im Krankenhaus mit Beteiligung anderer Berufsgruppen: Physiotherapeut, Ergotherapeut, Logopäde, Sozialarbeiter, Seelsorger, Psychologe
- Trainieren der ausgefallenen Funktionen
- Umgang mit Hilfsmitteln
- Haushaltstraining
- Evtl. Änderungen im häuslichen Bereich erforderlich

2.1.5.3.49

Definition
Ein Schädel-Hirn-Trauma (SHT) liegt vor, wenn Hirngewebe durch Gewalteinwirkung von außen klinisch fassbar geschädigt ist und/oder Blutgefäße im Schädelinneren verletzt sind (kranielle Blutung).

Einteilung des Schädel-Hirn-Traumas
Nach Tönnis und Loew können vier Schweregrade unterschieden werden:
I. Grad: Leichte, gedeckte Hirnschädigung, Bewusstlosigkeit bis max. 1 Std., Ausfälle haben sich bis zum 4. Tag zurückgebildet (ähnlich der Commotio)
II. Grad: Mittelschwere gedeckte Hirnschädigung, Bewusstlosigkeit bis zu 24 Std., Ausfälle haben sich innerhalb von 30 Tagen zurückgebildet
III. Grad: Schwere gedeckte Hirnschädigung, tagelange Bewusstlosigkeit. Andauernde subjektive Beschwerden, Reintegration ins Erwerbsleben mit Einschränkung möglich
IV. Grad: Schwerste, gedeckte Hirnschädigung, wochenlange Bewusstlosigkeit, die Patienten sind auf Dauer behindert, psychopathologische und neurologische Defekte bleiben

Ursachen für eine Hirnschädigung nach SHT
Primär: Hirnkontusion, Zerreißung von Nerven und Gefäßen, Frakturen der Schädelbasis und der Kalotte
Sekundär: Ischämische Schädigung durch fokale oder diffuse intrakranielle Hämatome, Hirninfarkte, Hirnödeme

Pflegeschwerpunkte nach ATL

1. ATL Atmen
- Beobachtung der Atemfrequenz und des Atemtyps
- Bereitstellung eines Intubationssets (evtl. Ateminsuffizienz und Indikation zur Beatmung), evtl. O_2-Gabe
- Atemwege frei halten
- Absaugung bereithalten (Aspirationsgefahr)
- Pneumonieprophylaxe: passive Atemgymnastik (KG), kein Vibrax oder manuelle Vibrationen, lediglich Einreibungen
- Vermeidung von Hustenreiz (Hirndruckanstieg)

Pulskontrolle
- Engmaschige Pulskontrolle
- Tachykardie (zentral bedingt: Betablocker)
- Bradykardie mit Druckpuls (Hinweis auf Hirndrucksteigerung)

Blutdruckkontrolle
- Engmaschige Blutdruckkontrolle
- Blutdruckanstieg anfallartig infolge des Cushing Reflexes (Hinweis auf drohende Einklemmung)

2. ATL Kommunizieren
- Regelmäßige Kontrolle und Beurteilung des Bewusstseinszustandes, wenn nötig muss der Patient geweckt werden
- Grad der Orientierung und des Reaktionsvermögens auf Schmerzreize feststellen
- Quantitative und qualitative Beschreibung des Verhaltens
- Trotz evtl. Bewusstseinseinschränkung muss der Patient in die pflegerischen Tätigkeiten integriert werden
- Aufgrund der beeinträchtigten Intelligenzleistung ist es wichtig, mit dem Patienten zu reden, evtl. bereits Gesagtes zu wiederholen
- Anreize anbieten, z. B. bekannte Gegenstände von zu Hause, Radio, Fernseher, ohne den Patienten jedoch zu überfordern
- Mit zunehmender Mobilisierung bessert sich die geistige Beeinträchtigung
- Soziale Kontakte, z. B. zu Angehörigen und Bekannten unterstützen (Anleitung der Angehörigen)
- Patient soll über den Unfall informiert werden und Gefühle äußern können

Kontrolle der Pupillen
Der N. oculomotorius beginnt im Hirnstamm und reguliert die Pupillenaktivität und Pupillenweite. Seine Funktion lässt Rückschlüsse auf eine Schädigung des Stammhirns (oder auch Einklemmung) zu.
- Pupillenweite
- Pupillenform
- Reaktion auf Lichteinfall und Konvergenz
- Seitengleichheit

Normale Pupillen haben dieselbe Größe und reagieren beiderseitig symmetrisch auf Lichteinfall.

3. ATL Essen und Trinken
Die Patienten benötigen zwischen 1800 und 2400 kcal/Tag und überschreiten diese Werte nur in Ausnahmefällen (Krämpfe, Sepsis, zusätzliche Verletzungen)
- Flüssigkeitszufuhr nach ZVD und auf ärztliche Anordnung
- Baldmöglichst enterale Ernährung (Stressulkus)
- Zunächst evtl. über die Magensonde (Sondenkost, Tee)
- Vor der ersten Nahrungsaufnahme (oral) muss eine Schlucklähmung ausgeschlossen werden (Traumafolge), Schluckversuch mit halbfesten Speisen
- Kostaufbau mit zunächst halbfesten Speisen (Jogurt, Kompott, Brei), auf Schluckstörungen achten, dabei zum Kauen und Schlucken auffordern (Patient vergisst dies evtl. immer wieder)
- Geduld und Zeit für die Nahrungsaufnahme einplanen
- Evtl. auch Speisen von zu Hause mitbringen lassen

4. ATL Ausscheiden
Urin
- Evtl. Dauerkatheter (transurethral oder suprapubisch)
- 1 – 2 stdl. Kontrolle der Ausscheidung
- Bei Zunahme der Urinmenge Messen des spez. Gewichts (Diabetes insipidus)

Stuhl
- Pressen bei der Darmentleerung muss unbedingt vermieden werden (erhöht den Hirndruck)
- Auf Anordnung sanfte Laxanzien
- Beobachtung der Stuhlausscheidung auf okkultes Blut im Stuhl, Stressulkus, Diarrhö durch falsch verabreichte Sondenkost

Wundsekret
- Sichere Fixierung der Drainagen (Liquordrainage), um unkontrollierten Liquorabfluss zu vermeiden
- Aseptischer Verbandwechsel der Wunde (Infektionspforte für Meningitis oder Enzephalitis)
- Nase/Ohren auf Liquorfisteln beobachten, insbesondere bei Schädelbasisfraktur (klare bis leicht blutige Flüssigkeit): dann auf keinen Fall nasal absaugen!!

5. ATL Temperatur regulieren
- Rektale Temperaturkontrollen
- Pflegemaßnahmen bei Fieberkranken
- Evtl. physikalische Maßnahmen zur Fiebersenkung (Wadenwickel mit Zitronenöl, Waschung mit Pfefferminztee)
- CAVE: Temperaturschäden können vom Patienten ggf. nicht bemerkt werden (Sensibilitätsstörungen)

6. ATL Sich bewegen
Die Mobilisation ist abhängig von der Schwere des SHT und dem Grad der Bewusstseinseintrübung, es spricht nichts dagegen, den Patienten bereits am ersten posttraumatischen bzw. postoperativen Tag zu mobilisieren.
Lagerung (im akuten Stadium):
- Rückenlage
- 30 Grad Hochlagerung des Oberkörpers
- Kopf gerade lagern (nicht abknicken, da der Abfluss durch die Jugularisvenen behindert ist)
- ZVD evtl. in der 30-Grad-Position messen
- Patient soll sich beim Betten nicht aktiv bewegen
- Falls der Patient mit Unruhe oder Streckkrämpfen reagiert, muss ggf. auf das Betten verzichtet werden, Bettgitter polstern
- Bei Lähmungen nach Bobath lagern
- Dekubitus-, Thrombose- und Kontrakturenprophylaxe

7. ATL Sich pflegen und kleiden
- Je nach Zustand des Patienten
- Evtl. Übernahme der Körperpflege bzw. aktivierende Körperpflege
- Ressourcen mit einbeziehen, Patient muss ggf. angeleitet werden (Beeinträchtigung der Intelligenz und Merkfähigkeit)
- Infolge starken Schwitzens sind evtl. eine zusätzliche Ganzkörperwäsche und Hautpflege nötig
- Haarwäsche nur nach Rücksprache mit dem Arzt (Wunde)

Mundpflege
- Durch kauende und schmatzende Bewegungen des Patienten ist die Mundpflege häufig erschwert (auch zerebrale Kieferklemme)
- Mundpflege mit Zahnbürste bzw. Atomiseur; CAVE: Aspirationsgefahr, Spülflüssigkeit absaugen
- Parotitisprophylaxe, Soorprophylaxe

Nasenpflege
- Wässrige, blutige Flüssigkeit aus der Nase durch Liquorfistel (nicht nasal absaugen!!)
- Keine nasale O_2-Sonde bei Patienten mit Liquorrhö
- Druckstellen durch Sonden (O_2-Sonde, Magensonde) vermeiden

Augenpflege
- Bei fehlendem Lidschluss das Austrocknen der Hornhaut verhindern: Erblindungsgefahr
- Reinigung mit NaCl 0,9 % und sterilem Tupfer, Augensalbe oder Augentropfen nach ärztlicher Anordnung
- Evtl. Uhrglasverband zur Verhinderung der Austrocknung

Ohrenpflege
- Wässrige, blutige Flüssigkeit aus dem Ohr durch Liquorfistel
- Sterile Abdeckung
- Keine Manipulation mit Watteträgern bei Patienten mit Liquorrhö

2.1.5.3.50   **A ist richtig**
Wichtige Umgangsregeln bei verwirrten und dementen Patienten:
- Nehmen Sie den Patieneten, wie er ist, und dies jeden Tag neu.
- Behalten Sie seine Gewohnheiten bei, überfordern Sie ihn nicht, aber beziehen Sie ihn in die Selbstpflege mit ein.
- Suchen Sie nach Restfähigkeiten, verbliebenen Kompetenzen.
- Gestalten Sie den Tagesablauf konstant und überschaubar.
- Geben Sie Orientierungs- und Erinnerungshilfen.
- Loben Sie kleine Erfolge, ignorieren Sie Fehler und Aggressionen.
- Sprechen Sie in einfachen, kurzen Sätzen; geben Sie Zeit zum Antworten; reagieren Sie geduldig; setzen Sie die nonverbale Sprache ein: Blickkontakt, Gesten, Berührung.
- Respektieren Sie seine Würde, stützen Sie seine Selbstachtung.
- Lassen sie das Nachtlicht brennen, wenn der Patient nachts desorientiert ist.

V Kommentare: Pflegemaßnahmen

2.1.5.4 Pflege Gynäkologie

2.1.5.4.1   C ist richtig

Die gynäkologische Untersuchung bedarf keines schriftlichen Einverständnisses, weil sie kein invasives Verfahren darstellt.

2.1.5.4.2

- Geburten, Fehlgeburten, vorherige Abrasio
- Menstruationszyklus (Regelmäßigkeit, Stärke, Schmerzen), Menarche
- Hormoneinnahme bzw. Medikamente
- Familienanamnese
- Erkrankungen, frühere Operationen (v. a. im Bauchbereich)

2.1.5.4.3

- Beim Toilettengang die Wischrichtung beachten (von vorne nach hinten)
- Keine Vaginalspülungen vornehmen
- Keine alkalischen Seifen verwenden, die den Säuregehalt herabsetzen; keine Intimsprays verwenden, da die Vaginalflora zerstört wird
- Strumpfhosen und Unterwäsche aus synthetischen Fasern meiden
- Unterwäsche aus kochfester Baumwolle tragen
- Luftige Kleidung bevorzugen, um feuchte Kammer zu vermeiden
- Badeanzug nicht auf dem Körper trocknen lassen

2.1.5.4.4

- Korrekte tägliche Intimtoilette
- Kochbare Unterwäsche täglich wechseln
- Keine Vaginalspülungen
- Keine Tampons verwenden

2.1.5.4.5   B ist richtig
2.1.5.4.6

Eine Adnexitis ist ein ernst zu nehmendes Krankheitsbild, da sie zu Verklebung der Eileiter (mit Folge der Sterilität) oder gar zu einer lebensbedrohlichen Peritonitis führen kann.

- Vitalzeichen und Temperatur 2 × tägl. kontrollieren
- Strenge Bettruhe einhalten, Patientin die Notwendigkeit der Bettruhe erklären, für Abwechslung sorgen

- Fiebersenkende Maßnahmen, z. B. Wadenwickel, leichte Zudecke etc.
- Ausreichend trinken (Kräutertees, Wasser mit wenig Kohlensäure)
- Blähende und stopfende Speisen und Getränke meiden
- Antibiotikagabe regelmäßig über den Tag verteilt vorbereiten und korrekt auflösen
- Unverträglichkeitsreaktionen auf Antibiotika beobachten: Hautreaktionen, Übelkeit, Erbrechen
- Pneumonie-, Thrombose- und Dekubitusprophylaxe
- Tägl. steriler Braunülenverbandswechsel mit Beobachtung der Einstichstelle

2.1.5.4.7   B ist richtig
2.1.5.4.8   A ist richtig

Wenn bei liegender Tamponade eine äußere Abspülung vorgenommen wird, saugt sich die Tamponade voll Wasser. Sie kann dann ihrer eigentlichen Funktion (Aufnahme von Blut) nicht mehr nachkommen. Außerdem nimmt dadurch das Tamponadevolumen zu, wodurch die Wunden unnötig belastet werden.

2.1.5.4.9

- Schienung der Harnröhre
- Verhinderung von unnötigem Druck auf das OP-Gebiet

2.1.5.4.10   C ist richtig

Die Thrombosegefahr ist nach gynäkologischen Operationen durch den Eingriff im kleinen Becken besonders erhöht. Deshalb ist eine frühzeitig Mobilisation angezeigt (am OP-Tag) und das Tragen von Anti-Embolie-Strümpfen bzw. das Wickeln der Beine obligat. Patientinnen dürfen postoperativ nicht alleine aufstehen.

2.1.5.4.11   B ist richtig

Antibiotika werden nur bei sehr strenger Indikationsstellung (z. B. bei Herzklappenersatz) prophylaktisch gegeben. Immer wenn feste, starre Zeitschemata für Pflegemaßnahmen angegeben werden, ist Vorsicht und gründliches Überlegen geboten. Alle Maßnahmen werden bedarfsorientiert durchgeführt.

2.1.5.4.12 B ist richtig

Eine Zystoskopie ist bei Tumorerkrankungen oder Inkontinenz indiziert. Vaginalspülungen sind nur indiziert, wenn die Patientin eine vaginale Infektion hat. Eine Rhesusfaktorbestimmung wird im Rahmen der Blutgruppenbestimmung obligat durchgeführt.

2.1.5.4.13 B ist richtig

Vordergründig in der postoperativen Pflege ist die Thromboembolieprophylaxe mit Sofortmobilisation und Anlegen von Antithrombosestrümpfen. Vaginalspülungen werden nur noch selten durchgeführt, z. B. bei Genitalkarzinom mit starkem Ausfluss.

2.1.5.4.14

a) Es bestehet erhöhte Nachblutungsgefahr auf Grund der anatomischen Verhältnisse im Bereich des kleinen Beckens durch den Verlauf der großen Blutgefäße und gut durchblutetes Operationsgebiet.
b) Regelmäßige (mehrmals tägl.) Kontrolle der Vorlage auf Blutmenge (evtl. vermehrte Sekretabsonderung, Geruch); Kontrolle der Drainagemenge mit genauer Dokumentation, Wundverbandkontrolle, Vitalzeichenkontrolle.

2.1.5.4.15

- Ob die Patientin entsprechend ihrer Trinkmenge spontan Wasser lassen kann.
- Bestimmung des Restharns (sonographisch oder mittels Einmalkatheter)

2.1.5.4.16 D ist richtig

Nach einer **Abrasio** (Ausschabung) muss sorgfältig auf Nachblutungen geachtet werden. Eine **Tokolyse** (Wehenhemmung) wird mit Betasympathomimetika durchgeführt, die als Nebenwirkung zu Tachykardie, Schweißneigung, Zittern und starker innerlicher Unruhe führen können.
Die **EPH-Gestose** (Edema = Ödeme, Proteinurie, Hypertonie) ist gekennzeichnet durch eine Hypertonie, deshalb u. a. RR-Kontrolle.

2.1.5.4.17

- Verhärtung einzelner Brustbezirke
- Fieber
- Lokale Überwärmung
- Rötung
- Druckschmerz
- Spannungsgefühl

2.1.5.4.18 E ist richtig
2.1.5.4.19 C ist richtig

Die häufigste Form der Mastitis ist die Brustentzündung der stillenden Mutter in der 2. bis 4. Woche nach der Entbindung. Es kommt zur Infektion der Brustdrüse mit Fieber, Rötung, Schwellung und Schmerzen.
Rotlicht und durchblutungsfördernde Salben sind nicht sinnvoll, weil durch die Entzündung die Durchblutung bereits maximal gesteigert ist. In den meisten Fällen wird die Symptomatik durch Kühlen (Eisblase) und Hochbinden der Brust gemildert. Die Infektion heilt dann spontan ab. Nur in hartnäckigen Fällen sind Antibiotika angezeigt (stellt aber keine pflegerische, sondern ärztliche Aufgabe) dar.

2.1.5.4.20 A ist richtig

Aufklärung der Patientin über ihrer Lebenserwartung ist keine pflegerische Aufgabe.

2.1.5.4.21 D ist richtig

☞ 2.1.5.4.22 und 2.1.5.4.23

2.1.5.4.22

Der Arm sollte erhöht gelagert werden. Dabei sollte auch der Ellenbogen erhöht liegen, um einem Lymphödem vorzubeugen.

2.1.5.4.23

1. Lymphödemprophylaxe

- Arm postoperativ in Abduktion hoch lagern
- Patientin auffordern, die Muskelpumpe zu betätigen, um einem Stau von Gewebeflüssigkeit vorzubeugen
- Arm bewegen
- Waschen und Eincremen in Richtung des Herzens

2. Am betroffenen Arm

- Keine Blutdruckmessung
- Keine Blutentnahme
- Keine Injektion

V Kommentare: Pflegemaßnahmen

2.1.5.4.24

- Durch Hochlagerung des Armes in leichter Abduktionsstellung
- Anleitung der Patientin zur Durchführung von Bewegungsübungen für Arm und Schulter (die Muskelpumpe fördert den Rückfluss von Gewebsflüssigkeit)
- ☞ 2.1.5.4.23

2.1.5.4.25

- Bestrahlte Hautpartien nicht waschen, nur mehrmals täglich einpudern
- Nicht reiben, massieren
- Einengende Kleidung vermeiden
- Keine Wärme- oder Kälteanwendung

2.1.5.4.26

- Den Arm schonen, nicht überlasten (Grund für eine Umschulung); Heben, Tragen von schweren Gegenständen vermeiden, ebenso wie Wäsche aufhängen und Fenster putzen
- auch kleinste Verletzungen ärztlich abklären lassen
- keine Blutdruckmessung, Blutentnahme und Injektionen am betroffenen Arm
- keine Sonnen- und Hitzeeinwirkung (Lymphstauung)
- Druck und Einschnürungen meiden, nur weite Ärmel, nur lockersitzende Armreife oder Uhren
- Einhaltung der Kontrolluntersuchungen
- Hinweis auf Selbsthilfegruppe oder Psychologen, Prothesenberatung
- Aufklärung über spez. Badeanzüge, BHs, usw.

2.1.5.4.27   C ist richtig

Nikotin und Alkohol sind in Mitteleuropa die häufigsten Ursachen für vermeidbare Entwicklungsstörungen des Feten. Es besteht die Gefahr, dass die Kinder zu klein, intelligenzgemindert, körperlich oder geistig behindert auf die Welt kommen.
Dem Beruf nachgehen, Sport treiben, Reisen und Diät halten (alles in Maßen!) schädigt den Feten nicht.

2.1.5.4.28

- Zeitpunkt, Häufigkeit und Menge des Erbrochenen
- Beobachtung der Ein- und Ausfuhr (Flüssigkeitsbilanz)
- Beobachtung von Puls, PR, Bewusstsein, Atmung (insbesondere Ausatmungsgeruch)
- Gewichtskontrolle
- Psychischer Zustand

2.1.5.4.29   C ist richtig

Eine Plazenta praevia (prae = vor dem; via = Wege) liegt vor dem Muttermund, sodass die Geburt des Kindes nicht auf natürlichem Wege möglich ist. Damit ist sie eine Indikation zum Kaiserschnitt (Sectio caesarea). Die Gefahr besteht in einer vorzeitigen Plazentalösung, die für das Kind tödlich ist. Auch für die Mutter kann sie gefährlich werden, weil es zu **schmerzlosen Blutungen** kommen kann, die durch oft gleichzeitig auftretende Blutgerinnungsstörungen verstärkt werden.

2.1.5.4.30

Strenge Bettruhe und möglichst wenig Aufregung, um Ursachen zu vermeiden, die eine Eklampsie auslösen können, engmaschige RR-Kontrolle, Flüssigkeitseinschränkung, Ausscheidungskontrolle, Bilanzierung, Beobachtung der Ödeme, Gewichtskontrolle (alle 24 Std.), gezielte Krankenbeobachtung auf Sehstörungen, Kopf- und Magenschmerzen.

2.1.5.4.31

- Ödeme
- Urinbefund
- Blutdruck

2.1.5.4.32

- Bettruhe einhalten
- Patientin beruhigen, offen für Ängste sein
- Beobachtung von Blutung, Puls, Temperatur, RR

2.1.5.4.33   A ist richtig

Wehenhemmende Medikamente (Tokolytika) gehören in die Gruppe der β-Sympathomimetika; sie erhöhen also den Sympathikustonus (speziell die β-Rezeptoren) und können tachykarde Herzrhythmusstörungen auslösen.

2.1.5.4.34

Die Frau sollte auf die Seite gelegt werden, um die Vena cava von dem Druck des Uterus zu entlasten. Damit sind die Symptome dieses Vena-cava-Kompressionssyndroms meist schlagartig beseitigt.

2.1.5.4.35   **B ist richtig**

Der Bauchumfang wird nicht gemessen, jedoch täglich der Fundusstand kontrolliert, ob sich der Uterus regelrecht zurückbildet. Vollbäder sind verboten, solange Wochenfluss besteht.

2.1.5.4.36

- Patienten nach Befinden fragen
- Beine hoch lagern, Kopf flach bzw. tief lagern
- Vergleich mit den vorausgegangenen Vitalwerten
- Vorlagen kontrollieren (starke Blutung)
- Arzt benachrichtigen

2.1.5.4.37

- Wie ist die Geburt und Postplazentaperiode verlaufen?
- Hat die Wöchnerin eine Periduralanästhesie oder eine andere Anästhesie bekommen?
- Wurde eine Episiotomie gemacht?
- Wie sind die aktuellen Vitalzeichen?
- Wie groß ist der geschätzte Blutverlust?
- Hat die Wöchnerin schon Wasser gelassen?
- Ist die Wöchnerin schon aufgestanden?
- Wie ist der gesundheitliche Zustand des Kindes?

2.1.5.4.38

- Brustpflege (wegen Infektionsgefahr)
- Hygiene im Intimbereich (Gefahr der aufsteigenden Uterus- oder Harnwegsinfektion)
- Kontrolle der Lochien auf Menge, Farbe, Beschaffenheit und Aussehen
- Kontrolle der Urinausscheidung (Harnflut)
- Stuhlgangregulierung (Obstipatonsgefahr)
- Beobachtung von Temperaturanstieg (Zeichen für Mastitis, Harnwegsinfektion, Lochienstau u. a.)
- Beobachten der evtl. auftretenden psychischen Veränderungen (sog. „Heultage" ab 3. Tag postpartum)

2.1.5.4.39

- Ausgewogene Ernährung und reichliche Flüssigkeitszufuhr
- Exakte Hygiene
- Auf Bewegung und gezielte Gymnastik achten, um Rückbildung des Uterus zu fördern und Bauch- und Beckenbodenmuskulatur zu stärken *und* als Thromboseprophylaxe
- Kontrolle des Wochenflusses
- Überwachung von Blasen- und Darmfunktion
- Psychische Reaktion auf Geburt

2.1.5.4.40

- Straffung der Beckenboden- und Bauchmuskulatur
- Thromboseprophylaxe
- Fördert die Rückbildungsvorgänge

2.1.5.4.41   **E ist richtig**

Im Frühwochenbett ist mit einer vermehrten Harnbildung zu rechnen, da das während der Schwangerschaft vermehrte intravasale Volumen ausgeschieden wird. Dadurch kommt es zu einer plötzlich einsetzenden Harnflut, die in den ersten 3 Tagen 3–4 l/24 Std. betragen und zu einer Überdehnung der Blase führen kann, wenn die Miktion gestört ist (Harnverhalt). 6 Std. nach der Geburt muss die Blase entleert sein. Die Harnflut an sich ist demnach keine Komplikation, stellt aber eine gewisse Gefahr dar.

Im Wochenbett besteht verstärkte Neigung zu Obstipation, ebenso wie während der Schwangerschaft infolge der Organverdrängung durch den Fetus.

Thrombosen (Thromboseprophylaxe) durch Verlangsamung des Blutstromes im kleinen Becken und Lochialstauung (Kontrolle der Lochien) sind ebenfalls häufige Komplikationen im Wochenbett.

2.1.5.4.42

- Intimhygiene: Genitalspülung nach Urin- und Stuhlentleerung
- Beobachtung der Lochien
- Beobachtung des Uterusstandes
- Kontrolle und Pflege der Brust
- Beobachtung der Schmerzen

V Kommentare: Pflegemaßnahmen

2.1.5.4.43   B ist richtig

2.1.5.4.44

- Leicht verdauliche, nicht blähende Kost
- Ausreichende Ballaststoffzufuhr
- Eiweiß- und vitaminreiche Kost
- Ausreichende Kalziumzufuhr
- Eisen- und phosphorhaltige Kost
- Ausreichende Flüssigkeitszufuhr

Zu Vermeiden:
- Säurehaltiges Obst und Säfte
- Alkohol- und Nikotingenuss
- Medikamente (nur vom Arzt verordnete Medikamente sind einzunehmen)

2.1.5.4.45

- Keimfreiheit
- Der Säugling erhält Antikörper über die Muttermilch
- Körperwarme Temperatur
- Ideale Zusammensetzung
- Psychische Bedürfnisse werden befriedigt
- Rückbildungsvorgänge werden beschleunigt (Saugreiz führt zur Ausschüttung von Oxytocin)

2.1.5.4.46   C ist richtig

Beim Lochialstau kommt es zum gänzlichen oder teilweisen Versiegen der Lochien, die sich im Uterus ansammeln. Hier besteht dann die Gefahr einer Infektion, die Wöchnerin bekommt Fieber, meist ist der Stau jedoch schmerzlos.

2.1.5.4.47   C ist richtig

Lochialsekret: Menge und Zusammensetzung entsprechen dem Heilungsverlauf der uterinen Wunde. Ändert sich im Verlauf des Wochenbettes in folgender Weise:
1. Woche: blutig (Lochia rubra)
2. Woche: braun-rot (Lochia fusca)
Ende der 2. Woche: gelb (Lochia flava)
3. Woche: hell (Lochia alba)

Die Lochien können aber auch bei gesunden Wöchnerinnen bis in die 3. und 4. Woche nach der Geburt mehr oder weniger reichliche Blutbeimengungen aufweisen. Selbst in der 6. Woche kommt dies noch bei 10% der Wöchnerinnen vor.

2.1.5.4.48

- Lochia rubra: blutiger roter Wochenfluss
- Lochia sanguinolenta: braun-schwarzer Wochenfluss
- Lochia flava: gelblicher Wochenfluss
- Lochia alba: klarer schleimiger Wochenfluss

2.1.5.4.49

- Frühzeitige Mobilisation
- Regelmäßige Gymnastik
- Regelmäßige Bauchlage
- Stillen
- Einhalten hygienischer Prinzipien

2.1.5.4.50

- A = Atmung
- P = Puls
- G = Grundtonus (spontane Bewegung)
- A = Aussehen (Hautfarbe)
- R = Reflexe

2.1.5.4.51

Physiologische Gewichtsabnahme ca. 1/10 des Geburtsgewichtes (ca. 300 g). Erreichen des Geburtsgewichtes nach ca. 10 Tagen.

2.1.5.4.52   B ist richtig

Ein gesundes Neugeborenes wiegt bei einer zeitgerechten Geburt zwischen 3 und 4 kg. Sein Gewicht hat sich:
- mit 4–5 Monaten verdoppelt: ca. 6–8 kg
- mit 1 Jahr verdreifacht: 10 kg
- mit 6 Jahren versechsfacht: ca. 20 kg
- mit 12 Jahren verzwölffacht: ca. 40 kg

2.1.5.4.53

- Beim Versorgen des Nabels hygienisch arbeiten (Händedesinfektion)
- Nabel trocken halten
- Gezielte Beobachtung des Nabels und der Umgebung

2.1.5.4.54

Steg- oder Breitwickelmethode

2.1.5.5 Pflege Augenheilkunde, HNO, Dermatologie und Anästhesie

2.1.5.5.1

- Räumliche Gegebenheiten exakt erklären
- Alle Handlungen genau erklären, z. B. auch wenn ein neuer Patient ins Zimmer kommt
- Mitpatienten von der Blindheit in Kenntnis setzen
- Persönliche Dinge (Stühle etc.) nicht ohne Information an einen anderen Platz legen oder stellen
- Regeln bzw. Organisation bzgl. Raum und Zeit einhalten
- Bei den Mahlzeiten mitteilen, was es gibt und wie sie auf dem Teller angeordnet sind

2.1.5.5.2   D ist richtig

Beim **Erysipel der Ohrmuschel** besteht meist eine geringe Schwellung und gleichmäßige Rötung, die bogenförmig scharf begrenzt auf die Umgebung übergreift. Blasenbildung möglich; Fieber, mäßige Schmerzen; meist Streptokokkeninfektion; Infektionsgefahr durch Berührung.

Perichondritiden entstehen aus Verletzungen, Hautrissen und Hämatomen oder nach Operationen. Deshalb müssen Wunden nach Verletzungen bzw. Operationen gut gepflegt werden. Die Rötung bei einer Perichondritis kann die ganze Ohrmuschel ergreifen. Meistens ist die Schwellung ungleichmäßig, Bildung von fluktuierenden Abszessen an der Ausgangsstelle möglich; heftiger Druckschmerz; Fieber möglich.

Bei **Entzündung des äußeren Gehörganges** Einlagen von Gazestreifen mit Terramycin oder feuchte Wärme.

2.1.5.5.3   A ist richtig
2.1.5.5.4   E ist richtig

Bei reduziertem Allgemeinzustand, aber auch durch Störung der normalen Mundflora, z. B. nach längerer Antibiotikaeinnahme kann sich Candida albicans in der Mundschleimhaut ansiedeln und zum Soor führen. Zu sehen sind weißlich rundliche, leicht erhabene Kolonien auf Gaumen und Wangenschleimhaut, auf der Zunge als schmutzige Beläge in Erscheinung

tretend. Selten kommt es bei schweren Erkrankungen auch zu Allgemeininfektionen. Richtungsweisend für die Diagnose ist der weiß-fleckige Belag der Mundhöhle und der Zunge, der abwischbar ist.

2.1.5.5.5

a) Lagerung nach Spinalanästhesie: flache Lagerung für 12 – 24 Std.
b) Periduralanästhesie: Oberkörper erhöht oder nach Wunsch

2.1.5.5.6

Informationen bei der Übergabe

- OP und deren Besonderheiten
- Anästhesieverfahren
- Vorhandene Infusionen, Drainagen, Schienen, Verbände
- Zustand der Wunde
- Organisation: Unterlagen komplett, alle Anweisungen schriftlich vorhanden
- postoperative Kontrollen und Anordnungen

Kontrollen

- Patienten ansprechen, Bewusstsein kontrollieren
- Atmung und Kreislauf (Puls, RR Hauttemperatur Durchblutung) kontrollieren
- OP-Wunde incl. Drainagen auf korrekte Lage und Menge
- Lagerung des Patienten

2.1.5.5.7

- Infektion
- Verlegung der Trachealkanüle durch Blut oder Sekret
- Nachblutungsgefahr
- Schwellung der Trachea mit Luftnot
- Druckulzera
- Starker Husten mit Luftnot durch Reizung
- Lageveränderung der Kanüle

2.1.5.5.8

1. Schmerzen führen zur Schonatmung des Patienten, dadurch besteht eine erhöhte Pneumoniegefahr, die durch den abdominellen Eingriff sowieso erhöht ist.
2. Schmerzen inaktivieren den Patienten und erhöhen die Thrombosegefahr. Die Mobilisation fördert außerdem die Darmperistaltik.

V Kommentare: Pflegemaßnahmen

2.2 Pflegerische Interventionen unter Berücksichtigung einer unmittelbaren vitalen Gefährdung bei akuten und chronischen Erkrankungen und bei Behinderung

2.2.1   D ist richtig

Die Pflegeperson nimmt eine wichtige Stellung ein, wenn Patienten nach einem Suizidversuch auf einer Überwachungs- oder Intensivstation erwachen.

Pflegepersonen können den Kriseninterventionserfolg entscheidend beeinflussen: Zuhören ist in diesem Fall hilfreicher als Reden; Entgegennehmen von Problemen nützlicher als das Anbieten von Problemlösungsrezepten; Trauern lassen sinnvoller als Hinweisen auf „bessere Zeiten"; Schweigen und danach behutsam Antworten besser als Fragen.

2.2.2   C ist richtig

2.2.3

1. Keine Geheimhaltung
2. Bewusstmachen („Ein Mensch hat uns verlassen"), i. d. R. gibt es keine Schuld am Suizid
3. Gefühle zulassen und austauschen
4. Wahrnehmung intensivieren
5. Supervision

2.2.4

1. Suizidgefährdung: Erhöhter Wunsch zur Selbsttötung, Lebensüberdrussgedanken. Man muss unterscheiden zwischen einer konkret erkennbaren suizidalen Gefährdung eines Patienten und einer nicht konkret erkennbaren „Basissuizidalität" psychisch Kranker.
2. Gefährdete Personengruppen:
   – Psychisch Kranke (schizophrene Patienten, depressive Patienten, neurotische Patienten)
   – Suchtkranke
   – Alte Menschen
   – Patienten mit unheilbaren Krankheiten (z. B. Krebs)
   – Menschen in scheinbar ausweglosen Konfliktsituationen (z. B. familiäre Konflikte, Scheidung, Tod eines geliebten Menschen oder Trennung, Arbeitslosigkeit, hohe Verschuldung)
3. Merkmale erhöhter Suizidgefahr:
   – Vermehrt verbale Suizidäußerungen
   – Sammeln „gefährlicher" Gegenstände (z. B. Schnüre, Plastiktüten, scharfe Gegenstände, Gürtel)
   – Testament aufsetzen
   – Verschenken von Wertgegenständen
   – Plötzlich einkehrende Ruhe bei vorheriger innerer Unruhe (ggf. umgekehrt)
   – Aufräumen des Zimmers, ordnen der Schränke
   – Vermehrtes und massives Drängen auf Entlassung
   – Urlaub oder Ausgang bei allgemein schlechter psychischer Verfassung.
4. Krankheitsbilder mit kritischen Zeitpunkten:
   – *Bei Schizophrenen* ist der Zeitpunkt nicht zu erkennen. Es besteht allerdings fast immer ein Zusammenhang mit imperativen Stimmen.
   – *Bei Depressiven* besteht eine besondere Gefahr vor der Klinikeinweisung (Ausweglosigkeit) und während des klinischen Aufenthalts in den Aufhellphasen (hier hat der Kranke wieder genügend Energie) sowie vor der Entlassung aus der Klinik (Angst „es nicht zu schaffen").
   – *Bei Abhängigen* wird die Sucht unter anderem als Suizid auf Raten angesehen, ein akuter Zeitpunkt ist die Phase des körperlichen Entzugs.
   – *Neurotische Patienten* geraten in Suizidgefahr bei gehäuften Konfliktsituationen (Scheidung, Tod, Trennung, finanzielle Bedrängnis u. a.). Der Konflikt stellt sich bei diesen Patienten als nicht lösbares Problem dar (Tod als Lösung). Dem Suizid gehen oft verbale Hinweise voraus, die als Hilferufe anzusehen sind.
   – Der Suizidzeitpunkt bei *unheilbar Erkrankten* steht im Regelfall in Verbindung mit bekannt werden der Diagnose und fehlenden Heilungschancen sowie anstehenden bzw. schon durchgeführten, massiv einschneidenden, verstümmelnden Behandlungsmethoden. Psychischer Zusammenhang: Ausweglosigkeit, Angst, Verlust der körperlichen Integrität, Bilanz).

– *Bei alten Menschen* steht der Suizid bzw. Suizidversuch häufig im Zusammenhang mit Einsamkeit, Tod des Partners, Wohnungsnot, finanzieller Not oder Abhängigkeit, z. B. Pflegebedürftigkeit.

5. Globales Ziel ist die Erarbeitung von Lösungsmöglichkeiten in Zusammenarbeit mit dem Patienten, sodass der Suizid nicht mehr „nötig" ist. Die pflegerischen Aufgaben erstrecken sich ungeachtet der Konsequenz aus dem oben Beschriebenen auf folgende weitere Kernpunkte:

– Suiziddrohungen ernst nehmen; Annehmen der Not des Patienten.
– Aufmerksame Krankenbeobachtung, wobei zwar Nähe gefragt ist, aber nicht die aufdringliche Überwachung des Patienten.
– Verstärkt Kontakt zum Patienten halten, z. B. über Tätigkeiten wie Blutdruckmessen, gemeinsame Ausgänge, Spiele.
– Sich nicht aufdrängen.
– Erarbeiten und Herbeiführen einer tragfähigen Beziehung von zwei, maximal drei Bezugspersonen.
– Suizidfantasien zur Sprache bringen.
– Lösungsmöglichkeiten zusammen mit Patienten erarbeiten, durchsprechen und wenn möglich durchspielen.
– Eigenverantwortlichkeit des Patienten durch Vertragsabschluss zwischen Patient und Bezugspersonen fördern; in diesem Vertrag sind Verhaltensregeln bei drängenden Suizidgedanken eingeschlossen.
– Falls keine ausreichende Betreuung auf einer offenen Station möglich sein sollte, muss u. U. eine Verlegung des Patenten auf eine geschlossene Station veranlasst werden.
– Bei akuter Suizidgefahr Einzelbetreuung, vermehrt nächtliche Kontrollgänge. Ausgang nur in Begleitung einer Pflegeperson.
– Teamabsprachen.

2.2.5

Zeichen der Verwirrung:
- Nächtliche Unruhe, unruhiges Verhalten auch am Tage
- Zunehmende Ängstlichkeit

- Bewusstseinstrübung
- Zunehmende Verlangsamung
- Unzusammenhängende Gedankengänge
- Konzentrationsschwierigkeiten
- Zeitliche, örtliche, personelle Desorientierung
- Leichte Erregbarkeit bis zur Wut
- Halluzinationen
- Zittern, starkes Schwitzen

Prophylaktische Maßnahmen:
- Orientierungshilfen geben:
  - personell: Betroffenen mit Namen ansprechen, sich selbst immer wieder vorstellen, möglichst geringer Wechsel der Pflegenden
  - zeitlich: Tageszeit (b. B. Wecker aufziehen), Wochentag, Monat, Jahreszahl nennen, wenn nötig mehrfach, Tagesablauf soweit möglich gleich halten
  - örtlich: Farbmarkierungen, Dinge an den gleichen Platz legen, Ort des Befindens nennen und erläutern
  - situativ: Krankheit, deswegen Krankenhausaufenthalt, Pflegebedürftigkeit, Angehörige kommen zu Besuch u. a.
- Insgesamt gilt: so wenig wie möglich an dem Gewohnten verändern. Die Grundlage von Verwirrtheit ist oft Angst und Unsicherheit.

2.2.6

Vitalzeichen:
- Puls schwach, zeitweilig aussetzend
- RR sinkt
- Atmung unregelmäßig, Cheyne-Stokes-Atmung, Schnappatmung
- Temperatur erhöht, evtl. erniedrigt

Gesicht: Blässe, kalter Schweiß, weiße Nasenspitze, tief liegende Augen
Extremitäten: Blass, marmoriert
Bewusstseinslage: Motorische Unruhe, ggf. Eintrübung, Angst, Verwirrtheit

2.2.7

- Schutz der Keimdrüsen
- Schutzkleidung, Bleihandschuhe, Bleiglasbrille
- Bleiwände, spezielle Ausstattung der Räumlichkeiten
- Unnötigen Aufenthalt in den Arbeitsräumen vermeiden

V Kommentare: Pflegemaßnahmen

- Möglichst wenige strahlenbelastende Untersuchungen
- Möglichst große Entfernung zu Strahlenmaterial
- Kurze Verweildauer bei der Strahlenquelle
- Kontaminiertes Material schnellstmöglich entsorgen

2.2.8

Beobachtung auf Nebenwirkungen: Übelkeit, Erbrechen, Haarausfall, psychische Veränderungen, Strahlenkater, Hautbeschaffenheit im bestrahlten Gebiet.
Pflege der bestrahlten Hautpartien:
- Bestrahlte Hautpartien nicht waschen, nur mehrmals täglich einpudern
- Nicht reiben, massieren
- Einengende Kleidung vermeiden
- Keine Wärme- oder Kälteanwendung.

2.2.9   C ist richtig

2.2.10   C ist richtig

Darmentleerung und Blasenkatheter sind übliche präoperative Vorbereitungen. Nüchternheit des Patienten ist nicht unbedingt erforderlich, da keine Narkose durchgeführt wird (aber sinnvoll, falls Komplikationen auftreten).
Zur Kontakttherapie bei gynäkologischen Indikationen werden bis zu 100 mg Radium als umschlossene Präparate in Form von Stiften und Platten verwendet.
Auch mit den besten Abschirmungen bleibt die gynäkologische Applikation von Radium oder anderer Präparate hinsichtlich der Strahlenbelastung des Personals der kritischste Punkt in der Radiologie, da das Manipulieren am Patienten nicht vollständig von den Abschirmungen aus erfolgen kann.
Die radioaktiven Präparate verbleiben bis zum Erreichen der gewünschten Dosis etwa 20 Stunden lang in der Patientin. Während dieser Zeit sollte die Patientin möglichst in einem Einzelzimmer in einem abgeschirmten Bett liegen. Die Entnahme der Strahler erfolgt am besten im Patientenzimmer, wobei diese sogleich in einem Abschirmbehältnis zu dem Haupttresor im Applikationsraum gebracht werden sollten.

2.2.11   C ist richtig

Die Aufklärung über Nebenwirkungen einer Zytostatikatherapie ist Aufgabe des Arztes und muss bereits vor dem Beginn der Therapie erfolgen. Die Mundpflege ist wegen der medikamentenbedingten Abwehrschwäche sehr sorgfältig durchzuführen.

2.2.12   D ist richtig

Durch Kopfhautunterkühlung mittels Auflegen einer Kühlhaube kann u. U. der Haarausfall vermindert werden. Die Kopfhautunterkühlung bewirkt eine Vasokonstriktion der Kopfhautgefäße. Dank dieser Minderdurchblutung werden die Haaransatzzellen vor der Anflutung der intravenös verabreichten Zytostatika verschont.

2.2.13   C ist richtig

Die Reihenfolge der Maßnahmen orientiert sich an der ABCD-Regel:
(A) Atemwege frei machen, (B) Beatmen, (C) Circulation wiederherstellen durch Herzmassage, (D) Drogen (Medikamente), die entsprechend ihrem Bedarf parenteral verabreicht werden. Blutdruckmessung ist keine Reanimationsmaßnahme, sondern dient zur Überprüfung des Erfolges.

2.2.14   C ist richtig

Bei massiven arteriellen Blutungen muss das blutende Gefäß abgedrückt werden. An den Extremitäten kann das verletzte Gefäß proximal der Wunde abgedrückt werden. Bei anders lokalisierten Blutungen muss die Blutung durch direkten Druck auf die Blutungsquelle gestoppt werden. Bei starken venösen Blutungen wird die betroffene Extremität hochgelagert.

2.2.15   C ist richtig

Um die Ätzung einzudämmen, muss die ätzende Substanz am Wirkungsort sofort mit Wasser verdünnt werden.

2.2.16   C ist richtig

Zur Primärversorgung der Wunden gehört auch das Abdecken mit sterilen Tüchern, jedoch erst nach dem Kühlen der Wunde. Jede Anwendung von Brandsalben, Ölen, Pudern oder Brandbinden ist streng verboten!

2.2.17   **A ist richtig**

2.2.18   **C ist richtig**

Die Lagerung in halb sitzender oder sitzender Position bewirkt eine Umverteilung des zirkulierenden Blutvolumens in die unteren Extremitäten mit Entlastung des intrapulmonalen Kreislaufs.

2.2.19   **B ist richtig**

2.2.20   **B ist richtig**

2.2.21   **C ist richtig**

Bei einem Schädel-Hirn-Trauma muss in der Sofortversorgung auf die Sicherstellung freier Luftwege sowie auf die Erkennung (Puls- und Blutdruckkontrollen) und Behebung eines Kreislaufschocks besonders geachtet werden.
Der Patient wird flach mit leicht angehobenem Kopf gelagert.

2.3 Pflegemaßnahmen im Rahmen der pflegerischen Beziehung

2.3.1

1. Der Zeitanteil der Arbeit direkt beim Patienten wird größer.
2. Man erhält ein direktes Bild vom Patienten.
3. Man kann direkt Fragen stellen.
4. Man erhält eine direktere Rückmeldung zur/über die geleistete Pflegetätigkeit.
5. Sie fördert die Bedeutung und das Ansehen (Image) der Pflege.
6. Qualitätssicherung
7. Die Pflegebeziehung zum Patienten wird vertieft.
8. Sie steigert die Identifikation der Pflegeperson mit der Tätigkeit.

2.4 Planung, Auswahl und Durchführung pflegerischer Maßnahmen unter Einbeziehung stationärer, teilstationärer, ambulanter oder weiterer Versorgungsbereiche

2.4.1

Fallbeschreibung Nahrungsverweigerung

Frage 1:

a)

Untergewicht	Begründung: BMI = 19
Mangelernährung	Begründung: beginnende Muskelatrophie
Exsikkosezeichen	Begründung: verminderter Hautturgor

b)
Bestimmung des Ernährungszustandes mit Hilfe der Berechnung des Body-Mass-Index (BMI);
Bestimmung der Hautfaltendicke, Taillen-Hüft-Verhältnis
bzw.
Durchführung eines MNA-Testes (Mini Nutritional Assessment) zur Erfassung einer Mangelernährung
Bewertung:
a) richtig begründete Antwort = 1 Punkt; max. = 3 Punkte
b) richtige Antwort = 1 Punkt; max. = 2 Punkte

Frage 2:
a) Vermindertes Durstgefühl im Alter (Anreiz zum Trinken fehlt)
b)
  – Ein- und Ausfuhrkontrolle
  – Erstellung eines Trinkplanes
  – Häufig zum Trinken anhalten. Lieblingsgetränke erfragen
  – Absprache individueller Trinkmenge

Bewertung:
a) richtige Antwort = 1 Punkt; max. = 1 Punkt
b) richtige Antwort = 1 Punkt; max. = 2 Punkte

Frage 3:
- Hospitalhopping
- Soziale Isolation (Heimweh)
- Demenzielle Nahrungsverweigerung

V Kommentare: Pflegemaßnahmen

Bewertung:
richtige Antwort = 1 Punkt; max. = 2 Punkte

Frage 4:
Essenreichen darf nicht unter Anwendung von
Zwang, Überlisten oder gar durch Anwendung
von körperlicher Gewalt durchgeführt werden.
Begründung:
- Verschärft die Spannungssituation für die
  Patientin
- Führt zu verstärkter Aggression der Patientin
- Fördert die Abwehrhaltung der Patientin

Bewertung:
richtig begründete Antwort = 1 Punkt;
max. = 4 Punkte

Frage 5:
- Vermeidung von Hospitalhopping
- Milieutherapie: Nahrungsaufnahme
  in veränderter sozialer Umgebung
  (z.B. Speisesaal, Gemeinschaftsraum,
  Mitpatienten)
- Feste Bezugsperson
- Individuelle Essenszeiten
- Bevorzugte Speisen erfragen
- Ressource „Sohn" zu den Mahlzeiten nutzen
- Ästhetik und Atmosphäre verändern
  (z.B. Tischdecke, Blumen)
- Mehrere kleine Mahlzeiten bei alten
  Menschen (Einbindung der Patientin
  in die Zubereitung von Mahlzeiten)

Bewertung:
richtige Antwort = 1 Punkt; max. = 4 Punkte

Frage 6:
Derzeit wenig sinnvoll
Begründung: Ursachenforschung im Zusammenhang mit der Nahrungsverweigerung steht
vor Anlage einer PEG
Auch andere schlüssige Begründungen.
Bewertung:
richtig begründete Antwort = 1 Punkt;
max. 2 Punkte

Frage 7:
a) Belastungsinkontinenz (Stressinkontinenz)
   1. Grades
b) Beckenbodentraining, Inkontinenzartikel,
   um Sicherheit zu gewährleisten

Bewertung:
a) richtige Antwort = 1 Punkt
b) richtige Antwort = 1 Punkt

2.4.2
Fallbeschreibung Pneumonie
Frage 1:
Nennung des Grades der Atemnot mit
Begründung
Bewertung: 5 Punkte

Frage 2:
1. Atemunterstützende Lagerung und Haltung
2. Patientin zu ökonomischer Atmung anleiten,
   z.B. durch dosierte Lippenbremse
3. Beengende Kleidung öffnen
4. Frischluftzufuhr
5. Auf Arztanordnung Sauerstoffgabe
6. Vitalzeichenkontrolle (Einzelnennung nicht
   gesondert zu werten)

Bewertung: 3 Punkte

Frage 3:
a)
  – Husten
  – Fieber
  – Desorientiertheit
  – Verschwitzte feuchte Haut
  – Appetitlosigkeit
  – Schwäche/Abgeschlagenheit
  – Schlafstörung
b) Alle Maßnahmen, die richtig zugeordnet der
   Problemlösung dienen, sind zu werten.

Bewertung: je Problem u. Maßnahme 2 Punkte
maximal 8 Punkte

Frage 4:
- Atemübungen täglich beibehalten
- Rechtzeitiger Arztbesuch bei erneuter
  Erkältung
- Körperliche Schonung
- Ohne Anstrengung mobilisieren
- Qualitativ hochwertige Ernährung
- Ausreichende Trinkmenge

Bewertung: max. 2 Punkte

Frage 5:
Optionen mit schlüssiger Begründung
Bewertung: 4 Punkte

2.4.3
Fallbeschreibung Herzinfarkt
Frage 1:
Alle Aspekte der medizinischen, beruflichen
und sozialen Rehabilitation
Bewertung: je Bereich und Erläuterung
1 Punkt; max. 6 Punkte

Frage 2:
Psychisch: Stressfaktoren in beruflicher
Situation (Distress)
Somatisch: Ungesunde Ernährungsweise,
Passivrauchen, Kontrazeptiva, Bewegungs-
mangel
Bewertung: je Risiko und Begründung 1 Punkt;
max. 5 Punkte

Frage 3:
- Somatisch: Neuorientierung der Kontra-
  zeption
- Hinweis auf die besonderen Gefahren des
  Passivrauchens, Entwicklung einer Strategie,
  den Einfluss des Passivrauchens auszu-
  schalten
- Reflexion des bisherigen Ernährungs-
  verhaltens, Information zu gesunder
  Ernährungsweise, individuelle Möglich-
  keiten der Klientin erörtern
- Ausdauerbelastung erreichen
- Bewegung als Ausgleich für psychische
  Belastung

Bewertung: je Handlungsstrategie 1 Punkt,
max. 4 Punkte

Frage 4:
Zur Marcumartherapie:
Alle Informationen, die die Patientin hinsichtlich der Marcumartherapie haben muss, sind
als richtig zu werten
Zur Diazepamtherapie:
Alle Informationen, die Personal und Patientin
hinsichtlich der Diazepamtherapie haben
müssen, sind als richtig zu werten.
Bewertung: je komplette Lösung 1 Punkt;
max. 2 Punkte

Frage 5:
Mobilisationsstufen:
Stufe 1 Selbstständige Teilwäsche im Bett
Stufe 2 Bett verlassen, mit Hilfe
Stufe 3 selbstständiger Toilettengang
Stufe 4 selbstständige Bewegung im
Krankenhaus
Absprache mit behandelndem Arzt
Die Begründung muss schlüssig sein.
Bewertung: je Antwort und Begründung 1
Punkt

Frage 6:
Keine Bedeutung, da Resorptionsfieber
Bewertung: 1 Punkt

2.4.4
Fallbeschreibung Asthma bronchiale
Frage 1:
(A) Psychische Ursachen

Bewertung: 1 Punkt
(B)
- Exogen allergisch
- Kälteinduziert
- Belastungsasthma

Bewertung:
3 richtige Antworten = 2 Punkte
2 richtige Antworten = 1 Punkt

Frage 2:
- Behälter schütteln, Schutzkappe abnehmen,
  Behälter mit Mundstück nach unten in den
  Spacer einsetzen
- Medikament durch Druck auf den Kanister
  in entsprechender Dosierung in den Spacer
  freisetzen
- Tief ausatmen
- Spacer ansetzen und tief einatmen
- Luft anhalten
- Langsam weiteratmen

Hinweis: Die einzelnen Schritte müssen in
korrekter Reihenfolge benannt werden!
Bewertung:
Bei Vollständigkeit = 3 Punkte
Richtige Reihenfolge = 1 Punkt

Frage 3:
- Bessere Verteilung in den Bronchien
- Candida-Kolonisation in der Mundhöhle ist
  herabgesetzt

Bewertung: 2 richtige Antworten = 2 Punkte

Frage 4:
(A) Informieren der Patientin über die
    Gefahren einer kontinuierlichen O_2-
    Applikation
(B) Atemzentrum ist an hohen pCO_2 gewöhnt,
    Reaktion nur noch auf pO_2

Bewertung:
(A) 1 Punkt
(B) 2 Punkte

Frage 5:
- Atemerleichternde Lagerung (z.B. Ober-
  körperhochlagerung, Kutschersitz)
- Frischluftzufuhr
- Lippenbremse einsetzen

V Kommentare: Pflegemaßnahmen

- Beengende Kleidung öffnen
- Medikamente nehmen
- Möglichst Ruhe bewahren (keine Hektik)

Bewertung:
5 richtige Antworten = 3 Punkte
4 richtige Antworten = 2 Punkte
3 richtige Antworten = 1 Punkt

Frage 6:
- Rauchen unterlassen und Passivrauchen vermeiden, Ausschalten schleimhautirritierender Stoffe
- Sportliche Betätigung (Wandern, Radfahren), Verbesserung der Ausdauer und des Allgemeinzustandes, Erhöhung des Lungenvolumens/der Vitalkapazität
- Bewegungstherapie (s. o.)
- Maßnahmen wie Sauna, Wechselduschen, viel Bewegung an der Luft, Abhärtung, Infektionsprophylaxe
- Dampfinhalation, Kräutertees, Brustwickel, Wärmflasche auf die Brust, Hustenlinderung
- Mindestens 2 l Flüssigkeit täglich, Sekretverflüssigung
- Kalte Getränke meiden, Obstruktion vermeiden
- Aufenthalt in großer Kälte meiden (s. o.)
- Anschluss an Selbsthilfegruppen, Austausch mit Mitbetroffenen
- Erlernen von Entspannungstechniken (z. B. Autogenes Training), Stressbewältigung
- Psychologische Beratung, Bewusstmachung der stressauslösenden Faktoren, Coping-Strategien
- Zusätzliche Allergene vermeiden, Ausschalten schleimhautirritierender Stoffe

Bewertung:
Je richtige Antwort **mit** Begründung = 1 Punkt, max. 7 Punkte

2.4.5

Fallbeschreibung Diabetes mellitus
Im Folgenden werden jeweils mehrere gleichwertig als richtig anerkannte Lösungsvorschläge angegeben.

Frage 1:
- Essen und Trinken
- Bewegungsfähigkeit (körperliche Schwäche, Veränderung der Großzehe)

- Sicherheit (Unfall-, Verletzungs-, Infektionsgefahr, psychischer Bereich)
- Kontakt

Frage 2:
- Wunsch, sich mit der Erkrankung auseinander zu setzen
- Mobilität
- gesellschaftliche und familiäre Einbindung ist intakt
- geregeltes Leben (Arbeitszeit)

Frage 3:
- Leistungsminderung
- Schmerzen beim Gehen durch Wunde an der Großzehe
- vermehrt Durst
- Polyurie
- Konzentrationsschwäche
- Ernährung
- Injektionstechnik
- Angst vor möglichen Komplikationen
- Einschränkung familiärer und gesellschaftlicher Gewohnheiten.

Frage 4:
- Hyperglykämie
- Hypoglykämie
- Infektionsgefahr
- Verletzungsgefahr
- Spätkomplikationen
- Wundheilungsstörung

Frage 5:
- Leistungsminderung: Tagesplan bezüglich Ernährung, Bewegung und Insulin erstellen; Aufklärung über Ursachen der Minderung
- Wunde an der linken Großzehe: täglich Verbandswechsel und Wundkontrolle, Druckverminderung durch Bettbogen, Förderung der Durchblutung durch Fußbäder oder Wechselbäder
- Vermehrter Durst: Information über die Ursache, Ersatz von Flüssigkeit und Salzen durch Trinken
- Polyurie: Hinweis auf Toilette, Information zum Sammelurin, Bereitstellung der Gefäße
- Konzentrationsschwäche: Information über die Ursache
- Schmerzen beim Gehen: Möglichkeiten der Verminderung aufzeigen
- Ernährung: Grundsätze der Diät, Austauschtabelle und Umgang mit Broteinheiten erklären.

2.4.6

Inkontinenz

a) Definition

Unvermögen bzw. Unfähigkeit, die Stuhl- und/oder Harnausscheidung zu kontrollieren.

b) Ursachen

- Problem der Mobilität, Sensibilität, Wahrnehmung
  - Patient kommt nicht schnell genug zur Toilette
  - verspürt den Harndrang zu spät
- Psychogene Ursachen
  - Angstzustände, übermäßige Freude
  - Neurosen, Psychosen
- Schwäche von Beckenboden-/Schließmuskeln
  - chron. Obstipation, Zystitis
  - Tumore, angeborene Missbildungen
- Neurogene Ursachen
  - schlaffe Blasenlähmung, neurogen enthemmte Blase, z.B. Apoplexie, Morbus Parkinson
  - Trauma des ZNS, Tumore
- Iatrogen: Diuretika, Analgetika, Psychopharmaka
- Orientierungsproblem
  - findet den Weg zur Toilette nicht
  - glaubt, auf der Toilette zu sitzen
  - Morbus Alzheimer

c) Formen

- Stressinkontinenz: bei Husten, Niesen, Lachen, Mobilisation, Bücken
- Dranginkontinenz: bei Zystitis Urinabgang bei plötzlich starkem Drang
- Überlaufinkontinenz: unwillkürliches Harntröpfeln bei ständig überfüllter Blase, z.B. obstruktiv Verlegung der Harnröhre
- Reflexinkontinenz
- extraurethrale/extravesikale Inkontinenz: Harnabgang unter Umgehung von Blase oder Harnröhre, z.B. bei angeborenen Missbildungen oder bei Fistelbildung (anal/vaginal)

d) Einflussfaktoren

- Unruhe, Schlafstörungen, Angst
- Minderwertigkeitsgefühl, Depression
- Kleine Notlügen, Schuldgefühl
- Medikamente

e) Pflege

Generell gilt bei Inkontinenz:

- Gezielte Anamnese, Inkontinenzanalyse
- Gründliche Haut- und Intimpflege
- Urinkatheter frühestmöglich entfernen

1) Problem der Mobilität, Sensibilität, Wahrnehmung
   - angemessene Kleidung
   - Toilettentraining mit genauem Zeitplan
   - ggf. körpernahe Inkontinenzversorgung
2) Psychogene Ursachen und zusätzliche Einflussfaktoren reduzieren und beseitigen
3) Schwäche von Beckenboden-/Schließmuskeln: Beckenbodentraining bei Stressinkontinenz, Schließmuskelinsuffizienz
4) Neurogene Ursachen: Blasentraining. Erreichen von ca. 250 ml Harnvolumen (bei neurogener atonischer Blase)
5) Iatrogen: Wirkungsweise von Medikamenten mit Arzt besprechen und Lösung gemeinsam finden
6) Orientierungsproblem
   - angemessene Kleidung (Mobilitätsprobleme)
   - Toilettentraining mit genauem Zeitplan (Orientierungs-/Wahrnehmungsprobleme)

2.4.7

Diabetes mellitus

Krankheitszeichen

- Große Urinmengen (Glukosurie, Urin hellgelb, hohes spezifisches Gewicht)
- Gesteigerter Durst (Polydipsie), große Trinkmenge
- Müdigkeit, Arbeitsunlust, Schwäche
- Gewichtsverlust (Typ I)
- Anfälligkeit für Pilzinfektionen und Furunkel
- Juckreiz
- Sensibilitätsstörungen, Kribbeln
- Potenzstörungen
- Verzögerte Wundheilung
- Sehverschlechterung
- Nüchtern-BZ $\geq$ 120 mg%; oraler Glukose-Toleranz-Test 2 Std.-Wert $\geq$ 200 mg%

Diabetestypen nach WHO-Klassifikation (1980)

- Typ I: insulinabhängig
- Typ II: nicht insulinabhängig
  - Typ II a: Normalgewicht
  - Typ II b: Adipositas

- Sekundärer Diabetes
- Pathologische Glukosetoleranz (erhöhtes Risiko für Typ II-Diabetes)

Hyperglykämiezeichen	Hypoglykämiezeichen
starker Durst	Heißhunger
trockene Haut und Schleimhaut	Feuchte, blasse Haut, Schweißausbrüche
Polyurie	
Appetitlosigkeit, Übelkeit, Erbrechen, Peritonitissymptome	
Konzentrationsschwäche, Gähnen, Schläfrigkeit, Bewusstlosigkeit	„Weiche Knie", Schwäche, Zittern, Angst, Gereiztheit, Herzklopfen, Kribbeln unter der Haut, Bewusstlosigkeit
Kussmaul-Atmung und Azetongeruch, besonders im keto-azidotischen Koma	
Tachykardie und Blutdruckabfall im hyperosmolaren Koma	
Schlaffer Muskeltonus, Verlangsamte Reflexe, Sehstörungen	Neurologische Ausfälle (können Schlaganfall ähneln)

Folgeschäden

- Mikroangiopathien: Nephropathie, Retinopathie
- Makroangiopathien:
  - Zerebralsklerose: Apoplexie
  - Koronarsklerose: Myokardinfarkt
  - Beinarterien: pAVK, Nekrosen, Gangrän
- Neuropathien:
  - Sensibilitätsstörungen
  - Kribbeln
  - Atonische Blase (Überlaufinkontinenz)
  - Erhöhtes Dekubitusrisiko
- Erhöhte Infektanfälligkeit, Wundheilungsstörungen! Durch die genannten Folgeschäden ist der „diabetische Fuß" in besonderem Maße gefährdet!

Beobachtung und Überwachung eines Diabetikers im Krankenhaus

- Besondere Aufmerksamkeit auf Zeichen der Hypo- oder Hyperglykämie (s.o.); bei Hypoglykämie gesüßter Tee oder Glukoseinfusion

- Bei Hyperglykämie: Insulin, Flüssigkeits- und Elektrolytsubstitution, Ausgleich der Azidose entsprechend der ärztlichen Anordnung
- BZ-Kontrollen nach Anordnung
- Zucker- und Azetonkontrollen im Urin
- Urinbeobachtung (Menge, Zucker, Azeton, Geruch, Harnwegsinfekt, Überlaufinkontinenz)
- Regelmäßige Blutdruckkontrollen (häufig Bluthochdruck bei Typ II)
- Hautbeobachtung
- Tägliche Fußinspektion (beiderseits, vor allem Zehenzwischenräume und Fußsohle)
- Gewichtskontrolle

Gesundheitsberatung

- **Ernährung und Gefahr der Erkrankung:** Der Diabetiker kennt die Folgeschäden seiner Erkrankung, die zentrale Bedeutung der Diät und die schädliche Wirkung von Nikotin, Alkohol und cholesterinreichen Speisen. Er weiß um die Wichtigkeit einer regelmäßigen körperlichen Bewegung (senkt die Insulinresistenz) und einer guten Körperpflege (s. u.). Er kennt die Gefahren und Anzeichen für eine drohende Blutzuckerentgleisung und trägt für den Fall der Hypoglykämie Würfel- oder Traubenzucker und einen Diabetikerausweis bei sich. Er kann sein Normalgewicht berechnen und vermeidet Übergewicht.
- **Diät:** Der Patient kennt die Grundsätze der Ernährung: reich an langsam resorbierbaren Kohlenhydraten entsprechend der verordneten Anzahl an Broteinheiten, keine schnell resorbierbaren Kohlenhydrate, fettarm, eiweißbegrenzt und verteilt auf 6 Mahlzeiten pro Tag. Er kann nach diesen Grundsätzen Mahlzeiten zusammenstellen und mit Austauschtabellen umgehen. (Die Schulung im Umgang mit der Diät übernimmt die Diätberaterin und wird vom Pflegepersonal unterstützt.)
- **Insulin/Antidiabetika:** Der Patient kennt die Wirkung von Insulin und oralen Antidiabetika (Wirkungseintritt, -dauer) und die Wichtigkeit der Nahrungsaufnahme in deren Zusammenhang. Ist er insulinpflichtig, kennt er das benötigte Material zur Injektion: Insulin, Spritze, Kanülen oder

Pen, Tupfer, Hautdesinfektionsmittel, und kann damit hygienisch korrekt umgehen. Er weiß um die Lagerung und Haltbarkeit von Insulin, kennt die Wirkung, kann es aufziehen, kennt mögliche Einstichstellen, wechselt diese systematisch und beherrscht die Injektionstechnik sowie die sichere Entsorgung des Materials.

Die Beratung des Diabetikers findet im Bewusstsein um die Schwierigkeiten psychischer und sozialer Art statt, die häufig mit dem Leben einer chronischen Erkrankung verbunden sind.

Körperpflege

Dem Diabetiker ist sein erhöhtes Risiko für die Entstehung eines Intertrigo („Wundsein" in den Hautfalten) bekannt, er trocknet deshalb die Haut auch in den Hautfalten gut ab. Insbesondere die Fußpflege bedarf großer Sorgfalt, d.h.:

- Keine einengende Schuhe tragen
- Tägl. warmes Fußbad und Fußinspektion: bei rauer, rissiger und trockener Haut mit Fettsalbe eincremen, milde Hautpflegemittel verwenden
- Zehenzwischenräume trocken halten
- Verletzungen vermeiden: nicht barfuß laufen, Nägel feilen statt schneiden, Hornhaut evtl. mit Bimsstein entfernen. Hornhauthobel sind streng verboten, keine Manipulation an Hühneraugen.
- Bei Sensibilitätsstörungen sind Wärmflaschen absolut verboten.

Selbstkontrollen

Der Diabetiker ist in der Lage, folgende Selbstkontrollen regelmäßig durchzuführen:

- Test von Urin auf Zucker und Azeton
- BZ-Teststreifen und Körpergewicht
- Ggf. Blutdruckmessung
- Dokumentation der Ergebnisse in einem Kontrollheft
- Kenntnis, dass bei Krankheit Unfällen, Stress oder Belastungen die Kontrolle engmaschiger durchgeführt werden muss

2.4.8

Diarrhö

Definition

Ausscheidung von mehr als drei ungeformten, flüssigen, wässrigen Stühlen pro Tag.

Ursachen

- Stress, Hektik, z.B. berufliche Belastung, Examen
- Nahrungsmittelunverträglichkeit, z.B. rohes Obst, Diätfehler, Laktoseintoleranz, Astronautenkost
- Medikamentenunverträglichkeit, z.B. Antibiotika, Chemotherapeutika
- Krankheitserreger, z.B. E. coli, Amöben, Choleravibrionen, Salmonellen, die zu einer Enteritis regionalis, Typhus abdominalis, Ruhr, Cholera führen
- Nachwirkungen von Bestrahlungen
- Darmerkrankungen wie Morbus Crohn, Colitis ulcerosa

Pflegemaßnahmen

Körperpflege

- Sorgfältige Analpflege: nach jedem Stuhlgang Anus feucht reinigen, trocken tupfen und mit Fettsalbe pflegen
- Durch den erhöhten Wasserverlust ist die Haut trocken, nach dem Waschen eincremen

Prophylaxen

- Thromboseprophylaxe mit AE-Strümpfen, Mobilisation, Heparin s.c. (nach Anordnung), da es u.a. bei ungenügendem Flüssigkeitsausgleich zur Eindickung des Blutes kommt
- Störungen im Elektrolythaushalt vorbeugen: Flüssigkeitszufuhr, ggf. Infusion und Elektrolytzufuhr nach ärztlicher Verordnung, Bilanz, Überwachung und Pflege des venösen Zuganges
- Dekubitusprophylaxe: genaue Beobachtung der Haut, Lagerungswechsel, Wäschewechsel, Information und Anleitung des Patienten

Nachtruhe

- Für Ruhezeiten am Tag sorgen
- Entschärfen der Situation durch ruhige Hilfestellung
- Hilfsmittel in Reichweite platzieren
- Einzelzimmer

Gewichtsverlust

- Wiegen des Patienten
- Kostaufbau nach ärztlicher Verordnung bzw. Grunderkrankung
- Antidiarrhoika nach ärztlicher Anordnung

V Kommentare: Pflegemaßnahmen

Körperliche Schwäche, Kreislaufsymptome
- Vitalzeichenkontrolle
- Aussehen und Befindlichkeit des Patienten
- Körperliche Schonung
- Übernahme bzw. Hilfestellung bei der Körperpflege (adäquate Mobilisation)

Hygiene
- Entsorgung der Fäkalien nach Hygienestandard
- Anwendung von Desinfektionsmitteln
- Information und Anleitung des Patienten
- Desinfektion von Hilfsmitteln (Steckbecken, Nachtstuhl)
- Separates WC bzw. Nachtstuhl
- Händedesinfektion, Hände waschen
- Stuhlprobe nach Anordnung

Psychische Unterstützung
- Schaffen von kurzen Wegen
- Optimale Orientierung für den Patienten auch nachts
- Anbieten von Nachtstuhl unter Wahrung der Intimsphäre
- Ausreichende Information durch den Arzt
- Offenes Ohr haben

2.4.9

Akute Pankreatitis
Ernährung
Anfangs Nulldiät: absolute Flüssigkeits- und Nahrungskarenz.
Nahrungsaufbau vorsichtig, langsam:
1. Phase: ungesüßter Tee
2. Phase: gesüßter Tee, evtl. Hafer-, Reisschleim
3. Phase:
   - Stufe 1: Kohlenhydrate in Form von Zwieback, Brei, Marmelade, Honig, leichte Gemüse (passiert), noch kein Fett, noch kein Eiweiß
   - Stufe II: Kohlenhydrate wie in Stufe 1, gekochtes, nicht püriertes Gemüse, zusätzlich magere Eiweißlieferanten wie Huhn, Jocca, Käse 20 %
   - Stufe III: KH wie Stufe II + 60 g Eiweiß, Fett in 10 g Portionen bis 30 g

Pflegeplan, siehe Seite 323

2.4.10

Colitis ulcerosa
a) Pflegeplan über 5 Tage
Aufenthalt, Lagerung
- Einzelzimmer oder kleines Zimmer mit Toilette oder Nachtstuhl
- Bett vorbereiten, Bettschutz
- Entlastende Lagerung, Knierolle
- Bettruhe solange Fieber

Beobachtung
Ausscheidungen
- Stuhl auf Aussehen (breiig, flüssig, schleimig, blutig, eitrig übel riechend), Menge, Beimengungen, Häufigkeit beobachten
- Tenesmen bei Entleerungen
- Oligurie
- Bilanzierung

Aussehen/Verhalten
- Mager, kachektisch, exsikkiert, blass, anämisch
- Erschöpft, mitgenommen, müde, vielleicht depressiv

Temperatur
- Im akuten Schub höhere Temperatur
- Regelmäßige Kontrollen, um Komplikationen rechtzeitig zu bemerken

Puls, Blutdruck, Atmung
- Auf folgende Komplikationen achten:
  - Perforation/Peritonitis
  - Blutungen
  - Paralytischer Ileus
  - Analabszesse/-fisteln
  - Maligne Entartung

Medikamentöse Therapie
- Wirkung, Verträglichkeit (Übelkeit, Erbrechen)
- Nach Arztanordnung:
  - Verweilklysma: Patienten anleiten
  - Infusionen (Flüssigkeit, Nährlösung, Elektrolytlösungen)
  - Antibiotika
  - Evtl. Kortisontherapie
  - Spasmolytika
  - Psychopharmaka
  - In schweren Fällen Transfusion

Ernährung (zur Entlastung des Darmes)
- Im akuten Schub zunächst parenterale Ernährung
- Danach schlackenarme Kost (Astronautenkost, Formeldiät)

Pflegeplan akute Pankreatitis		
Pflegeproblem	Pflegeziele	Pflegemaßnahmen
Heftige Schmerzen	Schmerzlinderung	Bauchdecken entspannende Lagerung ermöglichen, z. B. mit Knierolle
Gefahr der Pneumonie durch flache Atmung	Freie Atmung, Schonatmung wird erkannt	• Beobachtung der Atmung 4 mal tägl. (Überwachungsprotokoll) • Atemgymnastik, Pneumonieprophylaxe mit Franzbranntwein und Pinimenthol: 4 mal tägl. Giebelrohr: 6 mal tägl., zum tiefen Durchatmen anregen • Dampfinhalation 3 mal tägl.
Schocksymptomatik	Vermeidung von Schock und Nierenversagen	• Stdl. Blutdruck- und Pulskontrolle • ZVD-Kontrolle nach Arztanordnung
Infektionsgefahr durch liegenden ZVK	Reizlose ZVK-Eintrittsstelle	1 mal tägl. aseptischer Verbandswechsel
Hyper-/Hypoglykämie (Beteiligung des endokrinen Pankreas)	Kohlenhydratstoffwechsel stabilisieren	Achten auf: Durst, kalten Schweiß, Übelkeit, Schwindel, Bewusstseinseinschränkung
Temperaturerhöhung	1. Fiebersenkung 2. Wohlbefinden 3. Ausgeglichener Flüssigkeitshaushalt	1. 4 mal tägl. Temperaturkontrolle 2. Bei starkem Schwitzen kühl abwaschen (z. B. mit Pfefferminztee), Wäschewechsel 3. Flüssigkeitsverlust mit bilanzieren, Überwachung der Infusionstherapie
Geblähtes Abdomen, schwache Darmgeräusche	Paralytischen Ileus rechtzeitig erkennen	• Abhören der Darmgeräusche 2 mal tägl. • Beobachtung des Stuhl- oder Windabgangs
Immobilität durch Bettruhe	1. Thrombose verhindern 2. Intakte Haut 3. Kontrakturen vermeiden	1. Thromboseprophylaxe: AT-Strümpfe, Anleitung zu aktiven Bewegungsübungen im Bett 2. Dekubitusprophylaxe: Weichlagerung mit Schaumgummikissen, gefährdete Stellen mit hautstärkendem Öl einreiben, Haut und Hautfalten trocken halten (Fieber) 3. Spitzfußprophylaxe mit Schaumgummikissen, Gelenke in mittlerer Funktionsstellung
Magensonde	1. Abfluss des Magensekrets ermöglichen (reizt Pankreas) 2. Brechreiz und Erbrechen vermeiden 3. Druckstellen vermeiden	1. Nasenpflege, evtl. Sondenwechsel 2. Hilfestellung, psychische Unterstützung 3. Abflussbeutel unter Magenniveau hängen 4. Tägl. Pflasterwechsel
Nahrungskarenz	1. Intakte Mundschleimhaut 2. Einsicht des Patienten	1. Regelmäßige Mundpflege (nach Bedarf) jedoch mind. 4 stdl. mit Bepanthenlösung, Mundspülungen, Lemonsticks anbieten 2. Sinn der Nahrungskarenz erklären (kein Kautraining, da Steigerung der Sekretion)
Alkoholkarenz	Entzugserscheinungen rechtzeitig erkennen	Beobachtung des Patienten auf Entzugssymptome, diese dem Arzt melden

- Langsamer Aufbau: schlackenarme, aber vollwertige Kost, kalorien-, protein- und vitaminreich (individuelle Wünsche berücksichtigen)
- Beratung Diätassistentin

Grundpflege

- Pflegemaßnahmen gut planen, koordinieren
- Körperpflege: Hilfe nach Notwendigkeit und Zustand des Patienten; sorgfältige Analpflege (nach jedem Stuhlgang Anus feucht reinigen, trocken tupfen und mit Fettsalbe pflegen); durch den erhöhten Wasserverlust ist die Haut trocken, nach dem Waschen eincremen
- Betten: Wäschewechsel nach Bedarf

Prophylaxen

- Dekubitus, Pneumonie, spezielle Mund- pflege, Thrombose
- Venenpflege bei venösem Zugang

Psychische Betreuung

- Ruhige, freundliche Atmosphäre schaffen
- Zuhören, Verständnis und Taktgefühl zeigen, Offenheit für Fragen und Probleme
- Patienten gut informieren
- Besuch mit Patienten besprechen

b) Entlassungsgespräch

Berufliche Situation:
- Tourneen, Stress abbauen
- Geregelte Arbeit beim Theater oder Funk
- Geregelte Ernährung, in Ruhe essen, kleinere Mahlzeiten
- Koffein, Nikotin und Alkohol meiden
- Gesprächstherapie als „Begleitung" empfehlen
- Auf Kontrolluntersuchungen hinweisen
- Zum Kuraufenthalt raten

2.4.11

Dekompensierte Leberzirrhose

Bewusstseinszustand

Bewusstseinstrübung durch Ammoniakanstieg, drohendes Leberkoma, drohendes Alkoholdelir wegen Alkoholabusus, eingeschränkte Kommu- nikationsfähigkeit:
- Ansprechbarkeit (Sinnzusammenhänge, Realitätsbezug), Verhalten (Verwirrtheit, Unruhe, Angst, Auflehnung, Abwehr)
- Tremor (Ab- und Zunahme)
- Bei Verschlechterung der Bewusstseinslage: Pupillenreaktion, Schmerzreize prüfen

Sicherheit gewährleisten

- Über Pflegemaßnahmen informieren
- In der Nähe bleiben, geduldig sein, Zeit nehmen
- Angehörige in die Pflege mit einbeziehen

Blutungsgefahr

Blutungsgefahr durch verminderte Bildung von Gerinnungsfaktoren und portale Hyper- tension, insbesondere: Einblutung in die Haut, Schleimhautblutungen, Hämorrhoiden, Ösophagusvarizen, deshalb:
- Engmaschige Kontrolle von Blutdruck, Puls, Atmung, ZVD (Schocksymptome)
- Haut- und Schleimhautkontrolle auf Blutungen (Zahnpflege s. Körperpflege)
- Stuhlkontrolle auf Teerstuhl und Blutaufla- gen
- Auf Erbrechen achten: Bluterbrechen schwallartig oder kaffeesatzartig
- Sengstaken-Sonde und Zubehör bereitlegen

Atmung

Auf Grund des Aszites liegt eine eingeschränkte, oberflächliche Atmung vor, durch reduzierten Allgemeinzustand und Immobilität besteht Pneumoniegefahr, deshalb:
- Zum tiefen Atmen anleiten, Hilfestellung beim Abhusten geben
- Oberkörper erhöht lagern, 2 stdl. umlagern
- Bei Verschleimung: Inhalation, Abvibrieren, u. U. Absaugen nach Anordnung

Ernährung

Ammoniakerhöhung, Appetitlosigkeit durch Unwohlsein, Übelkeit, Erbrechen
- Falls orale Nahrungsaufnahme noch möglich, Hilfestellung bei der Nahrungs- aufnahme
- Eiweiß-, kalorien-, vitaminreiche Kost
- 6–8 kleine Mahlzeiten anbieten
- Wunschkost im Rahmen der Diät
- Genügend Flüssigkeitszufuhr (nach ärztl. Anordnung)
- Evtl. parenterale Ernährung über Infusionen notwendig, wenn sich Bewusstseinszustand weiter verschlechtert
- Bei Übelkeit Nierenschale und Zellstoff bereitstellen, Hilfestellung bei evtl. Erbrechen

Ausscheidung

Gefahr der Exsikkose bzw. Überwässerung, Gefahr des Nierenversagens

- Kontrolle der ärztl. angeordneten Trink-
  bzw. Infusionsmenge
- Kontrolle der Ausscheidungsmenge
  bei liegendem Dauerkatheter 1 stdl.
- Mind. 6 stdl. Bilanz
- Ödeme auf Zu- oder Abnahme beobachten
- 2 mal tägl. Bauchumfang messen
- Gefahr des Ammoniakanstieges (Darm-
  bakterien zersetzen Eiweiß u. a. zu NH_3):
  tägl. abführen, um Stuhlpassage zu beschleunigen, z. B. durch Gabe von Laktulose nach
  ärztl. Anordnung

Körperpflege
Hautzustand: Haut eher trocken, Juckreiz
auf Grund erhöhter Serumgallensäuren;
kann wegen Somnolenz nicht selbstständig
die Körperpflege durchführen
- Unterstützende, aktivierende Körper- und
  Hautpflege mit milder Waschlotion, mit
  Kleiebad oder Essig, danach gut abtrocknen
  und eincremen
- Fingernägel kurz halten, um Verletzungen
  zu vermeiden
- Hautbeobachtung auf Kratzspuren
- Durch häufigen Stuhlgang Gefahr von
  wunder Haut bzw. Hautdefekten im
  Analbereich: gründliche Intimhygiene,
  besonders nach Stuhlgang, Anus eincremen

Infektionsgefahr durch reduzierten Allgemeinzustand
- Ggf. 2 mal tägl. Dauerkatheterpflege
- Aseptische Verbandwechsel venöser
  Zugänge
- 2 mal tägl. Temperaturkontrolle
- Durch eingeschränkte Nahrungsaufnahme
  Gefahr von Mundinfektionen, durch
  Leberzelluntergang typischer Mundgeruch
  (Foetor hepaticus)
  – Inspektion der Mundhöhle und Lippen
    auf Defekte, Infektionen, Blutungen
  – 2 stdl. Mund- und Lippenpflege, z. B.
    mit Kamillenlösung, Erfrischung mit
    Zitronenglyzerin
  – Bei Blutungsgefahr (niedrigen Gerin-
    nungswerten) weiche Zahnbürste,
    bzw. Tupfer verwenden, ggf. Munddusche

Mobilisation
Durch stark eingeschränkte Beweglichkeit
Gefahr von Dekubitus, Thrombose, Kontrak-
turen:

- Passive und aktive Bewegungsübungen
  in Absprache mit KG
- 2 stdl. umlagern (re. Seite – Rücken –
  li. Seite) mit Weich- bzw. Hohllagerung
- Hautbeobachtung und Hautpflege (s. o.)
- Antiemboliestrümpfe bzw. Beine wickeln,
  abhängig vom Ausmaß der Ödeme, in
  Absprache mit dem Arzt

2.4.12
Obstipation
a) Definition
Verzögerte, unregelmäßige, mengenmäßig
geringe, harte und trockene Stuhlentleerung
(≤ 3 mal/Woche)

b) Erkennen
- Fehlende Stuhlentleerung (s. o.)
- Geringe Menge trockenen und harten Stuhls
- Geblähtes Abdomen
- Klagen über Völlegefühl und mangelnden
  Windabgang

c) Begleiterscheinungen
(Ggf. Hinweis auf einzelne Begleiterschei-
nungen seitens des Patienten ohne direkten
Hinweis auf Obstipation)
- Kopfschmerzen
- Bauchschmerzen
- Müdigkeit, Abgeschlagenheit
- Appetitlosigkeit
- Mundgeruch, Zungenbelag
- Evtl. Hautunreinheiten

d) Ursachen einer Obstipation
Sekundäre Obstipation (mit organischem
Grundleiden):
- Erkrankungen des Magen-Darmtraktes
  (z. B. Darmverschlingungen, -verwach-
  sungen und -tumoren)
- Gallen- und Lebererkrankungen
- Schilddrüsenunterfunktion
- Psychische Erkrankungen
- Hirn- und Rückenmarkserkrankungen
- Fieberhafte Erkrankungen
- Bauchoperationen, postoperative Phasen
  (Narkotikanachwirkung)
- Schwere Depression

Primäre Obstipation (ohne organisches
Grundleiden):
- Schwangerschaft
- Ballaststoffarme Ernährung

V Kommentare: Pflegemaßnahmen

- Mangelnde Körperbewegung
- Unregelmäßige Lebensweise
- Veränderte Entleerungsgewohnheiten
- Unterdrückung des Stuhldrangs
- Überforderung, Stress
- Nebenwirkungen von bestimmten Medikamenten, z. B. Opiate, Schlafmittel, Psychopharmaka, Blutdruck senkende Mittel, ausschwemmende Medikamente
- Flüssigkeitsverlust
- Elektrolytstörungen, z. B. Kaliummangel, Hyperkalzämie

e) Gefährdete Personengruppen

- Frauen
- Menschen, die sich ballaststoffarm ernähren (z. B. Fastfood, Weismehl-produkte)
- Patienten mit strenger Bettruhe (z. B. Herzinfarkt, Polytrauma), postoperativ
- Alte Menschen, die zu wenig trinken
- Patienten, die sich schämen und Hemmung haben, vor Mitpatienten und dem Kranken-pflegepersonal auf den Bettschieber bzw. Nachtstuhl zu gehen
- Patienten, die regelmäßig Opiate, Schmerz- und Schlafmittel, Psychopharmaka, blut-drucksenkende Mittel, Diuretika (Kalium-mangel) einnehmen
- Patienten mit hohem Flüssigkeitsverlust, z. B. mit hohem Fieber, anhaltendem Erbrechen, massivem Durchfall
- Patienten mit Hämorrhoidalleiden

f) Prophylaktische Maßnahmen

- Ernährung:
  - ballast- und faserreiche Kost, z. B. Weizen-kleie, Leinsamen, Vollkornprodukte, Obst, Salate, Gemüse
  - peristaltikanregende und leicht abfüh-rende Nahrungsmittel, z. B. Sauerkraut, Sauermilchprodukte, Milchzucker, eingeweichte Pflaumen, Feigen, Olivenöl
  - entblähende Teesorten, z. B. Fenchel, Kümmel, entblähende Gewürze, z. B. Bohnenkraut, Kümmel
  - ausreichend Flüssigkeit (besonders bei hohem Fieber, alten Menschen)
  - kaliumreiche Kost bei ausschwemmender Behandlung, z. B. Bananen, Dörrobst, Kartoffeln

- Körperliche Betätigung, z. B. tägliche Morgengymnastik, Spaziergang, Treppen-steigen; bei Bettlägerigkeit: Bewegungs-übungen im Bett, Bettfahrrad
- Gesunder Rhythmus von Arbeit, Erholung und Schlaf, z. B. Nervosität, Ruhelosigkeit und Erregung positiv beeinflussen
- Gewöhnung des Darmes an bestimmte Entleerungszeiten
- Stuhldrang nicht unterdrücken
- Patienten ermöglichen, die Toilette zu benutzen, sobald er das Bett verlassen kann.

2.4.13

Chronische Polyarthritis (CP)

Definition

Die CP ist eine entzündlich-rheumatische Systemerkrankung, die den gesamten Körper betrifft, sowohl psychisch als auch physisch.

Pflegeziele

- Beweglichkeit fördern und damit Unabhän-gigkeit und Selbstständigkeit des Patienten erhalten
- Anleitung zur Selbsthilfe im alltäglichen Leben
- Patient weiß um die Wichtigkeit der Bewegung

Pflegemaßnahmen

Kontrakturenprophylaxe

Ziel: funktionelle Gelenkstellung und harmo-nischen Bewegungsablauf erhalten.

- Jede Ruhigstellung und Schonung der Gelenke kann irreversible Folgen haben, die mit Gelenkversteifung und Muskelatro-phie einhergehen, deshalb: Ruhigstellung der Gelenke nur im akuten Schub der Erkrankung, Lagerung der Gelenke in physiologischer Mittelstellung
- Frühzeitiger Beginn mit Bewegungsübungen nach Plan mit der KG (mind. 2 × tägl. 10 – 15 Min.); sollten vom Pflegepersonal an Wochenenden und Feiertagen weitergeführt werden. Patient muss über die Wichtigkeit der Übungen informiert sein, um motiviert zu sein. ☞ Rehabilitation
- Angehörige mit einbeziehen

Funktionsgerechte Lagerung bei Polyarthritis (bei Krankheitsschub)

- Schultergelenk: Oberarm in Abduktions-stellung von 30 Grad

- Ellenbogengelenk: Unterarm im Winkel von 100 Grad, Hand leicht erhöht in Pronationsstellung
- Hand: leicht zur Streckseite gebeugt, Finger in leichter Schalenhaltung, Daumen in Oppositionsstellung zum Zeigefinger
- Hüftgelenk: leicht gebeugt
- Oberkörper: liegt erhöht
- Kniegelenk: leicht angewinkelt
- Füße: Spitzfußprophylaxe; Fersen auf weicher Unterlage, Fußsohlen an Fußstütze legen; Bettbogen verhindert den Druck von der Bettdecke

Selbsthilfe im Alltag
Viele Handgriffe sind für den Patienten sehr schmerzhaft und je nach Deformität und Beweglichkeit der Gelenke sehr zeitaufwendig. Der Patient sollte trotz dieser Behinderung immer wieder ermuntert werden, möglichst selbstständig Verrichtungen wie Waschen, Kleiden, Essen, zur Toilette gehen usw. durchzuführen. Ziel ist es, den Patienten in seiner Selbstständigkeit zu fördern und ihn dort zu unterstützen, wo es nötig ist.

Waschen und Kleiden
- Körperpflege erst im späteren Verlauf des Tages planen (Rückbildung des Synovialödems, Gelenke werden beweglicher)
- Warme Handbäder und warme Wickel (z. B. Heublumen) auf den betroffenen Gelenken wirkt Morgensteifigkeit entgegen und fördert die Beweglichkeit
- Rheumahilfen: Schwamm, Zehenputzer, Lappenhalter an einem langen Stiel oder Bürstenhalter erleichtern dem Patienten die Körperpflege
- Die Kleidung sollte leicht anzuziehen sein; keine kleinen Knöpfe, Haken oder Ösen, sondern Reißverschlüsse
- Lange Schuhlöffel oder Strumpfanzieher unterstützen den Patienten in seiner Selbstständigkeit

Essen und Trinken
Eine besondere Ernährung ist nicht notwendig.
- Eiweiß- und vitaminreiche Wunschkost – Mahlzeiten evtl. auf 5 Portionen pro Tag verteilt
- Bei Unverträglichkeit von Medikamenten Schonkost
- Bei Adipositas Reduktionskost

- Medikamente während oder nach den Mahlzeiten einnehmen
- Alkohol meiden
- Hilfsmittel beim Essen unterstützen die Selbstständigkeit. Pflegepersonal sollte den Patienten über diese Hilfsmittel informieren. Ergotherapeuten können den Umgang mit diesen Hilfsmitteln einüben, z. B. Brettchen mit Halterung, aufsetzbarer Tellerrand, Besteck mit dickem Griff oder Halteriemen, Geschirr aus Hartplastik. Patient kann somit sein Brot selber schneiden und streichen, Essen zerkleinern, Glas und Tasse leichter halten
- Einschalten von Sozialarbeitern (Organisation planen, Essen auf Rädern); Patient die Angst vor der späteren Entlassung nehmen

Ruhen und Schlafen
In der akuten Phase leidet der Patient dauernd, auch in Ruhe und nachts unter starken Schmerzen und damit an Schlafstörungen
- Angepasste Lagerung (s. o.)
- Kalte Wickel und Umschläge im akuten Stadium mit Eis
- Wärmeanwendung im Intervall z. B. mit Heublumen, Kartoffeln, Zwiebelwickel oder Umschläge, die hyperämisierend wirken, Schmerzen lindern und die Beweglichkeit fördern
- Betroffene Gelenke mit Löwenzahn- und Wachholdersalbe oder mit Kneipp-Rheumasalbe oder Kyttasalbe einreiben
- Schmerz- oder Schlafmedikament nach Arztanordnung

Für Sicherheit sorgen
- Gute Orientierung über die räumlichen Gegebenheiten der Station, wirken der Unsicherheit des Patienten auf Grund seiner Bewegungseinschränkung und der ungewohnten Umgebung entgegen
- Patienten die Klingelanlage zeigen, ihn anfangs überall hin begleiten
- Hilfsmittel und Schutzvorrichtungen einsetzen, je nach Gehbehinderung und Unsicherheit z. B. Gehstützen, rutschfeste Sohlen, evtl. Rollstuhl
- Sozialarbeiter und Ergotherapeuten einschalten: Planung von Schutzvorrichtungen und Hilfsmitteln in der Wohnung mit Patient und Angehörigen, ggf. gemein-

V Kommentare: Pflegemaßnahmen

samen Hausbesuch durchführen. Dem Patienten wird somit die Angst vor dem selbstständigen Zurechtkommen in seiner Wohnung nach der Entlassung etwas genommen.

Kommunizieren

- Gespräche anbieten, evtl. Psychologen hinzuziehen
- Evtl. Patienten über ein Wochenende beurlauben: fördert die Beziehungen zur Familie und Freunden
- Medien, Fernseher, Radio, Zeitschriften anbieten: Patient am aktuellen Geschehen teilhaben lassen
- Hilfsmittel wie Stifte mit dickem Griff zum Briefe schreiben anbieten
- Informationsmaterial über Hilfs- und Selbsthilfeorganisationen anbieten
- Ergotherapie anbieten: Erlernen verschiedener Tätigkeiten und den Umgang mit unterschiedlichen Hilfsmitteln

Sich als Frau oder Mann fühlen und verhalten

Das Thema der gestörten Sexualität wirft häufig Probleme für den Patienten und seinen Partner auf: Selbsthilfegruppen für einen Austausch vermitteln, ggf. Gespräch mit Psychologen anbieten

Rehabilitation

Ergotherapie: individuell angepasste Übungen einschließlich der Verwendung von speziellen Hilfsmitteln. Die Ergotherapie umfasst vier Hauptgebiete:

Funktionelles Training

- Übungen zur Gelenkmobilisation zum Gelenkschutz
- Übungen zur Koordination und Verbesserung der Feinmotorik
- Steigerung der Muskelkraft
- Bei Schwanenhalsdeformität ist die Bewegungsübung erst nach der korrigierenden Operation möglich.

Selbsthilfetraining

Bestimmte Hilfsmittel einsetzen, z. B. Haarbürste und Schwamm mit langem Stiel, Wasserhahnöffner, verschiedene Greifzangen, Schlüsselgriffe usw.

Berufsorientiertes Training

Hier werden Möglichkeiten gesucht, den Arbeitsplatz bzw. den Haushalt der Behin-

derung entsprechend anzupassen, z. B. individuelle Bedienungshilfen am Arbeitsplatz, Sitz- und Schreibhilfen, technische Umrüstungen, spezielles Werkzeug, Küchenhilfen usw.

Berufliche Rehabilitation

Viele Patienten sind auf Grund ihrer Erkrankung nicht mehr in der Lage, ihren vorherigen beruflichen Tätigkeiten nachzugehen. Ihnen droht Berufsunfähigkeit. Um den Patienten eine angemessene Erwerbs- oder Berufstätigkeit auf dem allgemeinen Arbeitsmarkt oder in einer Werkstatt für Behinderte zu ermöglichen, werden Maßnahmen mit dem zuständigen Arbeitsamt durchgeführt.

- Berufliche Anpassung durch Ausbildung, Fortbildung, Umschulung
- Hilfen der Arbeits- und Berufsförderung
- Leistungen wie Übergangsgeld, Kostenübernahme berufsfördernder Maßnahmen, Übernahme von Fahrtkosten
- Bei Erwerbsminderung oder -unfähigkeit tritt der Träger der Rentenversicherung mit Teil- oder Vollrente ein. Ggf. Träger der Sozialhilfe

2.4.14

Pflege bei Infektionserkrankungen

Vorgehen bei Aufnahme

- Patienten ein eigenes Zimmer zuweisen und dieses als infektiös kennzeichnen. Wenn möglich sollte das Zimmer eine eigene Nasszelle besitzen. Wenn nicht, entweder eigenen Nachtstuhl oder eigene Toilette zur Verfügung stellen, die nur der Patient benutzt. Kennzeichnen!
- Wäsche- und Abfallsack (kennzeichnen), Handtücher und Waschlappen, Desinfektionsmittel für Hände und Ausscheidungen, Blutdruckgerät, Stethoskop, Fieberthermometer bereitstellen. Alle schlecht zu desinfizierenden Gegenstände aus dem Zimmer entfernen
- Vor dem Zimmer bereitstellen: Wagen mit Händedesinfektionsmittel, unsterile Handschuhe, mind. 3 langärmelige hochgeschlossene Schutzkittel, Abwurf, Pflegeutensilien zum Auffüllen
- Möglichst Kontinuität bei der Pflegeperson einplanen

Allgemeines

- Zimmer immer zuletzt versorgen (auch reinigen)
- Pflegeverrichtungen koordinieren (damit Tür meiste Zeit geschlossen bleibt)
- Alles sofort desinfizieren, was aus dem Zimmer gebracht wird

Aufklärung des Patienten und der Angehörigen

- Zimmer nicht verlassen; wenn, dann mit Mundschutz, Überschuhen, Schutzkittel
- Besucherzahl minimieren, Besucher über alle hygienischen Maßnahmen aufklären
- Einmalhandtücher, -waschlappen verwenden
- Ausscheidungen müssen desinfiziert werden. **Einwirkzeit beachten!**
- Nach jedem Toilettengang Hände desinfizieren und waschen

2.4.15

Pflegeplan akuter Herzinfarkt		
Pflegeproblem	Pflegeziel	Pflegemaßnahmen
Gefahr des kardiogenen Schocks, Rhythmusstörungen mit Kreislaufversagen	Schock frühzeitig erkennen	• EKG-Monitoring, alle 30–60 Min. RR- und Pulskontrolle, Abweichungen protokollieren und direkt weitergeben • Aufregung und Anstrengung vermeiden • Lagerung: Oberkörperhochlagerung, Entlastung des Herzens durch Herzbettlagerung
Gefahr von Lungenembolie infolge venöser Thrombenbildung	Anzeichen für eine Lungenembolie frühzeitig erkennen	• EKG beobachten (Puls) • Patienten nach Schmerzen fragen • Beobachtung der Haut (Zyanose) • Patienten nicht überanstrengen. Übernahme der Körperpflege, langsame Steigerung der Eigenaktivitäten, nur im Notfall absaugen • Bei Verlegung Bett vorsichtig fahren • Betten und Wäschewechsel vorsichtig und nur wenn unbedingt notwendig durchführen
Pneumoniegefahr	Ausreichende Belüftung der Lunge	• Pneumonieprophylaxe mit Inhalationen, Transpulmin, Franzbranntwein • Cave: Nicht abklatschen oder vibraxen!
Obstipationsneigung durch Bettruhe	Normaler Stuhlgang ohne Anstrengung	• Leichte Kost • Nach Anordnung Gabe von Laxanzien
Gefahr von Blutungen infolge herabgesetzter Gerinnung	Vermeidung von Blutungen	• Keine i. m.-Injektionen • Keine Medikamente, die Einfluss auf die Gerinnung haben, verabreichen (Aspirin) • Beobachtung der Ausscheidungen auf Blutbeimengungen • Vitamin-K-reiche Kost meiden (Leber, Kohl, Spinat, Tomaten, etc.)
Dekubitusgefahr	Intakte Hautverhältnisse	• Weichlagerung • regelmäßiger Lagerungswechsel, aber vorsichtig
Angst	Sicherheit und Geborgenheit	• Überwachungssignal leise stellen • Auf Wünsche des Patienten eingehen, ihn aber nicht entmündigen. Mitarbeit soweit wie möglich zulassen.

V Kommentare: Pflegemaßnahmen

2.4.16

Pflegeplan Asthma bronchiale		
Pflegeproblem	**Pflegeziel**	**Pflegemaßnahmen**
Quälende Atemnot, pfeifend (exspiratorischer Stridor)	Patient hat leichtere Atmung	• Allergene ausschalten • Atmung erleichtern, Oberkörper hoch lagern, atemunterstützende Lagerung (Dehnlage mit Kissen) • Frischluftzufuhr • Atemluft anfeuchten (Inhalation n. A.) • Patient zu gezielter Atmung instruieren (z. B. Lippenbremse)
Starker Hustenanfall: Zyanose	Hustenanfälle nehmen ab, Hautfarbe normal	O_2-Zufuhr nach Anordnung, bei Verschleimung abhusten/unterstützen, Thorax vibrieren.
Zäher Schleim, kann nicht oder schlecht abgehustet werden	Patient kann Schleim ohne Mühe abhusten, beobachtet selbst Beimengungen im Sputum	• Auf ausreichende Trinkmenge achten • Hinweis auf entsprechende Lagerung • Auswurf kontinuierlich entsorgen und frisches Material (Nierenschale, Zellstoff) anbieten
Todesangst wegen Erstickungsgefühl, Unruhe, Unsicherheit nehmen mit Dauer des Anfalls zu	Fühlt sich gut versorgt, hat kein Erstickungsgefühl, fühlt sich sicher	Für Sicherheit sorgen: Angst und Unruhe vermindern durch Präsens einer Pflegeperson, Klingel in Reichweite legen
Angst vor möglichem „Status asthmaticus", weiß nicht, wie er sich im Anfall/Notfall verhalten soll	• Patient kennt eigene Belastungsgrenze • weiß, wie er sich in verschiedenen Situationen (Wetterumschwung, körperliche Anstrengung) verhalten soll • kennt Medikamente für den Notfall • weiß, welche Allergene Asthmaanfall hervorrufen können	Spezielles Atemtraining für Exspiration: • Anleitung zu ruhiger Atmung, Lippenbremse • Kutschersitz erklären • Wirkung und Anwendung verschiedener Medikamente erklären, z. B. Aerosol
Unsicherheiten bezüglich weiterer Berufsausübung	Kennt beruflichen Zusammenhang und angemessene Möglichkeiten der Umschulung	Ggf. Arbeitsplatzwechsel bzw. Umschulung, Einschalten von Sozialarbeitern (je nach auslösenden Faktoren)
Umgang mit der Erkrankung	Patient lernt mit der Erkrankung umzugehen. Weiß über notwendige Medikamente Bescheid	Patienten Wirkungsweise der Medikamente erklären

2.4.17

Pflegeplan Oberschenkelfraktur		
Pflegeproblem	Pflegeziel	Pflegemaßnahmen
Gefahr der Fehlstellung	Prothese in physiologischer Stellung	• Leichte Flexion der Hüfte • Rückenlage • Schaumstoffschiene • Keine Außen- oder Innenrotation • Evtl. Fußkeil: Fersen frei lagern
Großer Blutverlust	• Normales Blutvolumen • Intakter Kreislauf	• Vitalzeichenkontrolle • Infusions- und Transfusionstherapie nach Verordnung • Laborkontrollen (Blutwerte)
Venöser Zugang (Jugulariskatheter)	Komplikationsfreie Infusionstherapie	• Aseptischer Umgang bei jeder Manipulation (Diskonnektion, Blutentnahme etc.) • Infusionsbesteck tägl. erneuern
Thrombose- und Emboliegefahr	Physiologische Blutgerinnung und Strömungsverhältnisse	• Frühmobilisation ab 1. postop. Tag (Bettrand) • Bettgymnastik (KG) • Gehschule an Gehilfen und Stöcke
Katheter, Gefahr der Harnwegsinfektion	Intakte Harnwege	• Sachgerechter Umgang mit Katheter und Katheterbeutel (z. B. Beutel nicht über Blasenniveau anheben) • Katheterliegedauer möglichst kurz • Steriler Umgang bei jeder Manipulation • Katheterpflege • Viel Flüssigkeit verabreichen
Gefahr der Wundinfektion	Primäre Wundheilung	Aseptischer und fachgerechter Umgang mit Verband und Drainagen
Versorgung des Ehemanns	• Akzeptable Lösung finden • Patientin ist beruhigt	• Versorgung durch Sozialstation • Einschalten des Sozialdienstes
Sorgen, Ängste, nicht wieder auf „die Beine" zu kommen	Mobilität und Selbstständigkeit fördern	Patientin zur aktiven Mitarbeit motivieren: ATL Waschen, Essen, Aufstehen etc.

2.4.18

Postoperative Pflege nach einer Gallen-OP

Übernahme des Frischoperierten

In der Regel werden Frischoperierte vorübergehend bis zur vollen Ansprechbarkeit in den Aufwachraum gebracht. Eine Rückverlegung auf Station erfolgt erst nach komplikationsloser Aufwachphase bei stabilen Vitalfunktionen und bedarf der schriftlichen Zustimmung des Anästhesisten. Zu den Allgemeininformationen gehören bei der Übernahme:

• Art der ausgeführten Operation bzw. postoperative Diagnose
• Operationsverlauf
• Art der Anästhesie und Narkosedauer
• Postoperative Verordnungen

Beobachtung

• Engmaschige Beobachtung des Patienten, um postoperative Komplikationen frühzeitig zu erkennen
• Bewusstseinslage, Puls, RR, Atmung; Hautfarbe, Hauttemperatur
• Schmerzen, Verband, Drainagen und Sonden
• Infusionen, Infusionswege, ZVD und Urinausscheidung

Zieldrainage

• Dient der Ableitung von Wundsekret, Blut und geringfügigen Mengen an Galle (infolge intraoperativer Verletzung)
• Sekret leicht blutig oder gallig gefärbt
• Fördermenge bis zu 300 ml in den ersten Tagen
• Die Drainage wird ca. 1–2 Tage nach dem Ziehen des T-Drains entfernt

V Kommentare: Pflegemaßnahmen

T-Drainage (Ableitung von Gallensaft für ca. 10 Tage)

- Die Drainage wird nach der Eröffnung des Ductus choledochus eingelegt, da postoperativ durch die intraoperative Manipulation mit einem Ödem an der Papilla Vateri zu rechnen ist.
- Fördermenge aus der T-Drainage anfangs bis zu 1000 ml/Tag
- Der Sekretbeutel wird direkt postoperativ unterhalb des Patienten am Bett befestigt.
- Auf ärztl. Anordnung wird der Drain nach 4 – 5 Tagen für 2 × 30 Min. abgeklemmt – mit zeitlicher Steigerung
- Bei anhaltender Beschwerdefreiheit und nachlassender Gallenabsonderung durch die T-Drainage wird eine direkte Cholangiographie durchgeführt. Wird ein freier Abfluss der Galle nachgewiesen, so kann die Drainage entfernt werden (ca. 8. Tag).
- Ein Beutelwechsel muss unter streng aseptischen Bedingungen erfolgen, Messung der abfließenden Sekretmenge.

Lagerung

- Sofern der Eingriff keine spezielle Lagerung notwendig macht, sind Frischoperierte bis zur vollständigen Ansprechbarkeit flach zu lagern; Knierolle zur Entlastung der Bauchdecke.
- Wunde darf nicht unter Spannung stehen, ferner dürfen Drainageableitungen nicht abgeknickt sein oder gar Zug darauf ausgeübt werden.

Mobilisation

- Die Frühmobilisation ist eine wirkungsvolle Maßnahme, um unterschiedliche Komplikationen (z.B. Thrombose, Pneumonie, Dekubitus usw.) zu verhindern.
- Der Patient soll so früh wie möglich mobilisiert werden.

Darmtätigkeit

Bei Ausbleiben der Spontandefäkation wird am 3. postoperativen Tag ein Klysma (nach Arztanordnung) notwendig.

Nahrungsaufnahme

Bis die Darmtätigkeit in Gang gekommen ist, erfolgt eine parenterale Ernährung.
Der Kostaufbau beginnt am 3. postoperativen Tag nach kliniküblichem Schema.

2.4.19

Pflege nach subtotaler Strumaresektion

Benötigte Informationen

- Art und Dauer der Narkose
- Besonderheiten/Zwischenfälle während der OP
- Gegenwärtiger Zustand der Patientin: Atmung, Kreislauf, Bewusstseinslage, Schmerzen
- Angeordnete Medikamente und Infusionen
- Redon-Drainage: Sekretmenge
- Zustand von Verbänden und Infusionssystemen
- Spontanurin gelassen
- Mobilisation

Pflegeschwerpunkte

Beobachtung

- Nach Schmerzen fragen, auf Schmerzzeichen achten
- Sprache (Heiserkeit als Folge der Intubation und Schwellung der OP-Wunde, aber auch als Hinweis auf mögliche Recurrensparese)
- Atmung, Atemgeräusche (Stridor und Luftnot deuten auf innere Blutung oder beiderseitige Lähmung des Nervus recurrens hin)
- Puls (Tachykardie infolge von Volumenverlust oder beginnender Thyreotoxikose), Blutdruck (Anstieg z.B. durch Schmerzen, Abfall durch Volumenmangel oder -verluste)
- Finger- und Handstellung; nach sensiblen Störungen fragen, Patientin bitten, solche zu melden (möglicherweise Hypoparathyreoidismus durch Verletzung oder Entfernung der Nebenschilddrüsenkörperchen)
- Bewusstseinslage (Narkosenachwirkungen)
- Infusionen: Kontrolle der Lösungen, Zusätze, Leitungen und Tropfgeschwindigkeit; Verband: Kontrolle auf einwandfreien Sitz und Trockenheit (Infektionsgefahr, Nachblutung erkennen)
- Redon-Drainage: bei Unterdruck könnte das System undicht sein, Menge dokumentieren und beobachten (Nachblutung erkennen)
- Ausscheidung: Urin innerhalb von 8 Std. nach OP, Stuhlgang spätestens am 3. postoperativen Tag (Dokumentation!)

Mobilisation

- Erstes Aufstehen am Abend des OP-Tages als Frühmobilisation zur Thrombose- und Pneumonieprophylaxe
- Ruckartige Kopfbewegungen zur Schonung der OP-Wunde vermeiden. Frau M. sollte insbesondere beim Aufstehen und Hochrutschen im Bett den Kopf mit beiden Händen fixieren

Atmung

- Pneumonieprophylaxe (Atmung durch Schwellung und Schmerzen im Halsbereich eingeschränkt)
- Schmerzmittelgaben n. A.
- Zu gleichmäßiger tiefer Atmung anhalten, beim Abhusten unterstützen
- Atemübungen mit KG
- Evtl. Luftbefeuchtung

Wundversorgung

(Gefahr von Nachblutung, Nahtinsuffizienz und Infektion)
- Verband auf Trockenheit und Haftung kontrollieren
- Halsumfang regelmäßig messen
- Verbandwechsel, falls erforderlich, unter sterilen Bedingungen, dabei Kontrolle und Dokumentation der Wundbeschaffenheit
- Regelmäßige Kontrolle der Redon-Drainage auf Unterdruck, Sekretmenge und Beschaffenheit (Dokumentation!)
- Entfernung der Drainage normalerweise am 2. postoperativen Tag

Essen und Trinken

- Erster Trinkversuch am Abend des OP-Tages unter Aufsicht (durch Schwellung im Halsbereich kann es zu Störungen des Schluckaktes kommen)
- Erste Nahrungsaufnahme frühestens 8 Std. nach OP zunächst flüssig oder weich, Übergang zu fester Kost nach Befinden der Patientin
- Medikamente nach ärztlicher Verordnung

Lagerung

- Halbsitzende oder sitzende Position, sobald die Patientin ansprechbar ist: Wundödem und -sekret können besser abfließen, die Atmung wird erleichtert
- Nackenrolle oder zusätzliches kleines Kopfkissen, um schmerzhafte Überstreckung im Halsbereich zu vermeiden

Familie

- Ehemann nach Absprache mit der Patientin informieren
- Besuche ermöglichen, Zeiten für ungestörten Gedankenaustausch einplanen
- Nach Versorgung des Kindes fragen, nötigenfalls Vermittlungshilfe anbieten. Evtl. Kontakt mit der Tochter ermöglichen, z. B. außerhalb des Stationsbereiches

2.4.20

Pflege bei Phlebothrombose

Bei Frau T. besteht die akute Gefahr einer Lungenembolie.

Lagerung

- In der Akutphase Bettruhe
- Beide Beine hoch lagern (schiefe Ebene), kein Knieknick, keine Abknickung des Beines im Leistenbereich; Oberkörper nicht zu hoch lagern
- Drahtgestell für Bettdecke über die Beine stellen

Beobachtung

- Schmerzen im Verlauf der tiefen Venen der Wadenmuskulatur, evtl. auch in der Fußsohle, im Verlauf der Erkrankung zunehmende Schmerzen (ziehend oder krampfartig)
- Entwicklung von Stauungsödemen
- Schwellung im Knöchelbereich (Umfangmessung), verschwommene Konturen, glänzende Haut
- Überwachung der Heparinisierung per Infusion nach ärztl. Anordnung, Kontrolle auf Blutungszeichen, Kontrolle der Gerinnungswerte

Psychische Betreuung

- Gesprächsbereitschaft signalisieren
- Erkennen von Sorgen und Ängsten der Patienten (verlängerter Krankenhausaufenthalt, Versorgung der Kinder, Angst vor Embolie, Frage der weiteren Berufsausübung usw.)
- Geduld und Einfühlungsvermögen bei der Beantwortung von Fragen aufbringen
- Gewährleistung von Kontakten zur Familie (Telefon, Besucherregelung usw.)

Mobilisation

- Zu beachten: keine ruckartigen Bewegungen (bei der Grundpflege, am Bett, beim Betten)

V Kommentare: Pflegemaßnahmen

- Zeitpunkt Art und Umfang der Mobilisation werden vom Arzt festgelegt
- Aufstehen nur mit Kompressionsstrümpfen oder angelegten Kompressionsverbänden
- Patientin auf Gefahr der Embolie hinweisen, um positive Mitarbeit zu unterstützen

Kompressionsverband
Ziel: Verbesserung des venösen Rückflusses
- Schnelles Abklingen von Schmerzen und Schwellungen
- Verkürzung der Bettruhe
- Frühzeitiges Aufstehen mit Kompressionsverbänden verhindert weitgehend ein Fortschreiten der Erkrankung

Grundsätze:
- Druckaufbau am Fuß beginnend, am Oberschenkel Nachlassen des Druckes
- Wickeln bis zur Leistenbeuge, am Zehengrundgelenk beginnen, Ferse mit einschließen

Ausscheidung
- Beobachtung der Defäkationsfrequenz und der Konsistenz des Stuhls
- Obstipationsprophylaxe (pressen vermeiden: Emboliegefahr)

Beratung
Ausschalten von Risikofaktoren
- Rauchen einschränken, wenn möglich aufhören
- Bewegungsmangel vermeiden
- Langes Sitzen und Stehen vermeiden
- Einengende Kleidung an den Beinen meiden
- Alternativen zu Ovulationshemmern suchen

Förderung des venösen Rückflusses und Gefäßtraining
- Langes Stehen und Sitzen vermeiden
- Fußgerechtes Schuhwerk tragen, keine hohen Absätze
- Hochlagerung der Beine in der Nacht
- Beim Sitzen Beine so oft und so lange wie möglich hoch lagern (zu Hause)
- Beine nicht übereinander schlagen, Stuhl mit geringer Sitztiefe und gepolsterter Vorderkante
- Beim Sitzen im Büro Muskelpumpe aktivieren (Fußspitzen zum Körper hinziehen, mit den Zehen „Klavierspielen"), evtl. Arbeitszeit verkürzen

- Regelmäßig Schwimmen, spazieren gehen (täglich), Treppensteigen, Radfahren
- Tägl. kalte Schenkelgüsse

Information
- Über das postthrombotische Syndrom und dessen Symptome im Hinblick darauf informieren, dass die Patientin sich selbst beobachten kann
- Ärztliche Information zur Antikoagulantientherapie bezüglich Einnahme des Präparates, Blutungsgefahr, Kontrollen; Aushändigung des Antikoagulanzienausweises und einer Dosis des Antagonisten (z. B. Trinkampulle Konakion®) ggf. ergänzen oder erläutern.

2.4.21

a) Postoperative Pflege nach Hysterektomie
Kreislauf
- Puls und RR: postop. engmaschige Kreislaufüberwachung
- Temperaturkontrolle: 2 × tägl.

Körperpflege
- OP-Tag und 1. postop. Tag: Ganzwäsche im Bett
- 2.–3. postop. Tag: Hilfestellung und Unterstützung am Waschbecken (Ressourcen des Patienten berücksichtigen)

Intimpflege
Die Intimpflege muss in der ersten postoperativen Zeit von der Pflegekraft durchgeführt werden. Die Patientin soll mit zunehmender Selbstständigkeit korrekt eingewiesen werden. Dabei wird die Blutung beobachtet und Einmalmaterial verwendet.

DK-Pflege
☞ Ausscheidung: Urin
Beobachtungskriterien und Maßnahmen vonseiten des Pflegepersonals:
- Beobachtung auf Blutungen (Vorlagenkontrolle)
- Beobachtung des Verbandes: Durchblutung markieren, mit Datum versehen
- Inhalt des Redons, Easy-flow usw. kontrollieren und notieren

Mobilisation
- Mobilisation in den ersten Tagen: nach Anordnung Schmerzmittelgabe. Patientin zum Aufsetzen über die Seite anleiten, dabei mit den Händen gegen die Bauchwunde

pressen, um Schmerzen zu verhindern; ggf. Bauchbinde mit Klettverschluss verwenden (v. a. bei adipösen Patientinnen)
- Mobilisation nur zu zweit (Patientin soll sich sicher fühlen), Patientin mit einbeziehen und auffordern, gegen die Wunde zu drücken
- 1. postop. Tag nachmittags: am Bettrand sitzen, aufstehen, auf der Stelle treten lassen
- 1. postop. Tag abends: im Zimmer auf und ab gehen
- 2. postop. Tag: evtl. im Flur (in Begleitung einer Pflegekraft)
- Patient später nur noch passiv bei der Mobilisation unterstützen und sie zum Aufstehen und Laufen ermutigen
- Beckenbodengymnastik unter Anleitung der KG (Patientin ermutigen, dies selbstständig durchzuführen)

Ernährung
- OP-Tag: Nahrungskarenz, Mundpflege, mit Tee spülen, Zitronenstäbchen anbieten
- Abends ggf. Tee, wenn Winde abgehen
- Kostaufbau, nur wenn Winde abgehen
  - 1. postop. Tag: Tee ca. 200–300 ml (Fenchel, nicht blähend)
  - 2. postop. Tag: Tee, Menge steigern, Suppe, Haferschleim (nach dem Abführen)
  - 3. postop. Tag: Zwieback, Breikost, Tee frei
- Schonkost; Vollkost erst, wenn Patientin abgeführt hat. In der ersten postop. Zeit blähende Speisen vermeiden
- Infusionstherapie nach Anordnung in Form von Flüssigkeits-, KH- und Elektrolytsubstitution

Ausscheidung
Urin
- DK wird am 1. postop. Tag entfernt bzw. so früh wie möglich
- Auf Spontanurin achten und Menge beobachten; Hämaturie bei Verletzung der Blase

Stuhl
- Abführen: 2. postop. Tag (Klysma oder orales Abführmittel 3 × tägl.)
- Nachtstuhl im Zimmer, wenn Patientin noch nicht weit gehen kann
- Bei Darmträgheit: vermehrtes Trinken
- Blut: Blutiger Ausfluss (evtl.), regelmäßiger Bindenwechsel, Kontrolle

Prophylaxen
- Thromboseprophylaxe: Antithrombosestrümpfe, Antikoagulanzien bis zur Entlassung, fachgerechte Gymnastik und KG
- Pneumonieprophylaxe: Abreiben mit Alkohol, Kampfer. Schmerzbekämpfung, damit richtiges Durchatmen möglich ist; Atemtherapie durch KG zur Verhinderung einer Schonatmung (Minderbelüftung der Lungen)

Rehabilitation
- Nachfolgende Therapie und Rehabilitationsphase gemeinsam mit Arzt, Patientin und Pflegepersonal besprechen
- Schweres Heben und Tragen in den ersten 3 Monaten vermeiden
- Weiterführen der Beckenbodengymnastik
- Nachuntersuchung nach 4–6 Wochen
- Der Patientin steht eine Kur zu

b) und c) Identität als Frau
Die Pflege und Betreuung sollte so ausgerichtet sein, dass die Patientin sich zu jeder Gelegenheit und in jeder Situation als Frau zum Ausdruck bringen kann.
- Absolute Wahrung der Intimsphäre
- Patientin in ihrer persönlichen Hygiene unterstützen: Unterstützung beim Haare waschen, möglichst früh ein eigenes Nachthemd anziehen
- Evtl. hormonelle Veränderungen erkennen und adäquat in die Pflege mit einbeziehen (z. B. starkes Schwitzen, Stimmungsschwankungen)

Der Patientin soll bewusst werden, dass ihre Rolle als Frau unverändert bleibt:
- Beruflich
- In ihrer Partnerschaft
- Persönliche Neigungen
- Familie mit einbeziehen

Je nach Alter der Frau befürchten viele (v. a. jüngere Frauen), mit dem Verlust ihrer Gebärfähigkeit auch ihre Funktion als „richtige Frau" zu verlieren. Für Patientinnen in der Menopause ist dies meist kein Problem. Diese Problematik variiert allerdings in verschiedenen Kulturen. So kann sie bei Frauen aus anderen Kulturkreisen z. T. verstärkt sein, da sie ein anderes Verständnis mit starker Dominanz der Werte Mütterlichkeit und Fraulichkeit haben.

V Kommentare: Pflegemaßnahmen

2.4.22

Pflege nach Mammaamputation

Unterbringung

- Kleines Zimmer, damit die Angehörigen der Sterbenden nahe sein können
- Evtl. zunächst geeignete Mitpatientin (aber vorher Gespräch mit dieser) und später Verlegung in ein Einzelzimmer
- Wenn möglich, ruhige Lage des Zimmers

Körperpflege, Betten, Lagern, Prophylaxen

Die gesamte Grundpflege ist bei dieser Patientin vorrangig. Dies sollte in der Arbeit irgendwo zum Ausdruck gebracht werden. An Prophylaxen sind Dekubitus-, Soor- und Parotitis-, Pneumonie- und Thromboseprophylaxen vorrangig.

Bei der **Grundpflege** folgende Grundsätze beachten:

- Pflegemaßnahmen gut koordinieren
- Schonendes Vorgehen wegen der Schmerzen, z. B. Erschütterungen vermeiden
- Das gebrochene Bein vorsichtig anheben, besonders wenn die Patientin Stuhlgang hat und beim Betten, mit genügend Pflegepersonal arbeiten (2–3 Personen)
- Sorgfältige Lagerung zur Vermeidung von Schmerzen und zur Dekubitusprophylaxe (Stellung der Schiene und Fixierung beachten)
- Sorgfältige Hautpflege, da die Patienten möglicherweise kachektisch ist
- Sorgfältige Intimpflege, da wahrscheinlich ein Dauerkatheter liegt
- Sorgfältige Mund- und Lippenpflege wegen der geringen oder zum Schluss auch fehlenden Nahrungsaufnahme und der oftmals bestehenden Mundatmung
- Evtl. zum Schutz nach ärztlicher Anordnung Bettgitter anbringen
- Kurz vor dem Tod alle belastenden Pflegemaßnahmen vermeiden, nur noch Erleichterung schaffen

Überwachung

- Kontrollen von Puls, Blutdruck und Temperatur (wenn erhöht), nur wenn nötig (1–3 × tägl.)
- Beobachtung von Aussehen und Verhalten, um Verschlechterungen zu erkennen
- Beobachtung der Atmung (bei Sterbenden oft Cheyne-Stokes-Atmung)
- Für regelmäßigen Stuhlgang sorgen (leichtes Abführmittel, Klistier)

Ernährung

- So weit möglich orale Zufuhr (Wünsche beachten, vor allem reichlich Flüssigkeit)
- Angehörige evtl. bei der Nahrungsaufnahme helfen lassen
- Evtl. parenterale Ergänzung der Ernährung (auch s. c.-Infusion möglich), nach Anordnung

Therapeutische Maßnahmen (nach Anordnung)

- Schmerzbekämpfung, besonders vor schmerzhaften Pflegemaßnahmen (Waschen, Betten, Klistier)
- Fiebersenkung bei hoher Temperatur
- Schleimlösende Mittel (Sekretolytika, Ultraschallvernebler)
- Bei stärkeren Atembeschwerden evtl. Sauerstoffzufuhr

Betreuung

- Zeit haben für die Patientin, häufig ins Zimmer schauen
- Gesprächen über Sterben und Tod nicht ausweichen
- Auf kleine Zeichen und Bemerkungen achten, die andeuten, dass sie über etwas reden will
- Angehörige einbeziehen, ihnen helfen, mit der Situation zurechtzukommen
- Evtl. Hilfe bei der Erstellung eines Testaments vermitteln
- Auf seelsorgerische Bedürfnisse achten und eingehen z. B. Gebet, Empfang von Sakramenten, Gespräche
- Auch bei Bewusstseinseintrübung nicht im Krankenzimmer über die Patientin sprechen

2.4.23

Pflegeplan Wochenbett		
Pflegeproblem	**Pflegeziel**	**Pflegemaßnahmen**
• Instabiler Kreislauf • Hormonumstellung	Stabile Kreislaufsituation	• Patientin auf Kollapsgefahr aufmerksam machen • RR-Kontrolle vor dem Aufstehen • Vor dem Aufstehen an der Bettkante sitzen, Arme kreisen, Beine bewegen • Erstes Aufstehen und Gang aufs WC in Begleitung, Nachtstuhl bereithalten
Wunde, Uterus: Gefahr der Nachblutung • Durch Atonie des Uterus große Wundfläche • Gefahr des Lochialstaus	• Gut kontrahierte Gebärmutter • Blutung entsprechend dem postpartalen Tag	• Kontrolle des Uterus: Entbindungstag: beim Vorlagenwechsel (s. u.) danach: bei der Visite (Arzt) • Entbindungstag: nach 2–4, später alle 6–8 Std. Vorlagen (je 2–3) wechseln und beurteilen • Blutung beobachten und dokumentieren
Infektionsgefahr der Episiotomie	Gute Wundheilung	• Genitalspülung: am Entbindungstag ca. alle 4 Std. (Bett, Nachtstuhl, Bidet); am 1. und 2.Tag 4 x tägl. (Bidet); danach 2 x tägl., bei Bedarf öfter (durch die Wöchnerin selbst) • Anleitung der Wöchnerin über den Umgang mit Vorlagen und persönliche Hygiene (Reihenfolge beachten: 1. Kind, 2. Brust, 3. Körperpflege, 4. Genitalpflege)
Wundschmerz an der Dammnaht beim Sitzen	• Schmerzfreiheit • Entlastung der Naht	• Bei Bedarf Schmerzmittel n. A. • An den ersten 3 Tagen möglichst wenig sitzen • Schaumstoffkissen beim Stillen
Nachwehen (zunehmend mit jeder Schwangerschaft)	• Gute Rückbildung des Uterus • Wöchnerin soll den Sinn der Nachwehen verstehen • Erträgliche Schmerzen	• Bei starken Nachwehen Schmerzmittel n. A. • Der Patientin die Bedeutung erklären • Rückbildungsgymnastik ab 1. Tag durch KG
• Gefahr des Harnverhaltes durch atonische Blase • Durch Ödem an der Harnröhre ist das Gefühl für Harndrang am 1. Tag vermindert; volle Blase verhindert Uteruskontraktion • 2./3. Tag: vermehrte Ausschwemmung durch Hormonumstellung	• Spätestens 6 Std. nach Entbindung Wasserlassen • Regelmäßige Ausscheidung alle 2–3 Std	• Wöchnerin zum Wasserlassen auffordern, je nach Kreislauf: Bett, Nachtstuhl, WC • Evtl. katheterisieren (Bedeutung erklären)
Obstipationsneigung	Regelmäßiger und schmerzfreier Stuhlgang	• Viel trinken • Frühmobilisation, ausreichende Bewegung • Abführmittel n. A.
Thromboseneigung	Ungestörter venöser Rückfluss	• Bei Varizen AE-Strümpfe, Heparinsalbe, Heparininjektion n. A. • Frühmobilisation, KG ab 1.Tag • Patientin auf die Gefahr hinweisen
Gefahr der Brustinfektion	Reizlose Brust, schmerzfreies Stillen, d. h. keine Brustinfektion und keine Rhagaden	• Vor dem ersten Anlegen des Kindes Brust waschen, persönliche Hygiene s. o. • Händedesinfektion vor dem Anfassen und Abtasten der Brust • Kind nicht länger als 5 Min. vor dem Milcheinschuss anlegen, danach ca. 15 Min. • Brustwarzen nach dem Stillen trocknen lassen • Nach dem Stillen Brustwarze steril abdecken

V Kommentare: Pflegemaßnahmen

VI Pflegehandeln an pflegewissenschaft-
lichen Erkenntnissen, Qualitätskriterien,
rechtlichen Rahmenbestimmungen
sowie wirtschaftlichen und ökologischen
Prinzipien ausrichten

3.1 Pflegehandeln an pflegewissenschaftlichen Erkenntnissen ausrichten

3.1.1 Zugang zu pflegewissenschaftlichen Verfahren, Methoden und Forschungsergebnissen

3.1.1.1	D ist richtig
3.1.1.2	D ist richtig
3.1.1.3	A ist richtig
3.1.1.4	E ist richtig
3.1.1.5	D ist richtig
3.1.1.6	A ist richtig
3.1.1.7	E ist richtig

ICD bedeutet „international classification of diseases". Sie wurde ins Leben gerufen, um die Nomenklatur der einzelnen Krankheiten in den verschiedenen Ländern zu standardisieren und um die Statistiken vergleichen zu können.

3.1.1.8   **D ist richtig**

Unter Multimorbidität versteht man per definitionem das gleichzeitige Vorkommen von verschiedenen Erkrankungen bei einem Kranken.

3.1.2 Pflegehandeln mit Hilfe von pflegetheoretischen Konzepten erklären

3.1.2.1	C ist richtig
3.1.2.2	C ist richtig
3.1.2.3	B ist richtig

Die Begriffe „abhängiger und unabhängiger Handlungsbereich" sind nicht eindeutig definiert.
Nach § 4 des Krankenpflegegesetzes hat die Krankenpflegeausbildung u. a. folgende Ausbildungsziele, die wiederum die Handlungsfreiheit des Pflegepersonals beschreiben:
zu A) „Die sach-, fachkundige, umfassende und geplante Pflege eines Patienten." Hier handelt Pflegepersonal eigenständig und *unabhängig* von einer anderen Disziplin.
zu B) „Die gewissenhafte Vorbereitung,

Assistenz und Nachbereitung bei Maßnahmen der Diagnostik und Therapie". Hier handelt das Pflegepersonal auf Anweisung des Arztes (*abhängiges* Handeln).
zu C) „Die Beobachtung des körperlichen und seelischen Zustandes des Patienten und der Umstände, die seine Gesundheit beeinflussen, sowie die Weitergabe dieser Beobachtungen an die an der Diagnostik, Therapie und Pflege Beteiligten." In diesem Fall handelt das Pflegepersonal *interdisziplinär*.

3.1.2.4   **B ist richtig**

Funktionspflege (Stationspflege) heißt, alle anfallenden Aufgaben der Pflegenden werden in einzelne Arbeitsschritte (Funktionen) zergliedert. Einer Pflegekraft wird die Erfüllung dergleichen Funktion bei allen Patienten zugeteilt, beispielsweise das Blutdruckmessen. Der Patient hat keine feste Bezugsperson.
Bei der *Bezugspflege* (Patientenorientierte Pflege) erfüllt eine Pflegekraft alle bei dem Patienten notwendigen Tätigkeiten. Ziel hierbei ist die umfassende Pflege sowie Pflegekontinuität mittels fester Bezugspersonen für den Patienten. Die vom Prüfungsamt angegebene Antwort 2 definiert die „Gruppen- bzw. Bereichspflege", die organisatorische Voraussetzung für die Bezugspflege ist.
Allgemeine Pflege und *Spezielle Pflege* sind Begrifflichkeiten, die aus der Pflege-Personal-Regelung (abgeleitet aus), bzw. von den Begriffen Grund- und Behandlungspflege aus dem Sozialgesetzbuch 5 (gesetzliche Krankenversicherung) abgeleitet wurden.

3.1.2.5

- Patienten haben durch Gruppenpflege feste Bezugspersonen
- Kontinuität in der Pflege
- Pflegeleistung kann ganzheitlich erbracht werden
- Pflegekräfte tragen gemeinsam die Verantwortung für Planung und Durchführung der Pflege
- Überschaubare Pflegegruppen
- Gruppenschwester gilt als erste unter gleichen
- Administrative und organisatorische Verantwortung übernimmt die Abteilungsschwester

- Bauliche und organisatorische Vorraussetzungen
- Dokumentations- und Informationssystem
- Individuelle Betreuung der Patienten
- Bessere Übersicht für das Pflegepersonal.

Bewertung:

5 Antworten	2 Punkte
3 + 4 Antworten	1 Punkt
weniger Antworten	0 Punkte

3.1.2.6   **B ist richtig**

3.1.2.7   **A ist richtig**

Die Pflegedokumentation dient dem Festhalten der gesammelten Daten, der Verlaufskontrollle (Pflegebericht) und der Beurteilung der durchgeführten Pflege. Sie ist also auch ein wichtiges Instrument der Qualitätssicherung, bzw. der Qualitätsverbesserung.

3.1.2.8 ☞ **1.1.5**   **B ist richtig**

3.1.2.9 ☞ **1.1.8**   **A ist richtig**

3.1.2.10   **C ist richtig**

Definition Funktionspflege: Die anfallende Arbeit wird aufgeteilt und die Aufgaben den einzelnen Mitarbeitern entsprechend ihrer Qualifikation zugeteilt.

Vorteile:
- Jeder Mitarbeiter hat ein klar umschriebenes Arbeitsgebiet und weiß, was er zu tun hat
- Man braucht keine große Anlaufphase, um sich in eine Tätigkeit einzuarbeiten (Arbeitspsychologie)
- Arbeitszuordnung entsprechend der Fähigkeit und Qualifikation.

Nachteile:
- Wird die Arbeitszuordnung nicht gewechselt, so kann es zu Unzufriedenheit und Ermüdung kommen
- Viele Pflegepersonen verlieren den Überblick über die Station
- Der Patient hat keine Orientierung mehr – er sieht ständig neue Gesichter
- Es entsteht eine „Arbeitshierarchie": jeder drängt nach „interessanter" Arbeit; Grundpflege wird häufig vernachlässigt, da sie einen geringen Status hat
- Keine Kontinuität in der Krankenbeobachtung und -betreuung.

3.1.2.11 ☞ **1.1.5**   **B ist richtig**

3.1.2.12 ☞ **1.1.6**   **A ist richtig**

3.1.2.13   **D ist richtig**

3.1.2.14   **C ist richtig**

Die Grundpflege erstreckt sich auf: Die Gesamtkörperpflege, Betten und Lagern des Patienten sowie Hilfe beim Aufstehen, Durchführung prophylaktischer Pflegemaßnahmen, regelmäßige Beobachtung des Patienten, Information des Patienten über die durchzuführenden pflegerischen Maßnahmen, Überwachung und Sicherstellung der Ernährung des Patienten, psycho-soziale Betreuung (auch Gesundheitserziehung).

Bezüglich Pflegedienst und ärztlichem Zuständigkeitsbereich ist folgendes anzumerken: Es wird unterschieden zwischen *Anordnungsverantwortung* des Arztes und *Durchführungsverantwortung* des Krankenpflegepersonals. Auch bei der Grundpflege besteht eine Zuständigkeit des Arztes. Im Bereich der Grundpflege nimmt das Krankenpflegepersonal zwar seine Funktion wesentlich selbstständiger wahr als im Rahmen der Behandlungspflege, es besteht aber ebenfalls eine ärztliche Anordnungsverantwortung. In dem Einbeziehen des Arztes in die Grundpflege liegt keine – Unterbewertung des Pflegedienstes. Die fach- und sachgerechte Durchführung ärztlicher Anordnungen im Pflegebereich trifft das Krankenpflegepersonal eigenverantwortlich (Durchführungsverantwortung des Krankenpflegepersonals).

3.1.2.15   **D ist richtig**

Ängste und andere Probleme, wie auch Ressourcen, zu erkennen und zu erfassen sowie eine Beziehung herzustellen, sind die Hauptziele des pflegerischen Aufnahmegesprächs.

zu 3) Dem ärztlichen Dienst nimmt man hier keine Aufgabe ab, da die Pflegenden den Patienten nur aus pflegerischer, nicht aus medizinischer Perspektive aufnehmen.

zu 6) Verwaltungsdaten vervollständigt hauptsächlich die Verwaltung.

zu 7) Den Patienten ausschließlich mit seiner fremden Umgebung vertraut zu machen, ist zu wenig, um später konstruktiv mit dem Patienten arbeiten und eine Pflegeplanung erstellen zu können.

VI Kommentare: Pflegehandeln

3.1.2.16   A ist richtig

Im Pflegeprozess ist die Infosammlung (Pflegeanamnese) der erste Schritt. Sie dient der Einschätzung der Pflegebedürftigkeit aufgrund der Erfassung von Problemen und Ressourcen des Patienten.

zu 4) In der Pflegepersonalregelung wurden die Patienten in Pflegekategorien eingeteilt, um ihnen eine ausreichende Anzahl an Pflegekräften zuordnen zu können.

3.1.2.17

1. Informationssammlung
2. Erkennen von Problemen und Ressourcen des Patienten
3. Festlegung der Pflegeziele
4. Planung der Pflegemaßnahmen
5. Durchführung der Pflegemaßnahmen
6. Beurteilung der Wirkung der Pflege auf den Patienten.

3.1.2.18

0 *Gefährliche Pflege:* Maßnahmen werden unterlassen oder falsch durchgeführt.

1 *Notwendige Pflege:* Der Patient ist so versorgt, dass er nicht gefährdet ist und keinen Schaden leidet (funktionale Pflege/ Routinepflege).

2 *Angemessene Pflege:* Pflege ist den Bedürfnissen des Patienten angepasst.

3 *Optimale Pflege:* Pflege bezieht den Patienten und seine Angehörigen mit ein, der Patient ist informiert und bekommt bei Bedarf Hilfestellung.

3.1.2.19

Die Zuordnung des Patienten findet nicht nach Fachdisziplinen statt, sondern nach seinem Bedarf an Pflegeleistung. Dabei gibt es verschiedene Abstufungen:

- Intensivpflegebereich
- Normalpflegebereich
- Langzeitpflegebereich
- Minimalpflegebereich.

3.1.2.20

Umfassende Krankenpflege mit Einbeziehung von Körper, Geist, Seele und Umwelt des Patienten in die Pflege. Patientenzentrierte Pflege, bei der eine Umgebung geschaffen wird, die die Individualität des einzelnen Patienten anerkennt; der Patient soll entsprechend seinen individuellen Bedürfnissen gepflegt werden, d.h. eine heilende und gesundheitsfördernde Umgebung in Einklang mit der ärztlichen Behandlung soll geschaffen werden.

3.1.2.21	**A ist richtig**
3.1.2.22	**C ist richtig**
3.1.2.23	**B ist richtig**
3.1.2.24	**B ist richtig**
3.1.2.25	**B ist richtig**
3.1.2.26	**D ist richtig**
3.1.2.27	**D ist richtig**
3.1.2.28	**A ist richtig**

3.1.3 Forschungsergebnisse in Qualitätsstandards integrieren

3.1.3.1

- Forschung dient der methodischen Wissensvermehrung in der Praxis Pflege
- Forschung befasst sich besonders mit der Effektivität pflegerischen Handelns
- Erforschung der Pflegepraxis
- Forschung dient als fachspezifischer Beitrag hinsichtlich der Gesundheitsförderung
- Mit Hilfe der Forschung kann Qualitätssicherung in der Gesundheitsförderung gelingen
- Forschung erzielt Erkenntnisse über die Pflege als Beruf, ihre Organisation, ihre Aus-, Fort- und Weiterbildung und über die sozioökonomische Stellung und Betrachtung
- Das durch die Pflegeforschung fundierte Wissen findet seine organisatorischen, institutionellen und politischen Entscheidungsebenen.

3.1.3.2

- Höheres Durchschnittsalter der Patienten
- Zunahme der Zahl pflegeintensiver Patienten
- Arbeitsmarkt Pflege expandiert
- Veränderung des Krankheitspanoramas/ Multimorbidität
- Verlagerung der Pflege in den ambulanten Bereich.

3.2 Pflegehandeln an Qualitätskriterien, rechtlichen Rahmenbedingungen sowie wirtschaftlichen und ökologischen Prinzipien ausrichten

3.2.1 Qualitätskonzepte

3.2.1.1

- Ausbildungsstand
- Pflegeprozess
- Pflegedokumentation
- Interprofessionelle/interdisziplinäre Zusammenarbeit
- Pflegewissenschaftliche Erkenntnisse
- Personaleinsatz
- Fort- und Weiterbildung

Bewertung:

5 richtige Antworten	2 Punkte
3 – 4 richtige Antworten	1 Punkt

3.2.1.2

- Ausbildungstand
- Pflegeprozess
- Pflegedokumentation
- Interdisziplinäre Zusammenarbeit
- Fort- und Weiterbildung
- Pflegewissenschaftliche Erkenntnisse.

Bewertung:

5 richtige Antworten	2 Punkte
3 – 4 richtige Antworten	1 Punkt

3.2.1.3

Allgemeingültige und akzeptierte Leitlinien, die Aufgabenbereich und Qualität der Pflege definieren, sie beziehen sich dabei auf die Qualität der Struktur, des Prozesses und der Ergebnisse.

3.2.1.4

- Ausbildungsstandards
- Regelmäßige innerbetriebliche Fortbildung
- Pflegesystem
- Pflegedokumentation – Pflegeprozess
- Leitziel – Philosophie der Pflege
- Bauliche Bedingungen
- Interne Qualitätssicherungsmaßnahmen des Krankenhausträgers.

Bewertung:

5 richtige Antworten	2 Punkte
3 – 4 richtige Antworten	1 Punkt

3.2.1.5

- Strukturqualität
- Prozessqualität
- Ergebnisqualität.

3.2.2 Rechtliche Rahmenbedingungen

3.2.2.1 Krankenpflegegeschichte

3.2.2.1.1

- Einsparung der Ausgaben des öffentlichen Gesundheitswesens (Billigmedizin) zu Gunsten der Rüstung
- Das Recht auf Gesundheit wird zur Pflicht zur Gesundheit
- Lebensunfähige werden vernichtet
- Sozialdarwinismus: „Tüchtige" Vertreter der menschlichen Rasse sollen gegenüber „untüchtigen" begünstigt werden
- Kranke („Nicht-Arier") werden vernichtet
- Pflegepersonal hat bei Tötungen mitgewirkt (Produkte ihrer Zeit, Befehl und Gehorsam, Automatismen, Gedankenlosigkeit)
- Evtl. Parallelen sollen im Ansatz als Gefahrenpunkt einer möglichen Wiederholung erkannt werden können.

3.2.2.1.2 ☞ **3.2.2.1.29**	**B ist richtig**
3.2.2.1.3 ☞ **3.2.2.1.25**	**B ist richtig**
3.2.2.1.4	**B ist richtig**

Auf Beobachtungen von Pasteur berufend begann der englische Chirurg Josef Lister (1827 – 1912) offene Frakturen mit Karbolsäure gegen Bakterien zu schützen. Lister dehnte den Gebrauch der Karbolsäure auf alle Gebiete der Chirurgie aus und nannte sein neues Prinzip das Antiseptische Prinzip.

3.2.2.1.5	**B ist richtig**
3.2.2.1.6	**B ist richtig**
3.2.2.1.7	

Darunter werden Internationale Schutzbestimmungen für Kriegsgefangene, Verwundete, Schiffbrüchige und Zivilbevölkerung in Kriegszeiten verstanden.

VI Kommentare: Pflegehandeln

3.2.2.1.8

- Ethische Bindung des Heilberufes (Eid)
- Weiterentwicklung der Säftelehre, Zuordnung bestimmter Temperamente
- Bedeutung der Krankenbeobachtung und Pflege für die Heilung
- Umweltfaktoren spielen eine große Rolle (Luft, Licht, Wasser, …)
- Ausgewogenheit in allen Lebensaktivitäten
- Ganzheitlichkeit

3.2.2.1.9   A ist richtig

Adalbert Czerny war ein bedeutender Pädiater in der zweiten Hälfte des 19. Jahrhunderts. Er beschäftigte sich vorwiegend mit den Problemen der Säuglingsernährung.

3.2.2.1.10

Barmherzigkeit und Nächstenliebe

3.2.2.1.11

- Erhöhter Bedarf/Überbelegung der Spitäler
- Mangel an Pflegepersonal
- Anstellung von unqualifiziertem Personal
- Schlechte Hygiene
- Fehlende Berufsethik
- Schlechte Arbeitsbedingungen vonseiten der Institution

3.2.2.1.12   A ist richtig

Mittelalter ist etwa die Zeit zwischen den Jahren 500 und 1500. Benedikt (480–547) gab seinen Mönchen eine Ordensregel, die *Regula Benedicti*, welche für die folgenden Jahrhunderte richtungsweisend auch für die Ausübung von Medizin und Krankenpflege im christlichen Bereich geworden ist. Man hat die Regel nicht nur als Vorschrift für mönchische Lebensführung, sondern darüber hinaus als ein Gesetzbuch der gesunden Lebensweise schlechthin bezeichnet.

3.2.2.1.13   C ist richtig

Beginen waren kleinere Gemeinschaften frommer Jungfrauen und Witwen ohne eigentliche Ordensgelübde, die in eigenen Siedlungen, den Beginenhöfen, zusammenlebten und ihre persönliche Selbstständigkeit bewahrten. Sie widmeten sich der Handarbeit, der Krankenpflege, der Leichenversorgung und

dem Mädchenunterricht, wobei der Schwerpunkt ihrer Krankenfürsorge in der Hauspflege lag. Es war somit weniger ein Orden als eine Lebensweise.

3.2.2.1.14   B ist richtig

Der Theologe Vincenz von Paul wurde 1581 geboren.

3.2.2.1.15   A ist richtig

Mit einer Gruppe von 38 Schwestern kam Florence Nightingale im November 1854 in der Türkei an. Sie arbeitete in den nächsten 18 Monaten hauptsächlich in Skutari. Mit drastischen Maßnahmen und in ständigem Kampf mit den Armeestäben und den Behörden sorgte sie allmählich für Ordnung und Sauberkeit, gute und sachgemäße Pflege, gesunde Ernährung und hinreichende Zuteilung von Wäsche und Kleidung in den Lazaretten. Unordentliche Wärterinnen schickte sie zurück, neu eintreffende Gruppen von Pflegerinnen unterstellte sie kategorisch ihrer Leitung. Dreimal besuchte sie den Kriegsschauplatz auf der Krim, den Ärzten schuf sie durch Verbesserung der Operationsmöglichkeiten und Sektionsverhältnisse eine Grundlage zum Ausbau der Heeresmedizin.

3.2.2.1.16   A ist richtig

Nach ihrer Rückkehr aus der Türkei (Krimkrieg) arbeitete Florence Nightingale zunächst weiter an der Verbesserung des englischen Heeressanitätswesens und nahm 1860 ihren alten und eigentlichen Wunsch in Angriff: die Krankenpflege zu einem gut ausgebildeten und öffentlich anerkannten Beruf zu machen. Die Grundlage hierzu schuf ein 1855 errichteter Nightingale-Fonds, mit dessen Summe am 4. Juni 1860 dem St.-Thomas-Hospital in London die erste Krankenpflegeschule nach den Vorstellungen von Florence Nightingale angegliedert wurde.

3.2.2.1.17 ☞ 3.2.2.1.18   D ist richtig
3.2.2.1.18   A ist richtig

Agnes Karll (1868–1927) entwarf eine Satzung zu einer „Berufsorganisation der Krankenpflegerinnen Deutschlands", deren Gründungsversammlung am 11. Januar 1903 in Berlin stattfand. Diese gab sich die Rechtsform eines Fachverbandes und bot seinen Mitgliedern u. a. Arbeitsplatzvermittlung bei absoluter Selbstständigkeit im Vertragsabschluss, Beratung in Arbeits- und Rechtsfragen. Die Schwestern verfügten frei über ihr Gehalt und zahlten an die Berufsorganisation nur einen Beitrag. Agnes Karll forderte eine sachgemäße dreijährige Ausbildung mit gesetzlicher Verankerung und staatlicher Prüfung und hat Verdienste für das 1907 in Preußen entstandene erste Krankenpflegegesetz.

3.2.2.1.19

- Gründung der Diakonie (erstes Diakonissenhaus in Kaiserswerth)
- Unterricht in Berufsethik für die Schwestern (durch Fliedner selbst)
- Reguläre Ausbildung in Krankenpflegetechnik durch einen Arzt
- Bedingt durch die bessere Ausbildung steigt das Ansehen der Schwestern

3.2.2.1.20

Henry Dunant gründete das Rote Kreuz nach der Schlacht bei Solferino, da keine organisierte Versorgung der Verwundeten vorhanden war.

3.2.2.1.21

- Volksgesundheitspflege
- Beratung, Aufsicht und Erziehung zur Gesunderhaltung der Bevölkerung
- Meldung von „abweichendem Verhalten"
- Aufsicht und Kontrolle über das Privatleben der Bevölkerung
- Krankenhauspflege
- Krankenpflegerische Versorgung des Parteiapparates nur durch NS-Schwestern
- Einsatz beim BDM, bei der Hitlerjugend, in der Waffen-SS, in Mutter-Kind-Heimen, in Konzentrations- und Arbeitslagern
- Kriegskrankenpflege (das Monopol für die Ausbildung von Schwesternhelferinnen hatte das RK)
- Krankenpflege in den eroberten Gebieten: Erziehungs- und Pflegedienst, Verbreitung von deutschem und nationalsozialistischem Gedankengut
- Beteiligung an der Euthanasie

3.2.2.1.22 B ist richtig

Auf Anregung der englischen Oberin Mrs. Bedford-Fenwick war im Jahre 1899 ein Weltbund der Krankenpflegerinnen vorgeschlagen worden mit dem Ziel, die Selbstverwaltung der Schwestern in ihren Berufsverbänden zu stützen, „um die Berufsausbildung, die *Berufsethik,* den Wert ihrer Arbeit für das Volkswohl und den Geist seiner Mitglieder immer mehr zu vertiefen". Der erste ordentliche Kongress fand im Juli 1904 in Berlin statt, wo sich eine englische, irische und amerikanische Gruppe mit der Berufsorganisation von Agnes Karll offiziell zum Weltbund zusammenschloss (International Council of Nurses, ICN).

3.2.2.1.23 C ist richtig

1928 entdeckte *Alexander Fleming* (1881–1955) dieses zufällig. Er beobachtete, wie auf von Schimmelpilzkulturen verunreinigten Nährmedien das Wachstum von Bakterien gehemmt wird. Diese Entdeckung führte zur Entwicklung des Penicillins.
Robert Koch (1843–1910) ist der Begründer der modernen Bakteriologie. 1876 wies er den Milzbranderreger nach, 1882 entdeckte er das Tbc-Bazillus, 1883 den Erreger der Cholera.
Joseph Lister (1827–1912) führte die Karbolsäure als Antiseptikum in die Prophylaxe und Behandlung von Infektionen ein (antiseptisches Prinzip).
Paul Ehrlich (1854–1915) war wesentlich an der Entwicklung und Verbreitung des Salvarsans als dem ersten Antibiotikum (Syphilistherapie) beteiligt.
Ferdinand Sauerbruch (1875–1951) führte in einer Unterdruckkammer die ersten Operationen an der offenen Lunge durch.

3.2.2.1.24 D ist richtig

Hippokrates von Kos (ca. 460–370 v. Chr.) war griechischer Arzt und Begründer der Medizin als Erfahrungswissenschaft. Er verstand Gesundheit und Krankheit als Ausdruck eines Gleichgewichts oder Ungleichgewichts der Körpersäfte (Humoralphathologie). Hippokrates unterstellte das ärztliche Handeln einem hohen ethischen Anspruch. In der Therapie hielten sich die „Hippokratiker" zurück und unterstützten hauptsächlich die „Heilkraft der Natur".

3.2.2.1.25   B ist richtig

Jonas Salk (geb. 1914) entwickelte die erste Polio-Schutzimpfung. Durch diese Impfung und die verbesserten hygienischen Bedingungen ist die Poliomyelitis in Europa und Nordamerika inzwischen erheblich zurückgegangen.
Karl Landsteiner (1868–1943) war der Entdecker der ABO-Antigeneigenschaften der Erythrozyten und der Serum-Antikörper gegen diese Blutkörpercheneigenschaften. Zu *Joseph Lister* ☞ 3.2.2.1.23

3.2.2.1.26 ☞ 3.2.2.1.23   D ist richtig
3.2.2.1.27   C ist richtig

3.2.2.2 Berufskunde

3.2.2.2.1

- Beruflicher Rechtsschutz
- Berufshaftpflichtversicherung
- Persönliche Beratung in beruflichen Fragen
- Laufende, aktuelle, berufliche Informationen
- Verbandszeitschrift
- Angebote für Fort- und Weiterbildung
- Berufliche Interessenvertretung
- Teilnahme an Kongressen

3.2.2.2.2

ADS = Arbeitsgemeinschaft Deutscher Schwesternverbände mit den katholischen und evangelischen sowie den Organisationen des Roten Kreuzes.
DBfK = Deutscher Berufsverband für Krankenpflege, international: ICN = International Council of Nurses

3.2.2.2.3

- Verbesserung der Krankenpflege
- Staatliche Anerkennung der Zusatzausbildungen
- Zentrale Registrierung
- Verbesserung der Grundausbildung
- Vertiefung der Fort- und Weiterbildung

3.2.2.2.4

- Arbeitsgemeinschaft Deutscher Schwesternverbände ADS
- Katholische Arbeitsgemeinschaft für Krankenpflege
- Caritas Schwesternschaft
- Diakonisches Werk
- Schwesternschaft des DRK
- Deutscher Berufsverband für Krankenpflege
- Fachverband der Krankenpfleger FdK e.V.
- Regionale Schwesternschaften

3.2.2.2.5   A ist richtig
☞ 3.2.2.2.23 und 3.2.2.2.25

3.2.2.2.6

Mitgliederversammlung der Nationalen Rot-Kreuz-Gesellschaften.
Aufgaben:
- Vorbereitung ~~und~~ Koordination und Durchführung von Hilfeleistungen jeder Art bei Notständen und Katastrophen
- Hilfe beim Aufbau neuer RK-Gesellschaften
- Gesundheitserziehung
- Katastrophenschutz
- Wohlfahrtsarbeit
- Jugend-Rot-Kreuz
- Verbreitung der humanitären Grundsätze des RK
- Verbreitung des Genfer Abkommens

3.2.2.2.7 ☞ 3.2.2.2.8   D ist richtig
3.2.2.2.8

- International Council of Nurses = Zusammenschluss nationaler Schwesternverbände
- Gründung 1899
- Ein Hauptziel: Beitrag der Krankenpflegeberufe zur gesundheitlichen und pflegerischen Versorgung der Menschen aller Völker

3.2.2.2.9 ☞ 3.2.2.2.8   E ist richtig
3.2.2.2.10

Teilnahme an Fortbildungsveranstaltungen:
- Mentoren/Praxisanleitern
- Stationsleitung
- Hygienefachkraft
- Diabetesberater

Weiterbildung:
- Zur Lehrer/in für Kinder-/Krankenpflege
- Zur Pflegedienstleitung

- Für den Operationsdienst
- Fachkinderkrankenschwester/-pfleger für Neonatologische Intensivmedizin
- Fachkrankenschwester/-pfleger für Psychiatric
- Fachkrankenschwester/-pfleger für Kinder- und Jugendpsychiatrie/Sozialpsychiatrie
- Fachkrankenschwester/-pfleger für Innere und Intensivmedizin
- Fachkrankenschwester/-pfleger für Anästhesiologie und Intensivmedizin

3.2.2.2.11 **B ist richtig**

3.2.2.2.12 **D ist richtig**

Im *Dienstvertrag* verpflichtet sich eine Person, die vereinbarten Dienste abzuleisten, die andere zur Zahlung der Vergütung. Entscheidend ist daher beim Dienstvertrag, dass nur die Dienste (menschliche Arbeitskraft) als solche geschuldet werden, nicht dagegen das Ergebnis dieser Tätigkeit.

Der bedeutendste Dienstvertrag ist der *Arbeitsvertrag.* Hier verspricht der Arbeitnehmer, seine Dienste zur Verfügung zu stellen. Auch der Arzt- oder Behandlungsvertrag ist ein Dienstvertrag, da der Arzt nur seine Dienste verspricht, aber nicht den Erfolg seiner Behandlung. Tritt der Erfolg nicht ein, bleibt der Anspruch auf Lohn erhalten.

Im *Werkvertrag* verspricht der Unternehmer die Herstellung eines Werkes, der Besteller die Entrichtung der vereinbarten Vergütung.

3.2.2.2.13 **B ist richtig**

3.2.2.2.14 **D ist richtig**

3.2.2.2.15

Nur die Berufsbezeichnung (Gesundheits- und KrankenpflegerIn) ist geschützt, nicht aber die Tätigkeiten. Jeder kann unter der Bezeichnung Pfleger/Schwester pflegerische Tätigkeiten durchführen.

3.2.2.2.16

- Ableistung der vorgeschriebenen Ausbildung und Bestehen der staatlichen Prüfung
- Man darf sich nicht eines Verhaltens schuldig machen, aus dem sich die Unzuverlässigkeit zur Ausübung des Berufes ergibt
- Man darf nicht wegen eines körperlichen Gebrechens, wegen geistiger oder körperlicher Schwäche, wegen einer Sucht zur

Berufsausübung als unfähig oder ungeeignet sein, die Tätigkeit auszuführen

3.2.2.2.17

Wenn schuldhaftes Verhalten vorliegt, aus dem sich die Unzuverlässigkeit zur Ausübung des Berufes ergibt – § 2 Abs. 1 Nr. 2 Krankenpflegegesetz – *muss* die Erlaubnis zurückgenommen werden.

3.2.2.2.18 ☞ 3.2.2.2.21

Innere Medizin, Psychiatrie, Gemeinde-/Hauskrankenpflege, Wochenstation, Chirurgie, Kinderheilkunde, Gynäkologie oder Urologie, Neugeborenenstation.

3.2.2.2.19

§ 3 des Krankenpflegegesetzes vom 16. Juli 2003 (BGBl. I S. 1442) definiert die Ausbildungsziele wie folgt:

(1) Die Ausbildung […] soll entsprechend dem allgemein anerkannten Stand pflegewissenschaftlicher, medizinischer und weiterer bezugswissenschaftlicher Erkenntnisse fachliche, personale, soziale und methodische Kompetenzen zur verantwortlichen Mitwirkung insbesondere bei der Heilung, Erkennung und Verhütung von Krankheiten vermitteln. Die Pflege […] ist dabei unter Einbeziehung präventiver, rehabilitativer und palliativer Maßnahmen auf die Wiedererlangung, Verbesserung, Erhaltung und Förderung der physischen und psychischen Gesundheit der zu pflegenden Menschen auszurichten. Dabei sind die unterschiedlichen Pflege- und Lebenssituationen sowie Lebensphasen und die Selbständigkeit und Selbstbestimmung der Menschen zu berücksichtigen (Ausbildungsziel).

(2) Die Ausbildung für die Pflege […] soll insbesondere dazu befähigen,

1. die folgenden Aufgaben eigenverantwortlich auszuführen:

a) Erhebung und Feststellung des Pflegebedarfs, Planung, Organisation, Durchführung und Dokumentation der Pflege,

b) Evaluation der Pflege, Sicherung und Entwicklung der Qualität der Pflege,

c) Beratung, Anleitung und Unterstützung von zu pflegenden Menschen und ihrer Bezugspersonen in der individuellen Auseinandersetzung mit Gesundheit und Krankheit,

d) Einleitung lebenserhaltender Sofortmaßnahmen bis zum Eintreffen der Ärztin oder
des Arztes,

2. die folgenden Aufgaben im Rahmen der
Mitwirkung auszuführen:

a) eigenständige Durchführung ärztlich
veranlasster Maßnahmen,

b) Maßnahmen der medizinischen Diagnostik,
Therapie oder Rehabilitation,

c) Maßnahmen in Krisen- und Katastrophen-
situationen,

3. interdisziplinär mit anderen Berufsgruppen
zusammenzuarbeiten und dabei multidis-
ziplinäre und berufsübergreifende Lösungen
von Gesundheitsproblemen zu entwickeln.

3.2.2.2.20

1. **Gründungsgeschichte:** 1864 schlossen
   sich der Schweizer Henry Dunant und vier
   Genfer Bürger zum „Fünferkomitee"
   zusammen. Henry Dunant war Augenzeuge
   der Schlacht von Solferino (1859). Dieses
   war für ihn Anlass, das Los der Verwundeten
   und Sterbenden ändern zu wollen.

2. **Unterscheidung Schutzzeichen – Kenn-
   zeichen:** Die Verwendung des RK-Zeichens
   ist in den Genfer RK-Abkommen fest-
   gelegt.
   Schutzzeichen:
   – Groß und weithin sichtbar
   – Ohne schmückende Umrandung
   – Darf nur gemäß dem Abkommen
     verwendet werden
   – Schutzwirkung
   Kennzeichen:
   – Im Frieden: beliebig groß
   – Im Krieg: klein
   – Im Krieg: nicht auf Dächern oder
     Armbinden
   – Grundsätzlich nur für RK-Gesellschaften

3. **Organisation:** IKRK = Internationales
   Komitee vom Roten Kreuz mit Sitz in Genf,
   Schweiz. Mitglieder: max. *25* Schweizer
   Bürger. Aufgaben: Vermittlungsrolle in
   humanitären Fragen, internationalen
   Konflikten, bei Bürgerkriegen und inneren
   Unruhen. Schutz und Hilfe für Militär- und
   Zivilpersonen, Kriegsgefangene, internierte
   Zivilpersonen, Zivilbevölkerung in besetzten
   Gebieten und politische Häftlinge

4. **Nationale Aufgaben des DRK:**
   – Sicherstellung der Aufgaben des RK in
     Krieg und Frieden
   – Verbreitung der Genfer Abkommen
   – Zentraler Suchdienst (Berg-, Jagd-,
     Wasserwacht)
   – Aussiedlerhilfe, Lagerbetreuung
   – Freiwilliger Blutspendedienst
   – Mitwirkung in der Sozialarbeit
   – Förderung der Arbeit des Jugend RK
   – Ausbildung der Bevölkerung
     (Erste-Hilfe)
   – Rettungsdienst, Sanitätsausbildung
   – Behindertenfahrdienste, Krankentrans-
     porte
   – Trägerschaft von Krankenhäusern
   – Kinder- und Mutter-Kind-Kuren

3.2.2.2.21

Gründung und Entwicklung

- 1904 gründet Agnes Karll die Berufsorgani-
  sation für Krankenpflegerinnen wegen des
  zahlenmäßigen Zuwachses der freiberuflich
  tätigen Schwestern bei wachsender sozialer
  Unsicherheit
- Zuordnung zum Reichsbund der freien
  Schwestern und Pflegerinnen Deutschlands,
  „Blaue Schwestern" (1938)
- NS-Reichsbund Deutscher Schwestern (1942)
- Agnes-Karll-Verband (1945)
- Deutscher Berufsverband für Krankenpflege
  (1973) *1991 Deutscher Berufsverband für Pflegeberufe*

Aktivitäten
- Beratung in beruflichen Fragen
- Rechtsberatung
- Erarbeitung von Berufsbildern
- Öffentlichkeitsarbeit
- fachliche Beratung bei der Erarbeitung
  von Gesetzesvorlagen
- Kontakt zu Pflegepersonen im Ausland
- Fort- und Weiterbildung (Veranstaltungen,
  Verbandszeitschrift)
- Stellenvermittlung im In- und Ausland
- Berufshaftpflicht

3.2.2.2.22   B ist richtig

In Amerika gibt es keine eigenständige Kinder-
krankenschwesternausbildung. Kinderkrankenpflege ist dort in die Allgemeine Krankenpflegeausbildung integriert. Eine eigenständige
gesonderte Kinderkrankenpflegeausbildung

gibt es aus geschichtlichen Gründen in deutschsprachigen Ländern: Deutschland, Österreich, Schweiz.

3.2.2.2.23

Der ICN (International Council of Nurses) ist der Weltbund der Krankenschwestern und -pfleger, dem die Mitglieder des Deutschen Berufsverbandes für Krankenpflege (DBfK) gleichzeitig angehören.

3.2.2.2.24 A ist richtig

Sowohl Pflegeplanung als auch die Dokumentation der pflegebedürfnisorientierten Pflegemaßnahmen sind Teil der Krankenakte. Die Krankenakte unterliegt einer Aufbewahrungspflicht von *25* Jahren. Die Dokumentationspflicht soll bei etwaigen Rechtsstreitigkeiten eine Nachvollziehbarkeit der Behandlung Gewähr leisten.

3.2.2.2.25 B ist richtig

1. Mitgliedschaft im DBfK beinhaltet die Mitgliedschaft im ICN.
2. Die Caritasschwesternschaft ist ein konfessioneller, katholischer Berufsverband, dessen internationaler Oberverband der katholische Weltbund für Krankenpflege ist.
3. Der Verband der Schwesternschaften vom DRK ist nationaler Ableger der Liga der Rotkreuzgesellschaft.
4. Der Kaiserswerther Verband deutscher Diakonissen-Mutterhäuser ist ein evangelischer Berufsverband, dessen internationaler Dachverband der Ökumenische Bund von Schwesternschaften und Verbänden der Diakonie ist.

3.2.2.2.26

Nancy Roger beschrieb die Grundbedürfnisse des Lebens in Form von Handlungen und nannte diese Lebensaktivitäten (LA). Nach ihrem Modell gibt es 12 LA, die sich in eine physische, eine psychosoziale und eine geistige Ebene (nach Maslow) einteilen lassen.
1. Schlafen
2. Sich bewegen
3. Essen und trinken
4. Atmen
5. Die Körpertemperatur regulieren
6. Sich sauber halten und kleiden
7. Ausscheiden
8. Für Sicherheit der Umgebung sorgen
9. Sich als Mann oder Frau fühlen und verhalten
10. Kommunizieren
11. Sich beschäftigen
12. Sterben

3.2.2.2.27

- Arbeiter-Samariter-Bund (ASB)
- Deutsches Rotes Kreuz (DRK)
- Malteser-Hilfsdienst
- Johanniter-Hilfsdienst
- Deutsche Lebensrettungsgesellschaft (DLRG)
- Deutsche Bergwacht
- Deutsche Gesellschaft zur Rettung Schiffbrüchiger

3.2.2.2.28 D ist richtig

Die Wohlfahrtsverbände sind insofern frei, als staatliche Stellen ihnen gegenüber nicht weisungsberechtigt sind. Die Verbände der freien Wohlfahrtspflege nehmen Aufgaben im gesamten Bereich des sozialen Lebens wahr: Altenhilfe und -pflege, Ambulante Krankenpflege, Ausbildung, Familienhilfe u. a. m.

3.2.2.2.29

Arbeiterwohlfahrt

3.2.2.2.30

1. Beobachtung des Kranken
2. Gespräch mit dem Patienten und Angehörigen
3. Einsatz berufsspezifischen Wissens (Kenntnisse, Fähigkeiten und Fertigkeiten)
4. Einsicht in vorhandene Dokumentation
5. Berücksichtigung ärztlicher Verordnungen

3.2.2.2.31

1957 wurde zur Schaffung einer bundeseinheitlichen Regelung das Krankenpflegegesetz verabschiedet. Im Rahmen der Harmonisierung der nationalen Gesetze innerhalb der EG wurde 1985 eine Novellierung notwendig. Dadurch ist jetzt innerhalb der EU die wechselseitige Anerkennung der Berufsausbildung gewährleistet.

VI Kommentare: Pflegehandeln

3.2.2.2.32   A ist richtig

Die Pflegeanamnese wird von der Schwester/ dem Pfleger unter Heranziehung von Patientengespräch, evtl. Angaben von Angehörigen und vorhandenen Dokumenten erhoben und dient der Einschätzung der Pflegebedürftigkeit bzw. der Erstellung einer Pflegeplanung. Es sollen die Fähigkeiten des Patienten festgestellt und Pflegeprobleme erfasst werden. Hierzu dient insbesondere die Beurteilung der „Aktivitäten des täglichen Lebens" (ATL). Die ATLs sind eine Weiterentwicklung der Lebensaktivitäten von Nancy Roger, sie dienen dem Erfassen der Prinzipien eines gesunden Lebens. Die Festsetzung von Pflegekategorien dient statistischen Zwecken und wird täglich neu vorgenommen.

3.2.2.2.33   A ist richtig

Es ist selbstverständlich, dass die Stationsleitung (die die Patienten der Station am besten überblickt) und der Patient selbst ihr Einverständnis geben müssen. Die Aufgaben für die praktische Prüfung lassen sich nicht am grünen Tisch planen, sondern müssen der Situation des Patienten angepasst werden.

3.2.2.2.34   C ist richtig

Man unterscheidet das einfache und das qualifizerte Zeugnis. Das einfache Zeugnis enthält nur Angaben über die Art und Dauer der Tätigkeit. Im qualifizierten Zeugnis werden zusätzlich Aussagen über die Leistungen und das dienstliche Verhalten des Arbeitnehmers gemacht. Negative Beurteilungen werden oft umschrieben/codiert. Personalchefs haben deshalb einige Übung darin, zwischen den Zeilen zu lesen. Die Ausstellung eines qualifizierten Zeugnisses darf nicht von Bedingungen abhängig gemacht werden, sie dürfen maschinenschriftlich abgefasst werden.

3.2.2.2.35   D ist richtig

Soweit Mitarbeiter keine Arbeitnehmer sind, gilt für sie nicht das Betriebsverfassungsgesetz. Damit entfällt für dieses Personal das den Arbeitnehmern zustehende Recht, den Betriebsrat zu wählen und in den Betriebsrat gewählt zu werden. Dem Betriebsrat gehören also lediglich Arbeitnehmer des Betriebes an.

3.2.2.2.36   B ist richtig
3.2.2.2.37   D ist richtig

Die BRD ist am 12.8.1949 per Gesetz den vier Genfer Rotkreuz-Abkommen beigetreten. Im Einzelnen befassen sich die Genfer Abkommen mit der Verbesserung des Loses der Verwundeten und Kranken im Krieg, mit der Behandlung der Kriegsgefangenen und mit dem Schutze von Zivilpersonen in Kriegszeiten.

3.2.2.3 Arbeitsrechtliche Regelungen

3.2.2.3.1

Die übereinstimmende Willenserklärung von mindestens zwei Personen.

3.2.2.3.2

- Auflösung durch Vertrag
- Ordentliche, fristgerechte Kündigung
- Außerordentliche Kündigung
- Berufs- und Erwerbsunfähigkeit
- Erreichen der Altersgrenze
- Anfechtung
- Befristung

3.2.2.3.3

- Probezeit dauert 6 Monate oder
- vertraglicher Verzicht auf die Probezeit oder
- vertragliche Vereinbarung über die Probezeitverkürzung
- Keine Probezeit, wenn der Angestellte unmittelbar im Anschluss an die erfolgreich abgeschlossene Ausbildung in den Betrieb übernommen wird
- Mehr als 6 Monate können nicht vereinbart werden

3.2.2.3.4   B ist richtig

Die gesetzliche Rentenversicherung gliedert sich in die Rentenversicherung der Arbeiter und Angestellten, die knappschaftliche Rentenversicherung (für Beschäftigte im Bergbau) und die Altershilfe für Landwirte. Träger der Arbeiterrentenversicherung sind 23 Landesversicherungsanstalten (LVA), die Bundesbahn-Versicherungsanstalt und die Seekasse. Träger der Angestelltenrentenversicherung ist die Bundesversicherungsanstalt für Angestellte (BfA) mit Sitz in Berlin. Daneben gibt es die Bundesknappschaft und 19 landwirtschaftliche Alterskassen.

3.2.2.3.5

- Grundgesetz
- Gesetze und Rechtsverordnungen
- Tarifverträge
- Dienst- und Betriebsvereinbarungen
- Arbeitsverträge

3.2.2.3.6

Arbeitnehmer gegenüber Arbeitgeber
- Pflicht zur Arbeitsleistung
- Treuepflicht
- Verschwiegenheit
- Weisungsgebundenheit
- Wettbewerbsverbot
- Arbeitgeber gegenüber Arbeitnehmer
- Beschäftigungspflicht
- Entlohnungspflicht
- Urlaubsgewährung
- Fürsorgepflicht
- Pflicht zur Ausstellung eines schriftlichen Zeugnisses

3.2.2.3.7

a) Arbeitnehmer ist, wer unselbstständige, fremdbestimmte Arbeit leistet
b) Angestellte und Arbeiter

3.2.2.3.8

Arbeitgeber unverzüglich informieren auch über evtl. Dauer. Bei mehr als 3 Tagen Krankheit muss am folgenden allgemeinen Arbeitstag eine ärztliche Bescheinigung (Krankmeldung) vorliegen.

3.2.2.3.9   **B ist richtig**

3.2.2.3.10   **C ist richtig**

Der Tarifvertrag ist ein schriftlicher Vertrag zwischen den Tarifvertragsparteien. Dies sind Gewerkschaften und einzelne Arbeitgeber oder Arbeitgeberverbände. Er beinhaltet insbesondere Rechte und Pflichten der Tarifpartner und Rechtsnormen über den Inhalt, den Abschluss und die Beendigung von Arbeitsverhältnissen.

3.2.2.3.11

a) *Berufsunfähigkeit* bedeutet, dass ein Arbeitnehmer seinen Beruf auf ungewisse Zeit nicht mehr ausüben kann.
b) *Erwerbsunfähigkeit* bedeutet, dass Personen in ihrer Arbeitsfähigkeit, z. B. durch Krankheit, um mehr als die Hälfte gemindert sind.

3.2.2.3.12

Geschäftsunfähigkeit besteht für Personen, die das siebente Lebensjahr noch nicht vollendet haben und für Personen, deren freie Willensbestimmung durch eine krankhafte Störung ihrer Geistestätigkeit nicht nur vorübergehend – also dauerhaft/bleibend – ausgeschlossen ist.
Der Begriff „beschränkte Geschäftsfähigkeit" bedeutet, dass Personen zwischen sieben und achtzehn Jahren zu Handlungen befugt sind, die für sie rechtlich ausschließlich günstig sind, oder denen der Erziehungsberechtigte zustimmt.
Nach dem Betreuungsgesetz von 1992 wird eine Betreuung jeweils für einzelne Lebensbereiche eingerichtet. Eine Betreuung führt also nicht automatisch zur Geschäftsunfähigkeit. Durch einen so genannten Einwilligungsvorbehalt kann der Betreute aber einem beschränkt Geschäftsfähigen gleichgestellt werden, wenn die Gefahr besteht, dass der Betreute durch Rechtsgeschäfte sein Vermögen erheblich gefährdet.

3.2.2.3.13

Rechtsfähigkeit bedeutet, dass ein Mensch nach Vollendung der Geburt bis zum Tod oder eine so genannte juristische Person (z. B. Aktiengesellschaft, eingetragener Verein) Träger von Rechten und Pflichten sein kann.

3.2.2.3.14 ☞ 3.2.2.3.12

3.2.2.3.15

- Arbeitsgericht
- Landesarbeitsgericht
- Bundesarbeitsgericht

3.2.2.3.16 ☞ 3.2.2.3.10   **B ist richtig**

3.2.2.3.17   **A ist richtig**

3.2.2.3.18   **A ist richtig**

3.2.2.3.19   **C ist richtig**

3.2.2.4 Schutzmaßnahmen

3.2.2.4.1

- Jugendarbeitsschutzgesetz
- Mutterschutzgesetz
- Schwerbehindertengesetz
- Arbeitszeitverordnung

VI Kommentare: Pflegehandeln

- Kündigungsschutzgesetz
- Unfallverhütungsvorschriften
- Gesetz über die Gewährung von Erziehungs-
  geld und Erziehungsurlaub

3.2.2.4.2

- Mutterschutzgesetz
- Schwerbeschädigtengesetz
- Personalvertretungsgesetz

3.2.2.4.3

Arbeitsschutzgesetz

3.2.2.4.4   A ist richtig

Die gesetzliche Unfallversicherung dient
vorwiegend dem Schutz des Arbeitnehmers
vor Arbeitsunfällen. Dabei sollen die Versicherungsträger insbesondere auch vorbeugend
tätig werden, um solche Unfälle zu verhindern.
Träger der Unfallversicherung sind vor allem
die Berufsgenossenschaften. Sie kontrollieren
auch die Einhaltung von Arbeitsschutzbestim-
mungen zur Verhütung von Arbeitsunfällen.

3.2.2.4.5

Die Unfallverhütungsvorschrift „Allg. Vorschriften" verpflichtet die Beschäftigten, die
Weisungen des Unternehmers zum Zweck der
Unfallverhütung zu befolgen, die zur Verfügung
gestellte Schutzausrüstung/Schutzkleidung zu
benutzen.

3.2.2.4.6

- Berufsgenossenschaft für Gesundheitsdienst
  und Wohlfahrtspflege
- Gemeindeversicherungsverband
- Unfallversicherungsträger

3.2.2.4.7   ☞ 3.2.2.4.5   C ist richtig
3.2.2.4.8

- Hautkrankheiten (Kontaktekzem)
- Hepatitis B
- Tuberkulose

3.2.2.4.9   D ist richtig

☞ 3.2.2.4.20 (Pflichten des Arbeitgebers)

3.2.2.4.10   B ist richtig

☞ 3.2.2.4.20 (Schutzfristen)

3.2.2.4.11   ☞ 3.2.2.4.20   D ist richtig
3.2.2.4.12

Schwangere Frauen, die in einem Arbeitsverhältnis stehen oder in Heimarbeit beschäftigt
sind.

3.2.2.4.13

- sechs Wochen vor der Entbindung
- acht Wochen nach der Entbindung
  (Normalfall)
- zwölf Wochen bei Früh- oder Mehrlingsgeburten

3.2.2.4.14   E ist richtig

☞ 3.2.2.4.20 (Geltungsbereich)

3.2.2.4.15

- Kinderarbeit möglichst ganz auszuschalten
- Jede übermäßige Inanspruchnahme Jugend-
  licher zu verhindern
- Gesundheit und Arbeitskraft zu erhalten
- Die erforderliche Freizeit und Ausbildung
  zu gewährleisten
- Eine gesunde körperliche und geistige
  Entwicklung der beschäftigten Jugendlichen
  sicherzustellen

3.2.2.4.16

Gewerbeaufsichtsamt

3.2.2.4.17   ☞ 3.2.2.4.19   C ist richtig
3.2.2.4.18

- Stundenzahl mind. 120, max. 160
- Zeitraum: nicht im 1. Ausbildungsjahr
- Unter Aufsicht

3.2.2.4.19

Definition
der Begriffe Jugendlicher und Arbeitgeber im
Sinne des Gesetzes:
- Jugendlicher im Sinne des Gesetzes ist,
  wer 14 Jahre, aber noch keine 18 Jahre
  alt ist
- Arbeitgeber im Sinne des Gesetzes ist,
  wer einen Jugendlichen beschäftigt.

Geltungsbereich
Beschäftigung von Personen, die noch nicht
18 Jahre alt sind
- In der Berufsausbildung
- Als Arbeitnehmer oder Heimarbeiter

Dauer der Arbeitszeit

Jugendliche dürfen nicht mehr als 8 Stunden täglich und nicht mehr als 40 Stunden wöchentlich beschäftigt werden.

Regelungen zum Besuch der Berufsschule (2): Der Arbeitgeber hat den Jugendlichen für die Teilnahme am Berufsschulunterricht freizustellen.

Er darf den Jugendlichen nicht beschäftigen:

- Vor einem vor 9 Uhr beginnenden Unterricht
- An einem Berufschultag mit mehr als 5 Stunden Unterricht à 45 Min.

Dauer und zeitliche Lage der Ruhepausen

Jugendlichen müssen im Voraus feststehende Ruhepausen von angemessener Dauer gewährt werden:

- 30 Min. bei einer Arbeitszeit von mehr als viereinhalb bis zu sechs Stunden
- 60 Min. bei einer Arbeitszeit von mehr als sechs Stunden.

Lage: Spätestens nach einer Arbeitszeit von viereinhalb Stunden, jedoch frühestens eine Stunde nach Beginn der Arbeitszeit und spätestens eine Stunde vor Ende der Arbeitszeit.

Schichtzeit: Die Schichtzeit darf 10 Stunden nicht überschreiten, d.h. Anwesenheit incl. Pausen.

Tägliche Freizeit: Nach Beendigung der Arbeit bis zu Beginn der Arbeit müssen 12 Stunden *ununterbrochene* Freizeit liegen.

Nachtruhe: Jugendliche dürfen nur in der Zeit von 6–20 Uhr beschäftigt werden.

Regelung der Wochenendarbeit: An Samstagen und Sonntagen dürfen Jugendliche nicht beschäftigt werden; Ausnahme: Krankenhäuser, Pflegeheime, Altenheime. Für jede Arbeit an einem Samstag oder Sonntag müssen Jugendliche an einem berufschulfreien Arbeitstag derselben Woche von der Arbeit freigestellt werden.

Feiertagsruhe: Am 24. und 31. Dezember nach 14 Uhr und an gesetzlichen Feiertagen dürfen Jugendliche nicht beschäftigt werden.

3.2.2.4.20

Ziel

- Schutz von Mutter und Kind vor Gesundheitsgefährdung

- Schutz vor finanziellen Einbußen
- Schutz vor Kündigung

Geltungsbereich

- Frauen im Arbeitsverhältnis, auch Probezeit
- Werdende Mutter muss in der BRD arbeiten

Beschäftigungsverbote

- Nachtarbeit 20.00–6.00 Uhr
- Gesundheitsgefährdende Einwirkungen und Stoffe (z.B. Röntgenstrahlen, Narkosegase, Zytostatika usw.)
- Schwere körperliche Arbeit
- Akkordarbeit, Prämienarbeit, Fließbandarbeit
- Sonn- und Feiertagsarbeit; Ausnahme: Krankenhaus u.a.
- Tägl. nicht länger als 8,5 Std.; 190 Std. max. i.d. Doppelwoche
- Im Mutterschutz nach der Entbindung: absolutes Beschäftigungsverbot

Pflichten des Arbeitgebers

- Vorkehrungen zum Schutz der Gesundheit
- Sitzgelegenheit, Ruheraum
- Gelegenheit zur Arbeitsunterbrechung
- Stillzeiten ermöglichen
- Aushang des MuSchG ab 3 weiblichen Beschäftigten im Betrieb
- Information des Gewerbeaufsichtsamtes
- Verdienstzahlung auch bei verminderter oder fehlender Arbeitsleistung
- Arbeitgeberanteil am Mutterschaftsgeld.

Schutzfristen ☞ 3.2.2.4.13

Finanzielle Sicherung

Mutterschaftsgeld entsprechend dem vorherigen Nettolohn

Kündigungsschutz

- Ab Mitteilung über Schwangerschaft
- Bei bereits erfolgter Kündigung Nachreichung der Mitteilung innerhalb 2 Wochen möglich
- Über gesamten Mutterschutz und im Erziehungsurlaub

Aufsicht und Leistungsträger

- Aufsicht durch Gewerbeaufsichtsamt
- Leistungen: Krankenkasse (Mutterschaftsgeld, Vorsorge, Entbindung, Sozialversicherung)

VI Kommentare: Pflegehandeln

3.2.2.5 Rechtliche Vorschriften

3.2.2.5.1   A ist richtig

Rechtsfähigkeit ist die Fähigkeit, Träger von Rechten und Pflichten zu sein. Sie setzt mit der Vollendung der Geburt ein und endet mit dem Tode.

3.2.2.5.2

- Mit den Rechtsbeziehungen der Bürger untereinander
- Allgemeiner Teil: Grundlagen, Begriffsdefinitionen
- Schuldenrecht: Kauf, Schenkung, Miete
- Sachenrecht: Eigentum, Hypotheken
- Familienrecht: Verlöbnis, Heirat, Eherecht
- Erbrecht: Testament, gesetzliche Erbfolge

3.2.2.5.3

Im Grundgesetz Art. 1 – 19

3.2.2.5.4   A ist richtig
3.2.2.5.5

- Schutz der Menschenwürde
- Recht auf Leben und körperliche Unversehrtheit
- Versammlungsfreiheit
- Freizügigkeit
- Freie Wahl des Berufes, des Arbeits- und Ausbildungsplatzes
- Religionsfreiheit
- Gleichheit vor dem Gesetz
- Brief-, Post- und Fernmeldegeheimnis

3.2.2.5.6

- Treuepflicht (Gehorsam gegenüber dem Staat)
- Wehrpflicht
- Übernahme von Ehrenämtern (Schöffe)
- Steuerpflicht
- Meldepflicht

3.2.2.5.7   D ist richtig

Einige Grundrechte können durch Gesetze näher bestimmt werden und in bestimmten Fällen in der Ausübung eine Einschränkung erfahren. Beispiele sind das Gesetz zur Bekämpfung der Geschlechtskrankheiten oder das Gesetz über die Unterbringung von Geisteskranken und Suchtkranken.

3.2.2.5.8   C ist richtig

Die Grundrechte gelten für jeden, unabhängig vom Alter. Sie stellen nicht nur ein Programm dar, sondern sind geltendes Recht und binden insbesondere die Gesetzgebung, die vollziehende Gewalt und die Rechtsprechung. Dies bedeutet, dass der Gesetzgeber nur solche Gesetze beschließen kann, die im Einklang mit den Grundrechten stehen. Ist dies nicht der Fall, kann das Gesetz durch das Bundesverfassungsgericht für nichtig erklärt werden! Darüber hinaus kann der Einzelne, wenn er sich durch den Staat in seinen Grundrechten verletzt fühlt, letztendlich das Bundesverfassungsgericht anrufen, wenn die anderen Rechtswege ihm nicht geholfen haben.

3.2.2.5.9

- Notarielles Testament
- Eigenhändiges Testament
- Nottestament (Bürgermeister-, 3-Zeugen-, Seetestament)

3.2.2.5.10   B ist richtig

Testierfähigkeit ist die Fähigkeit, ein Testament zu errichten.
Minderjährige ab 16 Jahren und solche Volljährige, die unter Betreuung gestellt sind, bedürfen zur Errichtung eines Testaments zwar nicht der Zustimmung ihrer Eltern oder ihres Betreuers; erstere können aber nur in bestimmter Form ein Testament errichten, und zwar nur ein sog. öffentliches Testament, und dieses nur durch mündliche Erklärung oder Übergabe einer offenen Schrift vor einem Notar.

3.2.2.5.11   B ist richtig

Ordentliche Kündigung

Wird ein Arbeitsverhältnis gekündigt, so ist grundsätzlich eine Kündigungsfrist einzuhalten. Diese Frist beträgt bei der Kündigung durch den Arbeitgeber sowie durch den Arbeitnehmer grundsätzlich 4 Wochen zum 15. oder zum Ende eines Monates. Die Kündigungsfristen sind für Angestellte und Arbeiter gleich lang.

Außerordentliche Kündigung

Gemäß § 626 BGB kann das Arbeitsverhältnis sowohl vom Arbeitgeber als auch vom Arbeitnehmer ohne Einhaltung einer Frist gekündigt werden, wenn ein wichtiger Grund hierfür vorliegt.

Kündigungsschutz

gegenüber Betriebsrat- und Personalratsmitgliedern, Schwangeren, Schwerbehinderten.

Betriebsbedingte Kündigung

3.2.2.5.12   **B ist richtig**

Nottestamente werden nach 3 Monaten ungültig, wenn der Erblasser dann noch lebt und im Stande ist, vor einem Notar ein ordentliches Testament zu errichten.

3.2.2.5.13 ☞ **3.2.2.5.14**   **D ist richtig**

3.2.2.5.14

- Angabe von Datum, Ort, Personalien
- Vor drei nicht im Testament bedachten Zeugen
- Nur in naher Todesgefahr, wenn Notar nicht verfügbar
- Max. 3 Monate gültig, wenn Erblasser weiterlebt und ein ordentliches Testament errichten kann
- Ein Zeuge protokolliert, alle drei unterschreiben
- Patient unterschreibt, bei Unfähigkeit protokollieren

3.2.2.5.15   **C ist richtig**

3.2.2.5.16   **C ist richtig**

Das Personenstandsgesetz enthält die Regelungen, die den Personenstand des einzelnen betreffen. Diese Beurkundung obliegt dem Standesbeamten. Er führt zu diesem Zweck vier Personenstandsbücher: Heiratsbuch, Familienbuch, Geburtenbuch, Sterbebuch.

3.2.2.5.17   **C ist richtig**

Beim Standesamt ist die Geburt innerhalb einer Woche anzuzeigen.

3.2.2.5.18

- Ehelicher Vater
- Hebamme
- Jede Person, die bei der Geburt zugegen ist
- Die Mutter, sobald sie dazu in der Lage ist
- Verwaltung, bei Geburten in Kliniken

3.2.2.5.19 ☞ **3.2.2.5.17**   **E ist richtig**

3.2.2.5.20

Fehlgeburt: Keine Lebenszeichen, Gewicht weniger als 1000 g (keine Beurkundung beim Standesamt erforderlich)

3.2.2.5.21   **B ist richtig**

3.2.2.5.22   **A ist richtig**

Hat sich kein Lebenszeichen gezeigt, ist die Leibesfrucht jedoch mind. 35 cm lang, so gilt sie als ein tot geborenes oder in der Geburt verstorbenes Kind (Anzeige beim Standesamt muss spätestens am folgenden Werktag erfolgen).

Eine Lebendgeburt liegt vor, wenn bei einem Kinde nach der Scheidung vom Mutterleib entweder das Herz geschlagen oder die Nabelschnur pulsiert oder die natürliche Lungenatmung eingesetzt hat.

3.2.2.5.23   **C ist richtig**

3.2.2.5.24   **D ist richtig**

3.2.2.5.25

Strafrechtlich: Anklage und Verfolgung von Staats wegen (allgemeines Interesse)
Zivilrechtlich: Privatklage wegen Schadensersatz

3.2.2.5.26   **C ist richtig**

Rechtfertigungsgründe sind z. B. Notwehr, Notstand, Ausübung einer Berufs- oder Amtspflicht, Einwilligung.

3.2.2.5.27

Vorsätzlich handelt, wer die Tat mit Wissen um die Folgen begeht.
Fahrlässig handelt, wer die nötige Sorgfalt außer acht lässt.

3.2.2.5.28   **B ist richtig**

3.2.2.5.29

Die Fähigkeit, strafrechtlich verantwortlich zu sein.

3.2.2.5.30   **C ist richtig**

Die Jugendstrafe ist Freiheitsentzug in einer Jugendstrafanstalt. Sie wird verhängt, wenn wegen der schädlichen Neigungen des Jugendlichen, die in der Tat hervorgetreten sind, Erziehungsmaßregeln oder Zuchtmittel zur Erziehung nicht ausreichen oder wenn wegen der Schwere der Schuld Strafe erforderlich ist.

3.2.2.5.31   **B ist richtig**

3.2.2.5.32 ☞ **3.2.2.5.33**   **C ist richtig**

3.2.2.5.33   B ist richtig

Eine Behandlungspflicht besteht bei Geschlechtskrankheiten. Das sind die im Gesetz genannten: Syphilis (Lues), Tripper (Gonorrhoe), weicher Schanker (Ulcus molle) und venerische Lymphknotenentzündung (Lymphogranulomatosis inguinalis).

3.2.2.5.34

Wer bei Unglücksfällen, Gefahr oder Not *nicht Hilfe leistet,* obwohl dies erforderlich und dem Helfenden zumutbar ist, (wenn die Hilfe ohne erhebliche eigene Gefahr und ohne Verletzung anderer wichtiger Pflichten möglich ist) wird mit Freiheitsstrafe oder Geldstrafe bestraft.

3.2.2.5.35   B ist richtig

Damit sind bei der Einleitung oder Durchführung lebensrettender Maßnahmen Krankenpflegepersonen im Rahmen des Erforderlichen und ihrer Leistungsfähigkeit verpflichtet, auch solche Maßnahmen zu ergreifen, die im Normalfall allein dem Arzt vorbehalten sind.

3.2.2.5.36

Sie trifft auf alle Staatsbürger zu!

3.2.2.5.37

- Erhebliche eigene Gefahr (Lebensgefahr)
- Sachgemäße Hilfe wird bereits geleistet

3.2.2.5.38   B ist richtig

In der Regel benötigt der Arzt zur Durchführung der Behandlung die Mitwirkung anderer, sei es als Hilfe zu den ärztlichen Maßnahmen oder als selbstständige, der Genesung dienende Pflege. Bei all diesen Eingriffen stellt sich die Frage, ob in der Verletzung der körperlichen Unversehrtheit eine Körperverletzung im strafrechtlichen Sinn zu sehen ist, mit der Folge, dass bei den Hilfs- oder Unterstützungsmaßnahmen der Pflegekräfte eine Beihilfehandlung vorliegt.
Nach ständiger Rechtsprechung erfüllt jede ärztliche Maßnahme, soweit sie die körperliche Integrität berührt, den Tatbestand der vorsätzlichen Körperverletzung. Dabei ist bei einer ärztlichen Heilbehandlung in der Regel die Rechtswidrigkeit dadurch ausgeschlossen, dass eine Einwilligung des Patienten vorliegt. Bei Durchführung einer ärztlichen Maßnahme

liegt keine strafbare Körperverletzung vor, wenn der Patient in diesen Eingriff wirksam eingewilligt hat.

3.2.2.5.39

Die mutmaßliche Einwilligung wird vorausgesetzt, weil die Operation im Interesse des Patienten erfolgt.

3.2.2.5.40   B ist richtig

Nach dem Strafgesetzbuch wird auf Antrag (§ 205 StGB) bestraft, wer unbefugt ein fremdes Geheimnis, namentlich ein zum persönlichen Lebensbereich gehörendes Geheimnis oder ein Betriebs- oder Geschäftsgeheimnis, offenbart, das ihm in seiner Eigenschaft als Arzt, Zahnarzt, Apotheker oder Angehöriger eines anderen Heilberufs anvertraut oder bekannt geworden ist.

3.2.2.5.41

- Befreiung von der Schweigepflicht durch den Betroffenen
- Schutz eines höheren Rechtsgutes
- Anzeige von Geburt und Tod
- Bei Selbstverteidigung vor Gericht
- Anzeige zur Verhinderung von Straftaten
- Wenn das Interesse des Betroffenen vorausgesetzt werden kann, eine Offenbarung erwünscht ist
- Mitteilung an Sozialversicherungsträger

3.2.2.5.42

- Name des Patienten
- Angabe über Krankheit und Behandlung
- Persönliche Angelegenheiten des Patienten
- betriebsinterne Angelegenheiten

3.2.2.5.43   C ist richtig

Nach dem Tode ist eine Entbindung von der Schweigepflicht nicht mehr möglich. Die Entbindung von der Schweigepflicht ist nämlich ein höchstpersönliches Recht, das nicht vererbt werden kann. Entgegen einer weit verbreiteten Meinung besteht die Schweigepflicht auch für Ärzte (analog Pflegepersonal u. a.) untereinander!

3.2.2.5.44   D ist richtig
3.2.2.5.45

Bei Kenntnis eines vom Patienten geplanten Verbrechens

3.2.2.5.46   **C ist richtig**

Für Volljährige, die aufgrund einer psychischen Krankheit, einer körperlichen, geistigen oder seelischen Behinderung ihre Angelegenheiten ganz oder teilweise nicht besorgen können, bestellt das Vormundschaftsgericht einen Betreuer. Dieses Recht über die Betreuung Erwachsener hat die frühere Entmündigung abgelöst.

3.2.2.5.47

Vormundschaftsgericht

3.2.2.5.48

1. *Beschließung des Grundgesetzes der Bundesrepublik*
   - Am 8.5.1949 wurde die Verfassung der Bundesrepublik Deutschland (Grundgesetz) in dritter Lesung vom Parlamentarischen Rat in Bonn beschlossen
   - Der Parlamentarische Rat setzte sich aus 65 Abgeordneten, zu denen noch 5 Berliner Abgeordnete mit beratender Stimme kamen, zusammen. Die Abgeordneten wurden von den Landtagen gewählt. Der Präsident des Parlamentarischen Rates war der spätere (erste) Bundeskanzler, Konrad Adenauer
2. *Grundsätze im Grundgesetz für die Demokratie der Bundesrepublik*
   - Volkssouveränität
   - Repräsentation
   - Bindung an Gesetz und Recht
   - verantwortliche Regierung
   - Sozialstaatlichkeit
3. *Verfassungsorgane des Bundes*
   - Bundestag
   - Bundesrat
   - Bundespräsident
   - Bundesregierung
   - Bundesverfassungsgericht
   - Bundesversammlung
4. *Warum hat man die Grundrechte in der Bundesrepublik an den Anfang des Grundgesetzes gestellt?*

Sie wurden mit Rücksicht auf ihre klassische Bedeutung und zur Charakterisierung der Staatsauffassung von Beziehungen zwischen Staat und Bürger an den Anfang des GG gestellt.

5. *Grundrechte*
   - Schutz auf Menschenwürde
   - Recht auf Leben und körperliche Unversehrtheit
   - Gleichheitsgrundsatz
   - Freiheit der Person
   - Vereinigungs- und Versammlungsfreiheit
   - Freiheit der Berufsausübung
   - Glaubens- und Bekenntnisfreiheit

3.2.2.5.49

Rechtsgrundlage: Strafgesetzbuch (StGB) § 203
Ziele
- Wahrung der Grundrechte der Person
- Schutz vor Verletzung von Privatgeheimnissen
- Wahrung des Vertrauensverhältnisses

Berufsgruppen im Krankenhaus, die der Schweigepflicht unterliegen
- Kinderkrankenschwester/-pfleger/-schülerinnen
- Krankenpflegehilfe
- Ärzte
- MTA/PTA
- Masseure, Bademeister
- Hebammen
- ZDL
- Sozialarbeiter, Pfarrer

Geheimhaltungspflichtige Aussagen
- Mitteilungen über Krankheit, Diagnose, Behandlungsmethoden, Krankheitsdauer und persönliche Angelegenheiten der Kranken und deren Angehörige
- Interne Angelegenheiten des Tätigkeitsfeldes

Personenkreis an den Auskunft
a) erteilt werden kann: an der Behandlung und Pflege beteiligte Stationsschwester oder Arzt
b) nicht erteilt werden kann:
   - Arbeitgeber
   - Angehörige (Ausnahme: Eltern, Vormund bei Minderjährigen)
   - Bekannte
   - Verwandte
   - Krankenpflegepersonen, die nicht direkt an der Behandlung und Pflege beteiligt sind

VI Kommentare: Pflegehandeln

3.2.2.5.50   C ist richtig

Das Rechtssystem ist Resultat von teilweise „gewachsenen" Normen, die auf allgemeinen Umgangsformen, Lebensgewohnheiten und moralischen Werten beruhen und dann durch die Legislative in einzelnen Gesetzen ausformuliert wurden. Spezielle Gesetze können im Einzelfall dem individuellen Gerechtigkeitssinn widersprechen, sie dienen in ihrer Gesamtheit jedoch dem Versuch, das Zusammenleben aller zu regeln. Dabei müssen die Gesetze die Spannung zwischen den Interessen des Individuums und denen der Öffentlichkeit oder Allgemeinheit überbrücken.

3.2.2.5.51   B ist richtig

Geschäftsunfähigkeit besteht für Personen, die das siebente Lebensjahr noch nicht vollendet haben und für Personen, deren freie Willensbestimmung durch eine krankhafte Störung ihrer Geistestätigkeit nicht nur vorübergehend – also dauerhaft/bleibend – ausgeschlossen ist. Der Begriff „beschränkte Geschäftsfähigkeit" bedeutet, dass Personen zwischen sieben und achtzehn Jahren zu Handlungen befugt sind, die für sie rechtlich ausschließlich günstig sind, oder denen der Erziehungsberechtigte zustimmt. Nach dem Betreuungsgesetz von 1992 wird eine Betreuung jeweils für einzelne Lebensbereiche eingerichtet. Eine Betreuung führt also nicht automatisch zur Geschäftsunfähigkeit. Durch einen so genannten Einwilligungsvorbehalt kann der Betreute aber einem beschränkt Geschäftsfähigen gleichgestellt werden, wenn die Gefahr besteht, dass der Betreute durch Rechtsgeschäfte sein Vermögen erheblich gefährdet.

3.2.2.5.52   C ist richtig

Rechtsfähigkeit bedeutet, dass ein Mensch nach Vollendung der Geburt bis zum Tod oder eine so genannte juristische Person (z. B. Aktiengesellschaft, eingetragener Verein) Träger von Rechten und Pflichten sein kann.

3.2.2.5.53   C ist richtig

3.2.2.5.54   A ist richtig

Jeder Bürger ist vom Gesetzgeber verpflichtet, bei Unglücksfällen, die zu einer erheblichen Schädigung des Opfers führen können oder bereits geführt haben, die erforderliche Hilfe zu leisten, sofern ihm dies zuzumuten ist.

Tut er dies nicht, so macht er sich einer unterlassenen Hilfeleistung schuldig.

3.2.2.5.55   B ist richtig

Durch die Verletzung der Schweigepflicht wird ein Straftatbestand erfüllt. Nach § 203 StGB ist die Verletzung von Privatgeheimnissen strafbar, wird jedoch nur auf Antrag desjenigen verfolgt, zu dessen Lasten die Verschwiegenheit verletzt wurde (§ 205 StGB). Die Schweigepflicht darf dann durchbrochen werden, wenn die Behandlung eines Patienten dies erfordert oder der Kranke die Behandelnden von der Schweigepflicht entbindet (außerdem zur Wahrung berechtigter eigener Interessen oder höherer Rechtsgüter). Bei Zuwiderhandlung gegen die Verschwiegenheitspflicht kann der/die Täter/in mit Freiheitsstrafe bis zu einem Jahr bestraft werden.

3.2.2.5.56   A ist richtig

Nach dem Personenstandsgesetz muss binnen einer Woche die Geburt eines Kindes dem Standesbeamten, in dessen Bezirk die Geburt erfolgte, angezeigt werden.

3.2.2.5.57   C ist richtig

Bei der Durchführung von Injektionen, Infusionen und Blutentnahmen durch das Krankenpflegepersonal gilt folgendes: Es handelt sich um diagnostische und therapeutische Entscheidungen, die Anordnung gehört somit zu dem ausschließlichen Aufgabenbereich des Arztes. Die technische Durchführung von Injektionen, Infusionen und Blutentnahmen im Anschluss an die ärztliche Anordnung beinhaltet keine diagnostische und therapeutische Maßnahme. Eine ausschließliche Zuständigkeit des Arztes besteht somit in diesem Aufgabenbereich nicht. Allerdings kann das Krankenpflegepersonal mit solchen Aufgaben nur betraut werden, wenn qualifizierte Kenntnisse, Fähigkeiten und Fertigkeiten nachgewiesen werden.

3.2.2.5.58   D ist richtig

Im Falle der Nichteinsichtsfähigkeit bei Minderjährigen wird die Einwilligung durch den Personensorgeberechtigten gegeben (z. B. die Eltern). Bei nicht ehelichen Kindern allerdings ist grundsätzlich die Mutter berechtigt, allein die erforderliche Einwilligung zu erteilen. Lehnen die Eltern als Träger der Personensorge ohne triftigen Grund eine ärztliche oder pflegerische Behandlung ab, die für Leben oder Gesundheit des Kindes zwingend geboten ist, kann das Vormundschaftsgerich die fehlende Einwilligung ersetzen.

3.2.2.5.59 **A ist richtig**

3.2.2.6 Arznei-, Seuchen-, Betäubungsmittelrecht

3.2.2.6.1 **A ist richtig**

3.2.2.6.2 **B ist richtig**

Das Bundesseuchengesetz unterscheidet Kranke, Krankheitsverdächtige, Ansteckungsverdächtige, Ausscheider und Ausscheidungsverdächtige.
Krank ist eine Person, die an einer übertragbaren Krankheit erkrankt ist.
Krankheitsverdächtig ist eine Person, bei der Erscheinungen bestehen, welche das Vorliegen einer bestimmten übertragbaren Krankheit vermuten lassen.
Ansteckungsverdächtig ist eine Person, von der anzunehmen ist, dass sie Erreger einer übertragbaren Krankheit aufgenommen hat, ohne krank, krankheitsverdächtig oder Ausscheider zu sein.
Ausscheider ist eine Person, die Krankheitserreger ausscheidet, ohne krank oder krankheitsverdächtig zu sein.
Ausscheidungsverdächtig ist eine Person, von der anzunehmen ist, dass sie Krankheitserreger ausscheidet, ohne krank oder krankheitsverdächtig zu sein.

3.2.2.6.3

Ärzte mit besonderem Rezept.

3.2.2.6.4

~~Bundesgesundheitsamt~~ in Berlin.
✱ Bundesinstitut für Arzneimittel- u. Medizinprodukte

3.2.2.6.5

- Unterschrift des Entnehmenden, Name des Patienten, Datum der Entnahme, fortlaufende Aufzeichnung mit Angabe über Bezeichnung, Darreichungsform, Gewichtsmenge des enthaltenen Betäu-

bungsmittels auf Karteikarten oder Büchern mit nummerierten Seiten.
- Monatliche Überprüfung durch den verantwortlichen Arzt.

3.2.2.6.6 **C ist richtig**

Die Betäubungsmittel der Anlage I sind nicht verkehrsfähig. Sie sind gesundheitsschädlich und für medizinische Zwecke nicht geeignet. Der Umgang mit ihnen ist grundsätzlich strafbar. Hierzu gehören Haschisch, Heroin und LSD.
Opium, Kokain, Morphium, Methadon sind verkehrsfähige und verschreibungsfähige Betäubungsmittel.

3.2.2.6.7

- Name der Firma und Anschrift des pharmazeutischen Unternehmers
- Bezeichnung des Arzneimittels
- Zulassungsnummer
- Chargennummer
- Darreichungsform
- Art der Anwendung
- Verfallsdatum
- Hinweise auf Verschreibungspflicht oder Apothekenpflicht
- Bei Muster der Hinweis „Unverkäufliches Muster"

3.2.2.6.8

Zweck des Gesetzes
Im Interesse einer ordnungsgemäßen Arzneimittelversorgung von Mensch und Tier für die Sicherheit im Verkehr mit Arzneimitteln, insbesondere für die Qualität, Wirksamkeit und Unbedenklichkeit der Arzneimittel zu sorgen.

Arzneimittelbegriff
Arzneimittel sind Stoffe und Zubereitungen aus Stoffen, die dazu bestimmt sind, zur Anwendung am oder im menschlichen oder tierischen Körper zu kommen; d.h. alle Arten von Heilmittel, auch Röntgenkontrastmittel, Blutkonserven, Mittel zur Leistungssteigerung, Antibiotika, Verbandstoffe, chirurgisches Nahtmaterial.

Zulassung von Arzneimitteln
Fertigarzneimittel bedürfen der Zulassung durch das ~~Bundesgesundheitsamt~~ bzw. Paul-Ehrlich-Stiftung *✱*

Zur Zulassung muss vorgelegt werden:

- genaueste Angaben
- analytische Prüfungen
- pharmakologische und toxikologische Prüfungen
- klinische Prüfungen
- Sachverständigengutachten

Schutz des Menschen bei der klinischen Prüfung

- Klinische Prüfungen dürfen nur durchgeführt werden, wenn
- die Risiken vertretbar sind
- die betroffene Person aufgeklärt wurde und ihre Einwilligung gegeben hat
- sie von einem erfahrenen Arzt geleitet wird (min. 2 Jahre Berufserfahrung)
- vorher eine pharmakologisch-toxikologische Prüfung durchgeführt worden ist (Unterlagen bei BGA)
- ein wissenschaftlicher Prüfungsplan vorliegt
- für eintretende Schäden eine Versicherung abgeschlossen worden ist

Abgabe von Arzneimitteln

- Medikamente dürfen im Einzelhandel nur von Apotheken abgegeben werden
- Abgabe von Pharmaunternehmen und Großhändlern – nur an Apotheken, Krankenhäuser, Ärzte und Ausbildungsstätten für Heilberufe
- Verschreibung von Ärzten, Zahnärzten, Tierärzten

3.2.2.6.9

Was sind BTM?

Unter BTM oder Opiaten sind stark wirkende Arzneimittel zu verstehen, die beim regelmäßigen Gebrauch oder besonders bei Missbrauch zur Sucht führen und schwere Schäden verursachen, z. B. Opium, Morphin o. ä. wirkende synthetische Substanzen wie Dolantin, Weckamine, Codein.

Zweck des Gesetzes

- Wegen der großen Suchtgefährdung und zur Verhinderung der missbräuchlichen Anwendung ist der Umgang mit BTM strengen gesetzlichen Bestimmungen unterworfen.
- So ist die Einfuhr, Gewinnung und Herstellung, der Handel, das Abgeben, Veräußern oder sonst in den Verkehr bringen von einer Erlaubnis des ~~Bundesgesundheitsamtes~~ in Berlin abhängig. *Bundesinstitut für Arzneimittel-u. Medizinprodukte*

Wer darf Umgang mit BTM haben?

BTM dürfen nur von Ärzten, Zahnärzten oder Tierärzten verschreiben, oder bei einer ärztlichen Behandlung angewendet werden, aber auch nur dann, wenn die Anwendung begründet ist und andere Mittel nicht zum gleichen Erfolg führen.

Wo ist die Verschreibung von BTM geregelt?

- BTM dürfen nur im Rahmen des Betriebes einer Apotheke gegen Vorlage einer Verschreibung abgegeben werden.
- Näheres regelt die BTM-Verschreibungsverordnung (BTMVV).
- Nach der BTMVV dürfen BTM nur auf einem amtlichen Formblatt vom Arzt verschrieben werden; dabei müssen bestimmte Angaben genau beachtet werden.

Welche gesetzlichen Vorgaben sind beim Umgang mit BTM im Krankenhaus zu beachten?

- Jede Station muss ein BTM-Buch mit fortlaufend nummerierten Seiten führen
- Alle Zu- und Abgänge von BTM müssen in diesem Buch exakt eingetragen werden
- BTM dürfen nur auf ausdrückliche, schriftliche ärztliche Verordnung appliziert werden (Verordnung im Dokumentationssystem vom Arzt abzeichnen lassen)
- Der Stationsarzt ist für den Umgang mit BTM verantwortlich
- Er muss einmal im Monat die BTM überprüfen und die Kontrolle mit Datum und Unterschrift bestätigen
- Die BTM-Bücher sind 3 Jahre nach der letzten Eintragung aufzubewahren und auf Verlangen der aufsichtsführenden Behörde vorzulegen
- BTM auf Station sollen in diebstahlsicheren, verschließbaren Schränken gelagert werden
- Die Schlüsselverwahrung für diesen Schrank muss geregelt sein
- Reste von BTM (z. B. in Injektionsspritzen) sollen unter Zeugen verworfen werden, bevor die Injektionsspritze weggeworfen wird (ebenfalls im Dokumentationssystem eintragen)

3.2.2.6.10   A ist richtig

Die Homöopathie ist ein Behandlungsverfahren, das solche Mittel in niedrigen Dosierungen einsetzt, die in höheren Dosen einen der zu

behandelnden Krankheiten ähnlichen Symptomenkomplex hervorrufen *(Simileprinzip)*.
In den üblichen Verdünnungen/Potenzen sind keine Nebenwirkungen nachgewiesen. Diese Medikamente sind apothekenpflichtig, nicht aber rezeptpflichtig und werden vom BGA registriert, jedoch nicht zugelassen.

3.2.2.6.11   **A ist richtig**

3.2.2.7 Sozialversicherung

3.2.2.7.1   **C ist richtig**

Der preußische Ministerpräsident Otto von Bismarck schuf 1883 die Krankenversicherung der Arbeiter, 1884 die Unfallversicherung, 1889 die Alters- und Invalidenversicherung und 1913 die Krankenversicherung für Angestellte. Dies waren die ersten Ansätze einer staatlichen Sozialpolitik, die Entstehung des Sozialstaates.

3.2.2.7.2

- Arbeitsförderung/Arbeitslosenversicherung
- Krankenversicherung
- Pflegeversicherung
- Unfallversicherung
- Rentenversicherung

3.2.2.7.3   **D ist richtig**

3.2.2.7.4

- Unfälle auf dem direkten Weg von und zur Arbeitsstelle
- Arbeitgeber meldet Unfall der Unfallversicherung

3.2.2.7.5 ☞ **3.2.2.7.7**   **B ist richtig**
3.2.2.7.6 ☞ **3.2.2.4.5**   **C ist richtig**
3.2.2.7.7   **C ist richtig**

Die Mittel für die Ausgaben der Berufsgenossenschaften werden durch Beiträge der Unternehmer, die versichert sind oder Versicherte beschäftigen, aufgebracht. Im Unterschied zu den anderen Zweigen der Sozialversicherung leisten hier die Arbeitnehmer keine Beiträge.

3.2.2.7.8 ☞ **3.2.2.4.5**   **C ist richtig**
3.2.2.7.9 ☞ **3.2.2.3.2**   **A ist richtig**
3.2.2.7.10 ☞ **3.2.2.3.2**   **B ist richtig**

3.2.2.7.11

- Krankenhilfe (ärztliche und zahnärztliche)
- Maßnahmen zur Früherkennung und Verhütung von Krankheiten
- Leistungen der Rehabilitation
- Mutterschaftshilfe
- Familienhilfe
- Sterbegeld

3.2.2.7.12

50% Arbeitnehmer, 50% Arbeitgeber

3.2.2.7.13   **A ist richtig**

3.2.2.7.14

- Krebsvorsorge bei Frauen ab dem 20., bei Männern ab dem 45. Lebensjahr
- Untersuchungen von Säuglingen und Kleinkindern bis zum 6. Lebensjahr
- Schwangerenvorsorge

3.2.2.7.15

Die kostenlose Mitversicherung anspruchsberechtigter Familienangehöriger

3.2.2.7.16

Aufgabe der Unfallversicherung:
a) Verhütung von Arbeitsunfällen.
   Maßnahmen:
   - Die Berufsgenossenschaften erlassen Unfallverhütungsvorschriften (UVV), Merkblätter und Richtlinien.
   - Sie überwachen die Einhaltung der UVV durch technische Aufsichtsbeamte.
   - Die Unternehmer sind für die exakte Durchführung der UVV verantwortlich.
   - Sie müssen die UVV den Arbeitnehmern bekannt geben und sichtbar auslegen.
   - Die Arbeitnehmer sind verpflichtet, die UVV zu befolgen.
   - In Betrieben mit mehr als 20 Beschäftigten hat der Unternehmer einen oder mehrere Sicherheitsbeauftragte zu bestellen
   - Die Unternehmer haben wirksame Erste-Hilfe bei Arbeitsunfällen sicherzustellen.
b) Leistungen bei Unfallfolgen und Berufskrankheiten. Maßnahmen:
   - Heilbehandlung
   - Übergangsgeld

VI Kommentare: Pflegehandeln

- Berufshilfe
- Renten: Verletzten- und Hinterbliebenen-rente
- Abfindung von Renten z.B. für den Erwerb von Grundbesitz oder bei Wiederheirat

Kontaminationsschutz vor HIV-Infektionen

- Verwendung von Einmalartikeln, wo es möglich ist
- Bei Injektionen, Blutentnahmen und beim Umgang mit Blut und Ausscheidungen sind flüssigkeitsdichte Einweghandschuhe zu tragen
- Tragen von Schutzbrille und Mundschutz, wo mit Aerosolen gerechnet werden muss (z.B. intubierte oder stark hustende Patienten)
- Gebrauchte Spritzen, Kanülen, Skalpelle sofort in einen festen Abfallbehälter geben
- Spitze Gegenstände nie ungeschützt in Plastiksäcken entsorgen, eine Verletzung des Transportpersonals muss ausgeschlossen sein
- Untersuchungsmaterial, das von Infizierten oder wahrscheinlich Infizierten stammt, kennzeichnen
- Untersuchungsmaterial nur in doppel-wandigen, unzerbrechlichen Behältern versenden
- Jede Verletzung vor Kontakt mit möglicher-weise infiziertem Material schützen
- Desinfizieren mit alkoholischen Einreibe-präparaten, wenn die Haut oder Gegen-stände mit Blut, Untersuchungsmaterial oder Ausscheidungen verunreinigt wurden
- Nach Verletzungen mit Blutkontakt sollte sofort, nach drei Monaten und einem Jahr eine Kontrolluntersuchung auf anti-HIV erfolgen

3.2.2.7.17

Aufgabe der Krankenversicherung

Eine Versicherung zum Schutze des Einzelnen (und der Familie) mit dem Ziel, Gesundheit zu erhalten oder wiederherzustellen.

Pflichtversicherte Personen

- Alle Arbeiter, Angestellten und Auszu-bildende, (wenn das Einkommen eine bestimmte Grenze nicht überschreitet), selbstständige Künstler

- Rentner (so weit sie bis zur Stellung des Rentenantrages die Hälfte der Zeit Mitglied eines Trägers der gesetzlichen Kranken-versicherung waren)
- Personen, die wegen berufsfördernder Maßnahmen zur Rehabilitation Übergangs-geld beziehen
- Behinderte, die in anerkannten Werkstätten tätig sind
- Leistungsempfänger nach dem Arbeitsförde-rungsgesetz
- Studenten an Hochschulen
- Selbstständige Landwirte

Finanzierung

Finanzierung erfolgt über Beiträge:
- Der Versicherten und der Arbeitgeber
- Der Rentner, einschließlich Zuschuss der Rentenversicherung
- Der Träger der Rehabilitation
- Der Bundesanstalt für Arbeit
- Erstattungen des Bundes durch Mutter-schaftsgeld

Leistungen

- Förderung der Gesundheit und Verhütung von Krankheit
- Früherkennung von Krankheiten
- Krankenbehandlung, Krankenhausbehand-lung
- Zahnersatz
- Arznei- und Verbandmittel, Heil- und Hilfsmittel
- Häusliche Krankenpflege, Haushaltshilfe
- Maßnahmen zur Rehabilitation
- Krankengeld
- Leistungen bei Schwerpflegebedürftigkeit
- Leistungen bei Schwangerschaft und Mutterschaft
- Sterbegeld
- Familienhilfe

Versicherungsträger

- Allgemeine Ortskrankenkassen, Betriebs-krankenkassen
- Ersatzkassen (DAK, BEK, KKH, Techniker Krankenkasse usw.)
- Innungskrankenkassen
- Bundesknappschaft, Seekrankenkasse, Landwirtschaftliche Krankenkasse

3.2.2.7.18

Die gesetzliche Unfallversicherung

Träger
- Gewerbliche Träger-Berufsgenossenschaften
- Gemeinde-Unfall-Versicherungs-Verband

Versicherte
- Jeder in einem Arbeits-, Dienst-, Lehrverhältnis Stehende
- Kindergartenkinder, Schüler und Studenten
- Freiwillige Helfer
- Beitragszahler: Arbeitgeber

Leistungen
- Verhütung von Arbeitsunfällen
- Gewährleistung Erster Hilfe
- Leistungen zur Rehabilitation der Unfallverletzten, bei Berufserkrankungen
- Entschädigung durch Geldleistungen

Unfallverhütungsvorschriften im Krankenhaus
- Vorsorgeuntersuchungen des Personals, z. B. Hepatitis B, Tbc, Allergien
- Aktive Immunisierung – Hepatitis B
- Bereitstellung ausreichender Schutzkleidung
- Tragen von sicherem Schuhwerk
- Sichere Abfallentsorgung, z. B. keine spitzen Gegenstände aus Abfallbehälter hervorragen lassen
- Einhaltung der Hygienevorschriften
- Ausreichende Möglichkeiten zur Händedesinfektion
- Fachgerechter Umgang mit med.-technischen Geräten, Schulung des Personals
- Fachgerechter Umgang mit gefährlichen Arbeitsstoffen, z. B. Zytostatika, Narkosemittel, Benzin
- Brandschutzmaßnahmen
- Schulung des Personals
- Maßnahmen zum Patientenschutz z. B. Bettgitter, Fenstersicherungen.

3.2.2.7.19

- Ernährung (Nahrungsmittel, elektr. Geräte)
- Unterkunft (Miete, Instandhaltung, Beleuchtung)
- Kleidung (Ausstattung, Instandhaltung)
- Körperpflege (Reinigung, Hygiene, Frisör)
- Hausrat (Besteck, Geschirr, Einrichtung)
- Heizung (Kohle, Gas, Strom, Öl, u. Ä.)
- Persönliche Bedürfnisse des täglichen Lebens (z. B. Briefpapier, Porto, Zeitung, Radio- und Fernsehgebühren, Besuch von kulturellen und geselligen Veranstaltungen)
- Übernahme von Krankenversicherungsbeiträgen, Bestattungskosten
- Taschengeld bei Anstalts- und Heimunterbringung

3.2.2.7.20

- Hilfe zum Lebensunterhalt
- Hilfe in besonderen Lebenslagen

3.2.2.7.21 ☞ 3.2.2.8.3		**C ist richtig**
3.2.2.7.22 ☞ 3.2.2.8.3		**D ist richtig**

3.2.2.7.23

Sozialhilfe wird erst gewährt, wenn:
a) Alle anderen Hilfsquellen (soz. Leistungen) ausgeschöpft sind, und Selbsthilfe (z. B. durch eigenes Vermögen oder Arbeiten) nicht möglich ist
b) Finanzielle Hilfe durch Angehörige in gerader Verwandschaftslinie nicht infrage kommt.

3.2.2.7.24

1. Personen, die körperlich, geistig oder seelisch behindert und in ihrer Erwerbsfähigkeit nicht nur vorübergehend (mehr als 6 Monate) wenigstens 50% gemindert sind
2. Zuständige Versorgungsverwaltung (Versorgungsamt)

3.2.2.7.25   **E ist richtig**

Entscheidend ist hier der Nachsatz: „nach den Bestimmungen des Jugendarbeitsschutzgesetzes". Bei Entwicklungsstörungen im körperlichen oder geistigen Bereich werden danach außerordentliche Nachuntersuchungen nötig. Das Jugendarbeitsschutzgesetz regelt außerdem unter anderem das Verbot der Kinderarbeit, Anspruch auf erweiterte Urlaubszeiten, auf Beschäftigung ohne Überstunden und auf erweiterte Ruhepausen.

3.2.2.7.26   **D ist richtig**

Durch Richtlinien der Unfallversicherungsträger sollen Arbeitsunfälle und Berufskrankheiten vermieden werden. Im Falle eines Unfalls während der beruflichen Beschäftigung (auch Wegeunfälle) soll das Opfer durch die Versicherung sozial abgesichert werden. Die

Kosten hierfür trägt der Arbeitgeber, versichert sind alle Arbeitnehmer, ehrenamtliche Helfer im Rettungsdienst und bei der Feuerwehr, Hilfspersonen in Unglücksfällen und Blutspender.

3.2.2.7.27   C ist richtig

Zur Sozialversicherung gehören
1. Rentenversicherung, deren Träger die LVA, BfA, Bundesknappschaft sowie Seekasse und Bundesbahnversicherungsanstalt sind
2. Krankenversicherung, bestehend aus Orts- und Innungskrankenkassen, Betriebs-, Seekranken- und Ersatzkassen sowie Bundesknappschaft
3. Arbeitslosenversicherung der Bundesanstalt für Arbeit
4. Unfallversicherungen der Berufsgenossenschaften
5. Pflegeversicherung der Pflegekassen.

3.2.2.7.28   B ist richtig

Berufsunfähigkeit ist in der Arbeiter- und Angestellten-Rentenversicherung bei Erfüllung der Wartezeit (5 Jahre) ein Versicherungsfall, der die Gewährung einer Rente zur Folge hat.

3.2.2.8 Sozialstaat

3.2.2.8.1

- Diakonisches Werk der EKD
- Deutscher Caritasverband
- Arbeiterwohlfahrt
- Deutscher paritätischer Wohlfahrtsverband
- Deutsches Rotes Kreuz
- Zentralwohlfahrt der Juden in Deutschland

3.2.2.8.2

Definition Freie Wohlfahrtspflege

Die Gesamtheit aller sozialen Hilfen, die auf freigemeinnütziger Grundlage und in organisierter Form in der BRD geleistet werden.

Geschichtliche Wurzeln

Die geschichtlichen Wurzeln der Freien Wohlfahrtspflege gehen zurück auf die Gedanken jüdischer und christlicher Nächstenliebe (z. B. urchristliche Gemeinde, Klöster und christliche Orden). Ab Mitte des 19. Jh. erfolgte die verbandsmäßige Organisation der Freien Wohlfahrtspflege.

Träger der Freien Wohlfahrtspflege heute

- Arbeiterwohlfahrt (AWO)
- Deutscher Caritasverband (DCV)
- Deutscher Paritätischer Wohlfahrtsverband (DER PARITÄTISCHE)
- Deutsches Rotes Kreuz (DRK)
- Zentralwohlfahrt der Juden in Deutschland (ZWST)
- Diakonisches Werk

Bedeutung der Freien Wohlfahrtspflege für den Staat und den Bürger

- Unmittelbare Anknüpfung an die Hilfsbereitschaft und an die Solidarität in der Bevölkerung. Wecken und Fördern solcher Kräfte, Möglichkeiten ihrer Entfaltung in gezielter und koordinierter Aktivität.
- Geprägt durch unterschiedliche weltanschauliche und religiöse Motivation und Zielvorstellungen.
- Dadurch bietet sie vielen Menschen Möglichkeiten zum persönlichen Engagement in sozialer Arbeit, aber auch der Hilfesuchende hat die freie Wahl zwischen verschiedenen Hilfsangeboten.
- Oftmals größere Handlungsfreiheit als der Staat, der in gesetzliche Vorgaben eingebunden ist, ist flexibler und kann leichter auf neue Notlagen eingehen.
- Sie leistet mit ihren Einrichtungen und Diensten einen unverzichtbaren Beitrag zur Sozialstaatlichkeit des Grundgesetzes.

Zusammenarbeit der öffentlichen und der Freien Wohlfahrtspflege

- Partnerschaftliche Zusammenarbeit mit dem Ziel einer wirksamen Ergänzung der jeweiligen Tätigkeit zum Wohle der Hilfesuchenden
- Grundlage der Zusammenarbeit ist das Subsidiaritätsprinzip: der bedingte Vorrang der freien gegenüber den öffentlichen Trägern. Wird die Hilfe im Einzelfall durch die Freie Wohlfahrtspflege gewährleistet, sollen die Träger der Sozialhilfe von eigenen Maßnahmen bzw. der Schaffung eigener Einrichtungen absehen. Selbstständigkeit der Wohlfahrtsverbände in Zielsetzung und Durchführung ihrer Aufgaben.
- Die öffentlichen Leistungsträger haben die Planungs- und Gewährleistungspflicht für

soziale Dienste dort, wo sonst keine Hilfen angeboten werden.

Dienste der Freien Wohlfahrtspflege

- Angebote für Kinder und Jugendliche (Bildung, Beratung, Betreuung, pflegerische und sozialpädagogische Dienste…)
- Hilfen für Mutter, Ehe und Familie (Beratung, Bildung, Erholung, Fürsorge…)
- Hilfen für alte Menschen (Beratung, Bildung, Kontaktmöglichkeiten, Wohnungen, Heime…)
- Dienste für geistig, körperlich und seelisch behinderte Menschen (pädagogische, medizinische und soziale Hilfen…)
- Beratung von Menschen in besonderen sozialen Schwierigkeiten, Hilfen zur Wiedereingliederung
- Maßnahmen zur Linderung von Arbeitslosigkeit
- Angebote der sozialen Beratung und Betreuung für Menschen aus der Fremde
- Dienste am Menschen unterwegs (z. B. Bahnhofsmission)
- Ausbildung, Fort- und Weiterbildung
- Schulung ehrenamtlicher Mitarbeiter
- Weltweite Not-, Katastrophen-, Aufbauhilfen.

Finanzierung der Freien Wohlfahrtspflege

1. Leistungsentgelte: werden vom Hilfeempfänger bzw. seinem Sozialleistungsträger für erbrachte Leistungen erhoben
2. Öffentliche Zuwendungen: sind staatliche Fördermittel, die teils gesetzlich vorgeschrieben, teils nach politischem Ermessen geleistet werden
3. Eigenleistungen: sind Eigenmittel aus Beiträgen ihrer Mitglieder, aus Spenden, Schenkungen, Vermächtnissen, Bußgeldern, Zuwendungen aus Kirchensteueraufkommen, Erlöse aus dem Verkauf von Wohlfahrtsbriefmarken und Lotterien

3.2.2.8.3

Aufgabe und Ziel der Sozialhilfe

Sozialhilfe soll in Not geratenen Menschen helfen, ein menschenwürdiges Leben führen zu können. Die Sozialhilfe soll auch dazu beitragen, den Empfänger der Hilfe wieder unabhängig von ihr zu machen (Hilfe zur Selbsthilfe).

Grundprinzipien der Sozialhilfe

- Nachrangigkeit (Subsidiarität)
- Individualisierung (Berechnung auf das Individuum)
- Familiengerechte Hilfe
- Rechtsanspruch (dem Grunde nach)
- Vorbeugende und nachgehende Hilfe
- Einsetzen der Sozialhilfe (sobald Notlage der Behörde bekannt wird, nicht rückwirkend)
- Grundsätzlich keine Schuldenübernahme

Formen der Sozialhilfe

- Persönliche Hilfe (z. B. Beratung)
- Geldleistung
- Sachleistung (z. B. Mittagstisch, Kleider, Heizmaterial usw.)

Arten der Sozialhilfe

a) Hilfe zum Lebensunterhalt:
  – Ernährung
  – Unterkunft
  – Kleidung
  – Körperpflege
  – Hausrat
  – Heizung
  – persönliche Dinge des täglichen Bedarfs
b) Hilfe in besonderen Lebenslagen:
  – vorbeugende Gesundheitshilfe: ärztliche Vorsorgeuntersuchungen, ärztlich verordnete Kuren
  – Krankenhilfe: medizinische Leistungen entsprechend den Leistungen der gesetzlichen Krankenkassen
  – Hilfe für werdende Mütter und Wöchnerinnen: entsprechend den Leistungen der gesetzlichen Krankenkassen

Eingliederungshilfe für körperlich, geistig und seelisch Behinderte

- Medizinische Behandlung
- Medizinisch-pflegerische Versorgung
- Eingliederung in die Gesellschaft
- Eingliederung in den Beruf
- Hilfe zur Weiterführung des Haushaltes, z. B. bei Erkrankung oder Kur
- Hilfe zur Überwindung besonderer sozialer Schwierigkeiten
- Zusätzliche Hilfen für ältere Menschen, die ihren besonderen Bedürfnissen Rechnung tragen
- Tuberkulosehilfe
- Blindenhilfe
- Hilfe zur Pflege

VI Kommentare: Pflegehandeln

- Ausbildungshilfe
- Hilfe zum Aufbau oder zur Sicherung der Lebensgrundlage

Träger der Sozialhilfe

Örtliche Träger, z. B. Stadt- und Landkreise (Sozialamt) und überörtliche Träger (in Baden-Württemberg ist dies der Landeswohlfahrtsverband).

3.2.2.8.4   D ist richtig

Nach dem Bundessozialhilfegesetz unterscheidet man die Hilfe zum Lebensunterhalt von der Hilfe in besonderen Lebenslagen. Die Hilfe in besonderen Lebenslagen umfasst neben der Ausbildungshilfe (nicht mit dem BAFöG zu verwechseln!) Hilfe zur Eingliederung für Behinderte, Blinde- und Krankenhilfe sowie Schwangerenhilfe.

3.2.2.9 Staatsbürgerkunde

3.2.2.9.1

Demokratie, Sozialstaat, Bundesstaat, Wahlen, Gewaltenteilung, Rechts- und Verfassungsstaat

3.2.2.9.2   C ist richtig

Hauptstaatsformen sind: Einherrschaft (Monarchie, Diktatur) und Vielherrschaft (Klassenherrschaft bzw. Aristokratische Republik, Volksherrschaft bzw. Demokratie).

3.2.2.9.3   D ist richtig

„Die Bundesrepublik Deutschland ist ein demokratischer und sozialer Bundesstaat." (Auszug aus Art. 20 GG)

3.2.2.9.4

- Grund- und Menschenrechte sind unabänderlich
- Die Staatsgewalt geht vom Volke aus
- Freie Wahlen
- Zulassung von mehreren in ihren Zielen verschiedenen Parteien
- Gewaltenteilung

3.2.2.9.5

- Teilnahme an den Wahlen
- Teilnahme an Volksbegehren und Volksentscheid
- Beitritt und Mitarbeit in Parteien

- Mitwirkung bei Bürgerinitiativen
- Öffentliche Stellungnahme in den Medien
- Teilnahme an politischen Versammlungen und Demonstrationen

3.2.2.9.6

- Staatsgebiet
- Staatsvolk
- Souveräne Staatsgewalt

3.2.2.9.7 ☞ 3.2.2.9.6

3.2.2.9.8

Zusammenschluss von gleichberechtigten nicht souveränen Staaten

3.2.2.9.9   D ist richtig

Die Bundesrepublik Deutschland ist ein Bundesstaat. Der Bundesstaat ist eine Gemeinschaft mehrerer eigenständiger Länder (Bundesländer). Diese bilden einen Bund, die Bundesrepublik Deutschland. Seit der Wiedervereinigung im Oktober 1990 besteht sie aus 16 Bundesländern.

Das politische Prinzip des Zusammenschlusses mehrerer gleichberechtigter Staaten bezeichnet man als Föderalismus. Durch diese Art der Verbindung bleibt die Eigenständigkeit der Länder mit ihren kulturellen, sprachlichen und landsmannschaftlichen Eigenarten erhalten. Die Kompetenzverteilung sieht dabei im Wesentlichen wie folgt aus:

- *Verwaltung:* Sie ist grundsätzlich Sache der Bundesländer.
- *Rechtsprechung:* Diese wird überwiegend durch Gerichte der Länder ausgeübt. Die Einheitlichkeit der Rechtsprechung wird aber durch Gerichte des Bundes als oberste Instanzen sichergestellt (z. B. Bundesgerichtshof, Bundesarbeitsgericht).
- *Gesetzgebung:* Sie wird zum Teil vom Bund und zum Teil von den Ländern übernommen.

3.2.2.9.10

Eine Staatsform, die bei größtmöglicher Selbstständigkeit der Länder diese zu einem Bundestaat verbindet.

3.2.2.9.11

Horizontale Gewaltenteilung in

- Legislative (gesetzgebende Gewalt)
- Exekutive (ausführende Gewalt)
- Judikative (rechtsprechende Gewalt)

Vertikale Gewaltenteilung in

- Bundesebene
- Länderebene
- Kommunale Ebene

3.2.2.9.12
☞ **3.2.2.9.13 und 3.2.2.9.14**   **B ist richtig**

3.2.2.9.13 ☞ **3.2.2.9.11**

3.2.2.9.14

Legislative: gesetzgebende Gewalt; Parlamente
→ Bundestag
Exekutive: ausführende (vollziehende Gewalt;
Regierung und Behörden) → Bundesregierung
und Verwaltung
Judikative: richterliche (rechtsprechende)
Gewalt; Gerichte → Bundesgerichte

3.2.2.9.15   **A ist richtig**

Die Gesetzgebung wird als die den
anderen Funktionen übergeordnete Gewalt
angesehen.

3.2.2.9.16 ☞ **3.2.2.9.14**   **B ist richtig**

3.2.2.9.17

Legislative = gesetzgebende Gewalt

3.2.2.9.18   **C ist richtig**

Durch den Bundesrat wirken die Länder bei der
Gesetzgebung und Verwaltung des Bundes mit.
Der Bundesrat setzt sich aus Mitgliedern der
Länder, die sie bestellen und abberufen,
zusammen.

3.2.2.9.19

Parteien in der Politik sind Zusammenschlüsse
von Bürgern, die ähnliche politische Ziele
haben und die versuchen, durch Teilnahme
an Wahlen (Kreis-, Land-, Bundestagswahlen)
diese Ziele durchzusetzen. Parteien sind
Grundbestandteile demokratischer Staats-
formen. Sie dienen als Mittler zwischen
Bevölkerung und Regierung. Mit Ausnahme
verfassungsfeindlicher Parteien können sich
in der BRD Parteien frei bilden.

3.2.2.9.20   **B ist richtig**
3.2.2.9.21

Bundestag, Bundesregierung, Bundespräsident,
Bundesverfassungsgericht.

3.2.2.9.22 ☞ **3.2.2.9.14**   **D ist richtig**
3.2.2.9.23

Geheim, frei, allgemein, unmittelbar, gleich

3.2.2.9.24 ☞ **3.2.2.9.23**

3.2.2.9.25   **C ist richtig**

Beim sog. *relativen Mehrheitswahlsystem* ist
derjenige Kandidat gewählt, der die meisten
Stimmen auf sich vereinigen konnte.
Verhältniswahlsystem: Sind mehrere Kandidaten zu wählen, wie z. B. die Bundestagsabgeordneten, so bekommt jede Partei so viele
Sitze, wie es dem Prozentsatz ihrer bei der Wahl
abgegebenen Stimmen entspricht.
Da die *Mehrheitswahl* aufgrund des Wegfalls
der unterlegenen Stimmen als undemokratisch
gilt, und die Verhältniswahl zu einer Parteien-
zersplitterung führt, hat sich der Gesetzgeber
im Wahlgesetz für eine Kombination beider
Wahlsysteme entschieden, die sog. personali-
sierte Verhältniswahl.

3.2.2.9.26   **B ist richtig**
3.2.2.9.27

Mehrheitswahl

- Konzentration der Stimmen auf wenige
  Parteien
- Erschwernis für kleine Parteien
- Regierungsfähige Mehrheitsverhältnisse
- Wegfall der unterlegenen Stimmen in der
  Verteilung der Sitze

Verhältniswahl

- Betonung der Parteien (Listenwahl)
- Proportionale Verteilung der Sitze
- Kleine Parteien bekommen wichtige
  Funktion (Mitwirkung bei der Regierungs-
  bildung durch Koalition)
- Chancen auch für Minderheiten

3.2.2.9.28   **D ist richtig**

Absolute Mehrheit: Mehrheit der gesetzlichen
Mitglieder.
Qualifizierte Mehrheit: 2/3 der gesetzlichen
Mitglieder.

VI Kommentare: Pflegehandeln

3.2.2.9.29

4 Jahre ist eine Legislaturperiode.

3.2.2.9.30

Eine Partei muss im ganzen Bundesgebiet (Bundesland) min. 5% der abgegebenen Zweitstimmen erhalten, um Sitze im Bundestag (Landtag) zu bekommen. Einem Vielparteiensystem wird vorgebeugt und dadurch die Herausbildung klarer Mehrheiten und damit die Regierungsbildung vereinfacht.

3.2.2.9.31

4 Jahre. Sie verkürzt sich, wenn der Bundestag vorzeitig aufgelöst wird, z. B. wenn kein Bundeskanzler gewählt werden kann oder wenn der Kanzler bei der Vertrauensfrage nicht die erforderliche Mehrheit erhält.

3.2.2.9.32   B ist richtig
3.2.2.9.33   A ist richtig

Die Bundesregierung ist mit der Leitung und Gestaltung der Politik der Bundesrepublik Deutschland betraut. An ihrer Spitze steht der Bundeskanzler. Dieser bildet zusammen mit seinen Bundesministern die Bundesregierung. Ihre Regierungsbefugnis erhält sie aufgrund der Wahl des Bundeskanzlers durch den Bundestag, der seinerseits wieder vom Volk gewählt ist.

3.2.2.9.34

Der Bundeskanzler

3.2.2.9.35   B ist richtig

Die Wahl des Bundeskanzlers erfolgt auf Vorschlag des Bundespräsidenten durch den Bundestag. Gewählt ist, wer die Stimmen der Mehrheit der Mitglieder des Bundestages erhält.

3.2.2.9.36

- Konstruktives Misstrauensvotum
- Wahl eines Nachfolgers des Bundestages und Entlassung des bisherigen Bundeskanzlers

3.2.2.9.37   B ist richtig

Das Misstrauensvotum der Mehrheit der Parlamentsabgeordneten besagt, dass sie mit der Arbeit der bisherigen Bundesregierung nicht länger einverstanden sind. Konstruktiv ist das Misstrauensvotum, wenn die Abwahl einer Bundesregierung nur bei gleichzeitiger Wahl eines neuen Bundeskanzlers möglich ist.

3.2.2.9.38

- Gesetzgebung und Kontrolle der Bundesregierung
- Kontrollrecht bezüglich der Regierungsgeschäfte des Bundes
- Gesetzgebung des Bundes
- Feststellung des Haushaltsplanes
- Wahl des Bundespräsidenten durch die Entsendung von Abgeordneten in die Bundesversammlung
- Wahl des Bundeskanzlers
- Recht, dem Bundeskanzler das Misstrauen auszusprechen
- Auf Grund der Notstandsgesetze trifft der BT die Feststellung, ob ein Verteidigungs- oder ein Spannungsfall eingetreten ist.

3.2.2.9.39

- Bewilligung des Bundeshaushaltes
- Anfragen an die Regierung
- Beschlüsse als Aufträge an die Regierung
- Einsetzen von Untersuchungsausschüssen
- Stellen des konstruktiven Misstrauensvotums (Abwahl des Bundeskanzlers)

3.2.2.9.40

- Bundestagspräsident
- Vorschlag von 1/3 der Mitglieder des Deutschen Bundestages
- Bundespräsident
- Bundeskanzler

3.2.2.9.41

- Bundestagspräsident, Stellvertreter, Schriftführer
- Geschäftsordnung, Hausrecht und Polizeigewalt im Bundestag

3.2.2.9.42   C ist richtig

Der Bundestagspräsident wird vom Bundestag mit absoluter Mehrheit für eine Legislaturperiode (4 Jahre) gewählt. Er hat im Wesentlichen folgende Aufgaben:
- Ausübung des Hausrechtes und der Polizeigewalt im Bundestagsgebäude
- Vertretung des Bundestages

- Wahrung der Würde und Rechte des Bundestages
- Leitung der Bundestagssitzungen.

3.2.2.9.43

Der Bundestagspräsident

3.2.2.9.44   **D ist richtig**
3.2.2.9.45   **A ist richtig**

Wegen einer mit Strafe bedrohten Handlung darf ein MdB nur mit Genehmigung des Bundestages zur Verantwortung gezogen oder verhaftet werden (= Immunität), es sei denn, dass er entweder bei Begehung der Tat oder am folgenden Tage festgenommen wird.

3.2.2.9.46

Ein Abgeordneter darf nur mit Genehmigung des Bundestages wegen einer mit Strafe bedrohten Handlung zur Verantwortung gezogen werden.

3.2.2.9.47

Aus den Mitgliedern der Länderregierungen.

3.2.2.9.48   **D ist richtig**

Der Bundesrat hat ein abgestuftes Mitwirkungsrecht bei der Bundesgesetzgebung (Recht der Gesetzesinitiative, Anrufung des Vermittlungsausschusses, Einlegung eines Einspruchs gegen ein Gesetz, Zustimmung bei bestimmten Gesetzen). Eine starke Stellung hat der Bundesrat auf dem Gebiet der Verwaltung, in die er weitgehend eingeschaltet ist (z. B. Zustimmung beim Erlass von Rechtsverordnungen, Bundeszwang, Mängelrüge). Recht zur Anklage des Bundespräsidenten. Die Mitglieder des Bundesverfassungsgerichtes werden vom Bundestag und Bundesrat je zur Hälfte gewählt. Der Bundeskanzler wird durch den Bundestag gewählt.

3.2.2.9.49

Bundesrat = Parlament der Länderregierungen.

3.2.2.9.50   **D ist richtig**

Die deutsche Staatsangehörigkeit kann
1. durch Abstammung erworben werden, wenn mindestens ein Elternteil deutsch ist,

2. sie kann verliehen werden (auch an „Gastarbeiter"!).

Die deutsche Staatsangehörigkeit kann nicht entzogen werden, wenn die betreffende Person dadurch staatenlos würde, man kann sie jedoch auf Antrag verlieren, wenn man eine andere Staatsangehörigkeit erwirbt. Bei Eheschließungen mit einem ausländischen Ehepartner erhält dieser nicht automatisch die deutsche Staatsangehörigkeit, er erwirbt jedoch ein dauerndes Bleiberecht.

3.2.2.9.51   **C ist richtig**

Das Wahlrecht in der Bundesrepublik Deutschland ist frei, gleich, unmittelbar, allgemein und geheim. Die Hälfte der Sitze im Bundestag wird durch Direktwahl im Mehrheitswahlrecht vergeben, d. h. es bekommt derjenige Wahlkreiskandidat ein Bundestagsmandat, der in seinem Wahlkreis die meisten Erststimmen erhielt.
Die andere Hälfte der Parlamentssitze wird nach Landeslisten besetzt. Hierfür gilt das Verhältniswahlrecht: entsprechend dem prozentualen Anteil der abgegebenen Stimmen für die einzelne Liste (Partei) erhält diese Sitzanteile an der zweiten Hälfte der Bundestagssitze.

3.2.2.9.52   **D ist richtig**

Allgemein gilt, dass es eine alleinige Gesetzgebungskompetenz der Länder, z. B. im Kultusbereich, und eine alleinige Gesetzgebungskompetenz des Bundes z. B. ebenso für Verteidigung, Außenpolitik und Währungsfragen gibt.
Im Bereich der konkurrierenden Gesetzgebung steht den Ländern zwar grundsätzlich das Recht zu, eigene Gesetze zu erlassen. Wenn aber der Bund, z. B. ebenso aus dem Bedürfnis einer bundeseinheitlichen Regelung zur Wahrung der Rechts- oder Wirtschaftseinheit, Gesetze erlässt, so bricht Bundesrecht immer Landesrecht.

3.2.2.9.53   **B ist richtig**

Der Bundespräsident nimmt hauptsächlich Repräsentationsaufgaben wahr. Außerdem unterzeichnet er Staatsverträge, prüft Gesetze auf die Verfassungsmäßigkeit ihres Zustandekommens und unterzeichnet sie dann.
Er ernennt auf Vorschlag des Bundeskanzlers

VI Kommentare: Pflegehandeln

die Bundesminister, und in bestimmten Fällen verfügt er die vorzeitige Auflösung des Bundestages.

3.2.2.9.54   D ist richtig

Ein Bundesstaat ist der Zusammenschluss einzelner Staaten oder Länder zu einem übergeordneten, neuen Staat. Beispiele für Bundesstaaten sind die USA und die Bundesrepublik Deutschland. Die Demokratie ist eine Regierungsform wie auch Monarchie und Diktatur.

3.2.2.9.55   C ist richtig

Dem Ältestenrat gehören Abgeordnete aller im Bundestag vertretenen Parteien, der/die Bundestagspräsident/in bzw. Stellvertreter/in an. Die neue Legislaturperiode wird jeweils durch eine Rede des an Lebensjahren ältesten Bundestagsabgeordneten eröffnet.

3.2.2.9.56   C ist richtig

Die Definition des Staats ist umstritten. Klarer ist der Nationalstaat definiert: durch Staatsvolk, Staatsgebiet und Staatsgewalt.

3.2.2.9.57   B ist richtig

Man unterscheidet die absolute von der einfachen/relativen Mehrheit. Absolute Mehrheit bedeutet, dass mehr als die Hälfte aller möglichen Stimmen auf einen Vorschlag entfallen. Bei der einfachen/relativen Mehrheit gibt es mehr Stimmen für Vorschlag A als für Vorschlag B. Hier werden Stimmenthaltungen bedeutsam. Für die Verabschiedung von einfachen Gesetzen, für die Wahl des Bundeskanzlers im zweiten Wahlgang genügt die einfache Mehrheit. Für Änderungen des Grundgesetzes ist eine Zweidrittelmehrheit nötig.

3.2.2.9.58   B ist richtig

Gewaltenteilung bedeutet, dass Legislative (gesetzgebende Gewalt), Judikative (rechtsprechende Gewalt) und Exekutive (ausübende Gewalt) getrennt und unabhängig voneinander sein müssen. In der BRD übt der Bundestag die Legislative aus. Gerichte üben die Judikative, Verwaltung und Polizei die Exekutive aus.

3.2.2.9.59   E ist richtig

Eine Wahl ist allgemein, wenn alle Staatsbürger (ab Vollendung des 18. Lebensjahres) ein Wahlrecht haben. Der Bundestag wird durch allgemeine, unmittelbare, freie, gleiche und geheime Wahl gewählt.
Der Bundespräsident wird von der Bundesversammlung (die zur Hälfte aus Mitgliedern des Bundestages, zur Hälfte aus von den Ländern bestimmten Mitgliedern besteht) gewählt.
Die Bundesregierung wird vom Bundespräsidenten ernannt, nachdem der vom Bundestag gewählte Bundeskanzler entsprechende Vorschläge gemacht hat.
Der Bundesrat setzt sich aus Mitgliedern aller Länderregierungen zusammen, wobei die Anzahl der Landesabgeordneten von der Bevölkerungsstärke der einzelnen Bundesländer abhängt.

3.2.2.9.60   D ist richtig

Gesetze werden nach Vorschlag und Lesungen im Bundestag dort mit einfacher Mehrheit verabschiedet, evtl. im Vermittlungsausschuss beraten, dann vom Bundesrat angenommen. Ist ein Gesetz so zu Stande gekommen, wird es vom Bundespräsidenten, vom Bundeskanzler und dem entsprechenden Bundesminister unterschrieben. Es tritt nach Verkündung im Bundesgesetzblatt in Kraft.

3.2.2.9.61   D ist richtig

Politische Parteien sind Zusammenschlüsse mehrerer Bürger zu eigenständigen Organisationen, die in innerer Struktur und Zielsetzung mit dem Grundgesetz in Einklang stehen müssen. Anderenfalls können sie durch das Bundesverfassungsgericht verboten werden. Politische Parteien sollen an der Meinungsbildung der Öffentlichkeit und an der politischen Repräsentation des Volkes teilnehmen.

3.2.2.9.62   B ist richtig

Das Bundesverfassungsgericht ist Teil der Judikation und damit anderen Verfassungsorganen gegenüber unabhängig. Die Rechtsprechung des BVG erstreckt sich nur auf die Prüfung der Verfassungsmäßigkeit der Gesetze, des Handelns der Exekutive und der Rechtsprechung anderer Fachgerichte.

3.2.2.9.63   A ist richtig

Der Bundestag ist die Volksvertretung der Bürger der BRD. Er ist das Organ der Legislative, seine Mitglieder/Abgeordneten werden alle vier Jahre von den Wahlberechtigten gewählt (es sei denn, der Bundespräsident löst den Bundestag vorzeitig auf). Über die Zusammensetzung der einen Hälfte der Sitze im Bundestag wird in Mehrheitswahl per Direktmandat entschieden (Erststimme), die andere Hälfte wird über Landeslisten per Verhältniswahl besetzt (Zweitstimme). Hier gilt grundsätzlich die 5-%-Klausel (☞ Frage 34).
Die vom Prüfungsamt als richtig angegebene Aussage 3 ist so nicht ganz richtig. Es gibt Ausnahmen von der 5%-Klausel: Wenn eine Partei über die Erststimmen mehr als drei Direktmandate in einzelnen Wahlkreisen erobert, muss sie auch dann bei der Sitzverteilung berücksichtigt werden, wenn sie weniger als 5% der Zweitstimmen erhält (z. B. PDS bei der Bundestagswahl 1994).

3.2.2.9.64

Durch das Mitspracherecht der gewählten Vertreter der Länder im Bundesrat.

3.2.2.9.65

Jedes Bundesland – gleich welcher Einwohnerzahl – hat drei Stimmen; dann staffelt sich – je nach Einwohnerzahl – der Stimmenanteil. Zur Zeit max. 6 Stimmen.

3.2.2.9.66

Die Regierung eines jeweiligen Landes.

3.2.2.9.67

Auf 1 Jahr.

3.2.2.9.68

- Beruft Sitzungen des Bundesrates ein
- Vertritt den Bundesrat geschäftlich nach außen
- Ist für die Beamten und Angestellten des Bundesrates oberster Dienstherr
- Im Falle der Verhinderung oder des vorzeitigen Ausscheidens vertritt er den Bundespräsidenten

3.2.2.9.69

Bundesrat: Vertreter der Landesregierungen
- Einheitliche, weisungsgebundene Stimmabgabe pro Bundesland
- Ständige Einrichtung
- Wechsel in der Zusammensetzung mit dem Wechsel der Regierungen in den einzelnen Bundesländern

Bundestag: Vom Volk direkt gewählte Abgeordnete
- Freie Mandate
- Jeder Abgeordnete ist nur seinem Gewissen verantwortlich
- Wechsel der Zusammensetzung durch Neuwahlen

3.2.2.9.70

Er wird für die Dauer von 5 Jahren von der Bundesversammlung gewählt. Er kann für weitere 5 Jahre wieder gewählt werden, jedoch nur einmal.

3.2.2.9.71	**B ist richtig**
3.2.2.9.72	**C ist richtig**
3.2.2.9.73 ☞ 3.2.2.9.84	**D ist richtig**
3.2.2.9.74	**C ist richtig**

Es gibt einfache, föderative und grundgesetzändernde Gesetze (zustimmungspflichtige bzw. nicht zustimmungspflichtige Gesetze). Der Bundesrat ist bezüglich einfacher Gesetze lediglich einspruchsberechtigt, während die übrigen Gesetze der Zustimmung des Bundesrates bedürfen.

3.2.2.9.75	**C ist richtig**
3.2.2.9.76	**A ist richtig**

Als „Oberster Hüter der Verfassung" entscheidet das Bundesverfassungsgericht in den Streitfragen, die die Verfassung, das Grundgesetz, betreffen. Hierunter fallen insbesondere Streitigkeiten zwischen den obersten Bundesorganen, zwischen den Bundesländern untereinander und zwischen ihnen und der Bundesrepublik sowie über Verfassungsbeschwerden des einzelnen Bürgers.

3.2.2.9.77

Der Bundestag, der Bundesrat und die Bundesregierung.

VI Kommentare: Pflegehandeln

3.2.2.9.78

Durch die Institution Bundesrat.

3.2.2.9.79

Bei der konkurrierenden Gesetzgebung kann der Bund (Bundestag) die Gesetzgebungskompetenz an sich ziehen. So weit der Bund von diesem Recht nicht Gebrauch macht, sind die Länder berechtigt, für ihren Geltungsbereich Gesetze auf den Gebieten der konkurrierenden Gesetzgebung zu erlassen (Artikel 74 und 74a). Soweit der Bund von seinem Gesetzgebungsrecht Gebrauch macht, gilt der Grundsatz:

- Bundesrecht bricht Landesrecht, d. h. bestehende Ländergesetze, die denselben Tatbestand regeln, werden außer Kraft gesetzt.

3.2.2.9.80 ☞ 3.2.2.9.76   **C ist richtig**

3.2.2.9.81   **B ist richtig**

Eine Rechtsverordnung enthält genau wie ein Gesetz Rechtsnormen, die aber nicht von der gesetzgebenden Gewalt, sondern von der vollziehenden Gewalt des Staates (Regierung, Ministerium) erlassen worden sind. Voraussetzung zum Erlass einer Rechtsverordnung ist, dass eine ausdrückliche Ermächtigung vorliegt auf Grund der Verfassung oder auf Grund eines auf dem verfassungsmäßigen Wege zu Stande gekommenen Gesetzes.

3.2.2.9.82 Der Bundestag

Stellung

- Der Bundestag ist die Volksvertretung der Bundesrepublik Deutschland und als maßgebliches Gesetzgebungsgremium ihr wichtigstes Organ.
- Wahlperiode: 4 Jahre
- Möglichkeiten der Auflösung
- abgelehnte Vertrauensfrage des Kanzlers
- keine Mehrheit bei der Wahl des Kanzlers
- konstruktives Misstrauensvotum der Opposition
- (kein Selbstauflösungsrecht!)

Aufbau

- Leitung hat der Bundestagspräsident.
- Der Bundestag besteht aus Abgeordneten des deutschen Volkes, die in allgemeiner, unmittelbarer, freier, gleicher und geheimer Wahl gewählt werden. Derzeit setzt er sich

aus 656 Abgeordneten und evtl. Überhangsmandaten zusammen. Organe sind der Bundestagspräsident, das Bundestagspräsidium, der Ältestenrat und die Ausschüsse.

Aufgaben

- Bearbeitung und Verabschiedung von Gesetzen
- Bildung von Ausschüssen (Hauptarbeit der Abgeordneten)
- Festsetzung des Haushaltsplanes
- bildet die eine Hälfte der Mitglieder der Bundesversammlung zur Wahl der Bundespräsidenten
- Wahl der Hälfte der Mitglieder des Bundesverfassungsgerichts
- Wahl des Bundeskanzlers

Rechte

- Kontrolle der Regierung
- Gesetzesinitiative
- Zusammenschluss der einzelnen Parteien zu Koalitionen
- Einbringen eines konstruktiven Misstrauensvotums
- Wahl des Bundestagspräsidiums
- gibt sich eine Geschäftsordnung

Rechtsstellung des Abgeordneten

- die Tätigkeit ist ein öffentliches Amt
- Immunität (kann ohne Zustimmung des Bundestages nicht wegen einer strafbaren Handlung verhaftet werden)
- Indemnität (kann nicht wegen seiner Äußerung oder seiner Abstimmung als Abgeordneter rechtlich belangt werden)
- bei der Stimmabgabe ist er nur seinem Gewissen verantwortlich (kein Koalitions- oder Parteienzwang)

Wahlsysteme der BRD

- 1. Stimme (Mehrheitswahl – direkte Wahl des Abgeordneten)
- 2. Stimme (Verhältniswahl – indirekte Wahl über die Landesliste) Festlegung der erzielten Sitze im Bundestag
- 5%-Klausel: Einzug einer Partei in den Bundestag erst dann, wenn min. 5% der abgegebenen Stimmen erreicht wurden, verhindert eine Zersplitterung der verschiedenen Parteien im Bundestag

Überhangmandate

Wenn eine Partei auf Grund der Erststimmen mehr Sitze im Bundestag erhält, als ihr auf Grund der Berechnung nach den Zweitstimmen zustehen.

3.2.2.9.83   Der Bundespräsident

Wählbarkeit

Wählbar ist jeder Deutsche, der das aktive Wahlrecht zum Bundestag besitzt und das 40. Lebensjahr vollendet hat.

Wahl

- Die Wahl des Bundespräsidenten geschieht durch die Bundesversammlung ohne vorherige Aussprache
- Gewählt ist, wer die absolute Mehrheit erhält. Wird diese Mehrheit in zwei Wahlgängen nicht erreicht, so ist gewählt, wer in einem weiteren Wahlgang die meisten Stimmen erhält (einfache Mehrheit)

Amtsdauer

- Die Amtsdauer beträgt fünf Jahre
- Eine anschließende Wiederwahl ist für eine weitere Amtsperiode zulässig

Stellung in der Bundesrepublik Deutschland

- Der Bundespräsident steht als Staatsoberhaupt an der Spitze der Bundesrepublik
- Er ist jedoch für die Politik nicht verantwortlich; alle Abgeordneten und Verfügungen bedürfen der Gegenzeichnung durch den Bundeskanzler oder durch den zuständigen Bundesminister

Aufgaben des Bundespräsidenten

Völkerrechtliche und repräsentative Aufgaben:

- Den Staat nach außen zu vertreten
- Verträge mit anderen Staaten abzuschließen
- Botschafter, Gesandte und Staatsoberhäupter anderer Staaten zu empfangen

Staatsrechtliche Aufgaben

- Den Bundestag einberufen und auflösen
- Gesetzgebungsnotstand erklären
- Ausfertigen der grundgesetzmäßig zu Stande gekommenen Gesetze und Verkündigung im Bundesgesetzblatt
- Er schlägt dem Bundestag einen Kandidaten zur Wahl des Bundeskanzlers vor
- Er ernennt den Bundeskanzler
- Ernennt und entlässt auf Vorschlag des Bundeskanzlers die Bundesminister

- Ernennt und entlässt Bundesbeamte, Bundesrichter, Offiziere
- Er übt das Begnadigungsrecht aus
- Er hat die Befugnis der Ordensverleihung

3.2.2.9.84   **A ist richtig**

Die Merkmale eines Bundesstaates bestehen darin, dass sich mehrere selbstständige Staaten zu einem übergeordneten Staat verbunden haben (die Gliedstaaten sind allerdings nicht souverän), Zuständigkeiten des Gesamtstaates und der Gliedstaaten in der Verfassung exakt abgegrenzt sind, die oberste Gewalt dem Gesamtstaat zusteht, die Gliedstaaten Einfluss auf die Leitung des Gesamtstaates haben. Die Länder besitzen ihre eigene Staatlichkeit, sie haben eigene Verfassungen, Staatsgebiete und Staatsgewalten.

3.2.2.9.85   **B ist richtig**

Eine Änderung des Grundgesetzes ist nur durch ein Gesetz möglich. Ein grundgesetzänderndes Gesetz bedarf der Zustimmung von zwei Dritteln der Mitglieder des Bundestages.

3.2.2.9.86   **D ist richtig**

Geheim ist das Wahlrecht, wenn mit verdeckten Stimmzetteln gewählt wird, die Wählerentscheidung des einzelnen Wählers also nicht festzustellen ist. Frei ist das Wahlrecht, wenn keine Wahlpflicht besteht. Gleich ist das Wahlrecht, wenn jede abgegebene Stimme gleich bewertet wird.

3.2.2.9.87   **A ist richtig**

Es ist zwischen dem aktiven Wahlrecht (Recht zu wählen) und dem passiven Wahlrecht (Fähigkeit gewählt zu werden) zu unterscheiden.
Unter den Wahlsystemen ist zu unterscheiden zwischen der Mehrheitswahl und der Verhältniswahl. Während bei der Verhältniswahl Abgeordnetensitze entsprechend dem Stärkeverhältnis der an der Wahl beteiligten Parteien verteilt werden, steht bei der Mehrheitswahl der Kandidat selbst im Vordergrund (Personenwahl).

VI Kommentare: Pflegehandeln

3.2.3 Effizienz und Effektivität im Gesundheitssystem

3.2.3.1

- Seuchen-, Umwelt- und Lebensmittelhygiene
- Gutachterwesen
- Beratung von Behörden
- Sozialpsychiatrie
- Schulgesundheitspflege, Jugendzahnpflege
- Registrierung von Heilberufen
- Überwachung der nichtärztlichen Heilberufe
- Überwachung von Einrichtungen des Gesundheitswesens.

3.2.3.2   C ist richtig

Die Zulassung, nicht aber die Überwachung des Verkehrs mit Sera und Impfstoffen ist Aufgabe des Bundesgesundheitsamtes. Die Überwachung des Verkehrs mit Betäubungsmitteln ist aber sehr wohl Aufgabe des Bundesgesundheitsamtes.

3.2.3.3   C ist richtig
3.2.3.4

- Bearbeitung aller Fragen des Gesundheitswesens, die von internationaler Bedeutung sind
- Gesundheitliche Katastrophenhilfe
- Standardisierung von Heilmitteln
- Seuchenwarndienst
- Bekämpfung ansteckender Krankheiten
- Bekämpfung nicht infektiöser Erkrankungen (Forschung)
- Lösung von Ernährungsproblemen
- Aus- und Fortbildung von Personal für das Gesundheitswesen, insbesondere für Entwicklungsländer.

3.2.3.5

Der Zustand des vollkommenen körperlichen, seelischen, geistigen und sozialen Wohlbefindens.

3.2.3.6   B ist richtig
3.2.3.7   D ist richtig

Der Erfolg von Pflegemaßnahmen ist überprüfbar durch den Abgleich des Soll-Werts (hier das Pflegeziel) mit dem Ist-Wert (hier die Pflegewirkung).

zu A und C) Ausschließlich den Patienten zu beobachten, ist ebenso zu einseitig wie nur die Information von anderen Mitgliedern des Pflegeteams einzuholen.

zu E) Im Kontext der Individualität der Patienten sollten Erfahrungen mit einem Patienten nicht auf die Gesamtheit übertragen werden.

3.2.4 Ökonomischer und ökologischer Umgang mit materiellen und personellen Ressourcen

3.2.4.1   E ist richtig
3.2.4.2

- Klare Dienstanweisung
- Einheitliches Arbeiten
- Einheitliche vereinfachte Dokumentation
- Weniger Pflegefehler
- Standards machen Pflege messbar
- Steigerung der Pflegequalität
- Instrument zur leichteren Einarbeitung von neuen Mitarbeitern